U0249001

颈椎间盘病学

主 编 王 霞 李 政 吴松江

清华大学出版社

北京

内 容 提 要

《颈椎间盘病学》上篇主要介绍颈椎间盘解剖学特性、颈椎间盘生理学特性、颈椎间盘病理学特性和头颈部经络学特性等基础内容,重点研究和探讨颈椎间盘的相关功能问题。下篇从临床实用角度,重点阐述颈椎间盘疾病的致病因素、致病机制、临床表现、病理特征、特殊检查、诊断标准、鉴别诊断、中医辨证、治疗方法、疗效判定等临床常见问题。本书旨在探索将现代疼痛微创技术与中国传统医学相结合,为疼痛科、康复科、中医骨伤科和骨科等相关疼痛诊疗的医师掌握中西医结合治疗颈椎间盘及相关疾病提供参考。

图书在版编目(CIP)数据

颈椎间盘病学 / 王霞,李政,吴松江主编. — 北京:清华大学出版社,2023.3
ISBN 978-7-302-62256-7

Ⅰ. ①颈… Ⅱ. ①王… ②李… ③吴… Ⅲ. ①颈椎－椎间盘－脊椎病－诊疗 Ⅳ. ① R681.5

中国版本图书馆 CIP 数据核字(2022)第 234412 号

责任编辑:肖　军
封面设计:钟　达
责任校对:李建庄
责任印制:朱雨萌

出版发行:清华大学出版社
　　　网　　　址:http://www.tup.com.cn, http://www.wqbook.com
　　　地　　　址:北京清华大学学研大厦A座　　　邮　　编:100084
　　　社 总 机:010-83470000　　　邮　　购:010-62786544
　　　投稿与读者服务:010-62776969, c-service@tup.tsinghua.edu.cn
　　　质量反馈:010-62772015, zhiliang@tup.tsinghua.edu.cn
印 装 者:三河市铭诚印务有限公司
经　　销:全国新华书店
开　　本:185mm×260mm　　　印　张:23.75　　　字　数:479千字
版　　次:2023年5月第1版　　　印　次:2023年5月第1次印刷
定　　价:268.00元

产品编号:099443-01

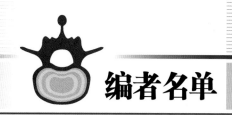

编者名单

主　　审	张大宁　樊碧发　王　杰　吴玉莲
名誉主编	熊恒辉
主　　编	王　霞　李　政　吴松江
副 主 编	杨　阳　吴昕峰　田向东　潘　钰　房江山　陈　磊
	谢　川　哈力甫·阿布拉　何春辉　马　玲　黄　勇
编　　者	（以姓氏笔画为序）

于漠涵　伊宁市人民医院

卫欣蓉　哈密市第二人民医院

马　玲　新疆医科大学附属肿瘤医院

马小芳　昌吉回族自治州中医医院

马文燕　昌吉回族自治州中医医院

王　翀　新疆医科大学第一附属医院

王　蕊　昌吉回族自治州中医医院

王　霞　昌吉回族自治州中医医院

王云江　呼图壁县中医医院

王坤玲　新疆医科大学第一附属医院

王佳雯　昌吉回族自治州中医医院

王晓梅　奇台县人民医院

王钟康　昌吉回族自治州中医医院

车　顺　巴音郭楞蒙古自治州轮台县人民医院

巴燕·艾克海提　新疆医科大学第四附属医院

甘国强　新疆生产建设兵团第十三师红星医院

石　晶　河南洛阳市中心医院

田向东　北京中医药大学第三附属医院

白贺霞　昌吉市人民医院

包瑞娟　昌吉回族自治州中医医院

尕丽娅　昌吉回族自治州中医医院

巩政娜　昌吉回族自治州中医医院

朱玉虎　克拉玛依市独山子人民医院

刘　霞　昌吉回族自治州中医医院

刘万里　阜康市中医医院

刘亚坤　昌吉回族自治州中医医院

关云波　昌吉回族自治州中医医院

关春芳　伊犁察布查尔县人民医院

许　渊　奇台县中医医院

买买提·艾买尔　库尔勒尼加特力克医院

孙　辉　新疆医科大学第四附属医院

李　政　昌吉回族自治州中医医院

李　晓　吉木萨尔县人民医院

李　毓　乌鲁木齐市第一人民医院

李双燕　昌吉回族自治州中医医院

李发东　昌吉回族自治州中医医院

李佳琪　昌吉回族自治州中医医院

李金贤　新疆维吾尔自治区人民医院

李禹燕　昌吉回族自治州中医医院

李晓旭　吉木萨尔县中医院

杨　凡　阿克苏地区第二人民医院

杨　宏　阜康市中医医院

杨　阳　北京中日友好医院

杨　旭　昌吉回族自治州中医医院

杨　静　昌吉回族自治州中医医院

杨晓玉　昌吉回族自治州中医医院

杨淑雯　昌吉回族自治州中医医院

轩艳红　新疆医科大学第四附属医院

时宗庭　北京中医药大学第三附属医院

吴玉莲　新疆维吾尔自治区人民医院

吴丽丽　昌吉回族自治州中医医院

吴松江　昌吉回族自治州中医医院

吴昕峰　北京积水潭医院

吴娟丽　昌吉回族自治州中医医院

何建建　伊犁哈萨克自治州新华医院

何春辉　新疆医科大学第一附属医院

张　乐　昌吉回族自治州中医医院

张万花　昌吉回族自治州中医医院

张呈娣　昌吉回族自治州中医医院

阿依古丽　昌吉回族自治州中医医院

陈　磊　伊犁哈萨克自治州中医医院

陈　磊　昌吉回族自治州中医医院

陈　豫　昌吉回族自治州中医医院

陈玉明　新疆医科大学第一附属医院昌吉分院

陈艳红　昌吉州疾病预防控制中心

邵　彦　阿克苏地区中医医院

罗玲娟　新疆医科大学第四附属医院

金新梅　昌吉回族自治州中医医院

周　英　新疆医科大学中医学院

庞　锐　昌吉回族自治州中医医院

房江山　新疆医科大学第四附属医院

赵　泽　昌吉回族自治州中医医院

赵永胜　昌吉回族自治州中医医院

赵奇瑛　昌吉回族自治州人民医院

郝东燕　玛纳斯县中医医院

相　波　昌吉回族自治州中医医院

哈力甫·阿布拉　新疆维吾尔自治区人民医院

姚发利　昌吉回族自治州人民医院

徐　鹏　昌吉回族自治州中医医院

高　敬　博尔塔拉蒙古自治州人民医院

郭兴龙　昌吉回族自治州中医医院

席　鹏　新疆医科大学第一附属医院

黄　勇　昌吉回族自治州中医医院

曹永成　昌吉回族自治州中医医院

常　成　新疆乌鲁木齐市友谊医院

章艳妮　昌吉回族自治州中医医院

梁　杰　中国人民解放军陆军第九四六医院

谢　川　乌鲁木齐市中医医院

潘　钰　北京清华长庚医院

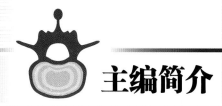

主编简介

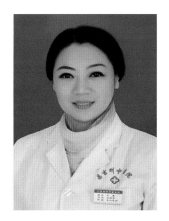

王霞，昌吉州中医医院疼痛科主任，师承国医大师张大宁，中央组织部"西部之光"访问学者；社会兼职：新疆中医药学会疼痛专业委员会主任委员，全国卫生产业企业协会微创技术专业委员会副主任委员，中华中医药学会脊柱微创专家委员会委员，中国中西医结合学会疼痛专业委员会委员，《中医药管理杂志》编委；从事中西结合疼痛诊疗工作20余年，发表论文十余篇，参与国家级科研项目1项，参与国家中医药管理局科研项目1项，主持州级科研项目4项，荣获国家专利1项，主编专著2部，参编专著4部。

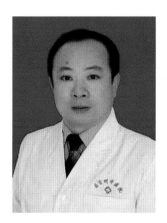

李政，主任医师，硕士研究生导师，昌吉州中医医院党委委员、副院长；自治区级老中医药专家，国家级重点针灸专科学科带头人，全国针灸临床研究中心昌吉分中心主任，中央组织部"西部之光"访问学者；社会兼职：中华中医药学会中医微创专业委员会副主任委员，中国民族医药学会针灸分会常务理事，新疆中医药学会老年病分会副主任委员，新疆针灸医学会副会长，新疆整脊专业委员会主任委员；先后主持各级科研项目8项，获地州级科技进步二等奖2项，在省部级以上期刊发表论文20余篇。

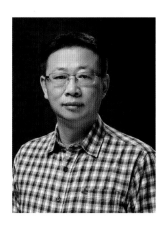

吴松江，主任医师，昌吉州中医医院党委委员、副院长；社会兼职：新疆物理医学与康复医学会常务理事，新疆医学会疼痛专业委员会委员，新疆昌吉州医学会副秘书长，新疆昌吉州医学会物理医学与康复医学专业委员会主任委员；从事康复、疼痛专业30多年，在昌吉州人民医院工作期间率先开展创伤患者的早期床边康复及危重症康复，获得多项院级新技术新项目，成立了州人民医院康复疼痛医疗中心，多次在省级刊物发表论文；多次被昌吉州人民医院评为优秀中层干部、优秀党务工作者、优秀共产党员。

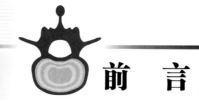

前　言

　　颈椎间盘及相关疾病好发于中年以上人群，35 岁以上群体的发病率高达50%，是临床常见病和多发病，只是所患疾病的种类和严重程度不同而已。颈椎间盘及其相关疾病在仅有 X 机检查的时代，被人们笼统称为"颈椎病"。随着MRI 和CT 的普及和人们对颈椎疾病认识的深入，颈椎间盘及其相关疾病从病理机制、病理改变、临床表现到诊断都具有明显的差异性，这种差异性直接影响着治疗效果。

　　虽然国内外有不少专家学者对颈椎疾病进行了大量的研究，但对颈椎间盘及其相关疾病的认识还不清晰，国内外鲜有中西医结合诊治颈椎疾病的专著。本书对颈椎间盘及其相关疾病从功能学到疾病学进行了初步研究，将其分为 4 大类30 多种疾病，并编写《颈椎间盘病学》。本书是《中西医结合疼痛诊疗丛书》之一，由于编者水平有限，仅起到一个抛砖引玉的作用。

　　《颈椎间盘病学》共八章，分为上篇和下篇。上篇为基础部分，第一章至第四章主要介绍颈椎间盘解剖学特性、颈椎间盘生理学特性、颈椎间盘病理学特性和头颈部的经络学特性等，重点研究和探讨颈椎间盘的相关功能学问题。下篇为临床部分，第五章至第八章主要介绍颈椎间盘突出症、颈椎间盘炎性病变、颈椎间盘软骨病变等内容，重点研究和探讨颈椎间盘疾病的致病因素、致病机制、临床表现、病理特征、特殊检查、诊断标准、鉴别诊断、中医辨证、治疗方法、疗效判定等内容。

　　此次《颈椎间盘病学》编辑出版得到了国医大师张大宁、中国医师协会疼痛科医师分会樊碧发会长和原重庆第三军医大熊恒辉教授等中国疼痛医学界相关专家的大力支持，在此深表谢意！

　　《颈椎间盘病学》旨在将现代疼痛微创技术与中国传统中医药特色疗法相结合治疗颈椎间盘及相关疾病，由于颈椎间盘学中医药研究的基础理论研究资料匮乏和编者的水平有限，希望国内外相关临床医师和专家学者对本书的不足给予批评指导，以便再版时改进。

王　霞　李　政　吴松江

2022 年 12 月 16 日

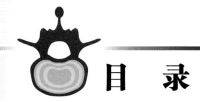

目 录

【临床篇】

基础篇

第一章
颈椎间盘解剖学特性

本章从颈部骨性组织解剖学特性、颈部肌肉组织解剖学特性、颈部神经组织解剖学特性、颈椎血管组织解剖学特性、颈椎间盘结构学解剖特性、颈椎间盘细胞学解剖特性等方面系统阐述颈椎间盘的解剖学特性。

第一节 颈部骨性组织解剖学特性

颈部的骨性组织即指颈椎，颈椎位于脊柱的上部，上与头颅相接，下与胸椎相接，共7块椎体，由椎间盘和韧带相连，并形成颈椎前凸的生理性弯曲。颈椎的椎体较小，呈椭圆形，横突上有横突孔，椎动脉和椎静脉由此孔通过；棘突短而分叉；上下关节突的关节近似水平位。相邻椎骨上下切迹围成椎间孔，有脊神经和血管通过。本节从颈椎形态特性、颈椎连接关系、颈椎功能活动关系、颈椎影像特性等方面系统阐述颈椎骨组织的解剖学特性。

一、颈椎椎体的形态特性

颈椎的一般形态由前方短圆柱形的椎体和后方板状的椎弓组成（图1-1-1）。

1. 椎体 是椎骨负重的主要部分，内部充满骨松质，表面的骨密质较薄，上下面皆粗糙，借椎间纤维软骨与相邻椎骨相接。椎体后面微凹陷，与椎弓共同围成椎孔。各椎孔贯通，构成容纳脊髓的椎管。正常情况下，男性颈5～颈7椎管前后径为16.2～17.3 mm，女性较男性短0.091～1.300 mm。若男性颈椎椎管前后径<13.4 mm，女性颈椎椎管前后径<12.3 mm，提示颈椎椎管狭窄。颈3～6椎体的横径较矢径为大，上、下面呈鞍状。椎体外上方的隆起称为钩突，与上位椎体下面侧方斜坡的相应钝面形成

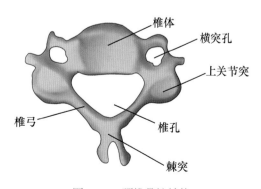

图1-1-1 颈椎骨性结构

钩椎关节。颈椎椎体由上向下逐渐增大，呈扁椭圆形，横径较大，前下缘稍凸出，颈3～7上面矢径为14.4～16.3 mm，下面矢径为15.7～16.9 mm。除颈7外，同一椎体下面矢径较上面矢径略长1 mm，颈椎椎体后缘较前缘高0.5～1.0 mm。

2. **椎弓** 是椎体后方的弓形骨板，紧连椎体的缩窄部分，为椎弓根，根的上、下缘各有一切迹。相邻椎骨的上、下切迹共同围成椎间孔，有脊神经和血管通过。两侧椎弓根向后内扩展变宽，为椎弓板，在中线会合。由椎弓发出7个突起，具体如下。①棘突1个，伸向后方或后下方，尖端可在体表摸到；②横突1对，伸向两侧，棘突和横突都是肌和韧带椎体的附着处；③关节突2对，在椎弓根与椎弓板结合处分别向上、下方突起，即上关节突和下关节突，相邻关节突构成关节突关节。

3. **颈椎各椎骨的主要特征** 第1颈椎又名寰椎，呈环状，无椎体、棘突和关节突，由前弓、后弓及侧块组成。前弓较短，后面正中有齿突凹，与枢椎的齿突相关节。侧块连接前后两弓，上面各有一椭圆形关节面，与枕髁相关节；下面有圆形关节面与枢椎上关节面相关节。后弓较长，上面有横行的椎动脉沟，有椎动脉通过（图1-1-2）。

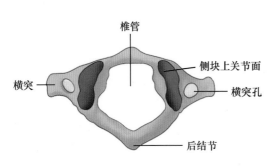

图1-1-2 寰椎结构

第2颈椎又名枢椎，特点是椎体向上伸出齿突，与寰椎齿突凹相关节。齿突原为寰椎椎体，发育过程中脱离寰椎而与枢椎椎体融合。

第3～7颈椎体上面侧缘向上突起称椎体钩。椎体钩与上位椎体的前后唇缘相接，形成钩椎关节，又称Luschka关节。椎孔较大，呈三角形。横突有孔，称横突孔，有椎动脉和椎静脉通过。

第6颈椎横突末端前方的结节特别隆起，称颈动脉结节，有颈总动脉经其前方。第2～6颈椎的棘突较短，末端分叉。

第7颈椎又名隆椎，棘突长，末端不分叉，活体易于触及，常作为计数椎骨序数的标志。

二、颈椎椎体的连接关系

颈椎间的连接是由各椎骨之间的椎间盘、韧带、纤维软骨盘、滑膜囊和关节以及附着的肌肉组织等相连，可分为椎体间连接和椎弓间连接（图1-1-3、图1-1-4）。

（一）颈椎体间的连接颈椎体之间主要借椎间盘及前、后纵韧带等相连。

1. **颈椎椎间盘（intervertebral disc）** 是连接相邻两个椎体的纤维软骨盘（第1及

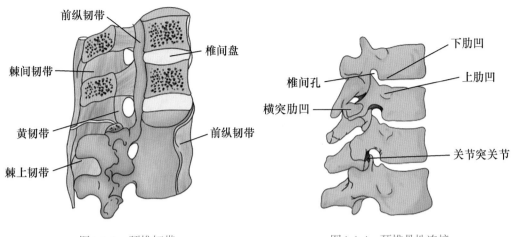

图 1-1-3　颈椎韧带　　　　　　　　　　图 1-1-4　颈椎骨性连接

第 2 颈椎之间除外），成人有 23 个椎间盘。椎间盘由两部分构成，中央部为髓核，是柔软而富有弹性的胶状物质，为胚胎时脊索的残留物。周围部为纤维环，由多层纤维软骨环以同心圆排列组成，牢固地连接各椎体上、下面，保护髓核并限制髓核向周围膨出。椎间盘既坚韧，又富弹性，承受压力时被压缩，除去压力后又复原，具有"弹性垫"样作用，可缓冲外力对脊柱的震荡，也可增加脊柱的运动幅度。脊柱 23 个椎间盘厚薄各不相同，以中胸部较薄，颈部较厚。

2. **颈椎前纵韧带**　是颈椎椎体前面延伸的一束坚固的纤维束，宽而坚韧，上自枕骨大孔前缘，下达第 1 或第 2 骶椎椎体。其纵行的纤维牢固地附着于椎体和椎间盘，有防止脊柱过度后伸和椎间盘向前脱出的作用。

3. **颈椎后纵韧带**　位于椎管内椎体的后面，窄而坚韧，起自枢椎并与覆盖枢椎椎体的覆膜相续，下达骶骨；与椎间盘纤维环及椎体上下缘紧密连接，而与椎体结合较为疏松，有限制脊柱过度前屈的作用。

（二）颈椎椎弓间的连接

包括椎弓板、棘突、横突间的韧带连接和上、下关节突间的滑膜囊及关节连接。

1. **颈椎黄韧带**　位于椎管内，连接相邻两椎弓板间的韧带，由黄色的弹性纤维构成。黄韧带协助围成椎管，并有限制脊柱过度前屈的作用。

2. **颈椎棘间韧带**　连接相邻棘突间的薄层纤维，附着于棘突根部到棘突尖。向前与黄韧带、向后与棘上韧带相移行。

3. **颈椎棘上韧带和项韧带**　棘上韧带是连接颈、胸、腰、骶椎各棘突尖之间的纵行韧带，前方与棘间韧带相融合，有限制脊柱前屈的作用。在颈部，从颈椎棘突尖向后扩展成三角形板状的弹性膜层被称为项韧带，其常被认为是棘上韧带和颈椎棘突间韧带的延续，向上附着于枕外隆凸及枕外嵴，向下达第7颈椎棘突并续于棘上韧带，是颈部肌肉附着的双层致密弹性纤维隔。

4. **颈椎横突间韧带**　位于相邻颈椎横突间的纤维索，部分与横突间肌混合。

5. **颈椎关节突关节**　由相邻颈椎的上、下关节突的关节面构成，属平面关节，只能作轻微滑动。

（三）寰椎与枕骨及枢椎的关节

1. **寰枕关节**　为两侧枕髁与寰椎侧块的上关节凹构成的联合关节，属双轴型椭圆关节。两侧关节同时活动，可使头作俯仰和侧屈运动。关节囊和寰枕前、后膜相连接。寰枕前膜是前纵韧带的最上部分，连接枕骨大孔前缘与寰椎前弓上缘之间；寰枕后膜位于枕骨大孔后缘与寰椎后弓上缘之间。

2. **寰枢关节的构成**　包括3个滑膜关节，2个在寰椎侧块，1个在正中复合体，分别称为寰枢外侧关节和寰枢正中关节（图1-1-5）。①寰枢外侧关节：由寰椎侧块的下关节面与枢椎上关节面构成，关节囊的后部及内侧均有韧带加强。②寰枢正中关节：由齿突与寰椎前弓后方的关节面和寰椎横韧带构成。

3. **寰枢关节连接韧带**　寰枢关节沿齿突垂直轴运动，使头连同寰椎进行旋转。寰枕、寰枢关节的联合活动能使头作俯仰、侧屈和旋转运动，增强寰枢关节连接的韧带主要有以下几条。①齿突尖韧带：由齿突尖延伸到枕骨大孔前缘。②翼状韧带：由齿突尖向外上方延伸至枕髁内侧。③寰椎横韧带：连接寰椎左、右侧块，防止齿突后退。从韧带中部向上有纤维束附于枕骨大孔前缘，向下有纤维束连接枢椎椎体后面。因此，寰椎横韧带与其上、下两纵行纤维索共同构成寰椎十字韧带。④覆膜：是坚韧的薄膜，从枕骨斜坡下降，覆盖于上述韧带的后面，向下移行于后纵韧带。（图1-1-6）

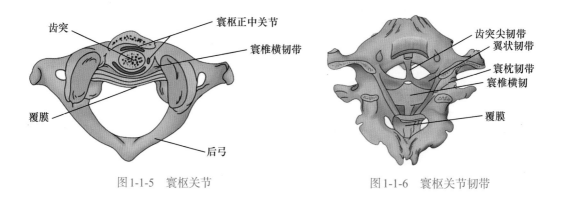

图1-1-5　寰枢关节　　　　　　　　　　　　图1-1-6　寰枢关节韧带

三、颈椎活动的功能关系

颈椎的运动可分为前屈、后伸、左右侧屈和旋转运动。屈伸运动主要在寰枕关节发生；旋转运动则主要在寰枢关节，占整个颈部旋转运动的一半。枢椎是头颈部运动的枢纽。颈椎下颈段屈伸时，各椎体的运动范围大致为29°，椎间盘的厚度随屈伸发生改变。正常颈椎屈伸时，中心由上向下逐渐移向椎体的前上方。颈椎屈伸时，椎间孔的大小亦发生变化，前屈时扩大，后伸时缩小。

四、颈椎椎体的影像特性

（一）颈椎的X线检查特性

X线检查是诊断颈椎损伤及某些疾病的重要手段，也是最基本的检查技术。

1. **颈椎摄片位置**　① 全颈椎正侧位片按常规摄片，正位和侧位两个相互垂直的位置基本能显示整个颈椎形态的影像。② 颈椎伸屈动态侧位片摄片时令患者作最大限度屈曲头颈，不可加压。伸展时，令患者无任何痛苦状态下做动作，也不可施加外力。③ 斜位摄片：从左右两侧拍摄，通常左右斜45°为宜，以显示椎间孔、关节突关节的形态和位置变化。斜位片也适宜对上颈椎（寰椎）后的显示。④ 开口位摄片：通过口腔投照摄片，避开下颌骨的重叠，显示颈1～2解剖形态及其相互关系的变化，如有损伤或病变者常显示不清，往往需多次拍片。⑤ 上颈椎摄片包括头颅侧位片和颅颈伸屈侧位片，对于诊断枕颈损伤和畸形及其骨性标志的测量极为有用。⑥ 颈7和胸1摄片时，颈7和胸1位置深，在自然体位常因肩部阴影的重叠，使之显示不清，造成诊断错误。通常采用坐位或站立位，手提携重物，使肩部下降或握患者手腕向远侧用力牵拉使肩部下垂，避免肩部重叠。也可采用轻度旋转（约10°），避开肩部影像重叠。

2. **颈椎X线片阅读**　正常颈椎除环椎外均有椎体、椎弓根、椎板、横突、上下关节突、关节突峡部和棘突等结构。从正位方向看，颈椎应是一直线，自上而下基本等大，棘突位于中央，横突位于椎体两侧，棘突和横突之间可以显示椎板和椎弓前后面，于椎弓断面上下可见关节突，椎体两侧为钩椎关节，即Lushka关节。此外，正常颈椎侧位X线片可显示非常明显的四条弧线，即椎体前缘、椎体后缘、关节突和棘突基底部。

颈1～2的正侧位X线征象的结构特殊，故X线影像与其他椎节不同，正位片显示寰椎两侧块与齿突之间等距离关系及齿突的形态，侧位X片显示寰椎前弓与齿突之间距离和位置的关系。

（二）颈椎的CT检查特性

CT扫描是人体电子计算机断层扫描（computed togahy，CT）的简称，颈椎CT扫描具有较高的空间分辨力和密度分辨力，能够清晰显示脊柱各横断层面的骨性和软组织结构，对于颈椎损伤、肿瘤、颈椎疾病及椎间盘疾病的诊断有独特作用。

（1）颈椎CT可提供普通X线检查所不及的解剖或病理图像和数据，根据横断层面图像和对不同组织的测量结果，可从水平面观察与分析整个脊柱前后结构和椎管的解剖及病理变化。

（2）颈椎CT对椎体、椎间盘和椎管内的脊髓、后纵韧带、黄韧带病变及椎管狭窄程度等在图像中可进行分辨。

（3）颈椎CT在横断层面图像对颈部的肌肉、血管、气管、食管、甲状腺等组织的病变进行分辨。

（4）CT增强扫描是从静脉注入造影剂的增强显影，对肿瘤和炎症的鉴别诊断有很大价值。从蛛网膜下腔注入造影剂的增强显影对椎管内病变的诊断也很有价值。

（5）CT能够对维度重建，通过CT扫描获得的原始参数资料进行矢状、冠状和斜位影像的重建，从不同的解剖断层转换成的连续图像进行观察。对颈椎、血管及椎间盘等病变的诊断与鉴别诊断的意义重大。

（三）颈椎磁共振成像检查特性

磁共振（magnetic resonance imaging，MRI）应用于临床以来，在颈部疾病的诊断方面日益显示出其独特的优越性，尤其是对椎间盘病变和颈脊髓病变，具有较高的检测灵敏度，且无电离辐射及其他有害的副作用。

在MRI图像中，人体不同的成分所表现的信号强度亦不同，其信号强度由强至弱的顺序为脂肪、髓核（尤其是T2加权）、骨髓及松质骨、脊髓、肌肉、脑脊液（T1加权）、纤维环、韧带、皮质骨。

MRI加权矢状位影像可提供颈部及颈脊髓的清晰轮廓，脑脊液因具有长T1而呈黑色，颈椎椎体呈中等信号强度，而前、后纵韧带因信号很低难与周围的椎体皮质骨相区分，颈椎椎间盘的信号一般要强于腰椎，其中央的髓核的信号明显强于周围纤维环，脊髓信号为中等强度，其周围的脑脊液及硬脊膜囊信号较低。

（刘亚坤　王　霞）

第二节　颈部肌肉组织解剖学特性

颈椎连接头颅与躯干，活动范围较大，周围肌肉丰富。通常以斜方肌为界，前方称为颈部肌肉，后方称为项部肌肉。根据功能特点可分为两组，一组为与活动及稳定性有关的肌群，另一组为悬吊上肢并与其运动有关的肌群。本节从颈部肌肉组织形态特性、颈椎肌肉组织连接关系、颈椎椎体韧带连接关系、颈椎肌肉组织功能关系、颈椎肌肉组织影像特性等方面系统阐述颈椎肌肉组织的解剖学特性（图1-2-1）。

一、颈部肌肉组织形态特性

（一）颈浅部及外侧肌群

1. 颈阔肌　颈阔肌位于颈部浅筋膜内，为一皮肌，薄而宽阔，起自胸大肌和三角肌表面的筋膜，向上内止于口角、下颌骨下缘及面部皮肤。

2. 胸锁乳突肌　胸锁乳突肌位于颈部两侧，大部分被颈阔肌所覆盖，起自胸骨柄前面和锁骨的胸骨端，二头会合斜向后上方，止于颞骨的乳突。其主要作用是维持头的正常端正姿势以及使头在水平方向上从一侧到另一侧观察物体运动。

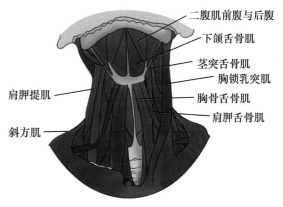

图 1-2-1　颈部肌群

（图注：二腹肌前腹与后腹、下颌舌骨肌、茎突舌骨肌、胸锁乳突肌、胸骨舌骨肌、肩胛舌骨肌、肩胛提肌、斜方肌）

（二）颈前肌群

1. 舌骨上肌群　舌骨上肌群在舌骨与下颌骨之间，每侧4块肌。①二腹肌：在下颌骨的下方，有前、后二腹。前腹起自下颌骨二腹肌窝，斜向后下方；后腹起自乳突内侧，斜向前下。两个肌腹以中间腱相连，中间腱借筋膜形成滑车系于舌骨。②下颌舌骨肌：二腹肌前腹深面的三角形扁肌起自下颌骨的下颌舌骨肌线，止于舌骨，与对侧肌会合于正中线，组成口腔底。③茎突舌骨肌：位于二腹肌后腹之上，起自茎突，止于舌骨。④颏舌骨肌：在下颌舌骨肌深面，起自下颌骨颏棘，止于舌骨。舌骨上肌群的作用是当舌骨固定时，下颌舌骨肌、颏舌骨肌和二腹肌前腹均能拉下颌骨向下而张口。吞咽时，下颌骨固定，舌骨上肌群收缩上提舌骨，使舌升高，推挤食团入咽，并关闭咽峡。

2. 舌骨下肌群　舌骨下肌群位于颈前部，在舌骨下方正中线的两旁，居喉、气管、甲状腺的前方，每侧也有4块肌，分浅、深两层排列，各肌均按照起止点命名。①胸骨舌骨肌：为薄片带状肌，在颈部正中线的两侧。②肩胛舌骨肌：在胸骨舌骨肌的外侧，为细长带状肌，分为上腹、下腹，舌骨小角由位于胸锁乳突肌下部深面的中间腱相连。③胸骨甲状肌：在胸骨舌骨肌深面，是甲状腺手术时辨认层次的标志。④甲状舌骨肌：在胸骨甲状肌的上方，被胸骨舌骨肌遮盖。舌骨下肌群的作用是下降舌骨和喉，甲状舌骨肌在吞咽时可提喉使之靠近。

（三）颈深肌群

1. 颈深外侧肌群　外侧群位于脊柱颈段的两侧，有前斜角肌、中斜角肌和后斜角肌。各肌均起自颈椎横突，其中前、中斜角肌止于第1肋，后斜角肌止于第2肋，前、中斜角肌与第1肋之间的空隙为斜角肌间隙，有锁骨下动脉和臂丛神经通过。前斜角肌肥厚或痉挛可压迫这些结构，产生相应症状，称为前斜角肌综合征。（图1-2-2）

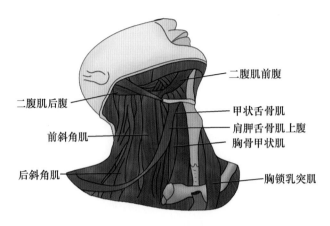

图1-2-2　颈部肌群侧面观

2. 颈深内侧肌群　内侧群在脊柱颈段的前方，有头长肌和颈长肌等，合称椎前肌。椎前肌能屈头、屈颈。

（四）颈部筋膜

颈部筋膜较为复杂，可分为颈浅筋膜和颈深筋膜。颈浅筋膜与身体其他部分的浅筋膜延续，包绕颈阔肌，含有脂肪组织，尤其是在女性。其深面的颈深筋膜称为颈筋膜，可分为浅、中、深三层（图1-2-3）。

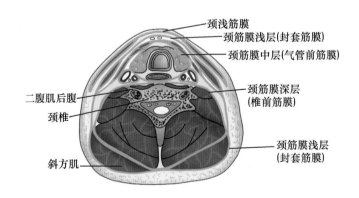

图1-2-3　颈部筋膜

1. 颈筋膜浅层　又称封套筋膜，围绕整个颈部，向后附着于颈椎的棘突，包绕斜方肌和胸锁乳突肌，形成两肌的肌鞘，向前与对侧会合于颈部正中线，并紧密贴附于舌骨。该筋膜在下颌下腺和腮腺区分两层，分别包绕此两腺，称为下颌下腺囊和腮腺囊。在舌骨下方、胸锁乳突肌的深面，又分两层包绕舌骨下肌，形成舌骨下肌筋膜鞘，向下附于胸骨柄和锁骨。

2. **颈筋膜中层** 又称气管前筋膜或内脏筋膜，较薄而疏松，在舌骨下肌群深面，包绕颈部诸器官，并形成甲状腺鞘，即假被膜（囊）。该筋膜向两侧延续，包裹颈总动脉、颈内动脉、颈内静脉和迷走神经，形成颈动脉鞘。

3. **颈筋膜深层** 又称椎前筋膜，覆盖在椎前肌和斜角肌的前方，构成颈外侧区的底，向下与胸内筋膜相续，两侧包裹臂丛及锁骨下动脉向腋腔延伸构成腋鞘。

二、颈椎肌肉组织连接关系

1. **枕骨下肌群** 位于枕骨和寰枢椎之间，包括头后大直肌、头后小直肌、头上斜肌和头下斜肌，具有使头部旋转和后仰的作用。

2. **胸锁乳突肌** 是颈部的重要标志，其前缘起自乳突尖至锁骨头内侧，后缘由乳突尖至锁骨头起点外侧。两侧肌肉一同收缩使颈后伸仰头，上端固定时可提起胸前壁，一侧肌肉收缩，头屈至本侧，面转向对侧。一侧肌肉挛缩可引起肌性斜颈。

3. **椎前肌群** 头长肌附着于枕骨大孔前方的枕骨基底部下表面，通过分散的腱性条索起于C_3~C_6横突前结节。头前直肌位于头长肌后外侧，连接于枕骨基底部和寰椎侧块前表面，直至其横突前结节之间，向下并稍偏外斜行。头外侧直肌附着于枕骨颈静脉突之上和寰椎横突前结节之下，覆盖于寰枕关节前面。

4. **斜角肌群** 有前、中、后斜角肌3组。前斜角肌位于胸锁乳突肌的深面，起于C_3~C_6横突前结节，向下外止于第1肋骨内侧缘和斜角肌结节。中斜角肌起于C_2~C_6横突的后结节，止于第2肋骨上面。后斜角肌起于C_5~C_7横突后结节，止于第2肋骨的外侧面。

三、颈椎椎体韧带连接关系

1. **前纵韧带** 起自枕骨的咽结节，向下经寰椎前弓及各椎体的前面坚固地附着于椎体，但疏松附于椎间盘，仅为一层纤维带，较后纵韧带为弱。

2. **后纵韧带** 位于椎管的前壁，起自枢椎，向上移行为覆膜。后纵韧带较强，分为两层，浅层为覆膜的延续，深层出齿状，坚固地附着于椎体及椎间盘，以防止其内容物向后突出。钩椎关节的关节囊韧带起自后纵韧带深层及椎体，斜向外下附着于钩突。

3. **黄韧带** 黄韧带向上附着于上位椎板下缘的前面，向下附着于下位椎板上缘的后面，薄而较宽。在中线，两侧黄韧带之间留一缝隙，有静脉通过，连接椎骨后静脉丛与椎管内静脉丛。黄韧带向外延展至关节突关节囊，但并不与其融合。黄韧带有一定弹性，颈椎屈曲时，可使相邻椎板稍分开，过伸时可稍缩短，避免发生皱褶突入椎管内，其弹性张力可协助项部肌肉维持头颈挺直。

四、颈椎肌肉组织功能关系

（一）头颈部旋转时肌肉功能活动关系

头的旋转运动为寰椎连同头骨在枢椎齿突上的运动，如头向左侧旋转，参与的主要肌肉为右侧的胸锁乳突肌、头半棘肌及左侧的头长肌、头夹肌、头最长肌、头后大直肌和头下斜肌；点头动作多在寰枕关节，深鞠躬时颈椎、胸椎和腰椎关节都参与。

（二）头颈部伸屈时肌肉功能活动关系

使头前屈的肌肉为头长肌和头前直肌，后伸的肌肉为头后大、小直肌、头半棘肌、头夹肌和斜方肌。使头侧屈的肌肉为同侧的头外直肌、胸锁乳突肌和斜方肌等。颈部后伸为颈半棘肌和多裂肌的作用，颈部前屈和左右侧屈主要是斜角肌的作用。

（三）头颈部伸缩时肌肉功能活动关系

颈部伸长是颈半棘肌、多裂肌和头长肌共同收缩及头半棘肌松弛的结果，颈部回缩则是颈半棘肌、多裂肌、头长肌松弛及头半棘肌收缩引起。

五、颈椎肌肉组织影像学特性

颈椎肌肉组织影像检查主要依靠CT和MRI。颈部CT检查能够显示出骨结构变化，椎间盘及肌肉、韧带等软组织的病变情况。但在观察颈部的肌肉等软组织方面，MRI更能够清晰地显示肌肉、韧带、脊髓、神经根、椎间盘、血管等软组织的影像。当颈部肌肉组织发生病理改变时，MRI检查在观察肌肉的形态、内部肌纤维结构、肌肉组织的肿胀及含水量等影像变化方面更具有优势。

（刘亚坤　王　霞）

第三节　颈部神经组织解剖学特性

颈部神经组织主要包括颈部脊髓、颈脊神经根、颈部神经丛、颈交感神经和部分脑神经分支等。本节从颈部脊髓组织形态特性、颈部脊髓内部结构特性、脊髓节段与各颈椎关系、颈丛神经的构成与分布、臂丛神经的构成与分布、颈交感神经构成与分布、颈

部脊髓组织影像特性等方面系统阐述颈部神
经组织的解剖学特性（图1-3-1）。

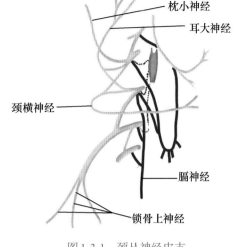

图中标注：枕小神经、耳大神经、颈横神经、膈神经、锁骨上神经

图1-3-1　颈丛神经皮支

一、颈部脊髓组织形态特性

脊髓（spinal cord）起源于胚胎时期神
经管的末端，原始神经管的管腔形成脊髓
中央管。脊髓是中枢神经的低级部分，在
构造方面保留着节段性，与分布于躯干和
四肢的31对脊神经相连。

（一）脊髓的位置和外形

脊髓位于椎管内，呈前、后稍扁的圆
柱形，外包3层被膜，与脊柱的弯曲一致。脊髓上端在枕骨大孔处与延髓相连，下端
变细呈圆锥状，称脊髓圆锥，约平对第1腰椎下缘（新生儿可达第3腰椎下缘），全长
42～45 cm，最宽处横径为1.0～1.2 cm。脊髓圆锥向下续为一条结缔组织细丝，即终丝，
止于尾骨的背面，起固定脊髓的作用。

脊髓表面有6条平行的纵沟，前面正中较明显的沟称前正中裂，后面正中较浅的沟
为后正中沟，这两条纵沟将脊髓分为左右对称的两半。脊髓的前外侧面有1对前外侧
沟，有脊神经前根的根丝附着；后外侧面有1对后外侧沟，有脊神经后根的根丝附着。
此外，在颈髓和胸髓上部，后正中沟和后外侧沟之间，还有一条较浅的后中间沟，是
薄束和楔束在脊髓表面的分界标志。

（二）颈部脊髓的形态与分布

脊髓全长粗细不等，有两个梭形膨大。在颈部的脊髓有一个"颈膨大"，从第4颈
髓节段至第1胸髓节段。下方的膨大称"腰骶膨大"，从第1腰髓节段至第3骶髓节段。

位于颈部的脊髓的上颈髓节段（C_1～C_4）大致与同序数椎骨相平对，下颈髓节段
（C_5～C_8）约与同序数颈椎骨的上1块椎骨相平对。胸段脊髓（T_1～T_{12}）在胸2椎体到
胸9椎体之间，腰段脊髓（L_1～L_5）在胸10椎体到胸12椎体之间，骶髓、尾髓节段约
平对第1腰椎。

二、颈部脊髓内部结构特性

（一）颈部脊髓的切面结构

颈部的脊髓内部结构与胸腰段脊髓相近，由围绕中央管的灰质和位于外围的白质

组成。在脊髓的横切面可见中央有一细小的中央管，围绕中央管周围是呈"H"形的灰质，灰质的外围是白质。

在纵切面，灰质纵贯成柱；在横切面，这些灰质柱呈突起状称为角。每侧的灰质的前部扩大为前角（柱），后部狭细为后角（柱），其由后向前又可分为头、颈和基底3部分。前、后角之间的区域为中间带，在胸髓和上腰髓（$T_1 \sim L_3$），中间带外侧部向外伸出侧角（柱），中央管前、后的灰质分别称为灰质前连合和灰质后连合，连接两侧的灰质。白质借脊髓的纵沟分为3个索，前正中裂与前外侧沟之间为前索，前、后外侧沟之间为外侧索，后外侧沟与后正中沟之间为后索。在灰质前连合的前方有纤维横越，称白质前连合。在后角基部外侧与白质之间，灰、白质混合交织，称网状结构，在颈部比较明显。

（二）脊髓灰质与白质结构

1. **脊髓灰质** 主要由神经元胞体及突起、神经胶质和血管等组成的复合体。灰质内的神经细胞往往聚集成群或层。Rexed将脊髓灰质分为10层，灰质从后向前分为9层，分别用罗马数字I～IX表示，中央管周围灰质为第X层。

2. **脊髓白质** 主要由神经纤维组成，如传入纤维、传出纤维，长上行纤维、长下行纤维和脊髓固有纤维等，这些纤维组成了不同的纤维束。如脊神经节神经元发出的传入纤维经后根进入脊髓，分内、外侧两部分，内侧部组成薄束、楔束，主要传导本体感觉和精细触觉，其侧支进入脊髓灰质；外侧部主要由细的无髓和有髓纤维组成，聚集成背外侧束或Lissauer束，由此束发出侧支或终支进入后角。后根外侧部的细纤维主要传导痛觉、温度觉、触压觉和内脏感觉信息。

（三）脊髓的神经根纤维

1. **脊神经前根** 为脊髓前角细胞发出的躯体运动纤维，由α运动神经元、γ运动神经元和自主神经节前神经元的轴突组成；α运动神经元以15～120 m/s的速度将冲动传到随意肌纤维的运动终板，γ运动神经元以10～40 m/s的速度将冲动传到神经肌梭梭内肌细胞的运动末梢，自主神经节前神经元以0.3～1.5 m/s的速度将冲动传到节后神经元构成突触的部位；α、γ运动神经元又称下神经元。

2. **脊神经后根** 由脊髓后根神经节细胞中央突发出的感觉纤维组成，其中较粗的A类纤维的传导冲动最快，是真皮、皮下结缔组织、肌肉、肌腱、韧带、关节囊和骨膜等感受器的传入纤维；较细的Aδ纤维主要传导皮肤、内脏、肌肉、结缔组织等的游离神经末梢的感觉信息；最细的C类无髓纤维主要传导痛温觉。

3. **脊神经包膜** 脊神经根在蛛网膜硬膜囊以内的一段称为蛛网膜下腔段，穿出硬脊膜囊的一段称为硬膜外段。脊神经根离开脊髓时即包上一层软膜，当穿出蛛网膜硬膜囊时，又带出蛛网膜和硬脊膜形成鞘。

三、脊髓节段与各颈椎关系

（一）颈脊髓神经根的节段关系

脊神经前根和后根离开脊髓后，即横行穿过蛛网膜下隙，到达其相对应的椎骨平面。前、后根分别穿出蛛网膜囊和硬脊膜囊，然后行于硬膜外腔中。一般在相应椎间孔处，两根合成脊神经。颈1神经通过寰椎与枕骨之间出椎管，颈2～7神经经同序数颈椎上方的椎间孔穿出，颈8神经经第7颈椎下方的椎间孔穿出。

（二）颈脊神经的椎间孔通道

颈脊神经的感觉与运动纤维经的颈椎间孔通道发出和传入。颈椎的椎间孔由相邻椎弓上、下切迹构成，为长4～5mm的骨性管道，其前内壁为钩突的后面、椎间盘和椎体的下部，后外壁为椎间关节的内侧部，颈椎钩突、横突和关节突全体构成一个复合体，简称UTAC，颈部的脊神经根和椎动脉在此通过。UTAC任何组成部分病变均可引起较严重的神经、血管压迫症状。椎间孔的矢状断面呈椭圆形或卵圆形，其横径与纵径之比为1.0∶1.2，国人颈椎椎间孔平均值方面，矢径为6.7mm，纵径为7.9mm。其最小值方面，男矢径5.7mm，女矢径5.8mm；男纵径7.5mm，女纵径6.0mm。如小于此数值，可能发生椎间孔狭窄。椎间孔通常分成上、下两格，上格容有静脉和腹膜外脂肪，下格容有脊神经根，后根在上，前根在下，常低于椎间盘，神经根与椎间孔大小之比为1∶2～1∶8。

颈丛神经的构成与分布方面，颈丛神经为上4个颈神经前支所构成，颈丛的分支包括皮支、肌支和与舌下神经、副神经的交通支，皮支有颈横神经、锁骨上神经、耳大神经、枕小神经等分布于相应区域，肌支主要分布和支配颈部深肌、肩胛提肌、舌骨下肌群和膈肌（膈神经）；膈神经与来自臂丛的锁骨下肌神经一支吻合，构成副膈神经；副神经主要分布于斜方肌和胸锁乳突肌。

四、臂丛神经的构成与分布

臂丛神经由第5～8颈神经前支和第1胸神经前支构成，主要分支有胸长神经、肩胛上神经、肩胛下神经、腋神经、肌皮神经、胸前内外侧神经、正中神经、尺神经、桡神经、前臂内侧皮神经和臂内侧皮神经等，主要分布于胸前、肩胛区及上肢，支配相应区域的运动和感觉神经信号的传入。（图1-3-2）

五、颈交感神经构成与分布

交感神经起源于脊髓侧角的交感神经元，其纤维由相应脊髓段发出，终止于椎旁

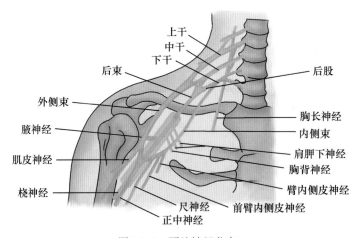

上干
中干
下干
后束
外侧束
腋神经
肌皮神经
桡神经
尺神经
正中神经
前臂内侧皮神经
臂内侧皮神经
胸背神经
肩胛下神经
内侧束
胸长神经
后股

图1-3-2　颈丛神经分布

神经节或椎前神经节，称为节前纤维。颈交感神经节位于颈部脊柱的前外方、颈血管鞘的后方、椎前筋膜的深面，由3～4个神经节和节间支组成。颈交感神经节有颈上神经节、颈中神经节、颈中神经节和颈下神经节，颈下神经节位于颈7横突和第1肋骨头之间，颈下神经节常与胸1交感神经节融合成较大的星状神经节。

交感神经系统分布广泛，刺激颈交感神经可引起头面及胸腹部等血管的舒缩功能改变以及心脏、瞳孔和汗腺、消化腺分泌功能等的变化。人体在正常情况下，功能相反的交感和副交感神经处于相互平衡制约中，当机体处于紧张活动状态时，交感神经活动起着主要作用。

六、其他经颈部的神经分布

途径颈部的其他相关神经如迷走神经、副交感神经、舌咽神经、舌下神经等在颈部及全身的功能活动中也起到较重要的影响作用。

迷走神经为混合神经，其运动纤维起自疑核，与舌咽神经并行，穿出脑干后经颈静脉孔出颅腔，分布于咽、喉、软腭的肌肉。感觉神经元位于颈静脉孔附近的颈神经节和结状神经节。颈神经节的周围支传导部分外耳道、鼓膜和耳郭的一般感觉，中枢支传入三叉神经的脑干脊髓核。结状神经节的周围支传导咽、腭、喉、气管、食管及各内脏的感觉和部分的味觉，中枢支入孤束核。

舌咽神经属于混合神经，起源于延髓的神经核，主要传导咽喉部黏膜的感觉和舌后1/3的味觉，部分调节唾液腺的分泌，与迷走神经协同控制咽喉部肌肉的运动。舌下神经主要延髓的舌下神经核支配舌骨下肌群活动。

副交感神经的传出纤维主要起源于脑干的自主神经核团和骶髓，来自脑部的副交感神经纤维混合于脑神经（迷走神经、面神经、舌咽神经等）或脊神经中行走，到达器官内或器官旁，与副交感神经节中的节后神经元发生突触联系，随节后神经元分布于内脏器官、平滑肌和腺体等，并调节其功能活动。副交感神经和交感神经是一对相互平衡、相互制约的神经，共同调节人体的生理平衡。

七、颈部脊髓组织影像特性

颈部的脊髓影像检查主要依靠CT和MRI检查，CT在检查骨组织方面较MRI更好，但在脊髓的影响检查中，MRI较CT更具备优势。MRI可以直接显示脊髓及邻近结构的解剖和病变，适用于诊断脊髓肿瘤、炎症、变性、水肿等病变以及髓外椎管内病变。增强MRI扫描可以更清楚地显示病变的边缘及范围。

MR脊髓成像（MR myelography，MRM）指用T2加权快速自旋回波序列加脂肪抑制技术获得脊髓蛛网膜下腔的脑脊液影像，故又称为脊髓水成像，图像效果类似于脊髓造影和CT，MRM显示脊椎和椎管的效果与CT类似。较CT的优越之处在于可以矢状面和冠状面成像，即可以同时观察一段甚至全段椎管，而且对脊髓及椎管内结构的显示可兼具CT与椎管造影两者的优点，甚至更清晰。

（刘亚坤　王　霞）

第四节　颈椎血管组织解剖学特性

颈部的血管非常丰富，本节从颈总动脉及其分支的分布、颈部椎动脉走向与分布、颈椎椎体的滋养动脉分布、颈椎椎体的静脉回流分布、颈内静脉及其分支的分布、颈外静脉及其分支的分布、颈部血管系统的影像检查等方面系统阐述颈部血管组织的解剖学特性。

一、颈总动脉及其分支的分布

颈总动脉是头颈部的主要动脉干，右侧发自无名动脉，左侧直接发自主动脉弓。两侧总动脉均经过胸锁关节后方沿气管和喉外侧上升，至平对甲状软骨上缘分为颈内动脉和颈外动。颈总动脉全长与颈内静脉和迷走神经同居于颈血管鞘内，静脉在动脉之外，迷走神经则介于两者之间，并居于较后平面。

颈内动脉在颈部无分支，经颈动脉管入颅腔，在岩下窦入海绵窦，形成"S"形弯曲，再向前延伸穿过脑硬膜，分支有后交通支、大脑前和中动脉，参与构成大脑动脉环。颈外动脉分支为甲状腺上动脉、舌动脉、面动脉、枕动脉、耳后动脉、咽升动脉、颞浅动脉和上颌动脉等，分布于颈部、面部、颅顶和硬脑膜等（图1-4-1）。

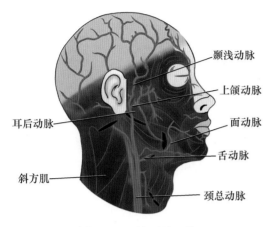

图1-4-1　颈部动脉血管

（图中标注：颞浅动脉、上颌动脉、面动脉、舌动脉、颈总动脉、耳后动脉、斜方肌）

二、颈椎动脉的走向与分布

椎动脉起于锁骨下动脉的后上部，沿前斜角肌内缘上行进入第6颈椎横突孔，少数可从颈7或颈5等横突孔进入，然后沿各颈椎横突孔上行。椎动脉行至第2颈椎水平围绕寰椎上关节面的后外侧，经寰椎侧块后方的椎动脉沟进入椎管，随后经枕骨大孔入颅，穿过蛛网膜，在脑桥下缘左右汇合形成基底动脉，和颈内动脉形成大脑动脉环，供应脑后部及脊髓血运。

椎动脉在延髓外缘，每侧椎动脉发出脊髓后动脉，沿脊髓后外侧面下降，在枕骨大孔另发一支，与对侧者相汇合，形成脊髓前动脉，沿脊髓前面下行。对颈段椎管各个节段，两侧颈部椎动脉各发出脊支，经椎间孔入椎管分为二支，一支在颈椎椎体后面，与对侧同名支吻合，发小支至椎体及骨膜，并与上、下位同名动脉吻合。另一支沿脊神经根内行，营养脊髓及其被膜。椎动脉由8个颈神经和第1胸神经以及迷走神经的感觉神经支配，也接受颈交感神经节的神经纤维支配，每个邻近的上、下交感节和脊神经分支都彼此交错，参与组成椎动脉的血管周围丛。

三、颈椎椎体的滋养动脉分布

第1～2颈椎滋养动脉第1～2颈椎的血供较为复杂，可能与颈枕部活动量增加有关。寰枢关节和齿突以及骨组织等的血供，主要来自前升动脉与后升动脉的吻合支、拱状血管、咽升动脉分支和枕动脉脊膜支等。

第3～7颈椎滋养动脉第3～7颈椎的血供主要来自椎动脉的脊支。这些脊支从神经根前面进入椎管，在椎间孔每条脊支分为3个主支第一支沿着神经根向内侧延续，在蛛网膜同脊髓前、后动脉吻合，并发一返支沿着神经根走向外侧。第二支是一小支或数小支分布于椎弓板和邻近的软组织（黄韧带及肌肉等）。第三支到背侧动脉丛。

颈椎椎体内动脉丛分布于椎体的动脉支又分为两支，一支走在椎弓根和侧块的下方，靠近或在luschka外侧关节囊上，到达椎体前方；另一支在后纵韧带的深面，跨过椎体，同对侧支相吻合，在后纵韧带的深面形成互相交通的动脉丛。在中线由这个丛发出营养动脉，由后侧穿入椎体，向上下放射出朝向椎间盘的细小的分支。

四、颈椎椎体的静脉回流分布

颈椎的静脉较丰富，分为椎管内和椎管外两个静脉丛，在椎管内有椎前、后丛，围绕椎体及附件尚有椎管外前、后丛，彼此吻合，最后汇入椎静脉或颈内静脉。颈椎椎体的椎基底静脉孔入椎内静脉丛。两个静脉丛有广泛的吻合支和交通支。椎管内的静脉丛由4条纵行的静脉组成，其中2条在硬膜外腔的前外侧，称为前纵窦；另外2条在硬膜外腔的后外侧，称为椎静脉网。椎管外静脉丛绕行椎体周围，通过椎静脉与椎内静脉丛彼此相互吻合。

五、颈内静脉及其分支的分布

颈内静脉自颅底的颈静脉孔穿出，和颅内的横窦相续，下行而略向前，全程皆在胸锁乳突肌的覆被下，上段接近颈前三角，下段接近颈后三角，颈内静脉下行至颈根，与锁骨下静脉相汇合形成头臂静脉，下段接受各分支的血液，管径逐渐增大。颈内静脉接受分支，自上而下有岩下窦、面总静脉、舌静脉和甲状腺上、中静脉等。

六、颈外静脉及其分支的分布

颈外静脉由下颌后静脉的后支、耳后静脉和枕静脉在下颌角处汇合而成，沿胸锁乳头肌表面下行，在锁骨上方穿深筋膜，注入锁骨下静脉或静脉角。颈外静脉主要收集头皮和面部的静脉血。静脉末端有一对瓣膜，但不能防止血液逆流。正常人站位或坐位时，颈外静脉常不显露。当心脏疾病或上腔静脉阻塞引起颈外静脉回流不畅时，在体表可见静脉充盈轮廓，称颈静脉怒张（图1-4-2）。

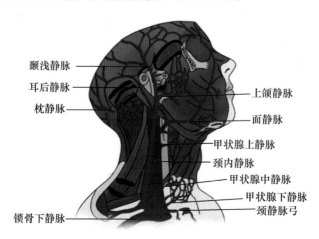

图1-4-2　颈部静脉血管

七、颈部其他静脉的分布情况

1. 颈前静脉 起自颏下方的浅静脉沿颈前正中线两侧下行，注入颈外静脉末端或锁骨下静脉。左、右颈前静脉在胸骨柄上方常吻合成颈静脉弓。

2. 锁骨下静脉 是腋静脉的直接延续。在锁骨下动脉的下方，借前斜角肌与锁骨下动脉相隔，在锁骨下肌之后越过膈神经和前斜角肌下端。锁骨下静脉行至前斜角肌内侧缘，在胸锁关节处即与颈内静脉相汇合形成头臂静脉，与锁骨下动脉第一段各支的伴行静脉大都直接汇入头臂静脉。

3. 甲状静脉 起自滤泡周围静脉丛，汇合成甲状腺上、中、下三条静脉。甲状腺上部静脉在甲状腺侧叶上端汇合，沿同名动脉外侧伴行向上，接受喉上静脉的汇入，越过颈总动脉前方汇入颈内静脉或面总静脉的末端。甲状腺中静脉起于中、下1/3交界处，越过颈总动脉汇入颈内静脉前壁的静脉。甲状腺下静脉从甲状腺侧叶下端或峡部下缘起始，向下经气管前面入胸腔，汇入左、右头臂静脉根部。

颅内血液回流主要途径包括两侧颈内静脉、椎静脉、咽静脉、颅内静脉，穿过颅骨与头皮直接交通。

八、颈部血管系统的影像检查

1. 颈部血管的数字减影血管造影检查（digital subtraction angiography，DSA） DSA是20世纪80年代兴起的一项新的医学影像技术，主要特点是将血管造影时采集的X线荧光影像经影像增强器增强后形成视频影像，再经过对数增幅、模/数转化、对比度增强和减影处理，产生数字减影血管造影图像，使所得的影像质量较常规血管造影大大提高，可用于椎动脉和脑血管等影像检查。

2. 颈部血管的超声影像检查 颈部血管的超声影像检查是最简便快捷的方式，可以动态观察颈部血管的形态、血流速度和血管壁等的改变，特别是颈动脉的检查，可判断颈动脉是否存在斑块、内膜增厚以及狭窄等。

3. 颈部血管的CT影像检查 颈部血管的CT影像检查主要用于颈动脉的成像检查，称为颈动脉CTA。颈动脉CTA是一种无创的颈动脉血管造影CT成像方法，不仅可以看清颈动脉横断面是否存在狭窄、病变，同时还可以通过CT软件进行三维重建，判断狭窄程度以及病变部位、病变长度，准确率较高。

4. 颈部血管MRI检查 磁共振血管成像（MR angiography，MRA）是一种无创伤性、不需用插管及对比造影剂的血管成像方法，目前已被广泛应用于临床。MRA相对于其他血管影像学检查具有以下优势。①无须电离辐射、无放射性损伤；②无需依赖造影剂；③是一种灵活的显像模式，能明确血管解剖和结构以及组织构成特点；④具有很高的立体与瞬时清晰度，可区分正常血管结构及异常血管结构；⑤具有高度的可重复性和灵敏性。

（刘亚坤　王　霞）

第五节　颈椎间盘结构学解剖特性

　　颈椎间盘是连接相邻两个颈椎体之间的纤维软盘，这个纤维软盘的中央部分是柔软而富有弹性的胶状物质髓核，周边是纤维环，上下是软骨终板。颈椎间盘在颈椎脊柱承受力量、头颈部伸屈、旋转以及保护脊髓、脊神经等方面起到了重要作用。本节从各颈椎间盘形态特点、颈椎间盘纤维环结构特性、颈椎间盘纤维环结构功能、颈椎间盘的髓核结构特性、颈椎间盘的髓核结构功能、颈椎间盘软骨终板结构特性、颈椎间盘软骨终板结构功能等方面系统阐述颈椎间盘结构学的解剖特性。

一、颈椎间盘形态特点概述

　　颈椎间盘主要由纤维环和髓核构成，颈椎有6个椎间盘，第1、2颈椎之间缺如。髓核多在颈椎间盘纤维环的中部稍前，颈段脊柱运动轴线由此通过。从矢状面来看，纤维环后部较前部厚。成年人的椎间盘无血管和神经（除纤维环的周缘部外），其营养主要靠椎体内血管经软骨板弥散而来。颈椎间盘的弹性及张力取决于软骨板的通透性和髓核的渗透能力，椎间盘这种吸液性能如发生改变，不仅影响椎体间的稳定性，而且与椎间盘的变性有关。经测量颈椎椎间盘高度与相邻椎体高度的比例为1∶2～1∶4。每个椎间盘和相邻椎体及附属组织视为一个运动单位，具有一定动力及机械功能，一个运动单位任何紊乱必影响其邻近运动单位。

二、颈椎间盘纤维环结构特性

　　颈椎椎间盘的纤维环分为外、中、内三层，由呈同心圆排列的纤维构成构架。外层主要为胶原纤维成分，内层是纤维软骨带，各层间有黏合样物质黏合。纤维层内纤维平行排列，层间纤维相互交叉，相邻纤维层与椎间盘平面成±30°夹角。

　　颈椎间盘纤维环的前侧、两侧的纤维层最厚，平行斜向两椎体，后侧的纤维层只有其一半左右。纤维环中外层纤维紧密地附着于两个椎体的骺环之间，内层纤维连于上下软骨终板，形成略带弧形的结构。纤维环内层的纤维中，最里面的纤维直接进入髓核与细胞间质相连，和髓核无明显的界限，能够很好地保存髓核的胶体成分，维持髓核的位置与形状，保证整个椎间盘的负重和轴承作用的发挥。

当脊柱侧弯或扭转时，椎间盘内后方的髓核可以在纤维环与软骨终板组成的结构中很好地流动。特别是前屈或后仰时，薄的后壁给髓核的移动提供了一定的弹性空间，较厚的前侧纤维环则提供髓核与脏器之间的隔护，共同协调脊柱的生理活动。

三、颈椎间盘纤维环结构功能

1. 连接相邻椎体　纤维环的强度及纤维环在骺环和软骨盘的附着点的坚实性使上下两椎体互相连接，保持脊柱在运动时稳定性。

2. 维持正常活动　纤维环的少许弹性和纤维环纤维的特殊分层排列方向使每个脊柱间有一定的活动度。

3. 限制过度运动　纤维环本身是厚的韧带，在脊柱的前纵韧带和后纵韧带加强下，限制了脊柱的前屈、后伸、侧倾和旋转运动。

4. 保护髓核组织　保存髓核组织的液体成分，维持髓核组织的位置和形状。

5. 分解承受压力　吸收分解压力是纤维环的最重要的功能，髓核在承受压力的情况下，形态可轻度变扁，并将所受的压力均匀地分布于纤维环各部分，使纤维环纤维延长，当整个脊柱的纤维环均发生此改变时，脊柱所受的压力即被纤维环吸收分解。

四、颈椎间盘的髓核结构特性

颈椎间盘的髓核位于椎间盘中心区域，在颈椎间盘纤维环和上下椎体的软骨终板之间。髓核是由纵横交错的纤维网状结构即软骨细胞和蛋白多糖黏液样基质构成的弹性胶冻物质。婴幼儿时期的髓核含水量为80%～90%，在20岁以前构成髓核的主要物质是大量蛋白多糖复合体、胶原纤维和纤维软骨，随着年龄的增长，髓核中的蛋白多糖解聚增多，水分逐渐减少，胶原增粗并逐渐被纤维软骨所替代，故老年人发生椎间盘病变的机会明显高于青壮年。

颈椎间盘的髓核位于椎间盘偏后位置呈球型样，占椎间盘横断面积的50%左右。髓核没有专门的营养供给血管，只在婴儿时期和严重退变时才有血管长入，正常时其营养主要由椎体-软骨终板-髓核及椎间盘的营养途径渗透供给，其中软骨终板是髓核和椎间盘通过椎体内血管渗透交换营养及代谢物质的重要组织。

五、颈椎间盘的髓核结构功能

髓核的组织构建由软骨样细胞分散在细胞间质内，周围围绕着一个比较致密的胶原纤维网的含水球。髓核与包裹其上下面的软骨终板、周围的纤维环共同构成对抗重力和张力的闭合缓冲系统。在脊柱运动时，髓核犹如滚珠轴承起支点作用，协助脊柱其他部分完成生理活动。

髓核在承受外力时，将力均匀地传递到周围的纤维环，避免椎间盘的某一部位因过度承载而发生损伤，具有平衡应力的作用。髓核在突然受到外力时，通过改变形态将应力传送到纤维环的各部分，再经过纤维环的张应力将其分散，具有吸收和传递外力振荡的作用。髓核的体积虽不能因外来压力的作用而明显压缩，但由于具有可塑性特点，其形态可随脊柱作各种运动时因重心不同而改变，起着类似轴承一样滚动的支撑椎体的作用。如脊柱前屈时，髓核的大部分移向椎间盘的后部；脊柱背伸时，髓核的大部分移向椎间盘的前部；脊柱作旋转动作时，髓核的大部分位于中央。

（刘亚坤　王　霞）

第六节　颈椎间盘细胞学解剖特性

颈椎椎间盘是一个独特复杂的连接性组织，在颈部脊柱的生理活动和承受力量中扮演着重要的角色。椎间盘病变在成人中的发生率高，病变的主要机制是椎间盘细胞功能减退、衰老、凋亡等。本节将从颈椎间盘纤维环细胞构建、颈椎间盘纤维环细胞影像、颈椎间盘髓核的细胞构建、颈椎间盘髓核的细胞影像、颈椎间盘软骨终板细胞构建、颈椎间盘软骨终板细胞影像等方面系统阐述颈椎间盘细胞学的解剖特性（图1-6-1）。

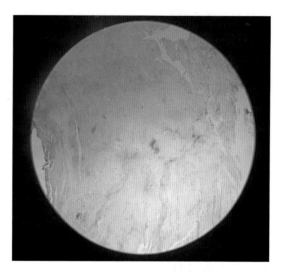

图1-6-1　颈椎间盘组织病理

一、颈椎间盘纤维环细胞构建

颈椎椎间盘每平方毫米有纤维环细胞9 000个细胞，其外层细胞呈梭形，主要属于纤维细胞，内层细胞呈圆形，主要属于软骨细胞。在培养的情况下，采用透射电镜观察则有许多共同的超微结构表现，其核较圆，核仁较明显。细胞质内可见大量的附有核糖体颗粒的粗面内质网和滑面内质网。细胞质内线粒体多，为椭圆形，部分可看到双层单位膜，由单位膜包绕初级深酶体和次级深酶体。细胞质内有一系列的扁平囊及小泡组成的高尔基复合体和分泌颗粒，纤维环细胞合成分泌蛋白多糖及胶原纤维的能力很旺盛，保证纤维环生理代谢活动所需的构造物质供给。一旦这种供给减少，纤维环的生物性能就会减弱，椎间盘开始退变。

正常人椎间盘不同的区域的胶原含量有差异，纤维环的胶原含量明显高于髓核，环内层的胶原含量低于外层，后外侧低于前外侧，后外侧内层最低。这可能与进化中的弯腰运动较多有关。分子生物学研究表明，组成纤维环的主要胶原有Ⅰ、Ⅱ型胶原，还有部分Ⅸ型胶原和1a、2a、3a链以及在修复情况下出现的少许Ⅲ型胶原。纤维环中的Ⅰ型胶原占整个椎间盘同型胶原的40%，正常人外层纤维环几乎全部由Ⅰ型胶原组成，由环的外层向内层延伸，Ⅰ型胶原逐渐减少，Ⅱ型胶原不断增多。

二、颈椎间盘髓核的细胞构建

颈椎间盘的髓核细胞主要是软骨细胞，细胞形态各异，细胞核呈椭圆形。细胞可以单独一个存在，也可以呈6个以上为一组。髓核细胞与细胞间质及胶原纤维网等结合在一起，形成一个立体网状胶样结构。

1. **髓核** 髓核中含量最丰富的胶原类型是Ⅱ型，其分子上的羟赖氨酸残基含量达72个，亚氨基酸的侧链经糖化后产生二糖衍生物和单糖衍生物，聚集大量的水分子，产生高含水状态，使髓核更加适于变形而又有足够的承受压力的能力，使其担当的功能可以很好地发挥。髓核中还含有少量的1a、2a、3a链和Ⅸ、Ⅳ、Ⅺ型胶原及一些短线的胶原分子，共同构成髓核的胶原体系。髓核的弹性蛋白纤维含量较纤维环外层少，但较纤维环稍粗。弹性蛋白纤维具有高度的伸缩性能和极高的强度，与胶原构成髓核和椎间盘的主要支架结构，共同维持和承受相应的应力，对椎间盘缓冲震荡系统的构成发挥重要作用。

2. **终板细胞** 胎儿基质中的细胞含量丰富，可见大量分裂细胞，软骨细胞呈圆形、椭圆形，细胞膜完整连续，无细胞突起；细胞质内细胞器丰富，可见大量粗面内质网，含有大量液泡（内可能为蛋白质），细胞核较圆，核膜完整，几乎没有异染色质，核的电子密度较低，核质比较小。正常青壮年基质中的细胞较多，除少量分裂细胞外，多数软骨细胞呈椭圆形、梭形，细胞膜连续完整，有较多的细胞突起；细胞质内细胞器较多，可见粗面内质网和少量液泡，细胞核椭圆形，核膜完整，核内异染色质较多，核的电子密度较高，核质比变大。

3. **终板细胞外基质** 终板细胞外基质胎儿细胞外基质中的胶原含量丰富，胶原纤细，排列规则，胶原之间有分支相连，形成网状结构，胶原纤维可见明显的周期性横纹，周期约为15 mm，直径约为50 mm。正常青壮年细胞外基质中的胶原含量丰富，胶原较胎儿粗，排列规则，胶原之间有分支相连，形成网状结构，胶原纤维可见明显的周期性横纹，周期约为 60 mm，直径约为 110 mm。CDH 患者细胞外基质中的胶原含量较丰富，胶原较正常青壮年细，排列极不规则，胶原之间有较大的空隙，网状结构不明显，胶原纤维的周期性横纹变得模糊不清。

4. **细胞周围囊**　胎儿细胞周围无明显的囊状结构。正常青壮年细胞周围囊状结构明显，囊表面有大量的致密电子团块（可能为蛋白多糖），10 000 倍下显示囊为紧密缠绕排列的、有周期性横纹的、不同于基质中的胶原结构。

5. **颈椎间盘软骨终板细胞影像**　镜下见细胞为圆形和梭形两种，胞质内有丰富的粗面内质网系统及线粒体，核呈圆形或椭圆形，核膜明显，有时可见核仁，细胞膜下及胞质中有较多的无界膜空泡。原代细胞与传代细胞之间形态和结构无明显差别。

（刘亚坤　王　霞）

参 考 文 献

［1］　柏树令. 系统解剖学 (八年制) [M]. 北京: 人民卫生出版社, 2010.

［2］　KapandjiAI. 骨关节功能解剖学 [M]. 6 版. 顾冬云, 戴戎, 等译. 北京: 人民军医出版社, 2011.

［3］　江浩. 骨与关节 MRI [M]. 上海: 上海科学技术出版社, 1999.

［4］　贾连顺, 李家顺. 简明颈椎疾病学 [M]. 上海: 第二军医大学出版社, 1999.

［5］　韩德韬. 实用创伤性颈椎病诊疗学 [M]. 福州: 福建科学技术出版社, 2000.

［6］　刘延青, 崔健君. 实用疼痛学 [M]. 北京: 人民卫生出版社, 2013.

［7］　郭世绂. 骨科临床解剖学 [M]. 济南: 山东科学技术出版社, 2001.

［8］　韦以宗. 中国骨伤科学辞典 [M]. 北京: 中国中医药出版社, 2001.

［10］　胡有谷. 腰椎间盘突出症 [M]. 2 版. 北京: 人民卫生出版社, 1985.

［11］　黄彦, 周红海. 纤维环、髓核的结构组成和生理功能 [J]. 广西中医学院学报, 1999, 16 (3): 152-153.

［12］　应航, 陈立, 詹红生, 等. 颈椎间盘退变的形态学观察和生物力学研究 [J]. 中国医学物理学杂志, 2005, 22 (2): 460-462.

［13］　赵序利, 余恩念, 季方, 等. 颈椎间盘软骨终板的超微结构改变及其临床意义 [J]. 山东医药, 2005, 45 (14): 15-16.

［14］　孙鹏, 王拥军, 施杞. 椎间盘软骨终板细胞的形态及表型特征研究 [J]. 脊柱外科杂志, 2003, 1 (6): 346-349.

［15］　刘兰涛. 人退变椎间盘软骨终板干细胞的鉴定及性质研究 [D]. 重庆: 第三军医大学, 2012.

［16］　刘斌, 瞿东滨, 金大地, 等. 软骨终板细胞生物学特性及体外退行性变的机制研究 [J]. 中国临床康复, 2003, 7 (29): 3960-3961, 4053.

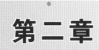

第二章
颈椎间盘生理学特性

本章从颈部的整体生理功能特性、颈椎间盘的生理功能特性、颈椎间盘的生物力学特性、颈椎间盘的神经功能特性、颈椎间盘的血管功能特性、颈椎间盘的细胞功能特性等方面系统阐述颈椎间盘的生理学特性。

第一节　颈部的整体生理功能特性

颈部是以颈椎系统为支撑，位于头部、胸部和上肢之间。颈部的前方正中有呼吸道和消化管道，两侧有纵向走行的颈部肌群和颈部动静脉等，中后部有颈椎、脊髓及脊神经等，后部有颈后肌群。颈部在参与头颈活动、呼吸、吞咽、发音及神经系统传导等方面具有重要功能。本节从颈部支撑生理功能特性、颈部连接生理功能特性、颈部活动生理功能特性、颈部保护生理功能特性等方面系统阐述颈部的整体功能特性。

一、颈部支撑生理功能特性

（一）颈部的骨骼支撑构建

1. 颈部与头部相连的骨骼支撑构建　颈椎为头部提供支撑，为其骨性支架，总体上，颈椎由两个在解剖和功能方面均不相同的节段组成。上段或枕下段包括第1颈椎（寰椎）和第2颈椎（枢椎），两者互相连接后再通过一个具有三轴三自由度的关节复合体与枕骨相连。

2. 颈部与胸部相连的骨骼支撑构建　下段从枢椎的下面延伸至第1胸椎（T_1）的上面。第3颈椎（C_3）与其余4个颈椎形态相似，因此可看作典型颈椎。其椎体形如平行六面体，宽度大于高度；椎体上方盘状面的两侧是钩突，钩突朝向内上的关节面与枢椎下表面两侧的平坦关节面相关节。

（二）颈部的肌肉支撑构建

1. 颈部与头部相连的肌肉支撑构建

（1）胸锁乳突肌：也被称为胸锁-枕骨乳突肌，因为其具有4个不同的头，1个深头为锁骨乳突头，从锁骨内1/3延伸至乳突；其他3个头呈"N"形。但实际上，除了在靠近锁骨内侧端Sedilot窝处，即其内下部外，这3个头非常紧密地相互交织。通过Sedilot窝可见到锁骨乳突头。

（2）椎前肌群：包括头长肌、头前直肌和头外侧直肌，这3块肌肉属于颈椎上段肌肉，几乎完全覆盖颈长肌上部。头长肌在这3块肌肉中位于最内侧，与对侧同名肌相接触，附着于枕骨大孔前方的枕骨基底部下表面。其覆盖于颈长肌上部，通过分散的腱性条索起于$C_3 \sim C_6$横突前结节。

（3）颈前肌群：头部在颈椎上的屈曲及颈椎在胸椎上的屈曲依赖于颈前肌群。颈前肌群距离颈椎较远，工作力臂长，是头部和颈椎强有力的屈肌。

（4）颈后肌群：颈后部由深至浅含有依次重叠的肌层，分别为深层肌、头半棘肌层、夹肌和肩胛提肌层、浅层肌。深层肌直接附着于脊椎及其关节上，包括枕下颈椎小的内在肌。从枕骨走行至寰枢椎头后大直肌、头后小直肌、头下斜肌、头上斜肌、横突棘肌颈椎部、棘间肌。半棘肌层包括头半棘肌、头最长肌及位于更外侧的颈最长肌、胸最长肌和颈髂肋肌。夹肌和肩胛提肌层包括夹肌的两部分，即头夹肌和颈夹肌；肩胛提肌紧贴于深层肌之外，并紧紧缠绕着像皮带轮一样的深层肌，其收缩时引起头部大角度的旋转。浅层肌主要是斜方肌，还包括胸锁乳突肌，只有其后上部分属于颈后肌群和深层的锁乳头。

（5）枕骨下肌群：头后大直肌、头后小直肌、头下斜肌、头上斜肌。

（6）颈后肌群：第1层为深层肌，第4层为浅层肌。颈后深层肌包括上颈椎的枕骨下肌（见前述），下颈椎的横突棘肌。颈后浅层肌为斜方肌，呈扇形起于通过上项线内1/3，下至T_{10}的颈胸椎棘突以及颈椎后方韧带的连续线上。

2. 颈部与胸部相连的肌肉支撑构建

（1）椎前肌群颈长肌：颈长肌在椎前肌群中位置最深，走行于从寰椎前弓到胸1的脊椎前面。

（2）椎前肌群斜角肌：3块斜角肌像真正的肌性拉索一样跨越颈椎前外侧表面，连接颈椎横突和第1、2肋。

二、颈部连接生理功能

（一）颈部的骨骼连接关系

1. 寰椎　　两个侧块为椭圆形，其长轴向前内倾斜，每一侧块具有一个双凹形的上关节面，朝向内上并与枕骨髁相关节；一个前后方向呈凸形的下关节面，朝向内下并与枢椎的上关节面相关节。寰椎前弓后表面有1个小的软骨关节面与枢椎齿突相关节。寰椎后弓起始部呈上下扁平状，向后逐渐增宽，在中线处形成一个垂直鸡冠样的后结节，而不是形成棘突。

2. 枢椎 椎弓根下方为下关节突，其有软骨覆盖的关节面朝向前下与第3颈椎的上关节突相关节，为平坦的关节面，此关节面朝向前上，与枢椎前缘向下伸出的喙状突起的后表面相关节。椎体下方盘状面的两侧界是钩椎关节的朝向外下方的关节面。椎体有一个朝向前下的喙状突起，第3颈椎枢的后方椎弓有两个关节突，每个关节突各有一个朝向后上的上关节面，与其上方的枢椎的下关节面相关节，下关节面与第4颈椎的上关节面相关节。每一关节突通过椎弓根与椎体相连，椎弓根连于椎体侧方，并有横突根部加入。横突上面呈凹槽形、近椎体处有椎动脉穿行的圆形横突孔，横突末端有前结节和后结节。两侧椎板斜向外下走行，于中线会合后形成末端分叉的棘突。图2-1-1及图2-1-2为枢椎的透视观及侧视观。

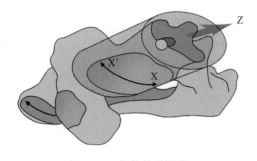

图 2-1-1　枢椎的透视观

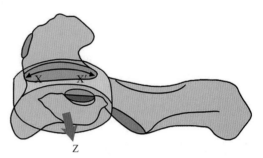

图 2-1-2　枢椎的侧视观

3. 寰枢关节 寰椎和枢椎通过3个在力学方面互相联系的关节连接在一起，成为一个车轴关节，即寰枢正中关节，其中齿突作为旋转轴。两个对称的侧方关节即为寰椎侧块下方关节面和枢椎上关节面构成的寰枢外侧关节。在枢椎椭圆形上关节面的形状和方向方面，其长轴前后走行，在前后方向上沿着由XX′代表的曲线呈凸起样，而在横向方面较平直。因此，枢椎上关节面可以看作是Z轴向外并略向下的圆柱形表面的一部分，其方向是向上并略向外；表面切割后形成枢椎上关节面的圆柱形构成了悬于横突末端之上的枢椎两侧方部。

4. 齿突 形状独特，大体上呈圆柱形，但向后弯曲。齿突具有以下特点：①前方为略微双凸形的盾牌样关节面，与寰椎前弓关节面相关节。②后方有软骨覆盖的沟槽，在横向上为凹形，与具有重要功能的横韧带相关节。经由寰椎侧块的旁矢状面显示了不同关节表面的方向和弧度，如图2-1-3所示。③正中矢状切面显示了寰枢正中关节弯曲的轮廓以及齿突关节面和寰椎前弓关节面，这一弯曲轮廓位于以齿突后方Q点为中心的圆周上。④寰椎侧块上关节面在前后方向呈凸形，朝向后方，

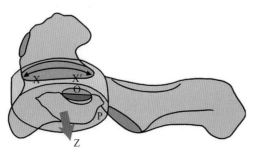

图 2-1-3　寰椎侧块的旁矢状面

与枕骨髁相关节。⑤寰椎侧块下关节面在前后方向呈凸形，位于以O点为中心的圆周上，其半径小于圆周Q的半径。⑥枢椎上关节面在前后方向上呈凸形，位于以P点为中心的圆周上，其半径与圆周O的半径大致相等。因此，这两个关节面如同2个滚动面相互接触的车轮。⑦枢椎下关节面朝向前下，几乎呈平坦状，与第3颈椎关节突的上关节面相关节。

（二）颈部的肌肉连接关系

1. 颈部与头部相连的肌肉连接关系

（1）胸锁乳突肌：也被称为胸锁-枕骨乳突肌，有4个不同的头，1个深头即锁骨乳突头（Cm），从锁骨内1/3延伸至乳突；其他3个头呈"N"形，但实际上，除了在靠近锁骨内侧端Sedilot窝处，即其内下部外，这3个头非常紧密地相互交织。通过Sedilot窝可见到锁骨乳突头。3个浅头分别为锁骨枕骨头（覆盖锁骨乳突头的大部分，止点非常靠后，止于枕骨上项线）、胸骨枕骨头（与胸骨乳突头紧密伴行，并沿着锁骨枕骨头止于枕骨上项线）、胸骨乳突头（以共同腱与胸骨枕骨头一起起于胸骨柄上缘，止于乳突前上缘）。总体而言，这块肌肉形成一个较宽的并且通常是清晰可见的肌肉薄板，在颈部前外侧的表面展开，并斜向前下方走行。其最明显的部分位于前下，由胸骨枕骨头和胸骨乳突头的共同肌腱构成。

（2）椎前肌群：包括头长肌、头前直肌和头外侧直肌。头前直肌位于头长肌后外侧，连接于枕骨基底部和寰椎侧块前表面，直至其横突前结节之间，向下并稍偏外斜行。头外侧直肌是位置最高的横突间肌，附着于枕骨颈静脉突之上和寰椎横突前结节之下。其位于头前直肌外侧，覆盖于寰枕关节前面。

（3）颈前肌群：①舌骨上肌群包括连接下颌骨和舌骨的下颌舌骨肌以及二腹肌前腹。舌骨下肌群包括甲状舌骨肌，胸锁舌骨肌、胸骨舌骨肌和肩胛舌骨肌。

（4）颈后肌群：这些肌肉并不是直接附着于下颈椎，而是附着于头部和枕下颈椎。

（5）枕骨下肌群：①头后大直肌呈底边朝上的三角形，起于枢椎棘突，止于枕骨下项线，向上走行并稍斜向后外侧。②头后小直肌也呈扁平的三角形，位于后正中线两侧，较头后大直肌短，位置更深。其起于寰椎后结节，止于枕骨下项线内1/3，肌纤维上行时稍斜向外侧，但较头后大直肌更为向后倾斜，这是因为寰椎后结节较枢椎棘突的位置更深。③头下斜肌呈较长而厚的梭形，位于头后大直肌的下外侧。其起于枢椎棘突下缘，止于寰椎横突后缘，斜向前、外、上走行，因此与前述肌肉特别是头后小直肌的空间走行相交叉。④头上斜肌呈较短而扁平的三角形，位于寰枕关节后方。其起于寰椎横突，止于下项线外1/3。肌纤维在矢状面斜向后上，无侧方倾斜。头上斜肌平行于头后小直肌，垂直于头下斜肌。⑤棘间肌位于枢椎之下棘突之间中线的两侧，因此等同于头后直肌。

（6）颈后肌群：第1层为深层肌，第4层为浅层肌。①颈后深层肌包括上颈椎的枕骨下肌（见前述），下颈椎的横突棘肌。横突棘肌由屋瓦样彼此重叠的片状短肌构成，从寰椎到骶骨对称地排列在由棘突、椎板和横突围成的纵沟内。对这些片状短肌的排列有两种不同的解释，一种是Trolard的解释，肌纤维起于C_2～C_5的棘突和椎板，会聚于C_5横突。根据最近的Winckler的解释，肌纤维从起点到附着点以另一种方式走行。这两种解释都是对同一个解剖结构的不同描述，取决于是将上端还是下端作为起点。然而，肌纤维的走行方向总是斜向外下并稍偏向前方。②颈后浅层肌为斜方肌，呈扇形起于通过上项线内1/3、下至T_{10}的颈胸椎棘突以及颈椎后方韧带的连续线上。斜方肌最上方的肌纤维从这一连续线的起始处斜向前、下和外侧走行、止于1/3锁骨外、1/3肩峰和肩胛冈。因此，颈下部分的外形与斜方肌连续的肌纤维构成的弯曲状封套形状相一致。

2. 颈部与胸部相连的肌肉连接关系

（1）椎前肌群：颈长肌的斜降部分通过3或4个腱性条索连接寰椎前结节和C_3～C_6横突前结节。斜升部分通过3或4个腱性条索连接T_2、T_3椎体和C_5-C_6横突前结节。纵向部分紧邻中线两侧，位于前两者深部，连接T_1～T_3椎体和C_2-C_4椎体。因此，中线两侧的颈长肌覆盖于整个颈椎前面。当两侧颈长肌同时对称收缩时，其使颈椎弧度变直并使颈部屈曲，同时对决定颈椎静力学特性起重要作用。单侧颈长肌收缩产生颈椎前屈及同侧侧屈。

（2）椎前肌群斜角肌：①前斜角肌呈顶点向下的三角形，以4条肌腱起于C_3～C_6横突前结节。其纤维会聚成1条肌腱，止于第1肋前端上表面的斜角肌结节（Lisfranc结节）。这一肌肉总的方向是斜向前外下。②中斜角肌紧贴于前斜角肌深面，以6条腱性条索起于C_2～C_7，横突前结节、C_2～C_7横突沟外缘和C_7横突。中斜角肌在前后方向上为扁平状，呈顶点向下的三角形，向下外斜行，紧邻锁骨下动脉沟后方止于第1肋。③后斜角肌位于前两者后方，以3条腱性条索起于C_4～C_6横突后结节。其肥厚的肌腹位于中斜角肌后外侧，并或多或少与中斜角肌相延续，在横向方面呈扁平状。此肌以一扁腱止于第2肋的上缘和外面。臂丛根部和锁骨下动脉穿行于前中斜角肌之间。如果没有颈长肌收缩维持颈部固定，那么双侧斜角肌协同收缩可使颈椎在胸椎上前屈，并使颈椎前凸增大。另一方面，如果颈椎通过颈长肌收缩而保持固定，那么斜角肌的协同收缩仅使颈椎在胸椎上前屈。单侧斜角肌收缩使颈椎向同侧旋转和侧屈。当斜角肌以其颈椎附着处为固定点收缩并上提第1、2肋时，还可以作为辅助呼吸肌。

三、颈部活动生理功能特性

（一）颈部与头部的活动关系

1. 颈部与头部相连的骨骼活动相关

（1）寰枢外侧和正中关节的屈伸运动：在前屈过程中如果寰椎侧块在枢椎上关节

面仅做滚动而不伴有滑动。那么这两个凸形关节面的接触点将前移，连接圆弧曲率中心的P点与两关节面接触点的连线也从PA移至PA′。同时，寰椎前弓和齿突前关节面之间的关节间隙上部将增宽。如图2-1-4所示。同样，在后伸过程中如果寰椎侧块在枢椎上关节面仅做滚动而不伴有滑动，这两个凸形关节面的接触点将后移。同时，寰椎前弓和齿突前关节面之间

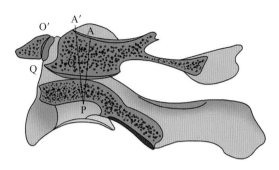

图2-1-4 寰椎侧块在枢椎上关节面两个凸形关节面的接触

的关节间隙下部将增宽。但在现实中，对正常颈椎侧位片的仔细阅读并未发现寰齿正中关节间隙的任何增宽，这是因为横韧带的存在使得寰椎前弓和齿突可以保持紧密接触。因此，寰椎在枢椎上做屈伸运动的轴心既不是枢椎上关节面的曲率中心P点，也不是齿突前关节面的曲率中心Q点，而是从侧位看时大致位于齿突中心的另外一个点。因此，如同股骨髁相对于胫骨平台一样，在屈伸过程中寰椎侧块下关节面在枢椎上关节面同时做滚动和滑动运动

（2）寰枢外侧和正中关节的旋转运动：目前，已经从侧位观（矢状面）研究了寰枢正中关节，其包括了整个寰椎的上面观和下面观，更易理解这一关节的结构和其在旋转运动中的作用。寰枢正中关节是具有两个互相锁定的圆柱形表面的车轴关节。实心圆柱形表面由齿突提供，其并非严格的圆柱形，因而为寰枢正中关节提供了做屈伸运动的第2个自由度。齿突有两个关节面，一个在前表面，另一个在后表面。接受实心圆柱形的腔壁（空的圆柱形）完整地围绕齿突，包括前方的寰椎前弓和两侧的寰椎侧块。每一侧块的内表面各有一个明显的结节，供横向走行于齿突后方的寰椎横韧带附着。因而齿突被包绕于一个骨韧带环内，并形成两个不同类型的关节，前方的滑膜关节有一个关节腔、一个滑膜囊、左侧隐窝和右侧隐窝，两个关节面是齿突前关节面和寰椎前弓的后关节面。后方关节无关节囊，包埋于填充在骨韧带环和齿突之间的纤维-脂肪组织内，关节面由纤维软骨构成，分别位于齿突的后面和寰椎横韧带的前面。旋转过程中，比如向左旋转时，齿突保持不动而骨韧带环以齿突的中轴为中心（白色十字形）做逆时针旋转，左侧的囊韧带松弛而右侧的囊韧带紧张。与此同时，机械力学方面互相联系的左、右寰枢外侧关节也发生运动。从左向右旋转时，寰椎左侧块前移而右侧块后退。从右向左旋转时，情况正好相反。但是，枢椎上关节面在前后方向呈凸形，因此寰椎侧块的运动轨迹并非位于水平面的直线，而是呈向上的凸形。当寰椎绕垂直轴旋转时，侧块的运动是从X到X′或从Y到Y′。只要显示了包含寰椎各个侧块下关节面弧线的圆，就可以清楚地看到，当寰枢关节处于中间位或称为零旋转位时，以O为中心的圆所处的位置最高，位于枢椎上关节面之上。当此圆心前移到O′时，会降低2～3 mm（e）至枢椎上关节面的前缘，而其圆心则降低此距离的一半（e/2）。当

此圆后移到O时，会出现同样的位移。寰椎在枢椎上旋转时以螺旋运动的方式垂直降低2～3 mm，此螺旋的各匝间排列紧密。另外，寰枢关节有两个方向相反的螺旋运动，分别与左、右旋转运动相适应。

（3）寰枕关节的关节面：两个对称的并且在力学方面互相联系的寰枕关节分别由寰椎侧块的上关节面和枕骨髁关节面构成。寰椎的上面观显示其上关节面呈椭圆形、主轴斜向前内走行，在正中线汇聚于寰椎前弓的稍前方。少数情况下寰椎上关节面中间有一峡部，甚至被分为两个互不接触的关节面。此关节面由软骨覆盖、呈纵、横曲率大致相同的双凹形，因此可看作以O点为中心的球面的一部分。O点位于寰椎上关节面上方，并在垂直方向上处于寰椎对称轴线与双侧上关节面后缘连线交汇点——Q点的上方。此外，Q点还是寰枕关节在水平面的圆心，而P点则是寰枕关节在垂直面上的圆心。此球形（透明状看待，阴影）非常精确地位于寰椎上关节面之上。寰椎的后面观进一步证实枕骨髁的关节面同样处在圆中点位于枕骨大孔之上颅内O点球面。因此，寰枕关节可看作等同于具有球形关节面、可在3个轴上做3种小范围运动的球窝关节。

（4）寰枕关节的旋转运动：枕骨在寰椎上的旋转是寰椎在枢轴上围绕经过齿突中心的轴线做整体旋转运动的一部分。但枕骨的旋转并非单一的运动，因为此旋转运动可导致某些韧带，特别是翼状韧带的紧张。寰枕关节没有单纯地旋转，而是旋转和横向移位以及屈曲相联合。在运动学方面，旋转联合侧方移位等同于具有相同运动范围但运动中心不同的另一旋转运动，图2-1-4以透视法从上面观显示了寰椎、枢椎（通过枕骨大孔观察）以及位于寰椎侧方关节面上方的枕骨髁关节面。当寰枕关节围绕齿突中轴向左旋转某个角度时，枕骨会在矢量方面向左移位2～3 mm。此时很容易将寰枕关节真正的旋转中心定位于寰椎对称面稍左侧连接两侧块后缘。因此，寰枕关节真正的旋转中心在两个极点之间移动，此运动方式导致寰枕关节真正的旋转中心朝着枕骨大孔方向后退并与延髓的解剖轴相重叠，这也是脑脊髓扭转时（对脑脊髓影响最小）的最佳位置。

（5）寰枕关节的侧屈和屈伸运动：垂直经过枕骨、寰椎及第3颈椎的冠状断面显示，在侧屈过程中寰枢关节不产生运动。侧屈仅发生在枢椎和第3颈椎之间以及枕骨和寰椎之间。寰枕关节向左侧屈时，枕骨双髁仅在寰椎做幅度较小的向右滑动，向右侧屈时情况刚好相反。在显示向左侧屈时，枕骨左侧髁向齿突靠近，但并不与其接触，这是因为寰枕关节的关节囊和韧带，尤其是右侧翼状韧带产生的张力对此运动有阻止作用。枕骨和第3颈椎之间总的侧屈有8°，其中5°发生于枢椎和第3颈椎之间，3°发生于枕骨和寰椎之间。枕骨在寰椎上做侧屈运动时，枕骨髁在寰椎侧块上滑动。前屈时，枕骨髁在弯椎侧块上后退，而枕鳞远离寰椎后弓。由于枕鳞远离寰椎后弓，这一运动总是伴随着寰枢关节的前屈，因而寰椎、枢椎后弓之间距离增大，并且寰椎前弓沿齿突前面向下滑移。前屈运动最终被关节囊和后方韧带产生的张力所阻止。后伸时，枕骨髁在寰椎侧块上向前滑动，同时枕骨朝向寰椎后弓运动，由于寰枢关节也发生后伸，寰椎、枢椎后弓之间互相靠近，而寰椎前弓沿齿突前面向上滑移（蓝箭头）。后伸运动由于此三个骨性结构的互相挤压而被阻止，强力后伸产生的剧烈运动会使寰椎后弓像被胡桃夹子挤压一样被夹持于枕骨和枢椎后弓之间，并有可能发生寰椎后弓骨折。寰椎关节屈伸活动的总范围是15°。

2. 颈部与头部相连肌肉的活动关系

（1）胸锁乳突肌：两侧胸锁乳突肌在皮下形成清晰可见的圆隆状纺锤形团块，其各自源于胸骨的肌腱，构成胸骨上切迹的边缘。无论人体的肥胖程度如何，在不同肥胖程度的人体，此切迹显露均很明显。单侧胸锁乳突肌收缩引起具有3种成分的复合运动，分别为头向对侧旋转、同侧屈曲、后伸。这一运动可使视线上移，并转向收缩肌肉的对侧。典型的先天性斜颈通常是由于一侧肌肉异常短缩而引起。随着颈部其他肌肉的收缩状态其变化具体如下。①如果颈椎可以活动，双侧胸锁乳突肌收缩可使颈椎前凸增加、头部后伸以及颈椎在胸椎前屈。②相反，如果椎前肌群收缩使颈椎挺直并保持固定，那么双侧胸锁乳突肌收缩可产生颈椎在胸椎的前屈以及头部的前屈。

（2）椎前肌群：包括头长肌、头前直肌和头外侧直肌。①头长肌可使枕骨下颈椎和下颈椎上部产生运动。两侧头长肌一起收缩可使头部在颈椎前屈，并使颈椎前凸，上部变直。单侧头长肌收缩产生头部的前屈和同侧侧屈。②双侧头前直肌同时收缩使头部在上颈椎之上，即寰枕关节水平发生前屈。单侧头前直肌收缩产生头部前屈、向同侧侧屈和旋转复合在一起的三联运动。这些运动均发生于寰枕关节。③双侧头外侧直肌同时收缩使头部在颈椎上前屈，单侧头外侧直肌收缩使头部向同侧轻度侧屈。这两种运动都发生于寰枕关节。

（3）颈前肌群：头部在颈椎上的屈曲及颈椎在胸椎上的屈曲依赖于颈前肌群。颈前肌群距离颈椎较远，工作力臂长，是头部和颈椎强有力的屈肌。在上颈椎头前直肌和头长肌收缩引起寰枕关节屈曲，而颈长肌和头长肌收缩引起下颈椎屈曲。更重要的是，颈长肌在挺直颈椎并维持其稳定性方面发挥关键作用。颈前肌群的同步收缩下拉下颌骨，但当咀嚼肌即咬肌和颞肌同时收缩使下颌骨固定时，舌骨上、下肌群的收缩引起头部在颈椎上的屈曲以及颈椎在胸椎上的屈曲。在挺直颈椎的同时，其对于维持颈椎的静态稳定也发挥重要作用。

（4）颈后肌群：除了深层肌，大部分颈后肌的走向都是斜向下后内侧。一侧肌肉收缩会同时产生伸展以及向同侧的旋转和侧屈运动，其正是前面所述的下位颈椎围绕倾斜轴做复合运动的3种成分。另一方面，浅层肌与中间两层肌肉的走向恰好相反，即斜向前外下。这些肌肉并不是直接附着于下颈椎，而是附着于头部和枕下颈椎，一侧肌肉收缩产生伸展和同侧的侧屈以及对侧的旋转运动。因此，其既是深层肌的协同肌又是拮抗肌，在功能方面与深层肌互相补充。

（5）枕骨下肌群：枕骨下的4块精细调节肌（头后大直肌、头后小直肌、头下斜肌、头上斜肌）在下颈椎模式化的三重运动中，通过强化所需运动成分、消除多余运动成分对维持头部位置起到重要作用。该肌群的主要作用包括以下几个方面：①侧屈和后伸。由于其所在的部位，头下斜肌对维持寰枕关节的静力学和动力学性能起重要作用。两侧头下斜肌牵拉寰椎横突，肌肉同时收缩时产生寰椎在枢椎上的后伸，后伸的角度可以在斜位X线片上测量，即在寰椎侧块水平的角度和在寰椎后弓水平的角度。两侧下斜肌联合收缩导致枢椎前移及随后的寰椎后移，如同箭在弦上一般。这个动作降低了横韧带的张力，横韧带起到被动阻挡齿突并防止其后移的作用。横韧带的断裂可能是创伤源性所致，因为在正常情况下，下斜肌的协同作用可以起到很好的维持关节动态完整性的作用。一侧的四块枕骨下肌同时收缩，导致头部在寰枕关节向同侧侧屈。侧屈的角度可通过测量横突的水平线与连接两侧乳突的斜线之间的夹角而获得。效率最高的侧屈肌无疑是头上斜肌。一侧头上斜肌收缩使对侧同名肌肉伸长。头上斜肌通过由头下斜肌收缩而保持固定的寰椎横突发挥作用。头后大直肌的侧屈效率低于头上斜肌，而头后小直肌因为太靠近中线，侧屈效率最低。两侧枕下后部肌肉同时收缩导致头部在上颈椎上伸展，这个动作由头后小直肌、头上斜肌收缩产生的寰枕关节的伸展和头后大直肌、头下斜肌收缩产生的寰枢关节的伸展共同组成。②旋转。除了后伸和侧屈，这些肌肉还能产生头部的旋转运动。寰枕关节一侧头上斜肌收缩，导致头部向对侧旋转10°，即左侧头上斜肌收缩，引起头部向右侧旋转，结果是右侧头上斜肌和头后小直肌被动牵伸，因此使头部回复到中立位。头后大直肌和头下斜肌收缩，使头部向同侧旋转12°，即右侧头后大直肌收缩，使头部在寰枕和寰枢关节向右旋转，结果左侧头后大直肌被拉长，有助于使头部回复到中立位。右下斜肌收缩，使头部在寰枢关节向右旋转。走行于枢椎棘突和寰椎横突之间的头下斜肌收缩，使得寰椎向右旋转，同时左侧头后大直肌被拉长，而头后大直肌的拉长有助于使头部回复到中立位。头下斜肌收缩时，寰椎的对称矢状面亦相较于枢椎的矢状面旋转12°。

（6）颈后肌群：第1层为深层肌，第4层为浅层肌。颈后深层肌包括上颈椎的枕骨下肌、下颈椎的横突棘肌。两侧横突棘肌的协同收缩、后伸颈椎并增加颈椎的曲度，尤其是颈椎的竖立肌不对称的或单侧的收缩引起颈椎后伸或向同侧的侧屈以及向对侧的旋转，类似于胸锁乳突肌收缩时产生的动作。横突棘肌是胸锁乳突肌的协同肌。只不过其是沿着颈椎起节段性作用。另一方面、胸锁乳突肌以及相同走行方向的纤维作为一个整体作用于颈椎，这个整体的两端附着于脊柱上，形成了一个力臂相当长的杠杆系统。颈后浅层肌方面，斜方肌最上方的肌纤维从这一连续线的起始处，斜向前、下和外侧走行、止于1/3锁骨外1/3肩峰和肩胛冈。因此，颈下部分的外形与斜方肌连续的肌纤维构成的弯曲状封套形状相一致。斜方肌对肩胛带的运动十分重要，但当其被作为固定点的肩胛带收缩时，会强力作用于颈椎和头部。①双侧斜方肌协同收缩可后伸颈椎和头部、增大颈椎曲度；当后伸被颈前肌的拮抗运动阻止时，斜方肌作为拉索而起到稳定颈椎的作用。② 斜方肌的单侧或不对称收缩产生头部和颈椎的后伸，增大颈椎曲度，并引起头部向同侧侧屈以及向对侧旋转。因此，斜方肌是同侧胸锁乳突肌的协同肌。胸锁乳突肌上端可在颈后部的内上角观察到颈后上部分的外形与胸锁乳突肌绕其轴线扭转下行而形成的弯曲封套形状相一致。

（二）颈部与肩部的关系

1. 颈部与肩部相连肌肉的关系　颈肩部的肌肉由深到浅可分成5层，最深层的是多裂肌和回旋肌，制约作用大于运动作用，在脊柱弯曲时可以起到防止个别椎体过度弯曲或旋转而脱位的作用；第二层包括颈半棘肌、头最长肌、斜角肌和肩胛提肌，颈半棘肌和头最长肌可以起到伸展头部、侧屈颈部的作用，斜角肌是使颈椎侧屈的主要肌肉，肩胛提肌可以起到抬高肩胛骨的作用；第三层是头半棘肌，作用类似于颈半棘肌和头最长肌；第四层是头夹肌和颈夹肌，作用是伸展颈部并使头向同侧转动。最浅层的肌肉是斜方肌，其是颈后部和肩背部重要的肌肉，具有提高肩胛骨、向上方旋转肩胛骨、使肩胛骨回缩、伸展双侧头和颈、单侧转动头和颈部的作用。

2. 颈部与肩部相连骨骼的活动关系　所谓颈肩是由锁骨、肩胛骨、脊柱骨（颈椎）构成，两锁骨和两肩胛围绕颈椎合成椭圆形，两肩胛骨内侧是胸椎，由这些骨和筋肉组成颈肩，维持其生理活动。

四、颈部保护生理功能特性

（一）颈部骨骼系统的保护功能

1. 神经轴与颈椎的关系　中枢神经系统位于颅骨和椎管内，颈椎起到保护低位延髓和脊髓的作用，这段脊髓发出的神经根组成颈丛和臂丛。因此，延髓、颈脊髓与颈椎的活动区，特别是作为力学转换特殊区域的枕骨下区密切相关。事实上，当延髓出枕骨大孔后，移行为脊髓时，其位于双侧枕骨髁之间且稍偏后，枕骨髁为头部提供了在颈椎上的两个支撑点。然而。在枕骨髁和C₃之间，寰椎和枢椎将原来由双侧枕骨髁所承载的头部重量重新分布于3个力柱上。这3个纵贯脊柱全长的柱包括主柱（由脊髓前面的椎体组成）、两个侧方的小柱（由位于脊髓两侧的关节突组成）。力线在枢椎水平被分开，枢椎介于上方的头部和寰椎与下方的下颈椎之间，是力量分配器。侧面观显示双侧枕骨髁所承载的负荷被分为两种成分，其中前内侧是相对更重要的静态成分，通过枢椎椎体，下传至其他脊椎体；后外侧是动态成分，通过枢椎的椎弓根和后弓下方的下关节突下传至关节突构成的柱上。

所以，枕骨下区是枢纽，是脊柱活动度最大的区域和最大的力学活动区。由此凸显了维持这一区域稳定的韧带及骨性结构的重要性。最关键的骨性结构是齿突，齿突基底部骨折使得寰椎在枢椎上完全失稳，寰椎向前或向后的倾斜将导致更为严重的后果，例如寰椎在枢椎上向前脱位将导致延髓受压和发生猝死。

另外一个维持寰椎在枢椎的稳定性结构是横韧带，横韧带断裂导致寰椎在枢椎上向前脱位，而完整的齿突向后移位造成延髓受压和严重损伤。横韧带断裂较齿突骨折少见。

下颈椎最大的活动区位于C_5和C_6之间，在C_5和C_6向前脱位相当常见，并伴有C_5下关节突在C_6上关节突上的交锁，椎体后上角之间受到挤压。因此，视脊髓的损伤平面不同，可导致截瘫或具有潜在快速致死风险的四肢瘫。

2. 颈神经与颈椎的关系　颈椎的每一节段都有神经根从椎管内经椎间孔穿出，脊柱损伤可伤及这些神经根。在颈椎区域，椎间盘突出很少发生，这是因为椎间盘向后外侧的移动会被钩突所阻挡。因此，颈椎间盘突出较腰椎间盘突出更偏中央，从而引起脊髓压迫。颈椎侧位观显示了穿出椎间孔的神经根和后方的关节突关节及前方的钩椎关节之间的密切关系。在颈椎骨关节炎早期，骨赘不仅生长在椎体盘状面前缘，在钩椎关节处更明显，其凸向椎间孔。同样地，后方关节突关节也会有骨赘生长，这样，神经根被挤压于来自前方钩椎关节骨赘和来自后方关节突关节骨赘之间，可以解释颈椎骨关节炎引发的神经根症状。

3. 椎弓根对脊髓、神经系统的保护作用　在脊柱的所有节段，椎弓根对于椎体和椎弓的联合发挥了重要的力学作用。椎体在静息时支持脊柱，椎弓保护脊髓，并为肌肉提供附着点，从而在脊柱运动中起到关键作用。椎弓根和椎板合成一管状结构，由外层坚硬的骨皮质和被骨松质充填的髓腔组成。这一相对较短的圆柱体的空间排列方向随不同脊柱节段而变化，但其也有共同的特征。颈部骨骼系统对血管系统的保护功能离不开椎动脉和脊柱的密切关系以及椎动脉和供应脑及面部的颈部血管的重要关系。头颈部血管起源于主动脉弓，右侧直接发自头臂干，头臂干发出右锁骨下动脉和右颈总动脉；左侧分别发自左颈总动脉和左锁骨下动脉。椎动脉发自锁骨下动脉，横跨锁骨上窝达C_6横突孔，然后在由连续的横突孔构成的管道内上行至寰椎，在寰椎横突上完全改变方向，呈弓状绕行于寰椎侧块后方的椎动脉沟内，然后进入椎管，紧贴延髓和脑干侧方，斜向前上内走行，与对侧椎动脉吻合成重要的基底动脉，基底动脉在穿过枕骨大孔进入颅后窝时位于脑干前方。

椎动脉在整个行程中都易受到损伤。首先，椎动脉必须能够在横突孔所形成的管道内自由滑动，以适应脊柱曲度和方向的变化（任何与之相邻的脊椎发生移位都可能导致椎动脉损伤）。其次，双侧椎动脉在吻合前，与齿突仅以横韧带相隔。

值得注意的是，基底动脉的形成体现了Occam的简约原则，因为两侧椎动脉也能很容易穿过枕骨大孔，基底动脉随后一分为二。此外，颈总动脉在颈部前外侧上行并发出以下分支。①颈外动脉：发出颞浅动脉和上颌动脉供应面部。②颈内动脉：上行至颅底并进入颅腔，在入颅腔处，发出大脑终末支之前形成一个马蹄形弯曲。基底动脉和颈内动脉在Willis环处吻合。因此，椎动脉不仅供应颅后窝内的结构，即小脑和脑干，而且在颈动脉供血不足的情况下，还供应大脑前部。

4. **颈部肌肉系统的保护功能**　没有肌肉的脊柱的结构是极不稳定的，神经与肌肉的协同作用产生脊柱活动的同时，颈部肌肉对颈部的神经、血管起到保护作用，在人体受到外力撞击时能够保护人体器官，可以减轻外力带来的冲击。在枕部的最深层有枕下肌，即头上、下斜肌及头后大、小直肌，其作用是使头旋转和后伸。头后大直肌和头上、下斜肌围成枕三角，在其深部有寰椎后弓、枕段椎动脉（V-IID）和第1颈神经根（其后支为枕下神经），枕大神经又从头下斜肌的下方穿出。当枕下肌痉挛时，则可刺激或压迫枕下神经、枕大神经和椎动脉，引起枕部疼痛和椎动脉供血不足。

（吴娟丽　王　霞）

第二节　颈椎间盘的生理功能特性

颈椎间盘主要由纤维环、髓核和软骨终板三部分构成，颈椎间盘在颈椎及全身的功能活动中具有非常重要的作用。本节从颈椎间盘支撑生理功能特性、颈椎间盘连接生理功能特性、颈椎间盘活动生理功能特性、颈椎间盘减压生理功能特性、颈椎间盘抗震生理功能特性等方面系统阐述颈椎间盘的生理功能特性。

一、颈椎间盘支撑生理功能特性

1. **颈椎间盘对头部的支撑作用**　颈椎间盘占颈椎总长度的20%～40%，连接颈椎椎体，负责联系头颅，通过支撑头的重量使头颅具有较好的稳定作用，进而使人体具有较好的协调性。

2. **颈椎间盘对椎体的支撑作用**　颈椎间盘将椎体之间的高度支撑起来，通过椎间孔维持正常的生理高度，以利于脊神经根从椎间孔顺利地通过。

二、颈椎间盘连接生理功能特性

颈椎椎体、椎间盘和前后纵韧带紧密相连，椎间盘位于相邻椎体之间，前后纵韧带分别位于椎体的前后方。

1. **颈椎间盘与上下椎体的连接作用**　颈椎间盘是椎体间的主要连接结构，2个椎体间的关节属于联合关节或微动关节，其由相邻的椎体终板面经椎间盘连接而成。椎弓通过椎间关节和韧带所连接，相邻椎骨的上下关节面构成椎间关节，由薄而松弛的关节囊韧带联结起来。颈椎的横突之间没有韧带，椎板之间有黄韧带，棘突之间有棘间韧带和棘上韧带，使之相互联结。在颈部，棘上韧带形成项韧带，其是三角形的弹力纤维膜，底面向上方附着于枕外隆凸和枕外嵴，尖端向下移行于棘上韧带。项韧带有协助颈肌支持头颈的作用，并有对抗颈脊柱屈曲的作用。

2. 颈椎间盘附属韧带与上下椎体的连接作用　前纵韧带是人体内最长的韧带，厚而宽，较坚韧；上端狭窄，附着于寰椎的前结节，下端止于第一、第二骶椎的前面。前纵韧带的弹性和张力很大，当脊柱前屈受到压挤时能保持其形态不变，且能限制脊柱的过伸运动。后纵韧带较细长，虽然也很坚韧，但较前纵韧带弱，位于椎体的后方，为椎管的前壁；上端起自第二颈椎，向上移行至覆膜，向下至骶管，移行到骶尾后深韧带。

三、颈椎间盘活动生理功能特性

1. 颈椎间盘与头部活动　在头颈交接部，因第一、二颈椎的特殊分化形成寰齿关节和寰枢关节，使头颅可在各个方向自由运动。点头运动是在寰枕关节，此关节的屈伸运动幅度很大，约占颈部运动的1/2。头部的旋转运动主要是在寰齿关节和寰枢关节，其运动幅度约占颈部旋转运动的一半。颈脊柱运动的轴线，通过椎体，相当于髓核的中心点。因之，颈脊柱前屈时，椎骨被拉长。颈脊柱完全屈曲时，椎管的前缘可被拉长1.5 cm，而其后缘可被牵长5 cm，椎管内的脊髓亦被牵长，变细而紧张。后伸时，椎管变短，脊髓松弛而稍粗。

2. 颈椎间盘与颈部活动　虽然两个相邻椎骨间的运动范围很小，但是全部脊柱的运动范围却很大，能沿三个轴进行运动，即沿额状轴上的屈伸运动、矢状轴上的侧屈运动和垂直轴上的旋转运动。由于颈椎上关节面斜上方，颈脊柱的运动范围最大。颈部屈伸运动范围较大，其幅度为100°～110°，前屈运动的幅度是在脊柱中最大者，完全前屈时，下颌颏部可抵触胸壁。颈部的旋转运动范围左右均为75°，颈部的侧屈运动都伴有旋转。

四、颈椎间盘减压生理功能特性

椎间盘从第二颈椎至第一胸椎共有6个椎间盘。每个椎间盘由纤维环、髓核和椎体的透明软骨板所组成，纤维环前部厚、后部较薄，其上下纤维均由软骨细胞与软骨板相连组成一个封闭的球样体。不论外力从上下来还是从左右来，其体积均不变，压力则平均地分配到各个方面。

1. **颈椎间盘缓冲头部传导向躯干的压力** 为了理解颈椎间盘正常的生理状态和异常的病理状态，可以将其想象成一个密闭的装满液体的容器。容器外边上下是终板，由非弹性的透明软骨组成。椎间盘外侧部分由纵横交错的弹性纤维组织组成，紧贴于上下终板。这些弹性纤维组织叫作纤维环，纤维环完全包绕了椎间盘四周。纤维环的环状交织结构非常坚固且富有弹性，这有助于在颈椎大范围活动时承受压力。髓核是一种含水量较多的黏蛋白样物质，内含软骨细胞和成纤维细胞，具有一定的张力和弹性，其形状和压力可随外界压力变化而改变。非变性椎间盘传递载荷是通过胶冻样髓核的缓慢流动完成。在压力增高时髓核产生蠕动效应，从而将载荷的受力中心传导到椎体终板。在人们跳跃、从高处跌落等身体垂直运动，或者是肩背腰部的突然负荷重物等活动时，髓核可以将上体的重量均匀地传递到下位的腰椎表面，因此可以产生吸收震荡和逐渐减压的作用。

2. **颈椎间盘缓冲躯干传导向头部的压力** 椎间盘的弹性作用，特别是髓核所具有的形变作用具有良好的缓冲减振效应，因为椎间盘的结构不是骨骼结构，而是一些软骨，所以其具有缓冲作用，能够吸收患者在外伤时发生的重力，减少对脊髓、神经、脑部组织的冲击，并且减少由头部传来的外力。

五、颈椎间盘抗震生理功能特性

1. **颈椎间盘缓解来自头部的震荡** 颈椎曲度的形成是由于颈4～5椎间盘前厚后薄造成，这是人体生理的需要，可增加颈椎的弹性，起到一定的缓冲振荡作用，防止大脑的损伤。同时，也是颈部脊髓、神经、血管等重要组织正常生理的需要。

2. **颈椎间盘缓解来自颈部的震荡** 自上而下来给脊柱的压力或者人从高度跳下来摔下来，从地面有反作用力这个椎体可以吸收振荡，而且椎间盘里边有髓核，髓核特有的半液体性质可以使冲击力分散，使这个椎体均匀受力

3. **颈椎间盘缓解来自躯干的震荡** 椎间盘有一定的弹性作用，能够吸收震荡，人在行走/跑跳时，从下肢传到脊柱，传导到头部，这种冲击力可以通过椎间盘能够吸收大量冲击能量，从而保护头颅。

（吴娟丽 王 霞）

第三节 颈椎间盘的生物力学特性

生物学是研究生物有机体的结构、功能、发生和发展规律的科学。力学是研究物体机械运动过程中力和力的作用规律的科学。生物力学则是研究生物体或生物材料的

力学问题与其应用的科学。颈椎是脊柱活动范围最大的部分，其结构的特殊性决定了生物力学功能的特殊性。掌握与颈椎损伤有关的生物力学基本原理，有助于了解颈椎损伤的机制，对患者做出准确评估和治疗，有效地预防这类损伤的发生，提醒临床医生发现可疑的损伤，有利于从影像学检查结果更好地进行鉴别诊断。生物力学因素在脊柱及椎间盘疾病的发病机制中具有十分重要的意义。本节从颈椎及颈椎间盘生物力学功能概要、上颈段颈椎间盘的生物力学特性、下颈段颈椎间盘的生物力学特性、颈椎及颈椎间盘生物力学病理改变与颈椎间盘病变的关系等方面系统阐述颈椎间盘的生物力学特性。

一、颈椎及颈椎间盘生物力学功能概要

1. 生物力学的基本概念　生物力学是研究生命体运动和变形的科学，主要通过生物学和力学原理方法的有机结合，认识生命过程的规律，解决生命与健康领域的科学问题。

2. 人体生物力学的基本原理　外界施加于人体的力（force），相对于人体而言为外力；在外力的作用下，体内各部相互作用产生的力为人体的内力。内力与外力的概念是相对的，如股四头肌的伸膝作用就整体而言为人体的内力，但对于胫骨而言又为外力。① 静力学（statics）是关于物体在静止或平衡状态时力状态的科学。② 动力学（dynamics）是关于物体运动以及产生运动的力的科学。动力学有三个分支，其中运动学（kinematics）是在不考虑运动原因，从而位移、速度及加速度的角度研究运动的科学；动理学（kinetics）是关于作用于物体并使其运动的力的作用的科学；人体运动学（kinemology）是研究人体主动、被动运动的科学。③ 载荷（load）是作用在物体上的外力，常分为压缩、拉伸、剪切及扭转等，变形（deformation）是指受力物体形状发生的暂时的或永久性的变化，载荷的变化引起变形的相应变化。④ 应力（stress）指受力物体内力的强度，应力＝力/面积，用来分析受力物体的内部抵抗，有助于材料的选择，应力的单位为帕（Pascal，Pa）；应变（strain）指受力物体变形量的变化，应变＝长度的变化/初始长度，也可出现法向应变及剪切应变，由于应变是相同单位的物理量的比，故应变本身无单位。

（三）颈椎及椎间盘生物力学作用概要

1. 颈椎生物力学作用概要

（1）颈椎的基本生物力学功能：①载荷的传递；②三维空间的生理活动；③保护颈脊髓。颈椎椎体、关节突关节、椎间盘及其韧带是内在的稳定因素，颈周围的各组肌肉是外在的稳定因素，但也都是完成颈椎生物力学的因素。

（2）颈椎间盘生物力学作用概要：颈椎间盘在相邻椎体间起着缓冲垫的作用，在各种不同的载荷下可产生相应的变形稳定脊柱。① 受压特性，椎间盘在受压的时候主要表现为纤维向四周膨出，即使在很高的载荷下，去除载荷后产生永久变形时，也没有出现哪一个特殊方向的纤维破裂。在脊柱的运动节段承受压缩试验中，首先发生破坏的是椎体而不是椎间盘，说明临床中的椎间盘突出不只是由于受压，更主要的原因是椎间盘内的应力分布不均匀。② 受拉特性，在脊柱前屈、后伸或侧弯活动中，椎间盘的纤维承受轴向张应力。在围绕脊柱轴的旋转活动中也产生与轴线呈 45° 角的张应力。即使在脊柱受压时，也有部分椎间盘承受张应力，因此可以认为，在所有的不同方向和载荷条件下，椎间盘都承受张应力。对椎间盘的强度测试证明，椎体前后部位的椎间盘强度较两侧高，中间的髓核强度最低。椎间盘的纤维环在不同方向也表现出不同的强度，沿纤维走行方向的强度是水平方向强度的 3 倍。③受弯特性，弯曲及扭转暴力是椎间盘损伤的主要原因。有学者发现，脊柱在矢状、冠状或其他垂直平面内弯曲 6°～8° 时并不发生椎间盘的损伤，但是去除前后纵韧带后椎间盘易发生膨出，前屈时向前膨出，后伸时向后膨出。在脊柱侧弯时，椎间盘向凹侧面膨出。有学者通过造影证实，在脊柱的屈伸活动中，髓核并不改变其形状及位置。这一结果可以用来解释卧平板床或轻度屈曲脊柱作为治疗和预防腰痛的机制。④受扭特性，在脊柱的运动节段轴向受扭的实验中发现，扭矩与转角变形之间的关系曲线呈 S 形，明显地分为 3 个部分，初始部分为 0～3° 变形，只要很小的扭矩即可产生；在中间部分为 3～12° 的扭转，这部分扭矩和转角之间存在着线性关系；在最后部分，扭转 20° 左右发生断裂。一般而言，较大的椎间盘能够承受较大的扭矩，圆形的椎间盘较椭圆形的承受强度高。⑤受剪特性，椎间盘的水平剪切强度大约为 260 N/mm。这一数值很有临床意义，说明单纯的剪切暴力很少造成纤维环破裂。纤维环的破裂多由于弯曲、扭转和拉伸的综合作用所致。⑥松弛和蠕变现象，椎间盘在承担载荷时有松弛和蠕变现象。在三种不同载荷下观察 70 分钟发现，较大的载荷产生较大的变形及较快的蠕变率。蠕变的特点与椎间盘的退变程度有关，退变的椎间盘蠕变很慢，经过相当长的时间才能达到最大变形，显示出黏弹性性质。这表明退变的椎间盘吸收冲击的能力减退，也不能将冲击均匀地分布到软骨终板。⑦滞后特性，椎间盘和脊柱的运动节段均属于黏弹性体，有滞后特性。这是一种结构在循环载入时伴有能量损失的现象。当一个人跳起或落下时，冲击能量通过脚，由椎间盘和椎体以滞后的方式吸收。这可以看作是一种保护机制。滞后与施加的载荷、年龄及椎间盘所处位置有关。载荷越大滞后越大；年轻人的滞后较大，中年以后的滞后较小。⑧疲劳耐受性，椎体的椎间盘的疲劳耐受能力尚不清楚，从离体的脊柱运动节段疲劳试验中可以看到，施加一个很小的轴向持续载荷，向前反复屈曲 5°，屈曲 200 次时椎间盘出现破坏迹象，屈曲 1 000 次时完全破坏。⑨ 椎间盘内压，无论是离体的还是在体的椎间盘内压测试都很困难，Nachemson 等首先利用髓核的液态性做为载荷的传导体，采用一个脊柱运动节段做离体的测试，发现髓核内压与轴向载入有直接关系。其实验方法是将一个微型压力感测器装在一个特制的针尖上，当针刺入髓核后，压力便通过传感器反映出来。后来，其又利用这一方法成功做了椎体的椎间盘内压力测试。⑩ 自动封闭现象，由于椎间盘缺乏直接的血液供应，一旦发生损伤，就需要通过一种特殊的方式"自动封闭"修复。在椎间盘的3种损伤类型的轴向载入试验中观察到，单纯纤维环损伤的标本第1次载入的载荷变形曲线与纤维环完整者不同，但载入 2～3 次以后，其载荷变形曲线接近正常情况。这种现象在受扭或受剪时是否存在，在体内是否也存在这种自动封闭现象，还需要进一步研究。

二、上颈椎及椎间盘的生物力学特性

（一）上颈椎及椎间盘的结构解剖学

1. 上颈椎结构解剖学 上颈椎（C_0～C_1～C_2），亦称枕-寰-枢复合体，包括 C_0～C_1 和 C_2～C_3 两个节段，其运动最为独特。与脊柱其他节段运动相比，上颈椎的运动幅度较大，尤其是 C_1～C_2 的轴向旋转运动（表5-2-1）。从解剖结构看，上颈椎椎管相对较大，轴向旋转运动的轴线靠近脊髓，从而保证在较大的上部颈椎运动中不损伤脊髓。

2. 上颈椎间盘结构解剖学 C_0～C_1 和 C_1～C_2 节段的屈伸运动和侧弯运动幅度基本相同，但侧屈活动均较屈伸运动小。C_1～C_2 节段的轴向旋转运动幅度明显大于 C_0～C_1。实际上，整个颈椎50%左右的轴向旋转运动发生在 C_1～C_2 节段。枕骨髁关节面凸起，与 C_1 上关节突的凹面密切对合，限制了 C_0～C_1 间的轴向旋转；而C～C侧块的关节面在矢状面均为凸面，允许有大幅的运动；C_1～C_2 后部结构为疏松、活动性大的寰枕后膜，缺乏具有预张力的黄韧带，也促使其运动幅度增加。

（二）上颈椎及椎间盘的生物力学作用

上颈椎在各个运动方向存在非常明显的耦合运动。寰椎的轴向旋转运动伴有明显的上下方向的移位，C_1～C_2 节段产生 4° 的侧弯运动竟伴有 14.2° 的耦合轴向旋转运动。寰枢椎侧块关节面的双凸形状和齿突的方向是这种耦合运动的形态学基础。在屈伸运动时，C_1～C_2 节段的瞬时转动轴通过齿突中心，而轴向旋转的 IAR 位于 C 中部。在侧弯运动时，C_0～C_1 节段的瞬时转动中心位于齿突尖上方 2～3 cm。

毕厚海等对上颈椎 C_0～C_3 节段不同载荷作用下生物力学特性进行分析，上颈椎椎间盘应力分析方面，前屈、后伸时应力主要集中在终板前后两侧的前段，侧屈和轴上颈椎椎间盘最大应力值和应力集中情况也符合正常人体椎间盘的特性，椎间盘后方应力显著减少，有利于保护椎间盘，阻止椎间盘的变性和后方纤维环的撕裂。在人体运动过程中，对于运动幅度较大的上颈椎节段，外加载荷的变化会直接影响颈椎生理功能，造成椎体之间的不稳；并且椎间盘作为整个颈椎承载系统中最为关键的部分，对颈椎的活动和负重起着重要作用，当外加载荷发生改变时很容易发生退变。旋转时应力集中在终板左右两侧的前段。前屈时椎间盘应力主要发生在右前部受压侧，其最大值为 13.35 MPa；后伸时，受到小关节的抵制作用小于前屈；侧屈时，椎间盘的应力主要发生在左后部压缩侧，最大值为 21.61 MPa；轴向旋转时旋转方向左前部出现应力集中，最大值为 16.42 MPa。

三、下颈椎及椎间盘的生物力学特性

（一）下颈椎及椎间盘的结构解剖学

1. 下颈椎结构解剖学　单独一个间隙狭窄对下颈椎的总体活动影响较小，只有多个间隙均狭窄时才会影响活动度。

2. 下颈椎屈伸活动　主要是中段，颈 5～6 活动度最大，特别是在矢状面上。侧屈与旋转活动则是愈往下愈小。

（二）下颈椎及椎间盘的生物力学作用

1. 下颈椎生物力学特性　颈椎作为柔性负载体，其运动形式多样，整个脊柱在空间中的运动很大，但组成脊柱的各个节段的运动幅度相对很小。节段间的运动是三维的，表现为两椎骨间的角度改变和移位，如节段的前屈、后伸，左 / 右侧弯和左 / 右轴向旋转运动的角度变化以及节段的上下、左右或前后方向上的移位。一个阶段的承受力偶便会产生节段间的角度改变，承受力则会出现阶段的移位。正常状态下颈椎各阶段可产生前屈、后伸和旋转运动。颈椎的旋转运动有近 80% 由寰枢椎完成，下颈椎各节段的旋转角度较小。脊柱运动的复杂性还表现在脊柱各运动之间耦合，如不同方向移位运动之间，不同方向旋转运动之间以及移位运动与旋转运动之间的耦合。颈椎侧屈时有轻度旋转，而旋转时又有轻度侧屈。颈椎运动是一种复合运动，既有平动位移，又有角位移和旋转。正常情况下，相邻椎体间平均位移不超过 2 mm，水平位移多发生于前屈和后伸时，屈伸时角位移＜17°。

2. 共轭特征　在下颈椎，侧属时棘突转向凸侧，例如作头向左的侧属活动时，棘突必然同时转向右侧。这种共轭现象对了解颈椎关节突关节脱位有重要意义。当外伤暴力导致关节超越正常活动范围时，即生理性侧屈与轴性旋转的共轭活动幅度被超越时，将使一侧关节突关节突过分移向尾侧，另一侧关节突关节突过分移向头侧并致单侧关节突关节脱位。详细分析与了解这一过程，对整复单侧关节突关节脱位很有帮助。不同平面侧屈时所伴随的轴性旋转角度中，颈 2 每侧屈 3°，伴有 2° 旋转；颈 7 每侧屈 1.5°，伴 1° 轴性旋转。从颈 2 到颈 7，伴随侧属的轴性旋转度越来越小，这与关节突关节面的倾斜度自上而下逐渐增加有关。

四、颈椎及颈椎间盘生物力学病理改变与颈椎间盘病变的关系

1. 生物力学对椎间盘营养的影响 研究表明，当脊柱持续受到较大载荷时，首先引起软骨终板形态的变化，然后引起髓核细胞内细胞器减少，从而导致椎间盘退变。异常应力最先引起软骨终板退变的原因在于椎间盘营养来源主要包括软骨终板途径和纤维环外周途径，其中软骨终板营养途径是椎间盘营养的主要来源。氧气以及营养等关键成分弥散至椎体周围血管，经过骨髓腔后传至血窦，然后到达软骨终板，最后营养髓核和纤维环，但异常应力作用椎间盘传递至软骨终板后会引起软骨终板营养障碍，从而导致椎间盘退变。目前，基础实验及临床研究均证实持续反复的异常应力是引起椎间盘退变的重要诱因；而椎间盘退变又促使了脊柱的应力失衡和异常应力的增加，从而诱发各种间盘、神经及椎体病变，如椎间盘突出、椎管狭窄等。

2. 生物力学变化影响椎间盘代谢 研究发现，过度的压缩负荷会导致蛋白多糖的合成减少。蛋白多糖是椎间盘的主要基质之一，其可以通过与水结合而具有黏性和弹性，以对抗压力、分散和吸收负荷。过高或过低的压力将减少蛋白多糖的合成，这种变化直接影响到椎间盘的整体代谢。不适当的压力作用将加速椎间盘退变，影响椎间盘细胞的代谢，破坏维持椎间盘结构的基础。

3. 生物力学对椎间盘细胞外基质退变的影响 椎间盘退变还表现在蛋白多糖、Ⅱ型胶原及水分等细胞外基质的结构、功能、含量和分型的改变，这些细胞外基质具有高弹力及抗张力特性，对维持脊柱稳定及生理弯曲有着极为重要的意义。外力作用下，纤维环、髓核含水量不断下降，软骨终板钙化，物质交换通道丧失，使椎间盘内营养供应被阻断，同时废物不易排出，增加了细胞外基质的废物沉积，合成降解失衡诱发椎间盘退变。

（吴娟丽　王　霞）

第四节　颈椎间盘的神经功能特性

颈椎间盘的神经分布中，后方来自窦椎神经，侧方自椎体神经，前方自交感干，支配颈椎间盘的神经可分为感觉神经和自主神经。颈椎间盘中包含的机械感受器主要是游离神经末梢和鲁菲尼小体，故颈椎间盘病变的疼痛感受与伤害性刺激有关。颈椎间盘相关性疼痛受窦椎神经调节，交感神经也参与其中。与颈椎病相关的临床症

状包括眩晕、头痛、耳鸣、恶心呕吐、视物模糊、心悸等。总之，颈椎间盘神经丰富，鲁菲尼小体长入病变的颈椎间盘会导致前庭功能紊乱，产生眩晕；高血压也与颈椎病相关，通过颈椎减压手术可有效治疗伴发的眩晕及高血压。本节从颈椎间盘的神经分布特性、颈椎间盘活动时的运动神经传导路径、颈椎间盘病变时的感觉神经感应径路等方面系统阐述颈椎间盘的神经功能特性。

一、颈椎间盘的神经分布特性

既往大量的研究证实，人类腰椎间盘接受广泛的神经纤维支配，尤其是纤维环。在正常腰椎间盘，感觉神经通常仅支配纤维环的最外层，但在退变的腰椎间盘，神经分布范围则更广更深，部分神经纤维甚至长入髓核。腰椎间盘神经的病理性再分布和随之产生的放射状裂纹在椎间盘源性腰痛的发生中起重要作用。博格杜克（Bogduk）等用成人尸体颈椎间盘进行显微切片，发现颈椎窦椎神经的分布与腰椎相似，颈椎窦椎神经有向上的分支，分布到相应水平及其以上的椎间盘。该研究同时发现，窦椎神经来自躯体神经根和自主神经根，躯体神经根来自相应水平的脊髓神经前支下方，躯体神经根在椎间孔处由自主神经根连接到椎动脉，但在 C_3 水平，其连接自主神经根之前在椎动脉前方。每一个窦椎神经倾斜向上，居中穿过椎间孔，到达脊神经前方，横跨椎间盘背面，然后到达椎体后方。其主要分支继续包绕邻近椎弓根中下缘，平行后纵韧带边缘走形。自主神经根来自椎体神经的终末支，而在其水平以下则来自交感神经丛的分支；中部颈椎水平来自交感干的灰交通支，在下颈椎则来自星状神经节的分支。

格罗恩（Groen）等通过对4个胎儿的颈椎间盘标本行染色切片发现，窦椎神经来自脊神经和交感干或其灰交通支，并且粗细不一，较粗的窦椎神经可发出上升支、下降支及二分叉支。多数窦椎神经在椎间孔内位于脊神经节腹侧，并在该处发出许多细小分支。进入椎管后，在整个椎管中呈纵向的走形，上升支较下降支长，并发出许多分支与节段动脉的后中央支分布区域几乎一致，每支神经通过直接的上、下支支配两个椎间盘，向下的分支在椎间盘的背面发自窦椎神经进入椎管处，此处与下位椎体窦椎神经的上行支汇合，较长的上升支沿着后纵韧带边缘上行到达上一水平椎间盘。

除窦椎神经外，脊神经还有其他分支进入颈椎间盘，包括由前外侧方进入椎间盘的与窦椎神经相伴行的细小神经纤维以及由侧方直接进入椎间盘的较大分支，颈椎间盘神经分布不仅在纤维环表层，且深入其中。

总之，支配颈椎间盘的神经中有来源于交感干的交感支，还有交通支和血管周围神经丛。颈椎间盘的神经分布与腰椎间盘类似，后方来自窦椎神经，侧方来自椎体神经，前方来自交感干。

二、颈椎间盘活动时的运动神经传导路径

支配颈椎间盘的神经可分为感觉神经和自主神经，免疫组化相关特异性抗体和神经逆行示踪剂的引入可以进一步了解生理和病理条件下的椎间盘神经分布。蛋白基因产物 9.5（protein gene product 9.5，PGP 9.5）和突触小泡蛋白可作为常规的神经标志物，降钙素基因相关肽（calcitonin gene-related peptide，CGRP）和 P 物质主要标记感觉神经，神经肽 Y 主要标记交感神经。

藤本（Fujimoto）等使用神经示踪剂荧光金标记 10 只 SD 大鼠的颈 5～6 椎间盘的神经元，使用肽类神经元的标志物 CGRP 和非肽类神经元的标志物同工凝集素 B4（isolectin B4，IB4）进行免疫组化染色，发现颈 5～6 椎间盘受来自颈 2～8 背根神经节（dorsal root ganglion，DRG）神经元的多节段支配，荧光金标记的 DRGs 可分为 CGRP 免疫反应性（CGRP mmunoreactive，CGRP-IR）、IB4 结合型、非 CGRP-IR 和 IB4 结合型、交感神经节（sympathetic ganglion，SG）神经元、副交感神经节（parasympathetic ganglion，NG）神经元，其比例分别为 20.6%、3.3%、55.7%、8.9%、11.5%；而且支配颈椎间盘的神经纤维中 79.6% 是感觉神经，20.4% 是自主神经。此外，23.9% 为痛觉传入纤维，8.9% 为交感神经，11.5% 为副交感神经。但由于研究使用的是动物模型，因此数据外推到人类时必须慎重。

DRGs 可分为大小两类，包含神经肽的神经元及小的不含神经肽神经元，较大的背根神经节神经元包含本体感受器，而参与炎性反应相关性痛知觉的感觉神经元是典型的小神经元。小的非肽类神经元可结合 IB4 参与多种疼痛，如神经受损引起的神经性疼痛。CGRP-IR 背根神经节神经元是神经生长因子（nerve growth factor，NGF）依赖性神经元的亚类，而 NGF 依赖性神经元占 DRG 的 40.0%。

人类腰椎间盘包含机械感受器，其形态类似于环层小体、鲁菲尼小体和高尔基腱器官。颈椎间盘也有类似分布。孟德尔（Mendel）等对 4 具成年人尸体的颈椎间盘标本行荧光金染色切片，证实人类颈椎间盘富含神经纤维和机械感受器，并在纤维环外层表面观察到类似于环层小体的受体，在纤维环深层观察到类似于高尔基腱器官的受体，这两种受体在纤维环后外侧区普遍存在，可分别归为 Freeman 和 Wyke 分型的第 Ⅱ、Ⅲ 类受体，而且在纤维环后外侧区域观察到的大多数受体与 Malinsky 在腰椎间盘观察到的受体的位置类似。斯特拉斯曼（Strasmann）等也使用免疫组化技术在有袋短尾负鼠的颈椎间盘中发现游离神经末梢和环层小体，其直径为 12～25 μm，长 35～100 μm，完全被周围神经被囊包裹。

机械感受器的功能方面，无髓或细小的有髓游离神经末梢可缓和高阈值机械感受器和多觉型伤害感受器的刺激。环层小体通常是对组织张力变化发出信号的快适应感受器。多数颈部深层肌肉是静态肌肉，即使椎间盘和椎体的微小活动所产生的本体感受信息也

与肌肉的紧张度高度相关；而退变椎间盘中机械感受器的密度增加，尤其是在有眩晕症状的患者颈椎间盘中，鲁菲尼小体数量显著增加。颈椎病患者的颈椎间盘中，鲁菲尼小体数量的增加程度与眩晕发生率呈正相关，鲁菲尼小体在颈性眩晕病理机制中起着关键作用。

三、颈椎间盘病变时的感觉神经感应径路

（一）颈椎间盘神经分布与颈椎间盘源性疼痛的关系

颈椎间盘源性疼痛（cervical discogenic pain）是指因颈椎间盘病变而引起的颈肩部慢性持续性钝痛，可向头、颈、肩及上臂放射，无沿皮节分布的运动及感觉神经障碍或神经节段性定位体征。脊柱是一个由神经、关节、肌肉、肌腱和韧带等构成的复合体，其中任何一个结构都可以引起疼痛。然而，仅有神经支配的组织才能产生疼痛，椎间盘源性疼痛是椎间盘的机械和化学性损伤刺激支配椎间盘的神经引起。

1. **退变椎间盘引起疼痛的感觉神经感应径路** 退变的椎间盘多数伴有炎性反应，疼痛椎间盘是神经生长、炎性反应及过度机械负荷的聚集点。人类疼痛腰椎间盘中的炎性因子含量增加，这与疼痛和退变相关。退变椎间盘可以合成和释放神经性因子吸引神经纤维长入。受损椎间盘释放疼痛因子和生长因子促使神经生长进入椎间盘。神经营养因子家族具有嗜神经性，其在病变椎间盘中的表达显著增加，可以调节退变椎间盘中神经纤维的数量和分布。NGF 和脑源性神经生长因子（brain-derived neurotrophic factor，BDNF）与退变椎间盘中神经生长和伤害感受的机制有关，在神经长入退变椎间盘的过程中起重要作用。同时，肿瘤坏死因子-α（tumor necrosis factor-α，TNF-α）可以调节 P 物质介导的伤害性感受。

在人类和动物的退变腰椎间盘（尤其是疼痛椎间盘）中神经分布增加，痛觉神经纤维长入纤维环内层甚至髓核。Bogduk 认为，进入椎间盘的椎体神经分支除了自主神经外，还有躯体神经系统，因此椎间盘可能与伤害性刺激有关。窦椎神经是脊柱疼痛的神经解剖学基础，颈椎间盘可能是颈痛的原因。椎间盘相关性疼痛受窦椎神经调节，也有研究证实了这个观点。

2. **椎间盘造影疼痛反应的感觉神经感应径路** 临床中颈椎间盘造影可用来评估慢性颈痛。椎间盘造影所引发的疼痛表明椎间盘有疼痛反应，这种疼痛信号是由椎间盘内的神经末梢发出，受椎间盘内神经的调节。布鲁姆（Blume）的调查发现，700 例患者行颈椎间盘切除术后，颈肩部及上肢疼痛或头痛缓解率达 92.0%，而且不止一个责任椎间盘对颈源性头痛的缓解有效，除了 C_{2-3}、C_{3-4} 外，C_{4-5}、C_{5-6}、C_{6-7} 同样与颈源性头痛有关。机械和电流刺激颈椎间盘可诱发疼痛，这种疼痛来自椎间盘本身，而不是邻近结构。纤维环中的无被囊神经末梢为痛觉感受器，当颈椎间盘损伤时可表现出颈肩痛的症状。

椎间盘高度降低后可产生趋化反应，在终板中有血管增生和感觉神经元生长，感觉神经元密度增加和终板软骨存在的缺陷表明终板也可能是疼痛的起源之一。颈椎间盘源性疼痛的病理生理学改变取决于支配颈椎间盘的感觉神经，其主要由 CGRP-IR 神经元传导，且与炎性反应密切相关。

颈椎间盘富含神经并受中枢神经系统调控，其不仅是一个椎体间吸收震动和保持空间的衬垫，颈椎间盘中神经的分布可能对上下的压缩和变形敏感，其周围的神经束和由表及里的机械感受器能够使椎间盘感受周围压力和变形，环层小体和高尔基腱器官在感受压力时都很活跃。虽然目前对于疼痛产生的机制尚无突破性进展，仅停留在可能的学说阶段，但颈椎间盘中神经与颈椎间盘源性疼痛密切相关。

（二）颈椎间盘病变眩晕发作的感觉神经感应径路

与颈椎病相关的临床症状包括眩晕、头痛、耳鸣、恶心、呕吐、视物模糊、心悸等。既往研究认为，退变颈椎间盘中的交感神经受刺激使交感神经系统兴奋，诱发交感反射，此反射活动经由神经节和交感干引发颈交感系统兴奋，通过节后纤维到达颈部供脑血管（颈内动脉、椎动脉），继而引起其血流动力学变化，导致小脑前下动脉、内听动脉的血流障碍，进而导致半规管缺血而引起平衡障碍，出现眩晕、恶心等症状；如靶器官为心脏、眼、胃肠等，则出现心悸、视物模糊、胃肠不适等。杨（Yang）则认为，颈椎病患者的眩晕是由鲁菲尼小体长入病变的颈椎间盘内引起。鲁菲尼小体是本体感受器，人体感受位置、运动、身体平衡、肌肉力量等（本体觉）均是通过本体感受器感受，任何一个神经系统产生异常高信号均会导致前庭功能紊乱，产生眩晕。鲁菲尼小体是人体的主要本体感受器之一，颈椎病引发眩晕的机制就是颈椎间盘内大量致敏的鲁菲尼小体产生过度异常的本体信号传入前庭核，导致前庭功能紊乱，从而产生眩晕。

（三）颈椎间盘病变高血压发作的感觉神经感应径路

相当一部分脊髓型颈椎病患者伴有高血压，彭（Peng）等对2例颈椎病伴有高血压、眩晕、耳鸣症状的患者施行常规（anterior cervical discectomy fusion，ACDF）手术，经过12～14个月随访，患者未再出现眩晕，未服用降压药物的情况下血压也保持在正常水平。这表明常规 ACDF 术后，椎间盘和后纵韧带被切除，阻断了异常神经传入，眩晕等症状明显改善。脊髓型颈椎病是一种退行性疾病，退变增生的组织对脊髓造成慢性压迫和损伤，阻碍了血压信息的传递和调节，导致高级中枢无法有效抑制交感神经节前神经元，异常的交感神经系统兴奋引起外周血管收缩，从而导致高血压。减压手术去除了脊髓压迫，恢复了高级中枢对血压的控制和调节能力，因此高血压得以改善。可见，颈椎病可以引起高血压，且通过颈椎减压手术可以有效治疗伴发的高血压。由于颈椎病和高血压都是人类最常见的疾病，这一发现有重大的临床意义。

颈椎间盘的神经来源，后方来自窦椎神经，侧方来自椎体神经，前方来自交感干。

支配颈椎间盘的神经纤维有感觉神经、交感和副交感神经。颈椎间盘中包含的机械感受器主要是游离神经末梢和环层小体，故椎间盘与伤害性刺激有关。颈椎间盘相关性疼痛受窦椎神经调控，交感神经也参与其中。与颈椎病相关的临床症状包括眩晕、头痛、耳鸣、恶心呕吐、视物模糊、心悸等，鲁菲尼小体长入病变的颈椎间盘会导致前庭功能紊乱，产生眩晕。颈椎病可以引起高血压，通过颈椎减压手术可以有效治疗伴发的高血压，其具有重大的临床意义。

（吴娟丽　王　霞）

第五节　颈椎间盘的血管功能特性

供给颈椎间盘物质代谢的血管系统较为特殊，本节从颈椎间盘的血管分布特性、颈椎间盘营养物质供给的动脉血管径路、颈椎间盘代谢产物排出的静脉血管径路等方面阐述颈椎间盘的血管功能特性。

一、颈椎间盘供给的血管分布特性

婴儿时期颈椎间盘的软骨终盘内有血管组织，椎间盘的营养物质供给和代谢产物排出可以通过进入椎间盘内的血管微循环进行。随着年龄的增加，颈椎间盘内的血管逐渐闭合，到成人时期正常的颈椎间盘内已经没有血管，营养物质供给和代谢产物排出主要依靠相邻椎体内的血管与椎间盘软骨终板之间的渗透弥散等作用实现物质交换。

具体而言，椎体内血管的营养物质通过骨髓腔-血窦-软骨终板界面扩散到椎间盘，营养纤维环及髓核内层。髓核的营养供应主要依靠终板中血管的弥散作用，而且通过终板到髓核的营养通路取决于和软骨血管芽的直接接触联系。软骨终板下丰富的血管是保证其快速生长发育的结构基础，生长停止后，终板下血管数目趋于稳定。

椎间盘的营养部分来自纤维环外层的毛细血管，另一部分则要来自椎体终板毛细血管。终板矿化部分被骨髓交通管道所渗透，其毛细血管呈树状分布，交织缠绕形成血管袢，终板中央部位的血管粗而致密，分布较多，是椎间盘营养的主要区域；而周边部位细而稀疏，分布较少。这些毛细血管连接软骨终板和骨小梁以提供给弥散到髓核内的营养，但不进入软骨终板。

二、颈椎间盘的动脉血管径路

动脉血管进入椎体是颈椎及椎间盘的主要供给过程，寰枢关节和齿突以及骨组织等的血供主要来自前升动脉与后升动脉的吻合支、拱状血管、咽升动脉分支和枕动脉脊膜支等，第3~7颈椎及椎间盘的血供主要来自椎动脉的脊支。椎动脉的脊支的第一支沿若神经根向内侧延续，在蛛网膜同脊髓前、后动脉吻合，并发一返支沿着神经根走向外侧；第二支是一小支或数小支分布于椎弓板和邻近的软组织；第三支到背侧动脉丛。

李健等在10具成人尸体标本中解剖发现，颈2，3椎间盘水平颈动脉鞘内侧毗邻咽和舌骨，面动脉和舌动脉从颈外动脉起始后水平向内，颈2，3钩突关节较长，几乎占据颈2及颈3椎体的外侧面；颈3，4椎间盘水平颈动脉鞘与甲状软骨上角毗邻，两者存在由疏松结缔组织相隔的间隙。

三、颈椎间盘代谢产物排出的静脉血管径路

颈椎间盘代谢产物排出的静脉血管径路主要是依靠相邻颈椎的静脉血管循环。颈椎静脉血管分为椎管内和椎管外两个静脉丛，椎管内有椎前、后静脉丛，围绕椎体及附件，椎管外有前、后静脉丛，最后汇入椎静脉或颈内静脉。椎管内的静脉丛由4条纵行的静脉组成，其中2条在硬膜外腔的前外侧，称为前纵窦；另外2条在硬膜外腔的后外侧，称为椎静脉网。椎管外静脉丛绕行椎体周围，通过椎静脉与椎内静脉丛彼此相互吻合。

（吴娟丽　王　霞）

第六节　颈椎间盘的细胞功能特性

颈椎间盘的细胞功能是颈椎间盘的生理功能和病理变化的细胞组织学基础。本节从颈椎间盘纤维环细胞功能、颈椎间盘纤维环细胞再生、颈椎间盘髓核的细胞功能、颈椎间盘髓核的细胞再生、颈椎间盘软骨终板细胞功能、颈椎间盘软骨终板细胞再生等方面系统阐述颈椎间盘细胞功能的特性。

一、颈椎间盘纤维环细胞功能

颈椎间盘纤维环分为外、中、内三层，外层由胶原纤维带组成，细胞呈梭形；内层由纤维软骨带组成，细胞呈圆形，类似软骨样细胞。内层纤维在两个椎体软骨终板之间，外、中层纤维环通过Sharpey纤维连于骺环，各层之间有黏合样物质，使彼此之间牢固地结合在一起。整个颈椎间盘纤维环是一个同心环状多层结构。因此，由于椎间盘纤维环的特殊细胞结构，在颈部脊柱承受压力与功能活动中起到了重要作用。其

外层的细胞呈梭形，主要属纤维细胞，内层细胞呈圆形，主要属于软骨细胞。纤维环细胞合成分泌蛋白多糖及胶原纤维的能力很旺盛，保证纤维环生理代谢活动所需的构造物质的供给。如图2-6-1所示，其为退变的纤维软骨组织。

二、颈椎间盘纤维环细胞再生

细胞再生是指为修复"耗损"的实质细胞而发生的同种细胞的增生。组织细胞再生有生理性与病理性再生两大类。①生理性再生：在生理情况下，部分细胞和组织不断老化、凋亡，由新生的同种细胞和组织不断补充，始终保持着原有的结构和功能，维持组织、器官的完整和稳定，称生理性再生。②病理性再生：在病理状态下，细胞和组织坏死或缺损后，如果损伤程度较轻，损伤的细胞又有较强的再生能力，则可由损伤周围的同种细胞增生、分化，完全恢复原有的结构与功能，称为病理性再生。

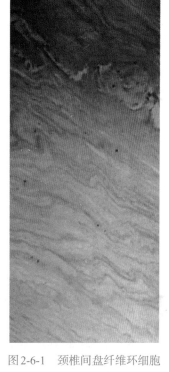

图2-6-1 颈椎间盘纤维环细胞

颈椎间盘纤维环在损伤的刺激下，残存的成纤维细胞开始分裂和增生。成纤维细胞或来自静止的纤维细胞，或来自未分化的原始间叶细胞。幼稚的成纤维细胞多为小圆形、圆形或椭圆形（如图2-6-2所示），进而可形成肥硕的

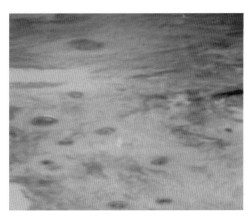

图2-6-2 幼稚的成纤维细胞

多边形或星芒状胞残存肝细胞体。两端常有突起，胞质略嗜碱（染成淡蓝色）；胞核大而圆，淡染，有1~2个核仁，电镜下见胞质内有丰富的粗面内质网及核蛋白体，表明蛋白合成活跃。当成纤维细胞停止分裂后，开始合成并向细胞外分泌前胶原蛋白，后者在细胞周围形成胶原纤维。伴随细胞逐渐成熟，胞质越来越少，核逐渐变细长，染色逐渐加深，变成长梭形的纤维细胞埋藏在胶原纤维之中，损伤的颈椎间盘纤维环得到修复。

三、颈椎间盘髓核的细胞功能

颈椎间盘髓核是由纵横交错的纤维网状结构与软骨样细胞和蛋白多糖黏液样基质构成的弹性胶冻物质，软骨样细胞分散在细胞间质内。从组织学角度分析，髓核含有胶原纤维、类软骨细胞、结缔组织细胞及少量成簇的成熟软骨细胞。髓核中没有血管或神经

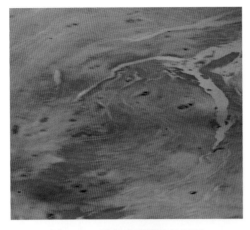

图 2-6-3 退变的纤维软骨组织

穿行,而血管的缺失也导致髓核的修复无法实现。髓核细胞的功能主要是维护髓核"液体轴承"的弹性结构。随着年龄的增长或病理因素的影响,髓核中的蛋白多糖解聚增多,水分逐渐减少,胶原增粗并逐渐被纤维软骨所替代(如图2-6-3),为退变的纤维软骨组织,髓核的"液体轴承"功能亦受到影响。

髓核细胞和纤维环细胞的生理功能有很大的区别,其分泌不同比例的I型胶原和II型胶原,导致了髓核组织和纤维环不同的应力特点。①椎间盘内的I型胶原含量由外向内梯度减少,II型胶原和水含量则相反。髓核细胞具有很强的亲水性,并且分泌大量II型胶原和聚蛋白聚糖,这使得健康的髓核似胶冻状,具有良好的弹性和抗压性。②髓核内还含有III型、VI型、IX型胶原蛋白等,它们在髓核内的特定位置存在(例如,III型和VI型胶原主要分布于细胞外周),含量很少,但具有潜在的重要作用。聚蛋白聚糖占髓核组织干重的一半以上,它在维持髓核内渗透压,保持髓核的含水量中起重要作用。③由于健康椎间盘血管的分布主要局限于纤维环的外1/3,髓核组织处于氧含量极低的环境,但髓核细胞仍然需要一定量的氧气,并产生少量CO_2,氧含量过高或过低,都会影响髓核细胞糖酵解。髓核细胞的能量供应主要来源于糖酵解,其主要消耗葡萄糖并产生较多的乳酸,且可以在无氧环境中生存10 d以上,但同时,其产生基质的能力也显著下降。髓核细胞可以适应缺氧环境。

四、颈椎间盘髓核的细胞再生

颈椎间盘髓核细胞受到损伤时,髓核的软骨样细胞和胶原纤维网有一定的再生修复能力。但随着年龄的增加,特别是到了中老年时期,髓核细胞的再生修复能力减弱,维护髓核细胞功能的蛋白多糖等变性脱水,甚至在病理机制的作用下髓核细胞逐渐凋亡。

1. **有分化能力的脊索细胞** 在胚胎脊椎原基形成过程中,脊索被挤入两脊椎原基之间,从而形成脊索源性髓核,内含脊索细胞。随着生长发育,具有典型脊索细胞形态的细胞消失,被类软骨细胞所代替。以往认为10岁后髓核内脊索细胞全部消失,但最近的研究表明成年后髓核内仍会有脊索细胞存在。在体外对脊索细胞的动态观察研究也表明脊索细胞具有分化能力,但并不是全部都分化为软骨样细胞。

2. **髓核细胞的增殖功能** 杨勇等分离青壮年髓核细胞后的原代髓核细胞贴壁缓慢,贴壁后形态为多角形和短楔形,多次传代后出现去分化现象。流式细胞仪凋亡检测结果表明，原代髓核细胞存在少量比例的凋亡细胞。细胞周期检测结果显示，髓核细胞的增殖缓慢。

3. **核间充质干细胞迁移修复功能**　干细胞具有较强的细胞活性和增殖能力，并且可以在一定诱导条件下向髓核样表型定向分化，作为椎间盘生物学修复的种子细胞具有一定的可行性。近年来，髓核间充质干细胞的存在已经被多项研究所证实。进一步的研究证实在人类退变髓核和终板中存在间充质干细胞，在人类纤维环中存在具有多向分化潜能的祖细胞，同时，动物的体内研究也证实髓核中存在间充质干细胞，并且发现这些内源性间充质干细胞在椎间盘内存在一定的迁移和修复行为，提示这种新型组织特异性间充质干细胞具有潜在的研究和应用价值。

五、颈椎间盘软骨终板细胞功能

软骨终板由软骨细胞和细胞外基质组成。软骨终板上的细胞为典型的圆形软骨细胞，在接近骨化层时呈柱状排列，其余散在或成对分布。由于处于负重的中轴线上，整个椎间盘的平均细胞数较其他组织低，约为每平方毫米5 800个细胞，细胞的分布与类型也有差异。软骨终板在椎间盘的3个构成部分中与外周血运最近，物质流动频繁，所以其细胞密度相对纤维环、髓核稍高，是纤维环的2倍，髓核的4倍。采用电镜观察兔软骨终板内具有由椎体骨髓腔发出的血管芽（即血管分支交织缠绕形成的微血管袢），其三维结构显示，终板的髓核区血管芽呈膨大且复杂的交织缠绕的袢样结构，表面积较小，外层纤维环区终板内无血管芽，而血管芽的表面积与软骨终板的渗透力成正相关。软骨终板由软骨细胞和细胞外基质组成，软骨细胞由与其他软骨细胞一样，在接近骨化层时呈柱状排列，其余散在或成对分布。软骨终板的细胞合成蛋白多糖、胶原等与生理功能紧密相关的细胞外基质，维护软骨终板的结构和功能，呈柱状排列，更适于应力的承受。

六、颈椎间盘软骨终板细胞再生

在人软骨终板中发现了可以生成软骨、成骨和向髓核样细胞分力的干细胞，并命名为软骨终板干细胞。因此，推测软骨终板干细胞在椎间盘内稳态维持系统中发挥着重要的作用。但是，对于软骨终板干细胞迁移和分化机制的了解还非常有限。在退变微环境的影响下，迁移到损伤部位的软骨终板干细胞是分化为具有"修复"功能的体细胞而发挥内稳态作用，还是发生"负面转化"而进一步破坏椎间盘的内稳态，是一个值得深入探讨的问题。

（吴娟丽　王　霞）

54 颈椎间盘病学

参 考 文 献

［1］ 顾冬云. 骨关节功能解剖学 [M]. 北京: 人民军医出版社, 2011.
［2］ 赵定麟. 现代脊柱外科学 [M]. 北京: 世界图书出版公司, 2006.
［3］ 杨磊石. 颈椎外科学 [M]. 上海: 上海科学技术文献出版社, 1997.
［4］ Garcıa-Cosamalon J, del Valle ME, Calavia MG, et al. Intervertebral disc, sensory nerves and neurotrophins: who is who in discogenicpain? [J]. J Anat, 2010, 217 (1): 1-15.
［5］ 刘树伟. 局部解剖学 [M]. 北京: 人民卫生出版社, 2019.
［6］ 李斌, 赵文志, 陈秉智. 有限元分析椎间盘退变对颈椎生物力学的影响 [J]. 中国组织工程研究, 2017, 21 (11): 1748-1752.
［7］ 毕厚海, 赵改平, 邢峰, 等. 上颈椎C_0-C_3节段不同载荷作用下生物力学特性的有限元分析 [J]. 生物医学工程研究, 2019, 38 (04): 429-434.
［8］ Brolin K, Halldin P. Development of a finiteelement model of the uppercervical spine and a parameter study of Ligament characteristics [J]. Spine, 2004, 29 (4): 376-385.
［9］ 王威, 蔡贤华, 王志华, 等. 上颈椎三维六面体网格有限元模型的建立及有效性验证 [J]. 中华生物医学工程杂志, 2014, 20 (4): 282-288.
［10］ 范金鹏, 董焕娥, 王朝君, 等. 下颈椎运动的生物力学研究 [J]. 河北医药, 2009, 31 (13): 1612-1613.
［11］ Lotz JC, Collons OK, Chin JR, et al. Compression-induced degeneration of the intervertebral disc: An *in vivo* mouse model and finite-element study [J]. Spine, 1998, 23: 2493-2506.
［12］ Benneker LM. 2004 Young Investigator Award Winner: vertebral endplate marrow contact channel occlusions and intervertebraldisc degeneration [J]. Spine (Phila Pa 1976), 2005, 30 (2): 167-173.
［13］ Lai H, Moriya H, Goto S, etal. Three-dimensional motion analysis of the upper cervical spine during axial rotation [J]. Spine, 1993, 18: 2388-2392.
［14］ McClure P, Siegler S, Nobilini R. Three-dimensional flexi-bility charac-Teristics of the human cervical spine *in vivo* [J]. Spine, 1998, 23: 216-223.
［15］ 姜宗来, 樊瑜波. 生物力学-从基础到前沿 [M]. 北京: 科学出版社, 2010.
［16］ 王亦. 姜保国. 骨与关节损伤 [M]. 北京: 人民卫生出版社, 2020.
［17］ 王瑞军, 高春华, 姜昊, 等. 颈椎间盘神经分布的研究进展 [J]. 中华灾害救援医学, 2017, 5 (4): 230-234.
［18］ 李健, 肖祥池, 朱文雄. 经皮穿刺颈椎间盘切除手术入路的应用解剖 [J]. 中国临床解剖学志, 2002, 20 (5): 369-372.
［19］ 李玉林. 病理学 [M]. 北京: 高等教育出版社, 2003.
［20］ Yamamoto Y, Mochida J. Sakai D, et al. Upregulation of the viability of nucleus pulposus cells by bone marrow-derived stromal cells: significance of direct cell to cell contact in coculture [J]. System Spine, 2004, 29 (14): 1508-1514.
［21］ Risbud MY. Albert TI, Guttaplli A, et al, Differentiation of mesenchymal stem cells towards a nucleus pulposus-like phenotype *in vitro*: implications for cell-based transplantation therapy [J]. Spine, 2004; 29 (23): 2627-2632.
［22］ Crevensten G, Walsh AJ, Ananthakrishnan D, et al, Intervertebral disc cell Therapy for regeneration: mesenchymal stem cell implantation in rat interverte bral discs [J]. Ann Biomed Eng, 2004; 32 (3): 430-434.
［23］ Robinson A, Keely S, Karhausen J, et al. Mueosal protection by hypoxia-inducible factor prolyl hydroxylase inhibition [J]. Gastroenterology, 2008, 134 (1): 145-155.
［24］ 7Glocker EO, Kotlarz D, Klein C, et al. IL-10 and IL-10 receptor defects in humans [J]. Ann NY Acad Sci, 2011, 1246: 102-107.
［25］ Feng G, Yang X, Shang H, et al. Multipotential differentiation of human anulus fibrosus cells an *in vitro* study [J]. J Bone Joint Surg Am, 2010, 92: 675-685.
［26］ Can JC, Ducheyne P, Vresilovic EJ. Intervertebral disc tissue engineering Ⅱ: cultures of nucleus pulposus celia [J]. Clin Orthop, 2003, (411): 315-324.
［27］ Hunter CJ, Matyas JR, Duncan NA, The notochordal cellin the nucleus pulposus: a review in the context of tissue engineering [J]. Tissue Eng, 2003, 9: 667-677.
［28］ 杨勇, 梁伟, 张世磊, 等. 人颈椎间盘髓核细胞的体外培养和鉴定 [J]. 现代生物医学进展, 2011, 11 (2): 237-239.

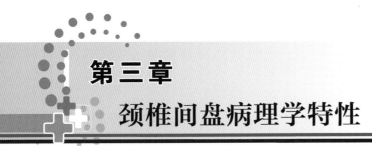

第三章
颈椎间盘病理学特性

本章从颈椎间盘的急性损害机制、颈椎间盘的慢性损害机制、颈椎间盘的生理退化机制、颈椎间盘的组织病变机制、颈椎间盘组织修复机制、颈椎间盘病变的病理热图等方面对颈椎间盘病理学特性进行系统阐述。

第一节　颈椎间盘的急性损害机制

颈椎间盘急性损害是指有轻重不等的颈部外伤史，影像学检查证实有椎间盘的病理改变，并引发了一系列的症状和体征。本节从颈椎间盘急性损害的致病因素、病理变化、临床表现、特殊检查、诊断标准、中医辨证等方面系统阐述颈椎间盘急性损害的病理机制。

一、颈椎间盘急性损害的致病因素

（一）现代医学致病因素

颈椎间盘的急性损害一般发生在外伤后，在颈椎退变、失稳的基础上，头颈部的外伤更易诱发颈椎间盘突出症的产生和复发。此外，还有咽喉部炎症，当咽喉部或颈部有急性或慢性炎症时，因周围组织的炎性水肿很容易诱发颈椎间盘突出症的症状出现或使病情加重。

（二）中医致病因素

颈椎的急性损伤又被叫作筋伤、痹症。筋伤的原因比较复杂，中医对此论述颇多。《内经》中分为"坠落""击仆"等。《金匮要略·脏腑经络先后病脉证第一》中，提出了"千般疢难，不越三条"，即"一者经络受邪，入脏腑，为内所因也；二者，四肢九窍，血脉相传，壅塞不通，为外皮肤所中也；三者，房室、金刃、虫兽所伤。"虽然历代医家对筋伤病因的分类不同，但主要有以下致病因素。

1. **外因**　外力伤害是指外界暴力所致的损伤，如跌仆、坠落、负重、锐器切割等。根据外力的性质不同，一般也可分为直接暴力、间接暴力、肌强烈收缩、累积性暴力等。

2. 外感六淫 风、寒、暑、湿、燥、火太过与不及，均可引起人体筋伤发生，外感六淫侵袭筋骨关节，导致筋骨关节疾病，出现关节疼痛，活动不利，颈背疼痛。如损伤后风寒湿侵袭，可使急性筋伤缠绵难愈。

3. 邪毒感染 外伤后再感染邪毒，或者邪毒从伤口乘虚而入，邪毒化热，热盛肉腐，脓毒形成，则可引起局部和全身感染，出现各种变证，如软组织挫伤导致化脓、缺血性坏死等。

二、颈椎间盘急性损害的病理变化

（一）组织器官的细胞学变化

引起细胞和组织损伤的原因多种多样且比较复杂，其作用的强弱、持续的时间以及损伤的原因决定着损伤的程度，可引起可复性损伤，可引起严重的不可复性损伤，导致细胞和组织的死亡。急性损伤的原因可归纳为以下几类。

1. 物理性损伤 包括高温、低温、机械性、电流和射线等因素。其中，高温可使蛋白变性，造成烧伤，严重时可使有机物碳化；低温可使局部组织的血管收缩、受损，血流停滞，导致细胞缺血，甚至死亡；机械性损伤主要是直接破坏细胞、组织的完整性和连续性，组织断裂或细胞破裂；电击可直接烧伤组织，同时刺激组织，引起局部神经组织的功能紊乱；电离辐射直接或间接引起生物大分子DNA损伤，导致细胞损伤和功能障碍；持续低气压可致缺氧并造成组织细胞的损伤。在气压急剧降低时，原来溶解的气体会迅速逸出，栓塞小血管而造成组织、器官的损伤。

2. 生物性损伤 引起细胞损伤最常见的原因是生物因子，其种类繁多，如真菌、细菌、病毒等。上述生物性因素可通过各种毒素、代谢产物或机械作用损伤组织，也可通过变态反应引起组织损伤。

（二）病理细胞学特征

细胞和组织的损伤机制非常复杂，不同原因引起的细胞损伤机制不尽相同，不同类型和不同分化状态的细胞对同一损伤因素的感受程度也不一样。

1. 机械性破坏 机械性破坏乃机械力直接损害所致，如外伤或事故所致的组织切割可直接破坏细胞、组织的完整性和连续性；冰冻产生冰晶，可机械性使细胞内膜性结构和细胞膜穿孔。此外，细胞亦可因其胞膜内外渗透性不平衡而破裂。

2. 膜完整性损害 细胞膜损伤是细胞损伤的重要方式，包括补体活化时其所介导的细胞溶解、病毒感染时穿孔素介导的细胞溶解，离子通道的特异性阻滞、膜离子泵衰竭、膜脂质改变以及膜蛋白质交联。膜内离子通道允许特异性离子有控制地出入。

三、颈椎间盘急性损害的临床表现

1. **典型症状**　颈椎急性损伤的临床症状主要有急性的颈部疼痛，颈椎活动受限，亦可伴有颈前部的疼痛和损伤部位的椎前压痛和头晕、睡眠障碍、认知障碍等。

2. **主要体征**　颈椎局部压痛阳性，椎间盘突出时有相应节段症状。

3. **疾病发展的动态演变**　颈椎间盘损伤多发生于上3个颈椎间盘，急性创伤性颈椎间盘突出以C_{3-4}间隙多见，主要原因如下。①颈椎过伸性损伤时切应力大，C_{3-4}间隙较下位颈椎更接近于着力点；②C_{3-4}关节突关节面接近水平，更易于在损伤瞬间发生一过性前后移位，类似于弹性关节。

颈髓由于齿状韧带作用而较固定，当外力致椎间盘纤维环和后纵韧带破裂、髓核突出时易引起颈脊髓受压。颈脊髓受压后变细变软，并可在早期形成空洞，脊髓损伤区域较小，但多数患者可因此表现出不同程度的瘫痪状态。颈脊神经根在椎间盘水平进入椎间孔，颈椎后外侧纤维环和后纵韧带较薄弱，髓核易从该处突出，即使突出物很小也会引起神经根受压。颈椎间盘前部较高较厚，正常髓核位置偏移后，纤维环后方变薄弱，故髓核容易向后方突出或脱出；而椎间盘的后方有脊髓、神经根等重要结构，因此突出的髓核容易刺激或压迫脊髓或神经根，产生临床症状。

四、颈椎间盘急性损害的特殊检查

（一）影像检查

1. **X线检查**　对颈椎急性损伤患者进行正侧位与过屈过伸线摄片检查具有较大的意义。颈椎急性损伤是由于外力作用导致起主要稳定作用的颈部肌群和韧带以及椎间盘纤维环损伤。在初步诊断颈椎外伤时，X线表现为颈椎生理弯曲消失、反张、椎体不稳、钩突增白、棘突偏曲等，X线检查具有简单、快捷、低价和易于显示等优点，对颈椎急性损伤的初步诊断具有无可替代的地位。

2. **CT检查**　CT扫描在颈椎急性损伤中的应用比较广泛。关于急性颈椎损伤与颈椎稳定性、椎管狭窄的关系，1983年Denis提出三柱概念。三柱包括前柱、中柱和后柱，前柱由椎体、纤维环和椎间盘的前2/3组成，中柱由椎体、纤维环和椎间盘的后1/3组成，后柱由椎弓、关节突和附属韧带组成。前柱包括前纵韧带、椎体及椎间盘的前半部，中柱包括椎体及椎间盘的后半部及后纵韧带，后柱包括椎体附件及其韧带。根据急性颈椎损伤的三柱概念可将颈椎损伤分为以下几类。①压缩骨折：

椎体前柱受压，椎体前缘高度减小而中柱完好。②爆裂骨折：脊柱的前中柱受压爆裂可合并椎弓根或椎板纵行骨折。椎体前缘及后缘的高度皆减小，椎体的前后径及椎弓根间距增宽。③后柱断裂：脊柱后柱受张力断裂，致棘间韧带或棘突水平横断，并可延伸经椎板、椎弓根、椎体的水平骨折，故可累及中柱损伤。④骨折脱位：脊柱三柱受屈曲、旋转或剪力作用完全断裂，前纵韧带可能保持完好。⑤旋转损伤：旋转暴力可致椎间盘的损伤，损伤椎间盘明显狭窄而椎体高度无明显改变，损伤间盘的上下椎体边缘有撕脱骨折。⑥压缩骨折合并后柱断裂：不同于后柱断裂，其未受张力作用损伤。⑦爆裂骨折合并后柱断裂：扫描不仅能显示骨折类型、碎骨片情况、椎管内及神经根受累情况，还可以显示由于椎管狭窄、急性外伤性椎间盘脱出或血肿所致的脊髓损害。另外，还可清晰地显示三柱受累情况，从而更好地判断脊柱的稳定性，为临床制订合理的治疗方案提供客观依据。以上因外力引起的急性颈椎三柱损伤都有可能导致相应颈椎间盘纤维断裂、纤维环破裂、髓核脱出等颈椎间盘急性颈椎损害。

3. MRI检查　颈椎及椎间盘急性损伤时，在MRI检查方面表现非常明显。颈椎脊髓损伤的伤情严重复杂，可危及生命，或引起严重的并发症，处理难度较大，预后差。研究发现，椎间盘和前后纵韧带承担着颈椎80%以上的扭转负荷，颈椎间盘的纤维环像一轮新月包绕保护着髓核，前纵韧带和后纵韧带分别在前方和后方进一步加强椎间盘和韧带抵抗前方和后方的剪切力。屈曲力和轴向旋转力方面很重要，是颈椎重要的内源性稳定因素。MRI检查不仅能显示椎体和附件的骨折及骨性结构的异常，如韧带撕裂（尤其是后纵韧带和椎间韧带）、椎间盘损伤，还能清晰显示脊髓损伤和外伤后脊髓空洞症等，并可判断颈椎创伤的预后。MRI矢状位对前纵韧带、后纵韧带、黄韧带及脊柱后方复合韧带是否有断裂可作出准确判断。

（二）电生理检查

肌电图除了可确定神经功能状态和排除周围神经病变外，还可以确定损害部位和范围，肌电图检查能鉴别周围神经活动性失神经改变与慢性非活动性失神经改变。

（三）实验室检查

实验室检查可以通过检测血常规、C反应蛋白、红细胞沉降率、免疫学、抗核抗体、结核抗体、降钙素原、布氏杆菌抗体等排除急性感染性病变，了解身体基本状况。

五、颈椎间盘急性损害的诊断标准

1. 病史　有颈椎及椎间盘急性外伤或感染等相应病史。
2. 症状　有颈椎及椎间盘急性损害的相应症状，如头颈部或肢体疼痛、感觉过敏或感觉减退、活动障碍或截瘫等。

3. **体征** 查体可见颈部损伤处压痛、组织肿胀、颈椎或肢体的活动度下降等，若急性损伤造成颈椎骨折及椎间盘破裂、压迫脊髓或损伤脊神经根，查体可见患者感觉和运动神经功能障碍等。

4. **影像检查** 患者在受急性损伤的颈部相应部位可出现骨组织、椎间盘或肌肉软组织等异常改变，X线、CT或MRI检查有助于诊断。

5. **其他检查** 神经电生理检查、实验室检查等可为颈椎间盘急性损害提供有限的辅助诊断。

六、颈椎间盘急性损害的中医辨证

（一）中医辨证要点

颈椎间盘急性损害在中医方面考虑为实证，其特点是发病时间短，病情急，疼痛明显等。外感项痹，痛起于暴，疼痛明显，终日不衰，风寒湿热各有所因，属湿热者，颈部重痛，不能转侧；属寒者，颈部冷痛，得热则舒；属湿热者，颈部热痛，遇冷则痛减。

（二）中医辨证分型

1. **瘀血阻络型**

（1）主症：颈痛如刺，痛处固定，痛处拒按。

（2）兼次症：轻者颈部转头不便，重者不能转侧，面晦唇暗。病势急暴，突然发病者，有闪挫跌打外伤史。

（3）舌象：舌质青紫或紫暗，或有瘀斑。

（4）脉象：弦涩。

2. **寒湿阻络型**

（1）主症：颈部僵硬疼痛不移，遇寒痛增，得热痛减。

（2）兼次症：上肢屈伸不利，局部皮色不红，触之不热。

（3）舌象：舌质淡红，苔白而薄腻。

（4）脉象：弦紧，或沉迟而弦。

3. **湿热阻络型**

（1）主症：颈部疼痛，痛处有热感，遇冷痛减，夜间痛甚。

（2）兼次症：口渴不欲饮，口苦烦热，小便短赤。

（3）舌象：舌质红，苔黄腻。

（4）脉象：濡数，或弦数。

七、颈椎间盘急性损害的典型案例

【典型病例1】刘某，男，56岁；主诉颈项部疼痛伴活动受限约7小时。患者自诉2021年8月3日10时左右在工地干活时，不慎被高处坠落重物砸伤，随即头部流血伴昏迷约15～20分钟，醒后可回忆受伤过程，感颈项部疼痛伴活动受限，为求进一步诊治，由120送至我院急诊科门诊就诊，急诊科医生给予C_2～C_7椎间盘平扫检查结果回

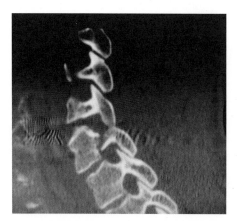

报示考虑颈6椎体轻度滑脱；颈6椎体双侧横突、右侧椎板及右侧椎后弓骨折。给予清创缝合，颈托外固定制动，后经骨科医生会诊后以"撞在其他物体上或被其他物体击中、颈部挫伤"为诊断收入。入院时症见神志清，精神欠佳，头颈部敷料包扎完好，可见血性渗出，颈托外固定牢靠，局部无卡压，双手感觉略麻木，余四肢末梢血运及感觉正常。平素纳寐可。中医诊断：骨折病；中医证型血瘀气滞。西医诊断：颈椎骨折（图3-1-1）。

图3-1-1a　颈2～颈7椎体CT示颈6椎体双侧横突、右侧椎板及右侧椎后弓骨折

【典型病例2】王某，男，57岁，椎旁布氏杆菌感染，既往患有糖尿病病史（图3-1-2）。

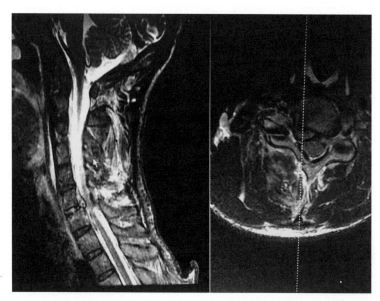

图3-1-1b　颈椎MRI回示颈6椎体滑脱，C_{5-6}和C_{6-7}椎间盘突出，右侧颈棘肌、颈半棘肌局部水肿

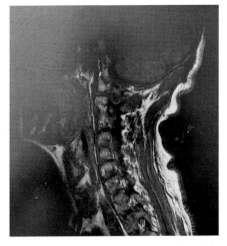

图 3-1-2　颈椎 MRI 提示 C_3～C_7 棘突周围炎性水肿

（阿依古丽·若曼　王　霞）

第二节　颈椎间盘的慢性损害机制

颈椎间盘的慢性损害是由于各种原因引起颈椎间盘髓核或纤维环等组织逐渐地发生病理改变，导致颈椎间盘的髓核、纤维环和软骨终板等组织变性，纤维环膨出、髓核突出或脱出等，从而引发一系列的症状和体征。本节从颈椎间盘慢性损害的致病因素、病理变化、临床表现、特殊检查、诊断标准、中医辨证等方面系统阐述颈椎间盘慢性损害的病理机制。

一、颈椎间盘的慢性损害的致病因素

（一）现代医学致病因素

1. 慢性劳损　各种超过正常范围的过度活动带来的损伤，如不良的睡眠、枕头的高度不当或垫的部位不妥，反复落枕者患病率也较高。另外，工作姿势不当，尤其是长期低头工作者颈椎间盘突出症发病率较高。另外，有些不适当的体育锻炼也会增加发病率。

2. 代谢因素　由于各种原因所造成人体代谢失常者，特别是钙、磷代谢和激素代谢失调者容易产生颈椎间盘突出症。

3. 精神因素　临床观察发现，情绪不好往往使颈椎间盘突出症发作，发病时患者的情绪更加恶化。

（二）中医致病因素研究

颈椎间盘慢性损害中医称之为"项痹"，是由于人体正气不足，卫外不固，感受风、寒、湿、热等外邪致使经络痹阻，气血运行不畅，引起以肌肉、筋骨、关节发生疼痛、酸楚、麻木、重着、灼热、屈伸不利为主要临床表现的病证。关于项痹的论述首见《内经》。《素问·痹论》对其病因、发病、证候分类及演变均有记载，如"风寒湿三气杂至，合而为痹，其风气胜者为行痹，寒气胜者为痛痹，湿气胜者为着痹也。"

二、颈椎间盘的慢性损害的病理变化

（一）组织器官的细胞学变化

椎间盘是人体各组织中最早和最易随年龄发生退行性改变的组织。随着年龄的增长，髓核丧失部分水分及其原有弹性。退变的颈椎间盘受轻微外伤即可引起椎间盘突出。颈椎过伸性损伤可使近侧椎体向后移位，屈曲性损伤可使双侧小关节脱位，使椎间盘后方张力增加，导致纤维环和后纵韧带破裂，髓核突出。在突出组织表面，有血管包绕侵入，产生炎性反应。

（二）病理细胞学特征

颈椎间盘损害的病理病变可分为Ⅰ～Ⅴ期。Ⅰ期为纤维环放射状裂隙是髓核突出的必备条件，当椎间盘退变时，由于颈椎屈曲或扭转的应力作用，纤维环可缓慢或突发部分断裂，出现纤维环放射状裂隙。Ⅱ期为髓核凸入纤维环裂隙，并可增加纤维环裂隙的长度和宽度。Ⅲ期为髓核突破纤维环放射状裂隙，但未突破外层纤维成为包容性椎间盘突出。部分髓核物质由起始的放射状裂隙呈迂回方式扩展进入纤维环环状裂隙中，并且在远离原始纤维环放射状裂隙处产生新的纤维环放射状裂隙，这时髓核物质位于部分纤维环之间。Ⅳ期为纤维环外层破裂，髓核突出位于后纵韧带前侧，在无后纵韧带部分，髓口突入椎管内。Ⅴ期为髓核穿破后纵韧带，与坏死的纤维环组织一并进入椎管。此种突然的大块椎间盘组织突出有时移行于椎管内，离原病变椎间隙较远。上述颈椎间盘病理改变的分期中，在颈椎间盘退变较轻的病例缓慢地经过Ⅰ～Ⅴ期。而在颈椎间盘退变较重的病例，则可由Ⅱ期或Ⅲ期在应力下进入Ⅳ期或Ⅴ期。

三、颈椎间盘的慢性损害的临床表现

（一）典型症状

颈椎间盘突出症为临床常见病，多表现为慢性脊髓或神经根受压，易与脊髓型、神经根型、椎动脉型和混合型颈椎病相混淆。颈部神经在椎管内走行距离短，游离度小，突出的颈椎间盘常压迫和刺激脊髓和邻近神经根，出现颈椎间盘突出症系列临床表现。根据颈椎间盘向椎管内突出的位置不同而有不同的临床分型和表现。

1. 侧方突出型 突出部位多在后纵韧带的外侧，钩椎关节的内侧。该处是颈脊神经根经过的地方，由于颈脊神经根受到刺激或压迫，常表现为单侧的根性症状。轻者出现颈脊神经支配区（即患侧上肢）的麻木感，重者可出现受累神经节段支配区的剧烈疼痛，如刀割样或烧灼样，同时伴有针刺样或过电样串麻感，疼痛症状可因咳嗽而加重。此外，尚有痛性斜颈、肌肉痉挛及颈部活动受限等表现，可出现上肢发沉、无力、握力减退、持物坠落等现象。

2. 中央突出型 此型无颈脊神经受累的症状表现为双侧脊髓受压。早期症状以感觉障碍为主或以运动障碍为主，晚期则表现为不同程度的上运动神经元或神经束损害的不全痉挛性瘫痪，如步态笨拙，活动不灵，走路不稳，常有胸、腰部束带感，重者可卧床不起，甚至呼吸困难，大、小便失禁。

3. 旁中央突出型 有单侧神经根及单侧脊髓受压的症状。除有侧方突出型的表现外，尚可出现不同程度的单侧脊髓受压的症状，表现为病变水平以下同侧肢体肌张力增加、肌力减弱、腱反射亢进、浅反射减弱，并出现病理反射，可出现触觉及深感觉障碍；对侧则以感觉障碍为主，即有温度觉及痛觉障碍，而感觉障碍的分布多与病变水平不相符合，病变对侧下肢的运动无明显障碍，突出部位偏向一侧而在脊髓与脊神经之间。因此，可以同时压迫两者而产生单侧脊髓及神经根症状。

（二）主要体征

1. 侧方突出型 体格检查可发现被动活动颈部或从头部向下作纵轴方向加压时均可引起疼痛加重，受累神经节段有运动、感觉及反射的改变，神经支配区域相应肌力减退和肌肉萎缩等表现。

2. 中央突出型 检查可见四肢肌张力增加，肌力减弱，腱反射亢进，浅反射减退或消失，病理反射阳性，髌阵挛及踝阵挛阳性。突出部位在椎管中央，因此可以压迫脊髓双侧腹面而产生脊髓双侧的症状。

3. 旁中央突出型 表现为病变水平以下同侧肢体肌张力增加、肌力减弱、腱反射亢进、浅反射减弱，并出现病理反射，可出现触觉及深感觉障碍。

（三）疾病发展的动态演变

颈椎间盘前部较高较厚，正常髓核位置偏后，且纤维环后方薄弱，故髓核容易向后方突出或脱出，而椎间盘的后方有脊髓、神经根等重要结构。因此，突出的髓核容易刺激或压迫脊髓或神经根，产生临床症状。颈脊神经根在椎间盘水平横形进入椎间孔，颈椎后外侧纤维环和后纵韧带较薄弱，髓核易从该处突出，即使突出物很小也会引起神经根受压。

四、颈椎间盘的慢性损害的特殊检查

（一）医学影像检查

1. 颈椎X线检查 颈椎生理弧度减少或消失，受累椎间隙可有不同程度的退行性改变，颈椎动力摄片有时可显示受累节段失稳。

2. CT检查 对本病诊断有一定帮助，可查看突出的椎间盘有无钙化、关节突关节是否增生退变、椎体及椎间盘形态的改变情况等。

3. MRI检查 可直接显示颈椎间盘突出部位、类型及脊髓和神经根受损的程度，为颈椎间盘突出症的诊断、治疗方法选择及预后提供可靠依据。MRI对颈椎间盘突出症诊断的准确率远远大于CT和CTM，在中央型和旁中央型颈椎间盘突出症中可显示清晰影像。

（二）电生理检查

颈椎间盘的慢性损害中，神经功能检查以针极肌电图为主，由于神经传导主要检测外周神经，F波通常用于鉴定根性疾病，但由于颈椎病通常累及颈5、6、7，而正中神经和尺神经属于颈8神经根支配，所以仅供参考。肌电图有助于客观地定位定量脊髓、神经根和周围神经的功能和受损状态，弥补影像学和症状、体格检查的不足。

（三）实验室检查

实验室检查可以通过检测血常规、C反应蛋白、红细胞沉降率、免疫学、抗核抗体、结核抗体、降钙素原、布氏杆菌抗体等排除椎体感染性病变，了解身体的基本状况。

五、颈椎间盘的慢性损害的诊断标准

1. 病史 有颈椎及椎间盘慢性损害的相应病史。

2. 症状 有颈椎及椎间盘慢性损害的相应症状，如颈部或肩部疼痛、上肢疼痛或麻木、感觉减退等。

3. 体征 查体可触及颈部、肩部或上肢压痛点；若脊髓或脊神经受压时，体格检查时可见患者的肌肉萎缩、运动或感觉神经功能障碍等。

4. 影像检查 X线、CT或MRI检查可见椎间盘病变处的椎体骨形态改变、椎间盘变性、膨出或脱出等病理改变影像，特别是MRI检查，对诊断颈椎间盘慢性损害的价值较大。

5. **其他检查**　神经电生理检查、实验室检查等为颈椎间盘慢性损害可提供有限的辅助诊断。

六、颈椎间盘的慢性损害的中医辨证

（一）辨证要点

1. **辨病邪**　项痹的证候特征多因感受邪气的性质不同而表现各异。肢体关节疼痛呈游走不定者，属风胜；疼痛较剧，遇寒则甚，得热则缓者，属寒胜；重着而痛，手足沉重，肌肤麻木者，属湿胜；红肿热痛，筋脉拘急者，属热胜。

2. **辨虚实**　一般而言，新病多实，久病多虚。实者，发病较急，正气尚胜抗邪，故痛势剧，脉实有力；虚者，病程较长，多有气血不足，故疼痛绵绵，痛势较缓，脉虚无力。本病后期多见虚实错杂，应辨明虚实，分清主次。

3. **辨痰瘀**　项痹迁延不愈，证见关节漫肿，甚则强直畸形，痛如针刺，痛有定处，时轻时重，昼轻夜重，屈伸不利，舌体胖边有齿痕，舌质紫暗甚或可见瘀斑，脉沉弦涩。多属正虚邪恋，瘀血阻络，痰留关节，痰瘀交结，经络不通，关节不利，而成顽疾。

（二）中医分型

1. **行痹型**
（1）主症：颈部疼痛伴上肢体关节疼痛，游走不定。
（2）兼次症：发病初期肢节亦红亦肿，屈伸不利，或恶风，或恶寒。
（3）舌象：舌质红，苔白微厚。
（4）脉象：浮缓或浮紧。
（5）分析：风寒湿邪侵袭肌表，留滞经络，气血运行不畅，不通则痛，故见颈部疼痛；因疼痛影响关节活动，故见屈伸不利。行痹以风邪偏盛，风性善行而数变，故疼痛游走不定，时而走窜上肢，时而流注下肢为其特征；外邪束表，营卫失和，故见恶风发热，或恶寒发热。舌苔白，脉浮为邪气外侵之象。

2. **痛痹型**
（1）主症：颈部紧痛不移，遇寒痛增，得热痛减。
（2）兼次症：并肢节屈伸不利，局部皮色不红，触之不热。
（3）舌象：舌质淡红，苔白而薄腻。
（4）脉象：弦紧，或沉迟而弦。
（5）分析：感受风寒湿邪，因寒邪偏胜，寒性凝滞，主收引，邪流经络，痹阻气血，故见肢体关节紧痛不移，疼痛较剧；遇寒则血愈凝涩，故痛增剧；得热则寒邪祛散，气血运行较为流畅，故其痛减；寒主收引，筋脉拘急，则肢体关节紧痛而不得屈伸；寒为阴邪，故局部皮肤不红，触之不热。舌质淡红，苔薄白腻为寒湿之象，脉弦紧为属寒主痛之征，脉沉迟而弦为寒胜之象。

3. 着痹型

（1）主症：颈部及肢体关节重着，疼痛。

（2）兼次症：肢体关节肿胀，痛有定处，手足沉重，活动不便，肌肤麻木不仁。

（3）舌象：舌质红，苔白厚而腻。

（4）脉象：濡缓。

（5）分析：感受风寒湿邪而以湿邪偏盛，因湿性重浊黏滞，湿注经络，留滞关节，气血运行受阻，不通则痛，故见肢体关节肿胀，重着疼痛，痛有定处，活动不便；肌肤络脉为湿浊阻滞，营血运行不畅，而见肌肤麻木不仁。苔白厚腻，脉濡缓为湿邪偏盛之象。

4. 热痹型

（1）主症：颈部僵硬疼痛。

（2）兼次症：怕热，得冷稍舒，多伴有恶风、口渴、尿黄、烦闷不安等全身症状。

（3）舌象：舌质红，苔黄腻。

（4）脉象：滑数。

（5）分析：感受风湿热邪，或风寒湿邪郁而化热，湿热壅滞经络，气血郁滞不通，致局部红肿灼热，关节疼痛不能屈伸；湿热壅盛，营卫郁滞失和，故见恶风，发热；湿热久郁，化燥伤津，故口渴，尿黄；邪热上扰于心，则见心烦郁闷。舌质红，苔黄腻，脉滑数皆湿热壅盛之征。

七、颈椎间盘的慢性损害的典型案例

【典型病例1】马某，女，39岁。主诉：间断颈部及右上肢麻木疼痛1年。患者自述1年前无明显诱因患者出现颈部及右上肢麻木疼痛，在院外行推拿治疗，症状可缓解，后上述症状时有反复，右上肢疼痛明显，现为求系统治疗，来我科就诊，由门诊以"颈椎间盘突出症"收住入院。患者神志清，精神欠佳，颈及右上肢疼痛不适，活动受限，右上肢酸困、麻木，时有发凉，乏力，活动劳累及遇寒后症状加重，腿膝无力，纳可，夜寐欠安，大便三日一行，小便可。中医诊断：项痹；中医证型：风寒湿阻络。西医诊断：颈椎间盘慢性损害，颈椎间盘突出症（图3-2-1）。

【典型病例2】王某，女，38岁。主诉：间断颈部疼痛1年，加重3天。患者自述1年前无明显诱因出现颈部疼痛，活动部分受限，休息后症状未见缓解，就诊于附近诊所行拔罐治疗、外用膏药治疗后症状缓解。此后上述症状间断发作，未予重视。近3天，患者劳累后出现颈部疼痛加重，伴头痛，以后枕部为重，随后就诊于我院针灸科给予

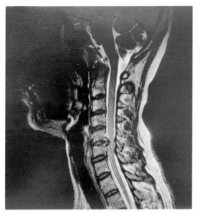
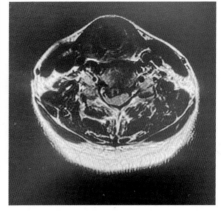

图 3-2-1 颈椎 MRI 提示颈椎间盘突出

针灸、拔罐治疗后疼痛未见缓解，夜间疼痛明显，不能入眠，为求进一步治疗，由我科门诊以"颈椎病"收入。入院症见患者神志清，精神欠佳，颈部僵硬疼痛，活动受限，伴头痛，以后枕部为重，偶有心慌、胸闷不适，纳可，眠差。颈部 MRI 检查提示颈椎间盘病变。中医诊断：项痹；中医证型：肝阳上亢。西医诊断：颈椎间盘慢性损害，颈椎间盘突出症（图 3-2-2）。

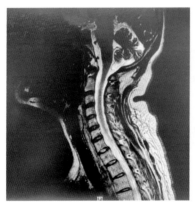
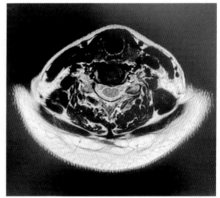

图 3-2-2 颈椎 MRI 提示颈椎间盘突出

【典型病例 3】俞某，男，59 岁。主诉：间断颈部疼痛 13 年，加重伴双上肢麻木半年。患者自述 13 年前无明显诱因出现颈部疼痛，活动部分受限，局部僵硬，休息后症状缓解，此后上述症状每遇劳累出现，进行性加重，就诊于我院，给予局部理疗、针灸治疗后症状缓解。上述症状反复，就诊于我科查颈椎 MRI 回示，颈椎退行性改变，$C_5 \sim C_7$ 椎体终板炎，$C_{5\text{-}6}$、$C_{6\text{-}7}$ 椎间盘突出。给予穴位注射、理疗等治疗后症状缓解出院。近半年，患者因劳累出现颈部疼痛加重，伴双上肢酸胀、麻木，局部僵硬，头晕，无视物旋转，无恶心，走路有脚踩棉花感，休息后症状未见缓解。现为求系统治疗，来我院就诊，由门诊以"混合型颈椎病"收住入院，患者神志清，精神欠佳，颈部疼痛剧烈，活动部分受限，局部僵硬，伴双上肢酸胀、麻木，头晕，无视物旋转，无恶心，后枕部疼痛，走路有脚踩棉花感。中医诊断为项痹，中医证型为风寒湿阻络。西医诊断为颈椎间盘慢性损害、颈椎间盘突出症（图3-2-3）。

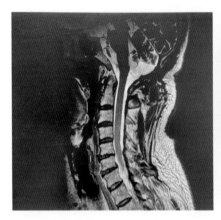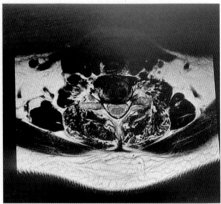

图3-2-3　颈椎MRI提示颈椎间盘突出

（阿依古丽·若曼　王　霞）

第三节　颈椎间盘的生理退化机制

颈椎间盘生理退变为与年龄有关的生物学改变，即人体颈椎间盘功能的老化过程，其与因致病因素导致的椎间盘病理改变过程并非完全相同。如颈椎间盘在婴幼儿时期，髓核含水量比例约为90%，纤维环含水量比例约为80%；青年时期，颈椎间盘髓核和纤维环的含水量比例开始下降；中老年时期的髓核和纤维环的含水量进一步降低。颈椎间盘的生理功能也随着年龄的变化逐渐减弱，出现退行性改变。本节从颈椎间盘慢性损害的退化因素、退化病理、临床表现、特殊检查、诊断标准、中医辨证等方面系统阐述颈椎间盘生理退化的机制。

一、颈椎间盘生理退化的影响因素

（一）现代医学致病的影响因素

1. **年龄**　随着年龄的增长，人体各部位的劳损也日益增加，颈椎同样会产生各种退行性改变，而椎间盘的退行性改变是颈椎间盘突出症发生、发展中的最关键因素。

2. **慢性劳损**　各种超过正常范围的过度活动带来的损伤，如不良的睡眠、枕头的高度不当或垫的部位不妥、工作姿势不当，长期低头工作者颈椎间盘突出症发病率较高。

3. 代谢因素 由于各种原因所造成人体代谢失常者，特别是钙、磷代谢和激素代谢失调者容易产生颈椎间盘突出症。

（二）中医致病的影响因素

痹病的发生因正气不足，腠理不密，卫外不固，外感风、寒、湿、热之邪，致使肌肉、筋骨、关节、经络痹阻，气血运行不畅，不通则痛。

1. 风寒湿热，侵袭人体 由于居处潮湿、涉水冒雨、气候剧变、冷热交替等原因，风寒湿邪乘虚侵袭人体，流注经络，留滞关节，使气血痹阻而成痹病。由于感邪偏盛之异，临床表现亦多有不同，其风气胜者，因风性善行而数变，故痹痛游走不定而成行痹；寒气胜者，因寒气凝涩，致气血凝滞不通，故疼痛剧烈，而成痛痹；湿气胜者，因湿性黏滞重着，使肌肤、关节麻木、重着，痛有定处而成着痹。若感受风湿热邪，或风寒湿邪郁而化热，流注关节，致局部红肿灼热而成热痹。

2. 痰瘀交结，痹阻经络 痹病治疗不当，久服祛风燥湿，或温散寒湿，或清热燥湿等药，耗气伤血，损阴劫津，致使气滞血瘀，痰浊阻络，痰瘀交结，经络痹阻，出现关节肿大，甚至强直畸形，屈伸不利等症状，形成正虚邪恋，迁延难愈的痹病顽疾。

二、颈椎间盘生理退化的病理变化

（一）组织器官的细胞学变化

颈椎间盘组织承受人体头部及颈部的重量，在日常生活及劳动中，易发生颈椎间盘的劳损。成人在正常状况下，颈椎间盘内没有血管长入，营养供应极为有限，从而极易退变。

颈椎间盘在20岁左右开始出现髓核的含水量下降，随着年龄的增加，颈椎间盘纤维环也发生改变。到了40岁左右颈椎间盘退行性改变加快，易出现颈椎间盘纤维环的胶原纤维弹性减弱、部分胶原纤维断裂及纤维环裂隙等退行性改变。

人刚出生时，纤维环含水约80%。髓核含水约90%，在18岁时，则下降10%；而在35岁时则分别降至65%和78%。椎间盘发育在最初形成时几乎全部为髓核占据，其外周仅有薄层纤维环包围。随着年龄的增长，髓核脱水而逐渐缩小至中心部，周围纤维环亦增厚。

椎间盘髓核由蛋白聚糖黏液样基质及纵横交错的胶原纤维网和软骨细胞构成，由于蛋白聚糖的吸水性，使髓核具有弹力和膨胀的性能。在新生儿，其椎间盘内蛋白聚糖含量较成人高，较退变者则更高。髓核中的变化较纤维环中的改变更明显，从而使成人髓核的弹性下降。由于髓核的蛋白聚糖下降，胶原纤维增加，髓核与纤维环中出现不同宽度的过渡区，使髓核不能将压力转化为纤维环的切线应力，纤维环受力不均成为纤维环破裂的组织学基础，尤其是在30岁以后。Roberts报道，其对100例标本进行病理学研究，结果显示中年标本的椎间盘均有退变。

（二）病理细胞学特征

1. 纤维环的退变　椎间盘纤维环各层呈45°倾斜角与椎体骺环附着，两层间以90°角交叉。深、浅层间互相交织，增强了纤维环的韧性及弹性。随年龄的增加，纤维环磨损部分产生网状变性和玻璃样变性，失去原来的清楚层次及韧性产生不同的裂隙。其中放射性裂隙与椎间盘髓核退变密切相关。柯卡迪·威利斯（Kirkaldy Willis）等认为，纤维环上的明显的退变经常表现为纤维层间的环形裂隙。这种裂隙常出现在纤维环的后部或侧部。这主要是由反复微小的创伤所造成。随着裂隙增大，可形成一个或多个放射状裂隙，涉及纤维环的不同深度。此薄弱区成为髓核突出最合适的途径。前方的裂隙多见于纤维环与椎骨交界处，且多为边缘性裂隙。其中可有血管进入，原因是创伤所致与退变无关。放射状裂隙的形成是由于椎间盘内压升高及内层纤维环的薄弱所致，纤维环的病变可在纤维环的外层出现，随之向内层延伸至髓核。

弗雷泽（Fraser）等认为，老化的髓核与退变的椎间盘可通过裂隙的延伸而形成孤立的放射状裂隙，导致包括外周纤维环边缘病变。相对年轻的椎间盘发生的分离性边缘退变，几乎是椎间盘高内压和纤维环过度的高张力而导致纤维环外周的机械性的损伤。Fraser等综合有关文献后，收集了几个医院的病理学的检查结果，对纤维环损伤进行了形态学分类。①Ⅰ型边缘撕裂：即纤维环边缘撕裂。在纤维环的外层，平行于相邻一个或两个软骨终板的分离性损伤。损伤在纤维环于椎体的边缘附着部，而且常有肉芽组织长入，并可达到纤维环中层，相邻椎体骨缘可出现杯状缺损。肉芽或纤维组织长入取代骨髓，其下骨小梁硬化、骨赘形成。②Ⅱ型环状撕裂：常见于纤维环侧方撕裂，可向前或向后伸，尤其在外层纤维环退变时。这些退变与血管长入有关。但如同边缘病变一样、无组织学的证据表明有修复发生，此型常伴有边缘性损伤。③Ⅲ型放射状裂隙：这是进一步退变的结果。髓核突出处的裂隙常在纤维环外层平行或垂直于软骨终板，尤其多在纤维环的后侧或后外侧，有时大的裂隙可延伸至前方。放射状裂隙与髓核脱出有关，其可成为髓核与软骨终板物质向外突出的通道，导致椎间盘突出。后侧纤维环外层放射状裂隙的边缘常有血管长入即血管化，亦无组织学的修复迹象。中年开始至80岁，层状纤维环进行性退变，纤维环完整性被破坏，表现为磨损和断裂及胶原纤维消失，形成的空隙内充满了强嗜PAS物质。另外，在退变的椎间盘的纤维环上可有软骨物质持续沉淀，但其未见于年轻的个体中。

2. 软骨终板的退变　软骨终板在成人约为1 mm厚，其与骺环连接的边缘部约为

10 mm宽。软骨终板亦随着年龄的增长而变薄、钙化和不完整，并产生软骨囊性变及软骨细胞坏死。中年以后，在软骨终板经常可以发现裂隙。软骨终板无神经供应，故软骨终板不能再生修复。在大部分病例中，这些裂隙开始于软骨终板中央和软骨终板与椎体骨终板之间，或软骨终板与髓核间。在尸体解剖材料中发现，早期老化中常见软骨终板退变、脱水与重复损伤。软骨终板薄弱处并存纤维环后部的小裂隙成为髓核突出的通道。由于软骨下出血、纤维环退变、椎体边缘骨赘增生而形成椎骨的继发改变。

3. **髓核的退变**　在生理退变过程中，椎间盘的细胞排列有规律地减少，髓核大小发生了很大的变化。在细胞减少中，功能性细胞数量减少更为明显，且每个细胞的功能性活力亦降低。随时间的推移，不同组织的再生力明显减少。米奇姆（Meachim）电镜下观察到青、少年正常髓核中活细胞稀少，而退变坏死的细胞较多。特劳特（Trout）发现，髓核中坏死细胞的比例从胎儿的2%逐渐增加到50%以上。退变细胞数量随年龄的增加而逐渐增加，这些细胞外形不规整，类似于骨关节炎软骨深层的退变细胞。中年之后，在椎间盘组织中常可发现组织碎片与裂隙，多数病例裂隙开始出现于椎间盘与软骨终板之间，往往平行于软骨终板。当裂隙增大时，则可使椎间盘中央部分与周围纤维环进一步分离。当上下裂隙在周围汇合时，椎间盘的中央部分可以完全游离，形成游离体。在纤维环有裂隙时，髓核即可通过其裂隙突出。在纤维环损伤而导致的椎间盘的早期退变中，髓核可保持相对正常的水分。由于退变而形成的椎间盘内压升高，可对外层纤维环形成张力，导致椎间盘髓核碎片附着于内层纤维环或软骨终板，或通过纤维环放射性裂隙突出。

三、颈椎间盘生理退化的临床表现

1. **典型症状**　颈部僵硬疼痛，活动部分受限，部分患者伴有后枕部头痛、双上肢麻木。

2. **体征**　颈部曲度变浅，活动受限，颈部压痛阳性，部分患者伴有臂丛牵拉试验阳性。

3. **疾病发展的动态演变**　椎间盘退变主要特征包括髓核软骨样细胞数目降低、聚集成团；细胞外基质如糖蛋白、蛋白多糖等成分的减少；椎间盘内各种炎性因子表达的增加等。在椎间盘退变早期，椎间盘组织内髓核细胞可出现增殖，伴有细胞簇的形成；随着椎间盘局部微环境的改变，髓核细胞皱缩、凋亡增加，局部炎性因子集聚；椎间盘退变程度不断地进展，椎间盘内髓核细胞数目下降、软骨样细胞形成，同时椎间盘细胞外基质开始出现降解，髓核内Ⅱ型胶原蛋白含量减低，Ⅰ型胶原蛋白比例开始增高，椎间盘微环境内部各种基质降解酶类含量上升，包括基质金属蛋白酶和含Ⅰ型血小板结合蛋白基序的解聚蛋白样金属蛋白酶；椎间盘组织内神经血管增生；髓核细胞老化、凋亡增加，并且椎间盘含水量降低，髓核组织逐渐纤维化，甚至伴钙化形成。

四、颈椎间盘生理退化的特殊检查

（一）影像检查

1. 颈椎X线检查 颈椎间盘生理退化早期在X线检查时多无变化。病情加重时X线检查可见颈椎生理弧度改变，严重时可见椎间隙变化和颈椎骨质的退行性改变。

2. CT检查 颈椎间盘生理退化早期在CT检查多无特殊变化，病情加重时可见椎间盘形态的变化和髓核的CT值变化。

3. MRI检查 颈椎间盘生理退化早期进行MRI检查时，可见颈椎间盘的髓核影像变化，特别是在椎间盘纤维环的形态还没有发生变化以前，MRI的价值高于CT等检查手段。同时MRI对椎间盘纤维环、脊髓、脊神经及椎旁血管、肌肉、脂肪等组织的检查，在对椎间盘退行性病变的诊断与鉴别诊断方面也具有重要意义。

（二）电生理检查

颈椎间盘生理退化中，神经功能检查以针极肌电图为主，由于神经传导主要检测外周神经，F波通常用于鉴定根性疾病，但由于颈椎病通常累及颈5、6、7，而正中神经和尺神经源于颈8神经根，所以要结合临床。肌电图有助于客观地定位定量脊髓、神经根和周围神经的功能和受损状态，弥补影像学和症状、体格检查的不足。

（三）实验室检查

血常规、C反应蛋白、红细胞沉降率、免疫学等检查在椎间盘退行性病变的诊断与鉴别诊断方面具体一定的参考意义。

五、颈椎间盘生理退化的诊断标准

1. 病史 有颈椎间盘发生生理退化的相应病史。

2. 症状 有颈椎间盘发生生理退化的相应症状变化。颈椎间盘退行性改变的早期，很多人都没有特别的症状。若椎间盘退行性的病理改变加重，可出现颈部不适感、颈肩部胀痛、上肢不适感等。

3. 体征 查体可触及颈肩部的肌肉、筋膜等软组织硬度改变；椎间盘退行性改变引起颈椎曲度、应力等变化，导致颈椎及椎间盘附着的肌肉、筋膜、韧带等发生病理性改变。病程较长时可在颈部、肩背部和上肢的相关区域，找到明显的压痛点或肌肉等软组织呈索状改变。

4. 影像检查 颈椎间盘退行性改变的早期，经X线和CT检查很难发现颈椎间和颈椎的形态学改变，MRI 在颈椎间盘发生生理退化方面更有诊断价值。

5. 其他检查　神经电生理检查、实验室检查等在颈椎间盘生理退化方面无直接的诊断价值，但在鉴别诊断方面可以提供参考。

六、颈椎间盘生理退化的中医辨证分型

1. 风寒湿型　外邪袭表，壅滞气机，腠理开合失调而发为本病。可有颈项肩部酸痛不适，活动受限，上肢麻木；或牵涉到上背痛，头沉重，惧风寒；舌淡红，苔薄或白腻，脉紧或滑。

2. 痰湿阻络型　外邪入里，内生痰湿，阻止经络，气血不畅，发为本病。见颈肩僵痛，头项痉挛，屈伸受限，肢体麻木，时伴头晕、头重、胸闷、纳呆；舌淡胖，舌苔白腻，边有齿痕，脉弦滑。

3. 气血亏虚型　多表现为颈肩疼痛，上肢麻木，头重，目眩，胸闷气短，面色苍白，疲乏无力；舌淡或胖，边有齿印，苔薄少，脉沉细。

4. 肝肾不足型　颈部僵痛，头重眩晕，四肢麻木，耳鸣耳聋，反复发作，劳则加甚；舌红少津，苔少，脉沉细或弦。

七、颈椎间盘生理退化的典型案例

【**典型病例 1**】王某，男，60 岁。主诉：双手麻木半年，伴头昏乏力，颈椎僵硬，腰膝酸软、耳鸣，舌质淡，苔薄白，脉沉细。颈椎 MRI 提示：颈椎退行性病变（图 3-3-1）。

【**典型病例 2**】刘某，男，70 岁。主诉：间断颈部疼痛伴头晕 10 年，加重伴视物模糊半年。患者既往患有颈部僵硬疼痛病史 10 年，伴头晕、头痛，双上肢麻木。MRI 检查提示：颈椎退行性病变（图 3-3-2）。

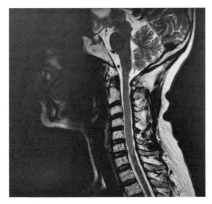 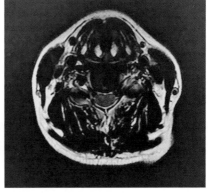

图 3-3-1　颈椎 MRI 提示颈椎退行性病变

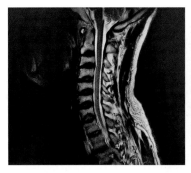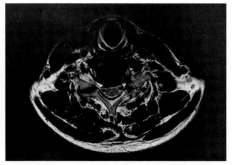

图3-3-2　颈椎MRI提示颈椎退行性病变

（阿依古丽·若曼　王　霞）

第四节　颈椎间盘的组织病变机制

颈椎间盘组织病变是颈椎间盘突出症等系列颈椎间盘病变的组织学基础，颈椎间盘组织病变机制研究是分析颈椎间盘疾病发生、发展与诊断、治疗、疗效预判等的重要理论基础。本节从颈椎间盘纤维环变性、颈椎间盘纤维环断裂、颈椎间盘髓核组织变性、颈椎间盘髓核组织突出、颈椎间盘髓核组织脱出、颈椎间盘髓核组织游离、颈椎间盘病变组织硬化、颈椎间盘病变组织钙化、颈椎间盘病变致颈椎椎管狭窄、颈椎间盘病变致颈椎椎体滑脱等方面系统阐述颈椎间盘组织病变的机制。

一、颈椎间盘纤维环变性的病理机制

机体随着年龄的增长，发生生理性退变，大到每个个体随着时间变老，至最终去世；小到每个细胞在正常周期内凋亡，至最后再生功能减退，最终无法再生。

颈椎间盘纤维环变性也是从机体退变开始，颈椎间盘纤维环随着年龄的增加开始出现弹性减弱，纤维环的胶原纤维变性肿胀，部分胶原纤维断裂，纤维的排列紊乱，纤维环内外侧之间分界不清。纤维环变性后出现软骨内骨化，透明软骨破坏，炎性细胞浸润，软骨细胞坏死，导致纤维环逐渐变薄、塌陷等病理改变，引发一系列的颈椎间盘纤维环变性的症状和体征。

【典型病例】刘某，女，35岁。以"颈部僵硬疼痛半年"为主诉收入院；入院症见患者颈部僵硬疼痛，活动度尚可，无头晕头痛，无上肢麻木症状。MRI检查显示：颈椎间盘纤维环退变（图3-4-1）。

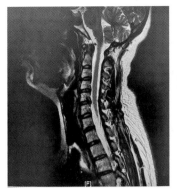
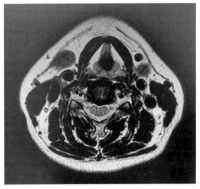

图3-4-1　颈椎MRI提示颈椎间盘纤维环退变

二、颈椎间盘纤维环断裂的病理机制

颈椎间盘纤维环断裂是在颈椎间盘纤维环变性的基础上进一步发展的病理性改变。椎间盘纤维环变性后，其主要成分胶原纤维发生部分断裂，弹性作用减弱，纤维环的承受力下降，逐渐变薄、变扁、变大，出现横向或纵向的断裂，当断裂的纤维组织不能得到有效修复时，在外力或身体自身重力的作用下，纤维环易发生贯通性破裂，导致纤维环组织和髓核等向外突出，引发一系列的颈椎间盘纤维环断裂的症状和体征。

【典型病例】马某，男，40岁。以"间断颈部僵硬疼痛半年，加重1周"为主诉收入，入院症见患者颈部僵硬疼痛，活动部分受限等症状。查体C_{5-6}、C_{6-7}周围肌肉压痛阳性。MRI检查显示：颈椎C_{5-6}、C_{6-7}纤维环破裂，椎间盘突入椎管内（图3-4-2）。

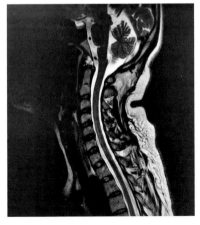
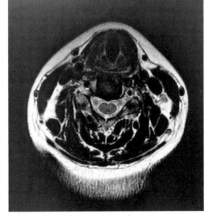

图3-4-2　颈椎MRI显示C_{5-6}、C_{6-7}纤维环破裂

三、颈椎间盘髓核组织变性的病理机制

颈椎间盘髓核在新生儿时期的髓核的含水量约90%。髓核占了椎间盘的大部分组织，随着年龄的增长，髓核逐渐脱水、缩小至中心部，周围纤维环也相应增厚。椎间盘髓核的变性有生理性变性和病理性变性两种方式。

颈椎间盘髓核的生理性变性是与年龄增长相关，随着机体组织的退行性改变而发生。颈椎间盘髓核的病理性变性除颈椎间盘的急性损伤所引发的髓核变性外，多数情况是发生在颈椎间盘髓核生理性变性基础上的慢性改变。

颈椎间盘髓核变性时，髓核的蛋白聚糖基质和胶原纤维的生理功能减退，软骨细胞先增生后凋亡，逐渐使髓核的"液体轴承"功能丧失。

【典型病例】潘某，女，34岁。以"颈部疼痛2月"为主诉收入院，患者主诉颈部疼痛，活动度尚可，无头晕头痛，无上肢麻木症状。MRI检查显示：颈椎间盘髓核退变（图3-4-3）。

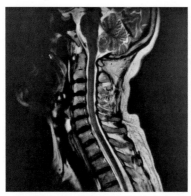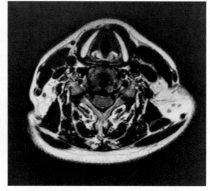

图3-4-3　颈椎MRI显示颈椎间盘髓核退变

四、颈椎间盘髓核组织突出的病理机制

颈椎间盘髓核组织突出是在颈椎间盘髓核组织变性的基础上进一步发展的病理性改变。当颈椎间盘髓核组织变性后，椎间盘髓核和纤维环的生理功能下降，纤维环的弹性减弱，颈椎间盘对来自外界和机体自身重量的承受能力减弱。颈椎间盘在不良受力的情况下出现纤维环的纤维组织断裂、椎间盘纤维环贯穿性破裂；位于纤维环内的髓核组织在颈椎活动的过程中，由于压力的作用被挤压，通过纤维环的断裂或破溃处突入椎管内，引发因颈椎间盘髓核突出导致的一系列症状和体征。

【典型病例】董某，男，43岁。以"间断颈部疼痛2年，加重1月"为主诉收入，

患者主诉颈部疼痛，活动部分受限，无头晕头痛，偶有左上肢麻木症状。颈椎MRI检查显示：颈椎间盘C_{5-6}、C_{6-7}突出，椎间盘髓核突入椎管内（图3-4-4）。

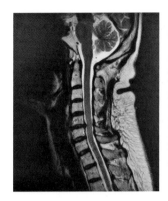
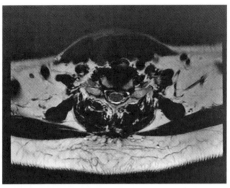

图3-4-4 颈椎间盘C_{5-6}、C_{6-7}突出，椎间盘髓核突入椎管内

五、颈椎间盘髓核组织脱出的病理机制

颈椎间盘髓核脱出是指纤维环完全破裂，髓核穿破后纵韧带，大块髓核进入椎管，但其根部仍然在椎间隙内。颈椎间盘髓核组织脱出是在颈椎间盘髓核组织突出的基础上进一步发展的病理性改变。当颈椎间盘髓核组织突出后，椎间盘髓核和纤维环的对来自外界和机体自身重量的承受能力进一步减弱。颈椎间盘在不良受力的情况下，椎间盘及髓核被进一步挤压，髓核通过纤维环的断裂或破溃处进一步突入椎管内，引发因颈椎间盘髓核脱出导致的一系列症状和体征。

【典型病例】王某，男，50岁。以"间断颈部疼痛10年，加重伴双上肢麻木1年"为主诉收入院，患者主诉颈部疼痛，活动受限，无头晕头痛及双上肢酸胀麻木症状。查体：颈椎活动受限，双上肢肌力、感觉减退，霍夫曼征阳性。颈椎MRI检查显示：颈椎C_{5-6}椎间盘脱出、C_{6-7}椎间盘突出（图3-4-5）。

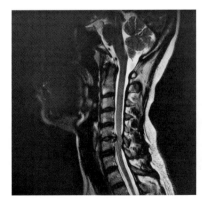
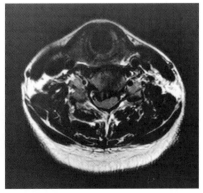

图3-4-5 颈椎MRI显示颈椎C_{5-6}椎间盘脱出、C_{6-7}椎间盘突出

六、颈椎间盘髓核组织游离的病理机制

颈椎间盘髓核组织游离是指髓核组织穿破纤维环和后纵韧带，完全突入椎管，与原椎间盘脱离。颈椎间盘髓核组织游离是在颈椎间盘髓核组织脱出的基础上进一步发展的病理性改变。

当颈椎间盘髓核组织脱出后，颈椎间盘在不良受力的情况下，椎间盘及髓核被进一步挤压，椎间盘脱出的髓核全部突入椎管内，并与原椎间盘脱离，游离于硬膜外腔或蛛网膜下腔内，直接挤压颈段脊髓，引发因颈椎间盘髓核游离导致的一系列严重症状和体征。

因颈椎间盘游离的髓核无法还纳，可向各个方向移位。CT间隙层面扫描有时可显示突出的髓核组织块形不明显，或个别病例CT扫描未见明确的椎间盘突出，这类患者症状体征与影像学表现不相符，可在相应的椎间隙上下及椎间孔平面加扫，以观察有无髓核的游离。MRI检查可明确诊断，并可确定责任椎间盘，防止定位错误。

【典型病例】郭某，男，52岁。以"间断颈部疼痛10年，加重伴双上肢麻木1年"收入院，患者主诉颈部疼痛，活动受限，无头晕头痛，双上肢酸胀麻木症状。查体：颈椎活动受限，双上肢肌力、感觉减退。颈椎MRI检查显示：颈椎$C_{4、5}$椎间盘游离、$C_{6、7}$椎间盘突出。

七、颈椎间盘病变组织硬化的病理机制

颈椎间盘病变组织硬化是在颈椎间盘纤维环和髓核突出或组织脱出的基础上进一步发展的病理性改变。颈椎间盘组织突出或脱出进入椎管后，病变组织没有完全吸收或干预清除，而致突出或脱出的椎间盘纤维环和髓核组织脱水硬化，与相应的颈椎间盘后缘、后纵韧带或椎体后缘等黏附或融合，导致椎管相对空间变狭窄，使颈段脊髓或脊神经受挤压，引发一系列症状和体征。

【典型病例】王某，男，72岁。以"间断颈部疼痛15年，加重伴左上肢麻木2年"收入院，患者主诉颈部疼痛，活动受限，无头晕头痛，左上肢酸胀麻木症状。查体：颈椎活动受限，双上肢肌力、感觉减退。颈椎MRI磁检查显示：颈椎C_{4-5}、C_{5-6}、C_{6-7}椎间盘突出（图3-4-6）。

八、颈椎间盘病变组织钙化的病理机制

颈椎间盘病变组织钙化是在颈椎间盘纤维环和髓核突出或组织脱出硬化后的基础上进一步发展的病理性改变。颈椎间盘组织突出或脱出进入椎管后，病变组织逐渐脱水硬化，发生病理性钙质沉积（其主要成分为羟基磷灰石云），而致病变的椎间盘组织

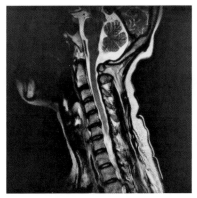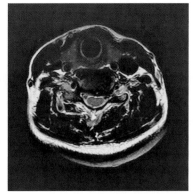

图 3-4-6　颈椎 MRI 检查显示颈椎 C_{4-5}、C_{5-6}、C_{6-7} 椎间盘突出

纤维钙化。钙化的椎间盘组织与相应的颈椎间盘后缘、后纵韧带或椎体后缘等发生骨性融合，导致颈椎椎管骨性狭窄，使颈段脊髓或脊神经等受挤压，引发一系列症状和体征。

【典型病例】祝某，男，70 岁。以"间断颈部疼痛 11 年，加重 1 年"为主诉收入院，患者颈部疼痛，活动受限，无头晕头痛，无上肢酸胀麻木症状。查体：颈椎活动受限，双上肢肌力、感觉正常。颈椎 CT 检查显示：颈椎 C_{4-5}、C_{5-6}、C_{6-7} 椎间盘突出并钙化（图 3-4-7）。

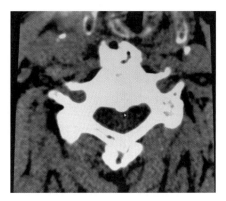

图 3-4-7　颈椎 CT 显示颈椎 C_{4-5}、C_{5-6}、C_{6-7} 椎间盘突出并钙化

九、颈椎间盘病变致颈椎椎管狭窄的病理机制

颈椎间盘病变致椎管狭窄是在颈椎间盘突出或脱出组织硬化或钙化的基础上进一步发展的病理性改变。颈椎间盘病变组织突入椎管后，病变组织没有完全吸收或干预清除，占据了椎管的有限空间，使颈段脊髓或脊神经、椎管内的血管丛等受压，引发一系列颈椎椎管狭窄的症状和体征。当突入颈椎椎管的椎间盘病变组织硬度较低时，对椎管内的脊髓、脊神经、血管丛等只造成"软性挤压"，使椎管"软性狭窄"或相对狭窄。当突入颈椎椎管的椎间盘病变组织全部硬化或钙化时，对椎管内的脊髓、脊神经、血管丛等将造成硬性或骨性挤压，导致椎管硬性或骨性狭窄，可发展为颈椎椎管的绝对狭窄。

【典型病例】杨某，男，75 岁。以"间断颈部疼痛 20 年，加重伴头晕半年"收入院，患者主诉颈部疼痛，活动受限，头晕头痛，双上肢酸胀麻木症状，走路脚踩棉花感。查体：颈椎活动受限，双上肢肌力、感觉减退，霍夫曼征阳性。颈椎 MRI 显示：C_{5-6} 椎间盘突出伴椎管狭窄（图 3-4-8）。

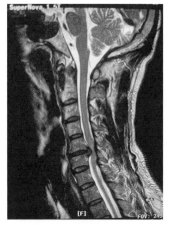

图 3-4-8　颈椎 MRI 显示 C$_{5-6}$
椎间盘突出伴椎管狭窄

十、颈椎间盘病变致颈椎椎体滑脱的病理机制

颈椎椎体滑脱是颈椎间盘病变所引起的一种严重颈部疾病。颈椎滑脱较重时可导致颈段脊髓的横断性损害，威胁患者的生命。颈椎滑脱除急性外伤等致病因素外，主要是在颈椎间盘病变的基础上椎体的稳定性出现问题，上下椎体连接失常。在颈椎伸屈及旋转活动时，椎体间的制衡功能障碍，致使相应椎体过度前移或后移，严重超过了颈椎生理活动的范围。

颈椎椎体滑脱可分为前滑和后滑两种，上位椎体向前滑移，称为前滑；上位椎体后滑，称为后滑。颈椎椎体滑脱多见于40岁以上的中老年人，有急性发病，也有慢性隐匿发病。慢性发病的病程发展缓慢，表现多样，临床多见有颈项不适、肩背酸胀、记忆力减退、健忘、注意力难以集中、用脑后疲劳、头晕多梦、困倦、烦躁、失眠、手足麻木等。以上诸症均因颈椎滑脱后压迫或刺激椎周的自主神经、椎动脉和神经根引起。临床诊断时，要善于对临床症状进行归纳和总结，抓住问题的实质和关键所在。辅助诊断时，要特别重视颈椎功能位X线片的检查，以防漏诊。

【典型病例】刘某，男性，56岁，公务员。以头昏、头痛伴颈项不适1年。患者诉头痛、头昏，症状与体位有关，长时间低头或从坐、站位向卧位转变时，症状易诱发和加剧，同时伴有颈项不适、乏力，右侧肩背及右肘关节酸重，发作时可出现手足麻木。X线检查中，颈椎正侧位X线片显示：颈6椎体向前滑脱（图3-4-9）。

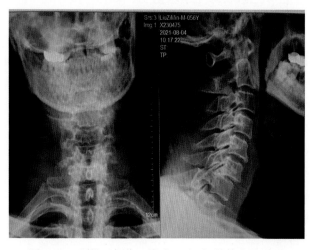

图 3-4-9　颈椎正侧位X线片显示颈6椎体向前滑脱

（阿依古丽·若曼　王　霞）

第五节　颈椎间盘的组织修复机制

　　颈椎间盘组织修复机制是治愈颈椎间盘疾病重要的组织学基础，本节从颈椎间盘纤维环的自愈式修复机制、颈椎间盘纤维环的治愈式修复机制、颈椎间盘髓核组织自愈式修复机制、颈椎间盘髓核组织治愈式修复机制、颈椎间软骨终板组织自愈式修复机制、颈椎间盘软骨终板组织治愈式修复机制和颈椎间盘病变组织修复影响因素等方面系统阐述颈椎间盘组织修复的机制。

一、颈椎间盘纤维环的自愈式修复机制

　　颈椎间盘纤维环组织发生病变后，椎间盘纤维环具备一定的自身细胞组织的自我修复功能，即"纤维环自愈式修复"功能。椎间盘纤维环的组织学检查发现，在纤维软骨性游离椎间盘组织中，有丰富的新生血管和肉芽组织存在。椎间盘组织坏死和退变部分的边缘有单核细胞浸润，炎性因子也参与自然吸收的过程，淋巴系统有清除硬膜外腔外来物和细胞碎屑的功能。

　　李晶等动物试验认为椎间盘组织吸收现象为椎间盘内血管化形成和侵入的巨噬细胞吞噬消化作用。突出的椎间盘组织与血管丰富的组织接触后有吸收缩小的可能，使突出的椎间盘趋向于缩小或消失。肉芽组织的丰富血运在MRI增强时显示高信号，作免疫细胞化学检查时，亦证实肉芽组织中有丰富的炎性细胞。采用特殊单克隆抗体证实巨噬细胞为主要的细胞，说明这些细胞成分和血管成分能吞噬和破坏椎间盘组织，椎间盘吸收过程的病理生理学是极为复杂并受细胞因子网络的自动调节。

二、颈椎间盘纤维环的治愈式修复机制

　　颈椎间盘纤维环组织发生病变后，通过体外干预的方式可以促进部分病变的椎间盘纤维环得以修复，即"纤维环治愈式修复"，这是治疗椎间盘疾病的理论基础。

　　颈椎间盘纤维环是一个围绕髓核的胶原纤维环，构成椎间盘外围的部分。其功能是使上下两椎体互相连接，保持脊柱的稳定性，维持髓核组织的位置和形状，承受椎间盘内的张力。当颈椎间盘纤维环病变时，通过药物、介入、手术缝合等方式可帮助部分病变椎间盘纤维环得以修复。

　　近年来，随着可降解的生物合成材料及组织工程技术的飞速发展，人们对纤维环的再生及修复的研究也逐渐深入。目前主要包括直接缝合纤维环、细胞和基因治疗、组织工程支架技术、细胞和基因治疗与支架联合应用。纤维环的修复及重建是解决脊

柱退变性疾病及椎间盘摘除后复发等一系列并发症的理想治疗策略。

三、颈椎间盘髓核组织自愈式修复机制

颈椎间盘髓核组织发生病变后，椎间盘髓核具备一定的自身细胞组织的自我修复功能，即"髓核自愈式修复"功能。椎间盘髓核发生病变突入椎管内后，部分髓核组织脱水，髓核细胞发生"细胞自溶"分解，使突入椎管的髓核组织缩小、回纳或吸收消失，纤维环也自我修复。在CT和MRI检查中也证实，部分患者突出的腰椎间盘能吸收、消退或减小，进而可直接减轻神经根的压迫。

四、颈椎间盘髓核组织治愈式修复机制

颈椎间盘髓核组织发生病变后，通过体外干预的方式可以促进部分病变的椎间盘髓核组织得以修复，即"髓核治愈式修复"，这也是治疗椎间盘疾病的理论基础。

当颈椎间盘髓核发生病变时，通过药物、介入、髓核细胞营养物质注入等方式可帮助部分病变椎间盘髓核组织得以修复。在椎间盘突出症的临床诊疗中，有80%左右的患者经保守治疗而愈。CT和MRI等影像检查从椎间盘髓核病变的形态学变化得到了认识。同时由于生物化学和分子生物学技术的进展，对椎间盘髓核组织病变的细胞学、免疫学和分子生物学的研究也在进一步深入。

五、颈椎间盘病变组织修复的影响因素

1. 颈椎间盘病变组织的修复方式　在人体组织及椎间盘病变的自愈修复过程中，当组织细胞出现"耗损"时，机体进行吸收清除，并以实质细胞再生或纤维结缔组织增生的方式加以修补恢复的过程，称为修复。颈椎间盘病变组织及人体组织修复的途径主要有三种。①机体通过免疫、炎性反应对耗损区内坏死、碎屑、异物和病原等进行吸收清除。②如果耗损的实质细胞有再生能力和适宜条件，则通过邻近存留的同种实质细胞再生进行修补恢复，因为此种修复可完全恢复原有细胞、组织和结构的功能，故称为再生性修复或完全性修复。③在病理状态下，如果实质细胞不能再生或仅有部分能再生，组织缺损则全部或部分由新生的富含小血管的纤维结缔组织（肉芽组织）修补充填缺损，并形成瘢痕，因为其只能恢复组织的完整性，不能完全恢复原有的结构和功能，称为瘢痕性修复或不完全性修复。

2. 影响颈椎间盘病变组织修复的因素　从椎间盘组织细胞修复的角度主要影响因素有以下几个方面。①突出周围组织的新生血管形态。②突出周围内成纤维细胞。③血管侵入突出组织内。其中位于后韧带和椎体后缘的丰富血管网起很大作用。单核吞噬

细胞系统（MPS）的单核细胞是通过新生血管而侵入。突出椎间盘的缩小过程与髓核组织作为异物接触血运后发生免疫反应有关。

3. 从椎间盘病变组织的干预性修复方面主要影响因素有以下几个方面　①椎间盘病变的程度。②椎间盘病变的治疗手段选择。③椎间盘病变的康复养息方式。

六、颈椎间盘软骨终板组织自愈式修复机制

软骨终板由与其他软骨细胞一样的圆形细胞构成。软骨终板在椎体上、下各一个，其平均厚度为1 mm，在中心区更薄，呈半透明状，位于椎体骺环之内间。骺环在成人为椎体周围的骨皮质骨环，在青少年时其作用为软骨源性生长带，在成人为纤维环纤维附着固定处。软骨终板损伤主要包括两种类型，分别为施莫尔结节和终板退行性改变。施莫尔结节是指椎间盘髓核组织经破裂的软骨终板突入邻近的椎体松质骨内，这一经典的理论由德国医生Schmorl（施莫尔）于1927年首先提出。施莫尔结节起源和发生机制尚不明确，包括发育因素、退变因素、病理因素、创伤因素和终板下骨坏死等。终板损伤后髓核细胞凋亡，蛋白多糖合成能力下降。神经和血管的内生长是结构上破裂椎间盘的一个特征。软骨终板是椎间盘的主要营养通路，其中央部分渗透性较周围部分渗透性高。渗透性与椎体骨髓腔隙和软骨终板的透明软骨间的营养血管接触点有关。依据软骨对葡萄糖的渗透率，仅依靠弥散作用是不足以营养整个椎间盘，而营养的减少将关系到椎间盘退变。

七、颈椎间盘软骨终板组织治愈式修复机制

软骨终板在髓核营养交换和椎间盘应力保护方面起重要作用，是椎间盘主要的营养途径。椎间盘退变时软骨终板更容易发生组织学结构紊乱，主要包括变薄、裂隙和细胞密度改变，终板的这些变化先于髓核的改变，而纤维环（特别是内层）的退变则更迟。在老年期可见软骨终板的退变钙化在椎间盘退行性疾病的发病中起到重要作用。非手术治疗方法包括药物、理疗、制动等，非手术治疗无效时可选择介入治疗，如亚甲蓝椎间盘内注射、经皮激光椎间盘汽化减压技术、椎间盘内电热疗法、射频消融髓核成形术等修复颈椎间盘软骨终板。

（阿依古丽·若曼　王　霞）

第六节　颈椎间盘病变的病理热图

疼痛曾经被人们认为是一种主观的不愉快的情绪体验。随着现代医学科技的发展和对

疼痛检测技术的研究，已能够将软组织疼痛以一种可视化的彩色图像展示出来，帮助疼痛诊疗医生判断和分析患者疼痛的部位、范围、程度和性质等，现在的医用红外热像图技术就是这种"疼痛可视化"检测工具。本节从颈椎间盘非病理变化时的热图特征、颈椎间盘急性损害的病理热图特征、颈椎间盘慢性损害的病理热图特征、颈椎间盘生理退化的热图变化特征等方面系统阐述颈椎间盘病变的疼痛可视化的系列热图。

一、颈椎间盘非病理变化时的热图特征

1. 红外热成像的"疼痛可视化技术"基本原理 人体代谢热成像是由红外技术向医学领域转化而研发出的医学功能影像技术，人体代谢热成像技术可以极其敏感地（<0.05℃）接收人体细胞新陈代谢所产生的热辐射。不同物体温度不同，就释放出不同种类的红外辐射。人是恒温动物，能维持一定体温，并不断向四周空间发散红外辐射能。因生理结构、体表各处温度不等，当人体某处发生病变或生理状况发生变化时，必将因其血流和代谢变化而产生高于或低于正常温度的偏离。人体代谢热像系统可以测定人体温度的变化，能够作为临床医学诊断的指标。人体细胞、组织或器官处于正常、异常状态下，细胞代谢产生的热强度不同，当人体某个部位患病时，通常就存在温度的变化，部分温度升高，如增生、炎症、肿瘤早期等；部分温度降低，如慢性疾病、血液供应不足、组织坏死等。

2. 颈椎及椎间盘正常时的红外热图特征 正常的红外热成像表现为当颈椎的解剖结构和生理功能处在正常状态时，红外热成像表现为沿机体后正中线脊柱投影区的正常热态序列分布，即脊柱热态自下而上、自上而下、上下相交融合，呈条状、渐进、均匀、对称分布，不应出现热态"截断"或热倍增不连续现象，并沿其解剖结构的缝隙向四周均匀扩散分布，无局限性异常高热态区或低热态区。后枕部及颈部温度走形变化顺滑流畅。

二、颈椎间盘急性损害的病理热图特征

颈椎间盘急性损伤时，病变的脊柱相应部位异常高温，相应神经支配的上臂或下肢皮肤分布区则发生异常低温。分析椎间盘突出的解剖学和病生理学变化，红外热成像图上的脊柱部位异常高温的原因可能是椎间盘纤维环破裂、髓核突出物刺激使椎管周围肌筋膜和神经炎性物质浸润、组织微血管扩张和血流速度增快。脊柱局部热区的范围越广和温度越高，反映椎间盘或神经根椎体病变越重。

三、颈椎间盘慢性损害的病理热图特征

颈椎间盘慢性损害时，因长时间的病变甚至发生神经失用性或营养性肌肉萎缩，

红外热成像图上显示患肢体积变小。因此，当临床中主诉疼痛部位检查无局部病变而红外热成像图上显示异常低温，循其神经走行途径上的近心端发现局部高温和局部压痛时，应考虑可能是神经卡压性疼痛而给予进一步的影像学检查和针对性的治疗。在脊柱红外热成像时，要考虑到由于椎骨与经椎间孔穿行的神经的关系，即脊神经从由脊髓通过椎体间隙进出。一旦椎体发生移位，产生压迫或周围肌肉、韧带组织紧张，都会直接影响通过椎间孔的神经，间接引起神经支配的器官、肌肉或者内分泌腺体异常，在其支配或所属脏器的投影区也常出现异常热态分布。如颈段脊髓热态异常，$C_1 \sim C_4$ 提示颈部软组织，$C_5 \sim T_2$ 提示上肢有功能改变或病理变化。

四、颈椎间盘生理退化的热图变化特征

由于颈椎椎骨及其脊髓有丰富的血管、淋巴管、神经，正常的新陈代谢对其生长发育、营养及损伤后的修复、再生起重要的作用，故有多种热源重叠在"脊柱热像"，热态信息丰富。这不仅反映椎骨、脊神经及其软组织损伤、退化等方面的病变，而且从中医理论与临床实践证实，"脊柱热像"是判断机体免疫功能状态、脏腑功能状态的重要参考指标。

五、颈椎间盘病变的其他典型热图案例

【典型病例1】西医诊断为颈椎间盘病变。中医诊断为项痹，证型为湿热阻络。红外热成像表现：颈部代谢热片状升高，向右肩部延伸，提示为颈椎病变。双上肢代谢热不对称，右侧高于左侧，提示湿热阻络，经络痹阻（图3-6-1）。

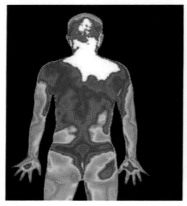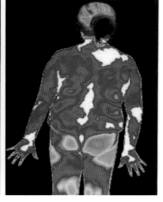

图3-6-1 病例1红外热图

【典型病例2】西医诊断为颈椎间盘病变。中医诊断为项痹，证型为寒湿痹阻。红外热成像表现：双上肢温度不对称，左侧代谢热低于右侧，腹部代谢热见两条带状低

温带；下焦代谢热块状降低，胸部不规则片状代谢热降低，见寒包热征，督脉不连续，提示寒湿痹阻。颈部见代谢热不均匀升高，向肩部放射，颈部大椎处点团状代谢热降低，颈椎下端见团块状代谢热降低，提示颈椎疾病（图3-6-2）。

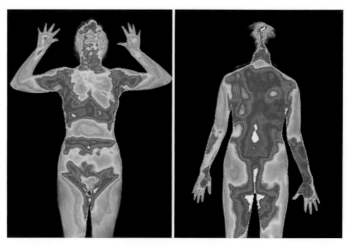

图3-6-2　病例2红外热图

【典型病例3】西医诊断为颈椎间盘病变。中医诊断为项痹，证型为寒凝血瘀。红外热成像表现上中下三焦代谢热降低，面部代谢热低，督脉不连续，提示阳虚寒凝；躯干、四肢代谢热不对称，右侧温度高于左侧，提示血瘀。下端颈椎右侧大片状代谢热增高影，提示颈椎疾病（图3-6-3）。

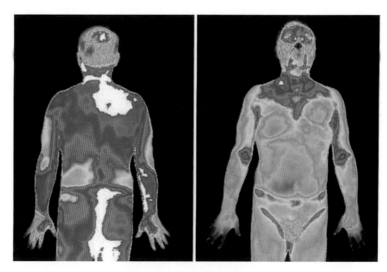

图3-6-3　病例3红外热图

（阿依古丽·若曼　王　霞）

参 考 文 献

［1］ 刘延青, 崔建君. 实用疼痛学 [M]. 北京: 人民卫生出版社, 2013.
［2］ 田伟. 实用骨科学 [M]. 北京: 人民卫生出版社, 2008.
［3］ 王恩华. 病理学 [M]. 北京: 高等教育出版社, 2003.
［4］ 胡有谷. 腰椎间盘突出症 [M]. 北京: 人民卫生出版社, 2011.
［5］ 田德禄. 中医内科学 [M]. 北京: 人民卫生出版社, 2010.
［6］ 史可任. 颈肩腰腿疼痛注射疗法 [M]. 北京: 人民军医出版社, 2014.
［7］ 李晶, 周江南, 李康华, 等. 突出腰椎间盘组织再吸收现象的机制研究 [J]. 中华骨科杂志, 2002, 22 (6): 343-346.
［8］ 江顺奎, 刘久健, 施继玲. 临床常见疾病红外图谱 [M]. 昆明: 云南科技出版社, 2020.
［9］ 袁云娥. 医学数字红外热成像技术概论 [M]. 郑州: 郑州大学出版社, 2013.
［10］ 李洪娟. 红外成像检测与中医 [M]. 北京: 中医古籍出版社, 2014.

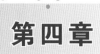

第四章
头颈部的经络学特性

本章从人体的经络分布概要、头部的经络分布特性、颈部的经络分布特性、头颈部与躯干经络的关联特性、头颈部与上肢经络的关联特性、头颈部与下肢经络关联特性等方面系统阐述头颈部的经络学特性。

第一节　人体的经络分布概要

人体经络系统是研究中医特色治疗颈椎间盘疾病的重要理论基础。人体的经络系统主要包括十二经脉、奇经八脉以及附属于十二经脉的十二经别、十二经筋、十二皮部等。本节从人体十二经脉系统分布、人体奇经八脉系统分布、人体络脉系统分布、人体经络系统的生理功能等方面系统阐述人体经络分布的基本情况。

一、人体的十二经脉系统分布概要

十二经脉是指十二脏腑所属的经脉，是经络系统的主体，又称为正经。

（一）手三阴经

包括手太阴肺经、手少阴心经、手厥阴心。

1. **手太阴肺经**　手太阴肺经开始于中焦，向下联络大肠，回过来沿着胃上口，上行穿过膈肌，属于肺脏。从肺系（气管）横行到腋下，下循上臂内侧，走手少阴经，手厥阴经之前（天府、侠白），下向肘中（尺泽），沿前臂内侧桡骨边缘（孔最），进入寸口—桡动脉搏动处（经渠、太渊），上向大鱼际部，沿边际（鱼际）出大指的侧端（少商）。其支脉从腕后（列缺）走向食指内（桡）侧，出其末端，接手阳明大肠经。本经多气少血，寅时为气血流注于本经的旺盛之时。

2. **手少阴心经**　手少阴心经从心中开始，属于心脏与它脏相连的系带，向下贯穿膈肌，联络小肠。其支脉从心脏的系带部向上挟咽喉，与眼球内连于脑的系带相联系。其直行脉从心系（即心与它脏相联系的系带）上行至肺，出于腋下，沿上臂内侧后缘，走手太阴，手厥阴经之后（青灵），下向肘内（少海），沿前臂内侧后缘（灵道、通里、阴、神门），到掌后豌豆骨部进入掌内后边（少府），沿小指的桡侧出于末端（少冲），接手太阳小肠经。本经脉多气少血，午时为气血流注于本经的旺盛之时。

3. **手厥阴心包经**　手厥阴心包经自胸中起始，属于心包络，向下贯穿膈肌，联络上、中、下三焦。其分支从胸中出走胁部，在腋下三寸的部位（天池）又向上行至腋窝下面。沿上臂内侧行走于手太阴经和手少阴经之间，进入肘中（曲泽），下行前臂两筋（桡侧腕屈肌腱与掌长肌腱）的中间，进入掌中（劳宫），沿中指到其末端（中冲）；其另一条支脉从掌中分出，出无名指尺侧端（关冲）与少阳经相接。本经脉多血少气，戌时为气血流注于本经的旺盛之时。

（二）手三阳经

包括手少阳三焦经、手太阳小肠经、手阳明大肠经。

1. **手少阳三焦经**　手少阳三焦经起始于无名指末端（关冲），向上出于小指与无名指之间，沿手背至腕部，出于前臂外侧两骨（桡骨与尺骨）之间，向上穿过肘部，沿着上臂外侧，上至肩部，交出于足少阳经之后，进入缺盆，分布于胸部之膻中，联络心包，向下通过横膈，属于上、中、下三焦。其支脉从膻中上行至缺盆处复出，沿着项部连系耳后，一直向上出于耳上角，由此屈折下行，绕颊至眼眶下。其耳部支脉从耳后（翳风）进入耳中，复出于耳前，经过足少阳胆经的"客主人"的前方，与前一条支脉交会于颊部，到达目外眦（丝竹空），与足少阳胆经相接。

2. **手太阳小肠经**　手太阳小肠经起始于小指外侧端（少泽），沿着手外侧至腕部，出于踝（尺骨茎突）内，沿着尺骨下面边缘直上，出肘后内侧两骨之间，再向上沿着上臂外侧后缘，出于肩关节后面，绕行肩胛部，与足太阳经交会于肩上，并于督脉的大椎相会之后，向前进入缺盆部，联络心脏，沿着食管，通过横膈，到达胃部，统属于小肠。其缺盆部支脉，从缺盆沿着颈部上达面颊至目外眦，又折回耳中（听宫）。其颊部支脉，从颊部别出上行目眶下，又抵于鼻旁，至目内眦（睛明），与足太阳膀胱经相接。

3. **手阳明大肠经**　手阳明大肠经起始于食指末端（商阳），沿着食指内侧（桡侧）上行，经过两骨（第一、二掌骨）之间的合谷穴，向上进入两筋（伸拇短肌腱与伸拇长肌腱）之间，沿着前臂上边至肘部外侧，再沿着上臂外侧前缘，走向肩端，顺着髃骨（肩胛骨肩峰）的前边上出于柱骨（颈椎）的六阳经会合之处（大椎）；再向下进入缺盆（锁骨上窝），联络肺脏，穿过横膈，统属于大肠。其支脉，从缺盆走上颈部，通过颊部进入下齿龈中，然后回绕上唇，交叉于人中，左脉向右，右脉向左，并行于鼻孔的两侧（迎香），与脉足阳明胃经相接。

（三）足三阴经

包括足太阴脾经、足厥阴肝经、足少阴肾经。

1. 足太阴脾经　从大趾末端开始（隐白），沿大趾内侧赤白肉际（大都），经核骨［第一跖骨小头后（太白、公孙）］向内踝前边（商丘）上小腿内侧，沿胫骨后交叉出足厥阴肝经之前（地机、阴陵泉），上膝部大腿内侧前边（血海、箕门），进入腹部（冲门、府舍、腹结、大横；中极、关元），属于脾，络于胃（腹哀，会下脘、日月、期门），通过膈肌，并行食管两旁（食窦、天溪、胸乡、周荣；络大包，会中府），连舌根，散布舌下。其支脉从胃部分出，上过膈肌，注入心中，接手少阴心经。

2. 足厥阴肝经　起始于足大趾丛毛处（大敦），沿着足背上行，经过内踝前一寸处（中封），再上行到内踝上八寸处，交出足太阴经的后面，行于腘窝内侧，沿着大腿内侧，进入阴毛中，绕过阴部，到达小腹，挟行于胃旁，入属于肝，联络胆。上行通过横膈，分布于胁肋，沿着喉咙的后面，上行于鼻咽部，连接"目系"，再过额部与督脉会合于巅顶。其肝部支脉从肝分出遇过横膈，上注于肺中，与手太阴肺经相接。

3. 足少阴肾经　从足小趾下边开始，斜向脚底心（涌泉），出于舟骨粗隆下（然谷、照海、水泉），沿内踝之后（太溪），分支进入脚跟中（大钟）；向上沿小腿内侧，出腘窝内侧（筑宾、阴谷）；向上沿大腿内后侧通过脊柱（会长强），统属于肾、络于膀胱（肓俞、中注、四满、气穴、大赫、横骨；会关元、中极）。其直行的脉从肾向上（商曲、石关、阴都、通谷，幽门），通过肝、横膈，进入肺中（步廊、神封、灵墟、神藏、彧中、俞府），沿着喉咙，夹舌根旁（通廉泉）。

其支脉出于肺，络于心，流注于胸中，接手厥阴心包经。

（四）足三阳经

包括足太阳膀胱经、足少阳胆经、足阳明胃经。

1. 足太阳膀胱经　足太阳膀胱经自内眼角（睛明）起始，向上沿额部（神庭）在头顶与督脉相会（百会）。其分支从头顶到耳上角。直行的主干从头顶入颅，联系脑，从后项部左右分开向下，一支沿着肩胛内侧，并行脊柱两旁，达到腰部，由此深入，沿脊柱两侧的肌肉，联络肾脏，属于膀胱。其在腰部的分支从腰部挟脊继续下行，通过臀部，进入膝腘窝中（委中）。另一条支脉从后项向下，自肩胛内缘，直至肩胛下面，沿着脊柱向下，经过髋关节，沿大腿后面下行，在腘窝中与前支经脉会合，由此合而下行，通过腓肠肌内，出外踝后方，沿第五跖骨粗隆（京骨）到足小趾外侧末端（至阴）。脉气由此与足少阴肾经相接。

2. 足少阳胆经　足少阳胆经起始于目外眦，向上到达额角，下行至耳后，沿着颈部行于手少阳经之前，至肩上，交叉到手少阳经之后，进入缺盆。其耳部的支脉从耳后进入耳中，再从耳前出来，至目外眦后方。其外眦部的支脉从目外眦处分出，下行至大迎，会合手少阳经于目眶下，复下行经颊车至颈部，与前入缺盆的支脉相合，然后向下入胸中，通过横膈，联络肝，入属于胆，沿着胁内出于少腹两侧的气冲，再绕过阴毛的边缘，横入环跳部。其缺盆部直行之脉下行腋部，沿胸侧经过季胁，与前一条支脉会合于环跳部，再向下沿着大腿外侧出于膝外侧，下行经腓骨前面，直抵腓骨下段，出于外踝之前，沿着足背进入足小趾与第四趾之间。其足跗部支脉从足临泣处分出，沿着大趾和次趾的中间，出于大趾端，再折回穿过爪甲部的三毛处，与足厥阴肝经相接。

3. **足阳明胃经** 足阳明胃经起始于鼻旁（迎香），上行相交于鼻根，旁纳足太阳经脉，然后下行于鼻的外侧，进入上齿龈内，又返回环统口唇，相交于唇下的承浆；向后沿着口腮后下方出于大迎穴，经过颊车穴，再向上通过耳前的客主人穴，沿着发际，到达前额上部。其面部支脉从大迎前面下至人迎穴，沿着喉咙进入缺盆，向下通过横膈，统属于胃，联络脾脏。其直行经脉从缺盆经乳头，并行于脐的两侧，直至阴毛西侧的气冲部。其胃下口支脉从胃下口（幽门），沿腹里向下在气冲穴与前脉会合，继而下经髀关，抵达伏兔部，下至膝盖，沿着胫骨前外侧，经过足背，进入足中趾内侧端（厉兑）。其胫部支脉从膝下三寸（足三里）处分出，下行进入足中趾外侧端。其足跗部支脉从足背分出，进入足大趾后，又出于足大趾内侧端（隐白），与足太阴经相接。

二、人体的奇经八脉系统分布概要

奇经八脉是指别道奇行的经脉，包括督脉、任脉、冲脉、带脉、阴维脉、阳维脉、阴跷脉、阳跷脉，共八条。

1. **督脉** 起于小腹内，下行于会阴部，向后从尾骨端上行脊柱的内部，上达项后风府，进入脑内，上行至巅顶，沿前额下行鼻柱，止于上唇系带处。

2. **任脉** 起于小腹内，下出于会阴部，向前上行于阴毛部，循腹沿前正中线上行，经关元等穴，至咽喉，再上行环绕口唇，经面部进入目眶下，联系于目。

3. **冲脉** 起于小腹内，下出于会阴部，向上行于脊柱内；其外行者经气冲与足少阴经交会，沿腹部两侧上行，至胸中而散，继而上达咽喉，环绕口唇。

4. **带脉** 起于季胁部的下面，斜向下行至带脉、五枢、维道穴，横行绕身一周。

5. **阳跷脉** 起于足跟外侧，经外踝上行腓骨后缘，沿股部外侧和胁后上肩，过颈部上夹口角，进入目内眦，与阴跷脉相会合，再沿足太阳膀胱经上额，与足少阳经合于风池。

6. **阴跷脉** 起于足舟骨的后方，上行内踝的上面，沿小腿、大腿的内侧直上，经过阴部，向上沿胸部内侧，进入锁骨上窝，上行人迎的上面，过颧部，至目内眦，与足太阳膀胱经和阳跷脉相会合。

7. **阳维脉** 起于足跟外侧，向上经过外踝，沿足少阳经上行至髋关节部，经胁肋后侧，从腋后上肩，至前额，再到项后，合于督脉。

8. **阴维脉** 维于诸阴经。此脉起于各阴经交会之处，如果阴维脉不能维络各阴经时，会使人心中郁闷不快。经气发出之后，经阴维之邱穴筑宾与足太阴脾经会于腹哀，大横又与足太阴脾经的府舍、足厥阴肝经的期门相会，还与任脉会于天突和廉泉。此脉之病是苦于心痛。共十二穴。

三、人体的络脉系统分布概要

十二经脉和任脉、督脉各自别出一络，加上脾之大络，总计15条，称为十五络脉，分别以其所别出处的腧穴命名。也有"十六络"之说，包括胃之大络。"胃之大络，名曰虚里。贯膈络肺，出于左乳下，其动应衣，脉宗气也。"十五络脉分布概况如下。

1. 十二经脉别络　在四肢肘膝关节以下本经络穴分出后，均走向其相表里的经脉；任脉的别络，从胸骨剑突下鸠尾分出后，散布于腹部；督脉的别络从尾骨下长强分出后，散布于头部，并走向背部两侧的足太阳经；脾之大络出于腋下大包穴，散布于胸胁部。全身络脉中，十五络脉较大，络脉中浮行于浅表部位的称为"浮络"；络脉最细小的分支称为"孙络"，遍布全身，难以计数。

2. 四肢部的十二经别络　有沟通表里两经、加强十二经脉表里网经之间联系的作用。其中阴经络脉走向阳经，阳经络脉走向阴经，阴阳经的络脉相互交通连接。

3. 十五络脉为大络　具有统属全身浮络、血络、孙络以渗灌血液、营养周身、贯通营卫的作用。根据络脉的分布特点，可以使十二经脉气血由线状流行逐渐扩展为网状弥散。十二经的络穴部位即是各经络脉脉气的汇聚点和枢纽；任络、督络和脾之大络沟通腹、背和身侧的经气，输布气血以濡养全身。孙络、浮络纵横交错，网络周身，行于外者为"阳络"，行于内者为"阴络"，内而脏腑，外而五官九窍、四肢百骸，无处不到，输布气血以濡养全身。《灵枢·本脏》记载："经脉者，所以行血气而营阴阳，濡筋骨，利关节者也。"循行于经脉中的营卫气血，正是通过络脉中布散全身的浮络、孙络而温养、濡润全身，维持人体正常生理功能。

四、人体的其他经络分布概要

（一）十二经别

十二经别是十二正经别行深入体腔的支脉。由于经别均由十二经脉分出，故其名称也依十二经脉而定，即有手三阴、手三阳经别和足三阴、足三阳经别。十二经别的循行分布具有离、入、出、合的特点，多从四肢肘膝关节附近正经别出（离），经过躯干深入体腔与相关的脏腑联系（入），再浅出体表上行头项部（出），在头项部，阳经经别合于本经的经脉，阴经经别合于其相表里的阳经经脉（合），由此十二经别按阴阳表里关系会合成六组，称为"六合"。

足太阳、足少阴经别从腘部分出，入走肾与膀胱，上出于项，合于足太阳膀胱经；足少阳、足厥阴经别从下肢分出，行至毛际，入走肝胆，上系于目，合于足少阳胆经；足阳明、足太阴经别从髀部分出，入走脾胃，上出鼻頞，合于足阳明胃经；手太阳、手少阴经别从腋部分出、入走心与小肠、上出目内眦，合于手太阳小肠经；手少阳、手厥阴经别分别从所属正经分出，进入胸中，入走三焦，上出耳后，合于手少阳三焦经；手阳明、手太阴经别从所属正经分出，入走肺与大肠，上出缺盆，合于手阳明大肠经。

（二）十二经筋

十二经筋是十二经脉之气结、聚、散、络于筋肉关节的体系，是附属于十二经脉的筋肉系统。十二经筋皆隶属于十二经脉，并随所辖经脉而命名。

十二经筋的循行分布与其所辖经脉体表通路基本一致，其循行走向均从四肢末端走向头身，行于体表，不入内脏。其分布成片，有结、聚、散、络的特点。结聚部位多在关节及肌肉丰厚处，并与邻近的他经相联结。其中足三阳经筋起于足趾，循股外上行结于頄（面部）；足三阴经筋起于足趾，循股内上行结于阴器（腹部）；手三阳经筋起于手指，循臑外上行结于角（头部）；手三阴经筋起于手指，循臑内上行结于贲（胸部）。前阴是宗筋所聚，足三阴与足阳明经筋都在该处聚合。散，主要在胸腹。络，足厥阴肝经除结于阴器外，还能总络诸筋。此外，经筋还有刚（阳）筋、柔（阴）筋之分。刚筋分布于项背和四肢外侧，以手足阳经经筋为主；柔筋分布于胸腹和四肢内侧，以手足阴经经筋为主。

（三）十二皮部

十二皮部是十二经脉功能活动反映于体表的部位，也是络脉之气在皮肤所散布的部位。《素问·皮部论》曰："皮者，脉之部也。""凡十二经络脉者，皮之部也。"十二皮部的分布区域是以十二经脉体表的分布范围为依据，是十二经脉在皮肤上分属的部位。《素问·皮部论》指出，"欲知皮部，以经脉为纪者，诸经皆然"。

（王钟康　王　霞）

第二节　头部的经络分布特性

头部是六条阳脉汇聚之处，头部的经络和其循行上的穴位是治疗疾病和康复保健等的重要穴位，如百会、风池、哑门、翳风、太阳、印堂等穴位都在头部。本节从头部的十二经脉系统分布、头部奇经八脉系统分布、头部络脉系统分布和头部经络系统的生理功能等方面系统阐述头部经络分布的特性。

一、头部的十二经脉系统分布特性

1. **头部的经络** 有足三阳经,为足阳明胃经、足太阳膀胱经、足少阳胆经。其循行方向均由头部经过躯干部、下肢外侧抵止于足部。有手三阳经,为手阳明大肠经、手太阳小肠经和手少阳三焦经的总称。此外,还有任脉和督脉。

2. **头部经络分布** 头部的正中线走的是督脉,督脉的两侧分别是膀胱经和胆经。两个耳尖窝走向头顶的督脉,交汇点叫百会穴。百会穴是诸阳之汇,人体的督脉、膀胱经、肝经都在这里交汇,所有的阳气都聚集在此。胆经从外眼角沿着两侧走到足的第四跖骨。坐落于正中心线者为督脉,间距前正中心线旁开1.5寸的足太阳光膀胱经、间距前正中心线旁开2寸、3寸及其遍布于耳上两颞侧的足少阳胆经。其中督脉为一条、膀胱经上下各一条、肝胆经上下各三条,共九条。

二、头部的奇经八脉系统分布特性

头面部分布的奇经八脉有三条,其中包含督脉、阳跷脉、阳维脉三脉。

1. **督脉分布** 沿颈椎后突上行,循头顶正中线前行,至项后风府处,入脑,上行头顶,经前额正中下行,从鼻尖至鼻下人中,与任脉相接。

2. **任脉** 起于小腹内,下出于会阴部,向前上行于阴毛部,循腹沿前正中线上行,经关元等穴至咽喉,再上行环绕口唇,经面部进入目眶下,联系于目。

3. **阳跷脉分布** 沿颈上抵口角旁,到达眼内角,与太阳经、阴跷脉相并上行,入发际,循行至耳后,到达风池穴,于项后风府穴处入脑。

4. **阳维脉分布** 起于足跟外侧,向上经过外踝,沿足少阳经上行至髋关节部,经胁肋后侧,从腋后上肩,至前额,再到项后,合于督脉。

三、头部的络脉系统分布特性

十五络脉是指十二络脉和任、督二络,加上脾之大络,总共十五条,而与头部有关者共两条。

1. **足阳明之络** 上络头顶,会合诸阳之气。

2. **督脉之络** 沿脊柱,上行顶部其气散布于头。

四、头部的其他经络分布特性

(一) 经别

十二经别有加强表里两经联系的作用。阴经经别多走向阳经经别,并与之会合,从而使十二经脉表里两经之间增加了联系。十二经别有加强经脉与脏腑联系的作用。经别进入体腔以后，大多数循行于该经脉所属脏腑，特别是阳经经别全部联系到其本经有关的脏和腑，使体内脏腑的配合以及表里两经在内行部分的联系更加密切，也为临床常用的表里配穴法提供了理论依据。十二经别有加强十二经脉与头部联系的作用，不仅阳经经别到达头部，阴经经别也合于头面。由于经别加强了十二经脉与头面的联系，从而突出了头面部经脉和穴位的重要性及其主治作用，也为手足三阴经中部分穴位能够治疗头面和五官疾病以及近代发展起来的头针、面针、耳针等奠定了理论基础。

1. 足太阳～足少阴（一合）

（1）足太阳经别：别入于腘中，其一道行至尻下五寸处，别行入于肛门。别行，属于膀胱，散于肾，当心入散，系舌本。出合，从膂上出于项。合于足太阳。

（2）足少阴经别：别入腘中。别行，别出一脉与足太阳相合上行至肾，当十四椎处，从而联属带脉；其直行者，从肾上行系于舌本。出合复出于项。合于足太阳。

2. 足少阳～足厥阴（二合）

（1）足少阳经别：别入上行绕髀，至毛际与足厥阴经脉相合，别者入季胁之间。别行循胸里，属胆本腑，散行至肝，上贯于心，上行挟咽。出合出于颔口，散布于面，系目系，合眼外角；合于足少阳经。

（2）足厥阴经别：别入自足背别行，上至毛际。别行与足少阳别行的正经相合上行。合于足少阳经。

3. 足阳明～足太阴（三合）

（1）足阳明经别：别入上行至髀，深入腹里。别行属于胃腑，散行至脾，上通于心，上循咽。出合出于口，上行鼻柱的上部及眼眶的下方，还系目系。合于足阳明经。

（2）足太阴经别：别入别上至髀。别行与足阳明别行正经相合上行，络于咽，贯舌本。合于足阳明经。

4. 手太阳～手少阴（四合）

（1）手太阳经别：别入别出肩胛，入于腋下。别行走心，系小肠。合于手太阳经。

（2）手少阴经别：别入于渊腋两筋之间。别行于心，上走喉咙。出合出于面，合目内眦。合于手太阳经。

5. 手少阳～手厥阴（五合）

（1）手少阳经别：别入别于巅顶，入于缺盆。别行下走三焦，散于胸中。合于手少阳经。

（2）手厥阴经别：别入别于腋下三寸天池穴处。别行入于胸中，联属三焦。出合沿喉咙，出耳后，完骨下。合于手少阳经。

6. 手阳明～手太阴（六合）

（1）手阳明经别：别入从手上行，循胸前膺乳之间，别于肩髃穴处，行入于天柱骨。别行经缺盆下入大肠，又上行联属于肺，再向上沿咽喉。出合出缺盆。合于手阳明经。

（2）手太阴经别：别入别出入于渊腋，行手少阴经之前。别行入走于肺，散行至大肠；出合上出缺盆，循喉咙。合于手阳明经。

（二）经筋

其分布成片，有结、聚、散、络的特点。结聚部位多在关节及肌肉丰厚处，并与邻近的他经相联结。其中足三阳经筋起于足趾，循股外上行结于頄（面部）；足三阴经筋起于足趾，循股内上行结于阴器（腹部）；手三阳经筋起于手指，循臑外上行结于角（头部）；手三阴经筋起于手指，循臑内上行结于贲（胸部）。前阴是宗筋所聚，足三阴与足阳明经筋都在该处聚合。

（三）皮部

十二皮部居于人体最外层，与经络气血相通，是络脉之气（卫气）散布之处，是机体的卫外屏障，故凡十二经络脉者，皮之部也。

五、头部经络系统的生理功能概要

头部乃诸阳之会，是非常重要的一个位置，联系头部的经络其实非常多，几乎都上于头面。从在头面部有穴位的经络来看就有八条，分别为任督二脉、手足太阳、手足绍阳、手足阳明，所有的阳经皆上于面，其都在头部有穴位。阴经也上到头面，如肝经，其头面部没有穴，但是也会于头面。肾经和脾经也都到头面，只是没有在这个表面循行，这是三阴经。三阳经是通过经别上于头面，因此十四经都跟头有关系。经别还弥补了十二经脉分布的不足，并加强了各经与心的联系。十二经脉脉气所没有分布到的某些部位和脏器，通过经别联系起来，密切了人体各部分之间的关系。经别无所属穴位和病证，但由于其循行补充了十二经脉的不足，从而扩大了经穴的主治范围。

（王钟康 王 霞）

第三节 颈部的经络分布特性

颈部的经络分布非常丰富，功能重要，本节从颈部的十二经脉系统分布、颈部奇经八脉系统分布、颈部络脉系统分布和颈部经络系统的生理功能等方面系统阐述颈部经络分布的特性。

一、颈部的十二经脉系统分布特性

颈部是经脉走行比较多的部位，前正中线为任脉，向两侧有足阳明胃经、手阳明大肠经，后正中线为督脉，向两侧依次有足太阳膀胱经一线、足太阳膀胱经二线、足少阳胆经、手太阳小肠经、手少阳三焦经，还有足少阴肾经通喉咙，共计10条经络线，其中正经8条经络，奇经八脉2条经络，阳经经脉多，阴经经脉少，为阳气汇聚的一个部位。

二、颈部的奇经八脉系统分布特性

颈部奇经八脉总有三条，其中督脉起于小腹内胞宫，体表出曲骨穴，向下过会阴部，向后行于尾部的长强穴，沿人体后背上行，经项后部至风府穴，进入脑内，沿头部正中线，上行至巅顶百会穴，经前额下行鼻柱至鼻尖的素髎穴，过人中，至上齿正中的龈交穴。任脉起于小腹内胞宫，下出会阴毛部，经阴阜，沿腹部正中线向上经过关元等穴，到达咽喉部（天突穴），再上行到达下唇内，环绕口唇，交会于督脉之龈交穴，再分别通过鼻翼两旁，上至眼眶下（承泣穴），交于足阳明经。冲脉是五脏六腑十二经脉之海，五脏六腑都禀受其气血的濡养。其上行的一支出于咽喉上部和后鼻道，向诸阳经渗灌精气。

三、颈部的络脉系统分布特性

（一）手阳明络脉——偏历

手阳明大肠经的别行络脉，名偏历，在腕关节后3寸偏历穴处分出，走向手太阴肺经；其支脉向上沿着臂膊，经肩穴上行至下颌角处，遍布于齿中；其支脉进入耳中，合于该部所聚的主脉。其病变，实证为龋齿、耳聋，虚证为齿冷、经气闭阻不通畅，可取其络穴偏历治疗。

（二）足阳明络脉——丰隆

足阳明胃经的别行络脉，名丰隆，在距离外踝上8寸处分出、走向足太阴脾经；其支脉沿着胫骨外缘上行联络头项部，与各经的经气相会合，再向下联络于咽喉部。其病变，气逆则发生喉痹、突然失音，实证为狂癫之疾，虚证为足缓不收、胫部肌肉萎缩，可取其络穴丰隆治疗。

（三）督脉之络——长强

督脉的别行络脉，名长强，夹脊上行至项部，散布于头上；再向下到两肩胛之间，分左右别行于足太阳膀胱经，深入贯穿于脊普中。其病变，实证为脊柱强直，虚证为头重、旋摇不定，此皆督脉的别络之过，可取其络穴长强治疗。

（四）手少阴络脉——通里

手少阴心经的别行络脉，名曰通里，在腕关节后1寸处分出上行，沿着手少阴本经入于心中，再向上联系舌根部，会属于目系。其病变，实证为胸中支满阻隔，虚证为不能言语，可取其络穴通里治疗。穴在腕关节后1寸别行于手太阳小肠经。

四、颈部的其他经络分布特性

（一）十二经别的循行分布

具有离、入、出、合的特点，多从四肢肘膝关节附近正经别出（离）。经过躯干深入体腔与相关的脏腑联系（入），再浅出体表上行头项部（出），在头项部，阳经经别合于本经的经脉，阴经经别合于其相表里的阳经经脉（合），由此十二经别按阴阳表里关系会合成六组，称为"六合"。

足太阳、足少阴经别从腘部分出，入走肾与膀胱，上出于项，合于足太阳膀胱经；足少阳、足厥阴经别从下肢分出，行至毛际，入走肝胆，上系于目，合于足少阳胆经；足阳明、足太阴经别从髀部分出，入走脾胃，上出鼻颊，合于足阳明胃经；手太阳、手少阴经别从腋部分出、入走心与小肠，上出目内眦，合于手太阳小肠经；手少阳、手厥阴经别分别从所属正经分出，进入胸中，入走三焦，上出耳后，合于手少阳三焦经；手阳明、手太阴经别从所属正经分出，入走肺与大肠，上出缺盆，合于手阳明大肠经。

（二）经筋

1. 足太阳之筋　起始于足小趾，向上结于外踝，斜上结于膝部。向下沿足外侧结于脚跟，再沿足跟向上结于腘（膝腘窝）。其分支结于端外（小腿肚），向上到膝腘窝内侧，与膝腘窝部的一支并行上结于后臀部，再向上挟脊旁，上至项部。其分支另行入内结于舌本。直行者结于枕骨向上可及头顶，向下可及颜面（额中），最后结于鼻部。其分支形成目上纲（上睑缘），下结于頄部（鼻根和目内眦之间）。另一分支从腋的后外侧上结于肩髃（肩端部），别支进入腋下，向上出缺盆（锁骨上窝），再上结于耳后完骨。还有一分支从缺盆分出，斜行向上出于頄部。

2. 足少阳之筋　起于第四趾，上行结于外踝，再向上沿胫骨外侧结于膝部外侧。其分支另起于外辅骨，上走髀（大腿股外侧），分为两支，前边结于伏兔上部，后边结于尻（骶部）。其直行向上通过侧季胁，再向上走腋前方，联系于膺乳（胸侧和胸前乳部），结于缺盆。直行的上出腋部，贯通缺盆，上出行于足太阳经筋的前面；沿耳后，再上额角，交会于巅（头顶），向下走向下颌，上方结于顺，分支结于目外眦，为目之外维。

3. **足阳明之筋** 起于第二、三、四足趾，结于跗上（足背）斜向外盖在辅骨上而结于膝的外侧，再直上结于髀枢部（环跳部），向上沿胁肋属于脊；其直行的上沿胫骨而结于膝部。其分支结于外辅骨，并合足少阳的经筋；直行的沿伏兔部向上结于髀部而聚集于会阴部，再上行分布于腹部。上结于缺盆，再上颈挟口旁，会合于顺（鼻根旁），下行结于鼻旁。上合于足太阳经筋。太阳之筋散于目上为上眼睑，阳明之筋散于目下为下眼睑；其分支从面颊结于耳前。

4. **手太阳之筋** 起始于小指端上面，结于手腕背，向上沿前臂内侧，结于肘内锐骨（肱骨内上髁）后面，倘用手指弹击此处。其酸麻感会一直传至小指之端。再上行入内而结于腋下；其分支走腋后侧，上行绕肩胛部，沿颈旁出，走足太阳经筋前方，结于耳后完骨；其别支从耳后进入耳中；直行出耳上，向下结于下颌，上行连属于目外眦。

5. **手少阳之筋** 起于手无名指端，结于手腕背，向上沿前臂两骨之间结于肘部，上绕上臂外侧，上行肩走颈会合于手太阳经筋；其分支当下颌角部入里联系舌根；又一支从曲牙邮（下颌骨角）上行，沿耳前达目外眦，复上行额部，结于额角。

6. **手阳明之筋** 起始于第二手指端，结于手腕背，上沿前臂结于肘外侧，又沿上臂外侧而结于肩端的肩髃部；其分支绕肩胛，挟脊柱；直行的从肩端的肩髃部上颈；其分支前走向面颊而结于顺；直行的上行出手太阳经筋前方，再上行至左额角，络头部而下向对侧（右侧）颌部。

五、颈部经络系统的生理功能概要

颈部经络是人体的重要组成部分，是脏腑与组织器官联系的桥梁和枢纽，是血气灌注脏腑组织形体官窍的通道。以十二经脉为主体的经络系统具有沟通联系、感应传导及运输、调节等基本生理功能。

（王钟康 王 霞）

第四节 头颈部与躯干经络关联特性

头颈部与躯干经络的关联是颈部经络功能研究的重要内容，本节从头颈部与躯干十二经脉系统的关联、头颈部与躯干奇经八脉系统的关联、头颈部与躯干络脉系统的关联等方面系统阐述头颈部与躯干经络关联的特性。

一、头颈部与躯干十二经脉系统的关联特性

头部是非常重要的一个位置，联系头部的经脉其实非常多，几乎都上于头面。从在头面部有穴位的经络来看就有八条，分别为任督二脉、手足太阳、手足少阳、手足阳明，所有的阳经皆上于面，都在头部有穴位。其实阴经也上到头面，如肝经，其头面部没有腧穴，但是也会于头面。肾经和脾经也都到头面，只是没有在这个表面循行，这是三阴经。三阳经是通过经别上行于头面，因此十四经都跟头有关系。颈部前正中线为任脉，向两侧有足阳明胃经、手阳明大肠经，后正中线为督脉，向两侧依次有足太阳膀胱经一线、足太阳膀胱经二线、足少阳胆经、手太阳小肠经、手少阳三焦经，还有足少阴肾经通喉咙，共计10条经络线，其中正经8条经络奇经八脉2条经络，阳经经脉多，阴经经脉少，为阳气汇聚的一个部位。

二、头颈部与躯干奇经八脉系统的关联特性

头颈部与躯干阴维脉、阳维脉、任督二脉、冲脉、阴跷脉、阳跷脉等七条关联。

1. 督脉　起于小腹内，下行于会阴部，向后从尾骨端上行脊柱的内部，上达项后风府，进入脑内，上行至巅顶，沿前额下行鼻柱，止于上唇系带处。

2. 任脉　起于小腹内，下出于会阴部，向前上行于阴毛部，循腹沿前正中线上行，经关元等穴至咽喉，再上行环绕口唇，经面部进入目眶下，联系于目。

3. 冲脉　起于小腹内，下出于会阴部，向上行于脊柱内；其外行者经气冲与足少阴经交会，沿腹部两侧上行，至胸中而散，继而上达咽喉，环绕口唇。

4. 阴维脉　起于小腿内侧，沿大腿内侧上行至腹部，与足太阴经相合，过胸部，与任脉会于颈部。

5. 阳维脉　起于足跟外侧，向上经过外踝，沿足少阳经上行至髋关节部，经胁肋后侧，从腋后上肩，至前额，再到项后，合于督脉。

6. 阴跷脉　起于足舟骨的后方，上行内踝的上面，沿小腿、大腿的内侧直上，经过阴部，向上沿胸部内侧，进入锁骨上窝，上行人迎上面，过颧部，至目内眦，与足太阳膀胱经和阳跷脉相会合。

7. 阳跷脉　起于足跟外侧，经外踝上行腓骨后缘，沿股部外侧和胁后上肩，过颈部上夹口角，进入目内眦，与阴跷脉相会合，再沿足太阳膀胱经上额，与足少阳经合于风池。

三、头颈部与躯干络脉系统的关联特性

十二经脉别络在四肢肘膝关节以下本经络穴分出后，均走向其相表里的经脉；任脉的别络从胸骨剑突下鸠尾分出后，散布于腹部：停脉的别络从尾骨下长强分出后，散布于部，并走向背部两侧的足太阳经；脾之大络出于腋下大包穴，散布于胸胁部。全身络脉，十五络脉较大，络脉中浮行于浅表部位者称为"浮络"，络脉最细小者分支称为"孙络"，遍布全身，难以计数。

任络、督络和脾之大络沟通了腹、背和身侧的经气，输布气血以濡养全身。孙络、浮络纵横交错，网络周身，行于外者为"阳络"，行于内者为"阴络"；内而脏腑，外而五官九窍，四肢百骸，无处不到，输布气血以濡养全身。

（王钟康 王 霞）

第五节 头颈部与上肢经络关联特性

头颈部与上肢经络的关联是颈部经络功能研究的重要内容，本节从头颈部与上肢十二经脉系统的关联、头颈部与上肢奇经八脉系统的关联、头颈部与上肢络脉系统的关联等方面系统阐述头颈部与上肢经络关联的特性。

一、头颈部与上肢十二经脉系统的关联特性

人体的经络分十二经，十二经脉先分手、足，分为六条手经和六条足经，上肢经脉有手三阳经、手三阴经。手三阴经是从胸部起，从胸走手，手三阴经跟阴经相交接，在手指头的末端交接。手三阳经是手走头，手三阳经从手上往头面循行，头面循行之后，手三阳交会于足三阳。足三阳跟手三阳在头面进行交接之后，足三阳从头走足，足三阳跟足三阴相交接。

二、头颈部与上肢奇经八脉系统的关联特性

奇经八脉的分布部位与十二经脉纵横交互，八脉中的督脉、任脉、冲脉皆起于胞中，同出于会阴，其中督脉行于背正中线，任脉行于前正中线，冲脉行于腹部会于足少阴肾经，带脉横行于腰部，阳跷脉行于下肢外侧及肩、头部；阴跷脉行于下肢内侧及眼，阳维脉行于下肢外侧、肩和头项，阴维脉行于下肢内侧、腹和颈部。故人体上

肢无奇经八脉循行。

三、头颈部与上肢络脉系统系统的关联特性

（一）手太阴络脉——列缺

手太阴肺经的别行络脉，名曰列缺，起于腕关节上方桡骨茎突后的分肉之间，与手太阴本经并行，直入手掌中，散布于大鱼际部。其病变，实证为于腕部桡侧锐骨和掌中发热，虚证为呵欠频作、小便失禁或频数，可取其络穴列缺治疗。穴在距腕1.5寸处，别行于手阳明大肠经。

（二）手阳明络脉——偏历

手阳明大肠经的别行络脉，名曰偏历，在腕关节后3寸偏历穴处分出，走向手太阴肺经；其支脉向上沿着臂膊，经肩髃穴上行至下颌角处，遍布于齿中；其支脉进入耳中，合于该部所聚的主脉。其病变，实证为龋齿、耳聋，虚证为齿冷、经气闭阻不通畅，可取其络穴偏历治疗。

（三）手少阴络脉——通里

手少阴心经的别行络脉，名曰通里，在腕关节后1寸处分出上行，沿着手少阴本经入于心中，再向上联系舌根部，会属于目系。其病变，实证为胸中支满阻隔，虚证为不能言语，可取其络穴通里治疗。穴在腕关节后1寸，别行于手太阳小肠经。

（四）手太阳络脉——支正

手太阳小肠经的别行络脉，名曰支正，在腕关节后5寸处，向内侧注入手少阴心经；其支脉上行经肘部，上络于肩髃穴部。其病变，实证为关节弛缓、肘部萎废不用，虚证为皮肤赘生小疣，可取其络穴支正治疗。

（五）手厥阴络脉——内关

手厥阴心包经的别行络脉，名曰内关，在腕关节后2寸处发出于两筋之间，走向手少阳三焦经。其沿着手厥阴本经向上联系于心包，散络于心系。其病变，实证为心痛，虚证为中烦乱，可取其络穴内关治疗。

（六）手少阳络脉——外关

手少阳三焦经的别行络脉，名曰外关，在腕关节后2寸处分出，绕行于肩的外侧。上行进入胸中，会合于心包。其病变，实证为肘部拘挛，虚证为肘部弛缓不收，可取

其络穴外关治疗。

（七）督脉之络——长强

督脉的别行络脉，名曰长强，夹脊上行至项部，散布于头上；再向下到两肩胛之间，分左右别行于足太阳膀胱经，深入贯穿于脊膂中。其病变，实证为脊柱强直，虚证为头重、旋摇不定，此皆督脉的别络之过，可取其络穴长强治疗。

（八）任脉之络——鸠尾

任脉的别行络脉，名曰鸠尾（也称尾翳），从鸠尾向下，散布于腹部。其病变，实证为腹部皮肤疼痛，虚证为腹部皮肤瘙痒，可取其络穴鸠尾治疗。

四、头颈部与上肢其他经络系统的关联特性

十二经别有加强十二经脉与头部联系的作用，不仅阳经经别到达头部，阴经经别也合于头面。由于经别加强了十二经脉与头面的联系，从而突出了头面部经脉和穴位的重要性及其主治作用，也为手足三阴经中部分穴位能够治疗头面和五官疾病以及近代发展起来的头针、面针、耳针等奠定了理论基础。经别还弥补了十二经脉分布的不足，并加强了各经与心的联系。

十二经脉脉气所没有分布到的某些部位和脏器，通过经别联系起来，密切了人体各部分之间的关系。经别无所属穴位和病证，但由于其循行补充了十二经脉的不足，从而扩大了经穴的主治范围。如十二经脉中足阳明胃经没有联系到心脏，手少阴心经也没有循行到胃腑，而足阳明经别的循行是属于胃，散络于脾，又上通于心，沟通了心与胃之间的联系。足太阳膀胱经的承山穴能够治疗肛肠疾病，也是因为其经别"别入于肛"。

（王钟康　王　霞）

第六节　头颈部与下肢经络关联特性

头颈部与下肢经络的关联是颈部经络功能研究的重要内容，本节从头颈部与下肢十二经脉系统的关联、头颈部与下肢奇经八脉系统的关联、头颈部与下肢络脉系统的关联等方面系统阐述头颈部与下肢经络关联的特性。

一、头颈部与下肢十二经脉系统的关联特性

（一）足三阳经从头走向下肢，在足部跟足三阴经交接。

1. 足太阳膀胱经　自内眼角（睛明）起始，上向额部（神庭），在头顶与督脉相会（百会）。其分支从头顶到耳上角，直行的主干从头顶入颅，联系脑，复从后项部左右分开向下，一支沿着肩胛内侧，并行脊柱两旁，达到腰部，由此深入，沿脊柱两侧的肌肉，联络肾脏，属于膀胱。其腰部的分支从腰部挟脊继续下行，通过臀部，进入膝腘窝中（委中）。另一条支脉从后项向下，自肩胛内缘，直至肩胛下面，沿脊柱向下，经过髋关节沿着大腿后面下行，在腘窝中与前支经脉会合。由此合而下行，通过腓肠肌内，出外踝后方，沿第五跖骨粗隆（京骨）到足小趾外侧末端（至阴）。脉气由此与足少阴肾经相接。

2. 足少阳胆经　起始于目外眦，向上到达额角，下行至耳后，沿着颈部行于手少阳经之前，至肩上，又交叉到手少阳经之后，进入缺盆。其耳部的支脉，从耳后进入耳中，又从耳前出来，至目外眦后方。其外眦部的支脉，从目外眦处分出，下行至大迎，会合手少阳经于目眶下，复下行经颊车至颈部，与前入缺盆的支脉相合，然后向下入胸中，通过横膈，联络肝，入属于胆，沿着胁内出于少腹两侧的气冲，再绕过阴毛的边缘，横入环跳部。其缺盆部直行之脉，下行腋部，沿过胸侧经过季胁，与前一条支脉会合于环跳部，再向下沿着大腿外侧出于膝外侧，下行经腓骨前面，直抵腓骨下段，出于外踝之前，沿着足背，进入足小趾与第四趾之间。其足跗部支脉从足临泣处分出，沿着大趾和次趾的中间出于大趾端，再折回穿过爪甲部的三毛处，与足厥阴肝经相接。

3. 足阳明胃经　起始于鼻旁（迎香），上行相交于鼻根，旁纳足太阳经脉，然后下行于鼻的外侧，进入上齿龈内，又返回环统口唇，相交于唇下的承浆，向后沿着口腮后下方，出于大迎穴，经过颊车穴，再向上通过耳前的客主人穴，沿着发际，到达前额上部。其面部支脉从大迎前面下至人迎穴，沿着喉咙进入缺盆，向下通过横膈，统属于胃，联络脾脏。其直行经脉，从缺盆经乳头，并行于脐的两侧，直至阴毛西侧的气冲部。其胃下口支脉，从胃下口（幽门），沿腹里向下在气冲穴与前脉会合，继而下经髀关，抵达伏兔部，下至膝盖，沿着胫骨前外侧，经过足背，进入足中趾内侧端（厉兑）。其胫部支脉，从膝下三寸（足三里）处分出，下行进入足中趾外侧端。其足跗部支脉，从足背分出，进入足大趾后，又出于足大趾内侧端（隐白），与足太阴经相接。

二、头颈部与下肢奇经八脉系统的关联特性

1. 阳跷脉　起于足跟外侧，经外踝上行腓骨后缘，沿股部外侧和胁后上肩，过颈

部上夹口角，进入目内眦，与阴跷脉相会合，再沿足太阳膀胱经上额，与足少阳经合于风池。

2. 阳维脉　起于足跟外侧，向上经过外踝，沿足少阳经上行至髋关节部，经胁肋后侧，从腋后上肩，至前额，再到项后，合于督脉。

3. 阴跷脉　起于足舟骨的后方，上行内踝的上面，沿小腿、大腿的内侧直上，经过阴部，向上沿胸部内侧，进入锁骨上窝，上行人迎上面，过颧部，至目内眦，与足太阳膀胱经和阳跷脉相会合。

4. 阴维脉　起于小腿内侧，沿大腿内侧上行至腹部，与足太阴经相合，过胸部，与任脉会于颈部。

5. 冲脉　起于小腹内，下出于会阴部，向上行于脊柱内；其外行者经气冲与足少阴经交会，沿腹部两侧上行，至胸中而散，继而上达咽喉，环绕口唇。

三、头颈部与下肢络脉系统的关联特性

（一）足阳明络脉

足阳明胃经的别行络脉，名曰丰隆，在距离外踝上8寸处分出、走向足太阴脾经；其支脉沿着胫骨外缘上行联络头项部，与各经的经气相会合，再向下联络于咽喉部。其病变，气逆则发生喉痹、突然失音，实证为狂癫之疾，虚证为足缓不收、胫部肌肉萎缩，可取其络穴丰隆治疗。

（二）足太阴络脉

足太阴脾经的别行络脉，名曰公孙，在足大趾本节后1寸处分出，走向足阳明胃经；其支脉进入腹腔，联络于肠胃。其病变，气上逆则发生霍乱，实证为腹内绞痛，虚证为鼓胀之疾，可取其络穴公孙治疗。

（三）足太阳络脉

足太阳膀胱经的别行络脉，名曰飞扬，在外踝上7寸处分出，向足少阴肾经。其病变，实证为鼻塞流涕、头背部疼痛，虚证为鼻流清涕、鼻衄，可取飞扬治疗。

（四）足少阴络脉

足少阴肾经的别行络脉，名曰大钟，在内踝后绕行足跟部，足太阳膀胱经。其支脉与足少阴本经并行向上而至于心包下，再向外下贯穿腰脊。其病变，上逆则发生心胸烦闷，实证为二便不通，虚证为腰痛，可取其络穴大钟治疗。

（五）足少阳络脉

足少阳胆经的别行络脉，名曰光明，在外踝上5寸处分出，走向足厥阴肝经，向下联络于足背部。其病变，实证为足胫部厥冷，虚证为足软无力，不能行走、坐而不能起立，可取其络穴光明治疗。

（六）足厥阴络脉

足厥阴肝经的别行络脉，名曰蠡沟，在内踝上5寸处分出，走向足少阳胆经其支脉经过胫部上行至睾丸部，结于阴茎处。其病变，气逆则发生睾丸肿胀、突发疝气，实证为阴茎挺长，虚证为阴部暴痒，可取其络穴蠡沟治疗。

四、头颈部与下肢其他经络系统的关联特性

（一）经别

足太阳、足少阴经别从腘部分出，入走肾与膀胱，上出于项，合于足太阳膀胱经；足少阳、足厥阴经别从下肢分出，行至毛际，入走肝胆，上系于目，合于足少阳胆经；足阳明、足太阴经别从髀部分出，入走脾胃，上出鼻頞，合于足阳明胃经；手太阳、手少阴经别从腋部分出、入走心与小肠、上出目内眦，合于手太阳小肠经；手少阳、手厥阴经别分别从所属正经分出，进入胸中，入走三焦，上出耳后，合于手少阳三焦经；手阳明、手太阴经别从所属正经分出，入走肺与大肠，上出缺盆，合于手阳明大肠经。

（二）经筋

十二经筋是十二经脉之气结、聚、散、络于筋肉关节的体系，是附属于十二经脉的筋肉系统。十二经筋皆隶属于十二经脉，并随所辖经脉而命名。十二经筋的循行分布，与其所辖经脉体表通路基本一致，其循行走向均从四肢末端走向头身，行于体表，不入内脏。其分布成片，有结、聚、散、络的特点。其中足三阳经筋起于足趾，循股外上行结于颅（面部）；十二皮部的分布区域是以十二经脉体表的分布范围为依据，是十二经脉在皮肤分属的部位。《素问·皮部论》指出"欲知皮部，以经脉为纪者，诸经皆然。"

（王钟康　王　霞）

参 考 文 献

[1]　张缙, 张庆滨, 王顺, 等. 针灸大成校释 [M], 2版. 北京: 中国农业出版社, 2019.

[2]　梁繁荣, 王华. 针灸学 [M], 4版. 北京: 中国中医药出版社, 2017.

[3]　王洪图, 贺娟. 黄帝内经灵枢白话解 [M]. 北京: 人民卫生出版社, 2014.

临床篇

第五章
颈椎间盘突出症系列

本章从颈椎间盘变性疼痛综合征、颈椎间盘膨出疼痛综合征、颈椎间盘突出疼痛综合征、颈椎间盘脱出疼痛综合征、颈椎间盘髓核游离疼痛综合征、颈椎间盘骨化症疼痛综合征、颈椎间盘塌陷症疼痛综合征等方面系统阐述颈椎间盘突出症系列的疾病。

第一节　颈椎间盘变性疼痛综合征

颈椎间盘变性疼痛综合征是由于颈椎间盘组织变性（主要是髓核变性）的病理生理改变引起的一系列疼痛相关综合征。本节从导致颈椎间盘变性的致病因素、致病机制、临床表现、病理特征、特殊检查、诊断标准、鉴别诊断、中医辨证、治疗方法、疗效判定等方面对颈椎间盘变性疼痛综合征进行系统阐述。

一、颈椎间盘变性疼痛综合征的致病因素

（一）现代医学相关致病因素分析

1. **生理退化**　随着年龄的增长，人体各部位的劳损也日益增加，颈椎同样会产生各种退行性改变，而椎间盘的退行性改变是颈椎间盘突出症发生、发展中最关键的因素。颈椎间盘在20岁左右开始出现髓核的含水量下降，随着年龄的增加，颈椎间盘纤维环也发生改变。在40岁左右颈椎间盘退行性改变加快，易出现颈椎间盘纤维环的胶原纤维弹性减弱、部分胶原纤维断裂及纤维环裂隙等退行性改变。椎间盘退变具有细胞外基质合成代谢与分解代谢的改变，椎间盘数目、表型、活力的变化等特征。尽管以上变化在正常老化过程中也会发生，但椎间盘退变会加速其发生和进展，甚至导致椎间不稳相关的盘源性疼痛与神经根受压相关的根源性疼痛。

2. **慢性劳损**　椎间盘是人体各组织中最早和最易随年龄发生退行性改变的组织。由于年龄的增长，髓核丧失一部分水分及其原有弹性。在退变过程中，椎间盘的细胞排列有规律地减少，髓核大小发生了很大的变化。在细胞减少中，功能性细胞数量减少更为明显，且每个细胞的功能性活力亦降低。随着时间的推移，不同组织的再生力

明显减少。

3. 颈部创伤　颈部创伤是指有轻重不等的颈部外伤史，影像学检查证实有椎间盘病变，存在相应临床表现者。致伤原因主要是加速暴力使头部快速运动导致颈部扭伤，又称为挥鞭样损伤。其作用的强弱、持续的时间以及损伤的原因决定着损伤的程度，部分引起可复性损伤，部分则引起严重的不可复性损伤，导致细胞和组织的死亡。

4. 营养障碍　随着年龄的增长，椎间盘的营养供应逐渐减少，部分由于椎体毛细血管密度和完整性的降低，另一部分归因于软骨终板的钙化。软骨终板钙化会完全阻碍椎间盘内物质交换，对于病情发展起着重要作用，然而软骨终板钙化是否由椎间盘退化导致尚不清楚。营养供应不足可能损害细胞活性和生存能力，但不会降低酶的活性。在这种情况下，基质合成代谢和分解代谢之间发生失衡，进而加速了退变椎间盘的基质降解。

5. 不良体位　各种超过正常范围的过度活动带来的损伤，如不良的睡眠、枕头的高度不当或垫的部位不妥、工作姿势不当，长期低头工作者的颈椎间盘突出症发病率较高。

6. 其他因素　发育不良、不良生活习惯、感染、工作环境的理化因素等。

（二）中医学相关致病因素分析

颈椎间盘变性疼痛综合征中医称之为"项痹"，根据中医学理论其主要的致病因素是由于人体正气不足，卫外不固，感受风、寒、湿、热等外邪，致使经络痹阻，气血运行不畅，引起以肌肉、筋骨、关节发生疼痛、酸楚、重着、灼热、屈伸不利为主要临床表现的病证。项痹病的论述首见《内经》，《素问·痹论》对其病因、发病、证候分类及演变均有记载，如"风寒湿三气杂至，合而为痹，其风气胜者为行痹，寒气胜者为痛痹，湿气胜者为着痹也。"

二、颈椎间盘变性疼痛综合征的致病机制

（一）颈椎间盘变性的现代医学机制

颈椎间盘纤维环变性也是从机体退变开始，颈椎间盘纤维环随着年龄的增加开始出现弹性减弱，纤维环的胶原纤维变性肿胀，部分胶原纤维断裂，纤维的排列发生紊乱，纤维环内外侧之间分界不清。纤维环变性后出现软骨内骨化、透明软骨破坏、炎性细胞浸润、软骨细胞坏死，导致纤维环逐渐发生变薄、塌陷等病理改变，进而引发一系列颈椎间盘纤维环变性的症状和体征。颈椎间盘髓核变性时，髓核的蛋白聚糖基质和胶原纤维的生理功能减退，软骨细胞先增生后凋亡，逐渐使髓核的"液体轴承"功能丧失。

（二）颈椎间盘变性的中医学机制

中医学认为其病因为年老体弱，气血衰退，肝肾亏损，但亦与局部长期劳损有关，在上述因素下风寒湿等外邪乘虚而入，从而导致经络受阻，瘀滞经脉，气血运行不畅，为其主要病机。《内经》指出："肾主骨髓"，若肾精虚少，骨髓的化源不足，不能营养骨骼，则出现骨骼脆弱，肢体无力，故骨易退变。《内经》又云："肝藏血""肝主身之筋膜""宗筋主束骨而利机关。"筋膜是一种联络关节肌肉，主司运动的组织。若肝血不足，血不养筋，则出现颈部的筋骨韧带钙化而退变。肝肾不足，特别是肾精亏损为本病之本；而血脉瘀阻，气血运行不畅，乃本病之标。如《证治准绳》谓："有风、有寒、有湿、有内挫、有瘀血气滞，有痰皆标也，肾虚其本也。"

三、颈椎间盘变性疼痛综合征的临床表现

1. **典型症状**　头部蒙重，颈部僵硬、疼痛，肩胛部僵硬，无上肢放射痛，无其他部位症状。

2. **主要体征**　枕神经压痛阴性，颈部僵硬，活动部分受限，椎体及椎旁压痛阳性，肩部及上肢压痛阴性，臂丛牵拉试验阴性，霍夫曼征阴性。

3. **疾病发展的动态演变**　椎间盘退变主要特征包括髓核软骨样细胞数目降低、聚集成团，细胞外基质如糖蛋白、蛋白多糖等成分的减少，椎间盘内各种炎性因子表达的增加等。在椎间盘退变早期，椎间盘组织内髓核细胞可出现增殖，伴有细胞簇的形成；随着椎间盘局部微环境的改变，髓核细胞皱缩、凋亡增加，局部炎症因子集聚；椎间盘退变程度不断进展，椎间盘内髓核细胞数目下降、软骨样细胞形成，同时椎间盘细胞外基质开始出现降解，髓核内Ⅱ型胶原蛋白含量减低，Ⅰ型胶原蛋白比例开始增高，椎间盘微环境内部各种基质降解酶类含量上升，包括基质金属蛋白酶和含Ⅰ型血小板结合蛋白基序的解聚蛋白样金属蛋白酶；椎间盘组织内神经血管增生；髓核细胞老化、凋亡增加，并且椎间盘含水量降低，髓核组织逐渐纤维化，甚至伴有钙化形成。

四、颈椎间盘突出疼痛综合征的病理特征

（一）原发性颈椎间盘变性的病理特征

随着年龄的增长，机体发生生理性退变，大到每个个体随着时间变老，至最终去世，小到每个细胞在正常周期内凋亡，至最后再生功能减退，最终无法再生。颈椎纤维环放射状裂隙是髓核突出的必备条件，当椎间盘退变时，由于颈椎前屈或扭转的应

力作用，纤维环可缓慢或突发部分断裂，出现纤维环放射状裂隙。髓核凸入纤维环裂隙可增加纤维环裂隙的长度和宽度，在髓核含水量较高或轻度纤维化时易于发生。

（二）继发性颈椎间盘变性的病理特征

1. **椎体形态** 颈椎间盘退变时椎体趋向扁平化，其扁平化程度与椎间盘退变的严重程度有关。生物力学研究表明，当椎间盘正常时，椎间盘传递的应力主要作用于终板的中央，而椎间盘退变时，由于髓核流体静力学性质逐步消失，压力由终板中央向外周转移，至使外周终板上应力集中。这种应力重新分布导致了椎体结构发生重建而改变。

2. **椎体不稳** 其是颈椎退变过程中的一个阶段。脊柱的三关节复合体中，椎间盘或关节突关节退变均可导致相互间的影响。颈椎退变引起椎间隙狭窄，前后纵韧带松弛，影响关节突关节的复合承受应力。

五、颈椎间盘变性疼痛综合征的特殊检查

1. **颈椎X线检查** 颈椎间盘生理退化发生的早期，X线检查多无特殊变化，病情加重时可见颈椎生理弧度改变，严重时可见椎间隙变化和颈椎骨质的退行性改变。

2. **CT检查** 颈椎间盘生理退化发生的早期，CT检查也多无特殊变化，病情加重时可见椎间盘形态的变化和髓核的CT值变化。

3. **MRI检查** 颈椎间盘生理退化发生的早期，MRI检查可见颈椎间盘的髓核影像变化，特别是在椎间盘纤维环的形态还没有发生变化以前，MRI的价值高于CT等检查手段。同时MRI对椎间盘纤维环、脊髓、脊神经及椎旁血管、肌肉、脂肪等组织的检查，在对椎间盘退行性病变的诊断与鉴别诊断方面的意义非常重大。

4. **颈椎间盘造影检查** 其优点是可以观察颈椎间盘内部形态改变，可以诱发疼痛反应，可作为定位病变等。颈前外侧入路常规做正、侧位X线片，确定针的位置，将造影剂（平均0.5 ml）注入椎间盘内，记录疼痛的反应。造影时出现诱发疼痛或复制疼痛者为椎间盘造影阳性。

5. **颈椎红外热成像检查** 颈部代谢热图片状升高，向患侧延伸，提示为颈椎病变；可伴有双上肢代谢热图对称。

6. **颈椎间盘超声检查** 目前，有关超声波诊断颈椎间盘变性疼痛综合征的工作尚未普遍开展，只能通过测量椎管管径推断椎间盘病变，可查看早期周围软组织水肿情况。

7. **颈部及上肢电生理检查** 颈椎间盘生理退化中，神经功能检查以针极肌电图为主，由于神经传导主要检测外周神经，F波通常用于鉴定根性疾病，但由于颈椎病通常累及颈5、6、7，而正中神经和尺神经属于颈8神经根支配，所以要结合临床。肌电图有助于较客观地定位定量脊髓、神经根和周围神经的功能和受损状态，弥补影像学和

症状、体格检查的不足。

8. 颈部其他检查　血常规、C反应蛋白、红细胞沉降率、免疫学等检查在椎间盘退行性病变的诊断与鉴别诊断方面具有一定的参考意义。

六、颈椎间盘变性疼痛综合征的诊断标准

1. 病史　既往有过颈部不适、疼痛等症状病史。
2. 症状　颈部僵硬、疼痛，颈肩部及上肢不适、胀痛等症状。
3. 体征　相应颈椎及椎旁压痛阳性，颈部肌肉僵直，颈椎活动部分受限等。
4. 影像检查　MRI可显示椎间盘水分的生理改变，从而显示椎间盘退变程度。退变椎间盘 T2 加权像表现为信号降低（黑盘征），相邻正常椎间盘信号正常。然而椎间盘信号降低只是退变的现象，很难确定哪个退变的椎间盘就是引起颈痛的责任间盘，若同时见到 T2 加权像椎间盘纤维环后缘出现高信号区，则多数可诊断为病变椎间盘。颈部红外线热成像等检查可见颈部软组织损害影像。X线、CT检查无特异性。

七、颈椎间盘变性疼痛综合征的鉴别诊断

1. 颅内疾病　颈部引起的后枕部疼痛可与脑血管疾病相鉴别，脑血管疾病严重时可伴半身不遂症状，查体伴病理征，通过头颅MRI或头颅CT检查可鉴别诊断。
2. 脊髓疾病　脊髓空洞症是一种慢性的脊髓病变，病因不是很明确，可能会引起肢体运动障碍，多见于青壮年，病程缓慢，早期影响上肢，呈节段性分布，有感觉分离现象，颈椎MRI可鉴别。
3. 颈椎骨折　患者一般有外伤史，外力所致颈椎骨折，可通过X线或CT三维重建鉴别诊断，严重时可出现截瘫。
4. 颈椎结核　结合患者是否有低热、消瘦，既往有无结核病史，有无接触史，行颈椎增强MRI、血培养，通过体液或血液查找结核菌，检测血常规、C反应蛋白、红细胞沉降率、降钙素原等鉴别。
5. 颈椎化脓性感染　可出现发热、全身酸痛、局部皮肤红肿等症状，结合血常规、C反应蛋白、红细胞沉降率、降钙素原、颈椎MRI等检查可鉴别诊断。
6. 颈椎恶性肿瘤　颈椎椎管内肿瘤包括发生于脊髓、脊神经根、脊膜和椎管壁组织的原发性和继发性肿瘤，一般考虑转移瘤，需询问患者有无恶性肿瘤病史。颈部恶性肿瘤疼痛剧烈，可行颈椎增强MRI检查，积极查找原发灶。
7. 颈椎良性肿瘤　原发颈椎的良性肿瘤较常见的是血管瘤、脊索瘤、软骨瘤、巨细胞瘤等，颈椎增强MRI可初步诊断，必要时活检病理诊断。

8. 颈部血管疾病　包括颈部血管动脉粥样硬化而造成的颈动脉狭窄或闭塞，可通过超声检查、血管造影鉴别。

9. 颈部软组织损害　颈部急性软组织损伤主要由机械因素引起，颈部受到钝器的外力刺激之后，主要特征是颈部疼痛、颈部肿胀、颈部僵硬甚至活动受限；颈部慢性软组织损伤主要由于长期低头、超时限活动、急性损伤未治愈引起，主要特征是颈部疼痛、颈部肿胀甚至颈部疲劳。颈部MRI可鉴别诊断。

八、颈椎间盘变性疼痛综合征的中医辨证

（一）中医辨证概要

1. 辨病邪　项痹的证候特征多因感受邪气的性质不同而表现各异。颈部疼痛呈游走不定者，属风胜；疼痛较剧，遇寒则甚，得热则缓者，属寒胜；重着而痛，手足沉重，肌肤麻木者，属湿胜；红肿热痛，筋脉拘急者，属热胜。

2. 辨虚实　一般而言，新病多实，久病多虚。实者，发病较急，正气尚胜抗邪，故痛势剧，脉实有力；虚者，病程较长，多有气血不足，故疼痛绵绵，痛势较缓，脉虚无力。本病后期多见虚实错杂，应辨明虚实，分清主次。

3. 辨痰瘀　项痹迁延不愈，证见局部漫肿，甚则强直畸形，痛如针刺，痛有定处，时轻时重，昼轻夜重，屈伸不利，舌体胖边有齿痕，舌质紫暗甚或可见瘀斑，脉沉弦涩。多属正虚邪恋，瘀血阻络，痰留关节，痰瘀交结，经络不通，而成顽疾。

（二）中医辨证分型

1. 风寒湿阻络　颈肩、上肢疼痛麻木，颈部僵硬，活动不利，恶寒畏风，遇阴雨天或感寒后疼痛加重，得热则疼痛减轻，舌质淡，苔薄白，脉沉细。

2. 气滞血瘀　颈肩部，上肢刺痛，痛处固定、拒按，伴有肢体麻木，舌质暗，脉涩细。

3. 肝阳上亢　颈部胀痛，头晕头疼，心烦易怒，胁痛，舌质红，苔黄，脉弦数。

4. 肝肾亏虚　颈部酸困，喜按喜揉，遇劳更甚，头晕头痛，耳鸣耳聋，失眠多梦、面红耳赤，舌红少津，脉细数。

5. 气血亏虚　颈部酸困，绵绵而痛，头晕目眩，面色苍白，心悸气短，四肢麻木，倦怠乏力，舌淡苔少，脉细弱。

6. 湿热阻络　颈肩沉重疼痛，颈肩部着热后痛剧，遇冷痛减，口渴不欲饮，烦闷不安，尿色黄赤，舌质红，苔黄腻，脉濡数。

7. 风热阻络　颈部疼痛，僵硬，恶风怕热，口渴欲饮，口干咽痛，舌质淡红，苔薄，脉浮数。

九、颈椎间盘变性疼痛综合征的治疗方法

（一）颈椎间盘变性疼痛综合征的常规疗法系列

1. **适当休息**　避免长时间低头，高枕入睡，佩戴颈托，保护颈椎。
2. **物理疗法**　局部热疗，如 TDP 治疗、偏振光照射、微波治疗、蜡疗等。
3. **功能锻炼**　颈肩操锻炼。
4. **对症药物**　如非甾体抗炎药等。

（二）颈椎间盘变性疼痛综合征的中医特色疗法系列

1. **经络针刺疗法**　选择颈部阿是穴，辨证取穴，进行针刺治疗。
2. **经络艾灸疗法**　选择部位进行艾条灸，温经通络止痛。
3. **经络刮痧疗法**　选择颈肩部经络进行刮痧疗法，通络止痛。
4. **经络拔罐疗法**　选择颈肩部经络进行拔罐疗法，通络止痛。
5. **穴位灌注疗法**　选择颈部阿是穴，辨证取穴，进行中药灌注治疗。
6. **中药外敷疗法**　颈部行中药外敷、塌渍治疗。
7. **中药熏蒸疗法**　颈部行熏蒸药物疗法，散寒止痛。
8. **中药经皮透入疗法**　颈部行中药经皮透入疗法，通络止痛。
9. **中药制剂口服疗法**　辨证给药，通络止痛。

（三）颈椎间盘变性疼痛综合征的微创特色疗法系列

1. **颈部神经根阻滞疗法**　如颈椎椎旁神经阻滞等。
2. **颈部软组织松解疗法**　对肌肉、筋膜、关节囊等组织进行银质针、针刀松解等。
3. **颈部软组织灌注疗法**　对肌肉、筋膜、关节囊等药物注入灌注治疗等。

十、颈椎间盘变性疼痛综合征的疗效标准

（一）症状和体征的改善程度评定参考标准

1. **评分标准**　总分100分，其中症状分值60分，体征分值40分。①症状改善程度：分值60分，患者颈部及全身的疼痛等综合症状在治疗前与治疗后进行对比，按照改善程度以100%计算。如患者治疗后症状每改善10%计6分，症状全部消失计60分，治疗后症状无改善计0分，其他症状改善的分值计算以此类推。②体征改善程度：分值40分。患者颈部及全身各部位的压痛、叩击痛、病理反射、神经牵拉反应和脊柱、关节活动等综合阳性体征在治疗前与治疗后进行对比，按照改善程度以100%计算。如患

者治疗后综合阳性体征每改善10%计4分，体征全部消失计40分，治疗后体征无改善计0分，其他体征改善的分值计算以此类推。

2. 疗效分级　患者治疗后与治疗前的症状和体征对比，共分5个级别，每个级别分值如下。①一级疗效：治疗后症状和体征绝大部分消失，疗效评定分值80～100分，疗效指数＞80%。②二级疗效：治疗后症状和体征大部分消失，疗效评定分值60～80分，疗效指数＞60%。③三级疗效：治疗后症状和体征明显改善，疗效评定分值40～60分，疗效指数＞40%。④四级疗效：治疗后症状和体征有所改善，疗效评定分值10～40分，疗效指数≥10%。⑤五级疗效：治疗后症状和体征略有改善，疗效评定分值1～10分，疗效指数＜10%。

（二）影像学检查

除症状体征改善外，影像学检查是本病治愈的重要评价指标。

【典型病例1】刘某，女，40岁。主诉间断颈部僵硬疼痛1个月。患者自述1个月前熬夜工作后出现颈部僵硬伴疼痛，活动部分受限，休息后症状未见明显改善，疼痛进行性加重，现为求系统治疗，来我科就诊，由门诊以"颈椎间盘退变"收住入院。患者神志清，精神欠佳，颈部僵硬疼痛，活动部分受限，怕热，汗出较多，纳可，夜寐欠安，大便三日一行，小便可。体格检查视觉模拟评分（Visual Analogue Scale，VAS）5分，颈椎生理弯曲变浅，弹性稍差，颈5-6、颈6-7棘间、棘旁叩压痛阳性，压颈试验阴性，双侧椎间孔挤压试验阴性，引颈试验阴性，双侧臂丛牵拉试验弱阴性，杜加（搭肩试验）征阴性，雅格逊（肱二头肌长头紧张试验）征阴性，霍夫曼征阴性。颈椎MRI回示颈椎间盘退行性改变（图5-1-1）。

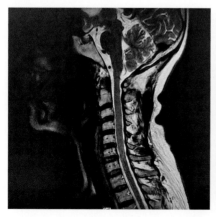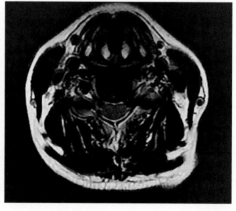

图5-1-1　颈椎MRI显示间盘退行性改变

中医诊断：项痹，中医证型为湿热阻络。西医诊断：颈椎间盘变性疼痛综合征。治疗方法包括颈部经络艾灸疗法、经络刮痧疗法、经络拔罐疗法、穴位灌注疗法、中药外敷疗法、中药制剂口服疗法，1周后疼痛症状消失。

【典型病例2】张某，女，49岁。主诉间断颈部疼痛10年余，加重10天。现病史：10年前无明显诱因出现颈部疼痛不适，未予重视，未予规律治疗，每因劳累后疼痛加重，10天前无明显诱因出现颈部疼痛加重，伴双肩关节疼痛，活动轻度受限，疼痛剧烈，现为求系统治疗，来我科就诊，由门诊以"混合型颈椎病"收住入院。患者神志清，精神欠佳，颈部疼痛不适，伴双肩关节疼痛，活动明显受限，活动劳累及遇寒后症状加重，偶有恶寒、肢凉，纳可，夜寐欠安。体格检查：VAS 7分，颈椎生理弯曲变浅，弹性稍差，颈4-5、颈5-6、颈6-7棘间、棘旁叩压痛阳性，压颈试验阴性，双侧椎间孔挤压试验阴性，引颈试验阴性，双侧臂丛牵拉试验弱阴性，杜加（搭肩试验）征阴性，雅格逊（肱二头肌长头紧张试验）征阴性，双侧肩部喙突、大小结节压痛点阳性，双侧冈下肌压痛点阳性，双侧肩胛内缘压痛阴性，双侧肩关节活动可，双侧肱二头肌、肱三头肌肌腱反射正常，双上肢肌力及皮肤浅感觉正常，霍夫曼征阴性。颈椎MRI示：颈椎退行性改变（图5-1-2）。

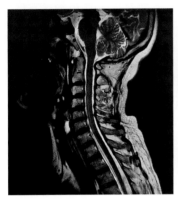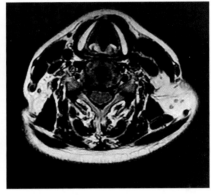

图 5-1-2　颈椎退行性改变

中医诊断：项痹，中医证型为风寒湿阻络。西医诊断：颈椎间盘变性疼痛综合征。治疗方法：颈部经络艾灸疗法、经络刮痧疗法、经络拔罐疗法、穴位灌注疗法、中药外敷疗法、中药制剂口服疗法，1周后疼痛症状消失。

（阿依古丽·若曼　郭兴龙　王　霞）

第二节　颈椎间盘膨出疼痛综合征

颈椎间盘膨出疼痛综合征是由于颈椎间盘膨出的病理生理改变引起的一系列疼痛相关综合征。本节从导致颈椎间盘膨出的致病因素、致病机制、临床表现、病理特征、特殊检查、诊断标准、鉴别诊断、中医辨证、治疗方法、疗效判定等方面对颈椎间盘膨出疼痛综合征进行系统阐述。

一、颈椎间盘膨出疼痛综合征的致病因素

（一）现代医学相关致病因素分析

1. 生理退化 随着年龄的增加，颈椎间盘纤维环也发生改变，髓核也开始出现含水量下降，颈椎间盘纤维环的胶原纤维弹性减弱、部分胶原纤维断裂及纤维环裂隙等发生退行性改变。细胞外基质合成代谢与分解代谢的改变，椎间盘数目、表型、活力等都发生了变化，随后出现了椎间盘膨出。

2. 慢性劳损 各种超过正常范围的过度活动带来的损伤、劳累、长期一个姿势、不适当的体育锻炼等都可造成颈椎间盘慢性劳损。随着年龄的增长，髓核丧失一部分水分及其原有弹性。椎间盘的细胞排列有规律地减少，髓核大小发生了很大的变化，增加了发病率。

3. 颈部创伤 在颈椎退变、失稳的基础上，头颈部的外伤更易诱发椎间盘膨出。

4. 营养障碍 由于各种原因所造成人体代谢失常者，特别是钙、磷代谢和激素代谢失调者容易产生颈椎间盘膨出。

5. 不良体位 不良的睡眠、枕头的高度不当或垫的部位不妥、工作姿势不当，长期低头工作者颈椎间盘膨出发病率较高。

6. 其他因素 咽喉部炎症、精神因素等。

（二）中医学相关致病因素分析

根据中医学理论，颈椎间盘膨出疼痛综合征主要的致病因素如下。

中医学认为项痹的致病因素为年老体弱，气血衰退，肝肾亏损，但亦与局部长期劳损或外伤有直接关系。在上述因素影响下，风寒湿等外邪乘虚而入，从而导致经络受阻，瘀滞经脉，气血运行不畅，此为其主要病机。《内经》指出，"肾主骨髓"。若肾精虚少，骨髓化源不足，不能营养骨骼，则出现骨骼脆弱，肢体无力，故骨易退变。《内经》又云："肝藏血""肝主身之筋膜""宗筋主束骨而利机关。"筋膜是一种联络关节肌肉，主司运动的组织。若肝血不足，血不养筋，则出现颈部的筋骨韧带钙化而退变。肝肾不足，特别是肾精亏损为本病之本；而血脉瘀阻，气血运行不畅，乃本病之标。如《证治准绳》谓"有风、有寒、有湿、有内挫、有瘀血气滞，有痰皆标也，肾虚其本也。"

二、颈椎间盘膨出疼痛综合征的致病机制

（一）颈椎间盘膨出的现代医学致病机制

颈椎间盘膨出早期为纤维组织的透明变性、纤维增粗和排列紊乱，进而出现裂纹。颈椎间盘裂纹起自髓核，扩展至纤维环，可有垂直裂纹和水平裂纹两种。早期水分脱

失和吸水能力减退，使髓核体积相应减少，在局部压力加大、劳损的情况下，可使退变更加迅速，髓核和纤维环的变性使椎间盘各个部位的弹性模量发生改变，髓核可能通过纤维环的裂隙突向边缘，造成椎间盘膨出。

（二）颈椎间盘膨出的中医学致病机制

颈椎间盘膨出疼痛综合征中医称之为"项痹"，主要与正虚劳损，感受外邪有关，正气虚弱，气血不足，筋脉失养，故不荣则痛；长期伏案，劳损过度，伤及筋脉，项部气血瘀滞，或感受风寒湿等外邪，经络痹阻，气血不通，故不通则痛。《黄帝内经》原文指出：风寒湿三气杂至，合而为痹也。其风气胜者为行痹，寒气胜者为痛痹，湿气胜者为着痹也。痹者，闭塞不通的意思。痹症主要原因是风寒湿邪侵入人体，壅塞经络，凝滞气血，发为痹症。

三、颈椎间盘膨出疼痛综合征的临床表现

1. **典型症状**　颈部疼痛，一般均呈持续性疼痛或钝痛，可延及上背部，不能俯仰旋转，头颈部活动时加剧。疼痛常伴有颈部僵硬，或伴有眩晕，颈椎生理曲度变直，颈部肌肉紧张，活动受限，患侧常有明显压痛点。

2. **主要体征**　颈椎曲度变直，颈部僵硬，活动部分受限，枕神经压痛阳性，椎体及椎旁压痛阳性，肩胛及背部压痛阳性，臂丛牵拉试验阴性，霍夫曼征阴性。

3. **疾病发展的动态演变**　颈椎椎间盘膨出主要表现在纤维环、髓核、软骨版的变化，纤维增粗和排列紊乱，进而出现裂纹。颈椎间盘裂纹起自髓核，扩展至纤维环，可有垂直裂纹和水平裂纹两种。早期水分脱失和吸水能力减退，使髓核体积相应减少，在局部压力加大、劳损的情况下，可使退变更加迅速。髓核和纤维环的变性使椎间盘各个部位的弹性模量发生改变，髓核可能通过纤维环的裂隙突向边缘，造成椎间盘膨出。

四、颈椎间盘膨出疼痛综合征的病理特征

颈椎间盘膨出的病理特征为纤维环的退变，椎间盘纤维环各层成45°倾斜角与椎体骺环附着，两层间以90°角交叉。深、浅层间互相交织，增强了纤维环的韧性及弹性。随着年龄的增加，纤维环磨损部分产生网状变性和玻璃样变性，失去原来的清楚层次及韧性产生不同的裂隙，其中放射性裂隙与椎间盘髓核退变密切相关。纤维环的病变可在纤维环的外层出现，随之向内层延伸至髓核。由于退变而形成的椎间盘内压升高，可对外层纤维环形成张力，而致椎间盘髓核碎片附着于内层纤维环或软骨终板，或通过纤维环放射性裂隙膨出。软骨终板亦随着年龄的增长而变薄，钙化和不完整，并产生软骨囊性变及软骨细胞坏死。中年以后，在软骨终板经常可以发现裂隙。软骨终板

无神经供应，故软骨终板不能再生修复，故造成颈椎间盘膨出。

五、颈椎间盘膨出疼痛综合征的特殊检查

1. 颈椎X线检查 颈椎生理曲度变直或消失，颈椎椎体轻度退变，侧位伸屈动力摄片可发现约1/3病例椎间隙松动，表现为轻度梯形变，或屈伸活动度变大。

2. CT检查 椎体后缘对称性、均匀一致地轻度向后膨出的软组织密度影的CT值高于脑脊液，边缘光滑，与脊神经之间有一脂肪分界，相应神经根不受压。硬膜囊前缘平直，脊髓无明显受压、移位；部分退变椎间盘内可出现钙化。

3. MRI检查 在T2加权MRI影像中呈低信号强度椎间盘，并表现为椎间隙狭窄，椎间盘弥散膨出于椎体外缘。

（四）颈椎间盘造影检查

其可以观察颈椎间盘内部形态改变，可以诱发疼痛反应，可作为定位、症状性病变等。椎间盘造影阳性者的纤维环内层有撕裂，外侧无异常。CT造影像主要表现为造影剂在髓核内呈白色均匀团块状，纤维环内层有撕裂影像，造影剂通过纤维环后方的裂隙溢出。

（五）颈椎红外热成像检查

颈部代谢热图片状升高，向患侧延伸，提示为颈椎病变。可有双上肢代谢热图对称。

（六）颈椎间盘超声检查

目前，有关超声波诊断颈椎间盘膨出疼痛综合征的工作尚未普遍开展，只能通过测量椎管管径推断椎间盘病变，可查看早期周围软组织水肿情况。

（七）颈部及上肢电生理检查

颈椎间盘膨出的神经功能检查以针极肌电图为主，由于神经传导主要检测外周神经，F波通常用于鉴定根性疾病，椎间盘膨出未出现根性症状，故一般检查为阴性。

（八）颈部其他检查

血常规、C反应蛋白、红细胞沉降率、免疫学等检查在椎间盘膨出病变的诊断与鉴别诊断方面具有一定的参考意义。

六、颈椎间盘膨出疼痛综合征的诊断标准

1. 病史 既往有颈部僵硬、疼痛不适症状等病史，或长期伏案、低头工作史。

2. **症状**　颈部疼痛，一般均呈持续性疼痛或钝痛，可延及上背部，不能俯仰旋转，头颈部活动时加剧。疼痛常伴有颈部僵硬或伴有眩晕等症状。

3. **体征**　颈椎生理曲度变直，颈部肌肉紧张，活动受限，患侧常有明显压痛点。部分患者枕神经压痛阳性，肩背部有明显的压痛阳点等。

4. **影像检查**

（1）CT检查：CT扫描检查是颈椎间盘膨出确诊的直接依据。CT检查时可见椎体后缘对称性、均匀一致的轻度向后膨出的软组织密度影的CT值高于脑脊液，边缘较光滑。

（2）MRI检查：亦是颈椎间盘膨出确诊的直接依据，MRI在T2加权影像中呈低信号强度椎间盘，椎间盘弥散膨出于椎体外缘。

七、颈椎间盘膨出疼痛综合征的鉴别诊断

1. **脑血管疾病**　颈部引起头晕、后枕部疼痛可与脑血管疾病相鉴别。脑血管疾病严重时可伴有半身不遂症状，查体伴病理征，通过头颅MRI或头颅CT检查可鉴别诊断。

2. **脊髓肿瘤**　可同时出现感觉障碍和运动障碍，病情呈进行性加重，对非手术治疗无效，通过MRI可鉴别两者。脊髓造影显示倒杯状阴影，脑积液检查可见蛋白含量升高。

3. **一过性颈椎脱位**　过屈暴力使得颈椎椎节前脱位，当暴力消失后，脱位的椎节可恢复至原来的位置。但由于局部软组织的损伤，损伤部位存在颈椎不稳，日后椎体后缘骨质增生，对脊髓构成刺激和压迫，询问病史可鉴别。

4. **颈椎结核**　结合患者是否有低热、消瘦，既往有无结核病史，有无接触史，行颈椎增强MRI、血培养，通过体液或血液查找结核菌，检测血常规、C反应蛋白、红细胞沉降率、降钙素原等鉴别。

5. **颈椎慢性感染**　炎症可直接刺激邻近的肌肉和韧带，致使韧带松弛，张力减低，椎节内外平衡失调，破坏了其稳定性，加速和促进退变的发生和发展，结合血常规、C反应蛋白、红细胞沉降率、降钙素原、颈椎MRI等检查可鉴别诊断。

6. **颈椎恶性肿瘤**　颈椎椎管内肿瘤包括发生于脊髓、脊神经根、脊膜和椎管壁组织的原发性和继发性肿瘤，一般考虑转移瘤，需询问患者有无恶性肿瘤病史。颈部恶性肿瘤疼痛剧烈，可行颈椎增强MRI检查，积极查找原发灶。

7. **颈椎良性肿瘤**　原发颈椎的良性肿瘤较常见的是血管瘤、脊索瘤、软骨瘤、巨细胞瘤等，颈椎增强MRI可初步诊断，必要时活检病理诊断。

8. **颈部血管疾病**　颈椎横突孔狭窄继发性椎动脉缺血以及颈部血管动脉粥样硬化而造成的颈动脉狭窄或者闭塞可通过超声检查、血管造影、MRI血管造影鉴别。

八、颈椎间盘膨出疼痛综合征的中医辨证

（一）中医辨证概要

祖国医学在最开始阶段未记载颈椎间盘膨出疼痛综合征病名，《灵枢·经脉篇》提到"小肠手太阳之脉……是动则病嗌痛、颌肿、不可以顾，肩似拔，臑似折"。同时林佩琴撰写的《类证治裁》提到"肩背痛，不可回顾，此手太阳经气郁不行……"。以上史书典籍全面介绍了该病的致病因素、疼痛部位、临床表现等。

颈椎间盘膨出疼痛综合征归于"痹证""颈痛"等范畴，表现为颈部的疼痛及僵硬，且以肝肾亏虚为本，以风、寒、湿邪侵袭及瘀血阻滞为标。另外，与外伤、劳损等因素也存在密切联系。

（二）中医辨证分型

1. 风寒湿阻络 患者多有风寒侵袭病史，局部以冷痛为主，遇寒冷刺激后加重，伴手臂麻木发冷、全身酸楚、畏风恶寒等，舌质淡，苔薄白，脉沉细。

2. 气滞血瘀 患者多有外伤史或为伏案工作者，有固定疼痛点，颈部僵直活动不利，肩部有压痛，舌质暗，脉涩细。

3. 肝阳上亢 颈部胀痛，头晕头疼，心烦易怒，胁痛，舌质红，苔黄，脉弦数。

4. 肝肾亏虚 颈肩疼痛，伴头晕眼花、耳鸣、腰膝酸软等全身症状，舌红少津，苔少，脉细数。

5. 气血亏虚 颈部酸困，绵绵而痛，头晕目眩，面色苍白，心悸气短，四肢麻木，倦怠乏力，舌淡苔少，脉细弱。

6. 湿热阻络 颈肩沉重疼痛，颈肩部着热后痛剧，遇冷痛减，口渴不欲饮，烦闷不安，尿色黄赤，舌质红，苔黄腻，脉濡数。

7. 风热阻络 颈部疼痛，僵硬，恶风怕热，口渴欲饮，口干咽痛，舌质淡红，苔薄，脉浮数。

九、颈椎间盘膨出疼痛综合征的治疗方法

（一）颈椎间盘膨出疼痛综合征的常规疗法

1. 适当休息 避免长时间低头、高枕入睡，佩戴颈托、保护颈椎。

2. 物理疗法 局部热疗，如 TDP 治疗、偏振光照射、微波治疗、蜡疗等。

3. 局部肌肉松解治疗 干扰电治疗、中频脉冲电刺激治疗、冲击波治疗、神经肌肉电刺激治疗等。

4. **功能锻炼**　进行颈肩操锻炼。

5. **对症药物**　如非甾体抗炎药、活血通络中成药、消炎镇痛膏药、活血络止痛膏药等。

（二）颈椎间盘膨出疼痛综合征的中医特色疗法系列

1. **颈椎正脊疗法**　通过推拿舒筋通经手法能疏通经络止痛，缓解颈肩背软组织的高张力状态；正脊调曲手法使错位的脊椎复位，加宽椎间隙，扩大椎间孔，调整颈椎生理曲度，松解神经根及软组织粘连，消除炎症、水肿等，调和气血手法能激发经气，行气活血，改善血液循环，缓解症状。

2. **经络针刺疗法**　通过针刺、温针、电针等治疗方法疏通经络脉道，对于经络痹阻的项痹可以取得良好的临床效果。

3. **经络艾灸疗法**　通过隔物灸、按压灸、悬灸等治疗方法温经散寒止痛。

4. **经络刮痧疗法**　通过经络刮痧，虎符铜砭刮痧等方法疏经活络止痛。

5. **经络拔罐疗法**　通过留罐、走罐、闪罐、刺络拔罐等方法通络活络止痛。

6. **穴位埋线疗法**　通过辨证取穴进行埋线疗法，持续性刺激穴位，通络止痛。

7. **穴位注射疗法**　采用中成药注射制剂或维生素类注射制剂配比进行穴位注射，通络止痛。

8. **中药外敷疗法**　通过应用辨证中药进行蒸煮后外敷，温经通络止痛。

9. **中药离子导入疗法**　颈部行中药经皮透入疗法，通络止痛。

10. **中药制剂口服疗法**　辨证给药，温经、散寒、补虚、通络止痛。

（三）颈椎间盘膨出疼痛综合征的微创特色疗法系列

1. **颈部神经根阻滞疗法**　如颈椎椎旁神经阻滞等。

2. **颈部软组织松解疗法**　对肌肉、筋膜、关节囊等软组织进行银质针、针刀松解等。

3. **颈部软组织灌注疗法**　对肌肉、筋膜、关节囊等软组织进行药物注入灌注治疗等。

4. **颈椎间盘微创介入疗法**　椎间盘膨出程度轻的患者一般不需要施行椎间盘微创介入治疗方法。当膨出的椎间盘纤维环压迫颈部脊髓或脊神经，经其他方式治疗效果欠佳时，可以根据具体病情选择不同的介入方法，如髓核生物化学溶解治疗、髓核中药灌注治疗、髓核三氧灌注治疗、髓核射频消融治疗、髓核等离子消融治疗、髓核激光汽化治疗等。

（四）颈椎间盘膨出疼痛综合征的微创切除疗法

颈椎间盘膨出程度轻的患者不需要施行椎间盘微创切除治疗，在其他治疗方法无效的情况下，可以根据具体病情选择椎间盘微创切除方法。颈椎间盘膨出较重，压迫脊髓或脊神经时，可以选择微创切除手术，如颈椎间盘髓核切吸治疗、颈椎间盘镜和颈椎间孔镜微创切除手术等。

（五）颈椎间盘膨出疼痛综合征的手术疗法

大多数颈椎间盘膨出的患者不需要进行颈椎间盘手术切除治疗，极少数椎间盘膨出压迫脊髓或卡压脊神经的患者在经过各种治疗手段仍然无效的情况下可以选择颈椎间盘手术切除治疗。椎间盘膨出伴椎管狭窄、滑脱等，首先选择手术治疗。

（六）颈椎间盘膨出疼痛综合征的其他治疗方法

人工椎间盘置换、颈椎及椎间盘内固定、颈椎椎板减压、颈椎椎管重建、颈椎间盘融合、颈椎间盘细胞再生疗法和椎间盘生物药线消融疗法等。

十、颈椎间盘膨出疼痛综合征的疗效标准

（一）症状和体征的改善程度评定参考标准

1. 评分标准　总分100分，其中症状分值60分，体征分值40分。①症状改善程度：分值60分。患者颈部及全身的疼痛等综合症状在治疗前与治疗后进行对比，按照改善程度以100%计算。如患者治疗后症状每改善10%计6分，症状全部消失计60分，治疗后症状无改善计0分，其他症状改善的分值计算以此类推。②体征改善程度：分值40分。患者颈部及全身各部位的压痛、叩击痛、病理反射、神经牵拉反应和脊柱、关节活动等综合阳性体征在治疗前与治疗后进行对比，按照改善程度以100%计算。如患者治疗后综合阳性体征每改善10%计4分，体征全部消失计40分，治疗后体征无改善计0分，其他体征改善的分值计算以此类推。

2. 疗效分级　患者治疗后与治疗前的症状和体征对比，共分5个级别，每个级别分值如下。①一级疗效：治疗后症状和体征绝大部分消失，疗效评定分值80～100分，疗效指数＞80%。②二级疗效：治疗后症状和体征大部分消失，疗效评定分值60～80分，疗效指数＞60%。③三级疗效：治疗后症状和体征明显改善，疗效评定分值40～60分，疗效指数＞40%。④四级疗效：治疗后症状和体征有所改善，疗效评定分值10～40分，疗效指数≥10%。⑤五级疗效：治疗后症状和体征略有改善，疗效评定分值1～10分，疗效指数＜10%。

（二）影像检查

除症状体征改善外，影像检查是本病治愈的重要评价指标。

【典型病例1】巴某，男，50岁。主诉：间断颈部疼痛1个月余，加重伴头痛1周。患者1个月前无明显诱因出现颈部疼痛不适，未予重视，未予规律治疗。1周前无明显诱因出现颈部疼痛加重，伴头部疼痛，以后枕部为主，就诊于我科门诊，颈椎片提示颈椎病。为求系统治疗，现来我科就诊，门诊以"混合型颈椎病"收住入院。患者神志清，精神欠佳，颈部疼痛不适，活动明显受限，伴头部疼痛，以后枕部为主，口干，偶有肩背部疼痛，纳差，夜寐欠安，大便偏干，小便调。体格检查：VAS 6分，颈椎生理弯曲变浅，弹性稍差，颈3～颈4、颈4～颈5棘间、棘旁叩压痛阳性，压颈试验阴性，双侧椎间孔挤压试验阴性，引颈试验阳性，双侧臂丛牵拉试验阴性，杜加斯（搭肩试验）征阴性，雅格逊（肱二头肌长头紧张试验）征阴性，双侧肩部喙突、大小结节压痛点阴性，双侧冈下肌压痛点阴性，双侧肩胛内缘压痛阴性，双侧肩关节活动可，双侧肱二头肌、肱三头肌肌腱反射正常，双上肢肌力及皮肤浅感觉正常，霍夫曼征阴性。颈椎MRI示：颈椎退行性改变，C_{3-4}和C_{4-5}椎间盘膨出。中医诊断为项痹，中医证型为湿热阻络。西医诊断为颈椎间盘膨出疼痛综合征。治疗方法：颈部经络艾灸疗法、经络刮痧疗法、经络拔罐疗法、穴位灌注疗法、中药外敷疗法、中药制剂口服疗法。必要时行颈椎间盘膨出疼痛综合征的微创特色疗法，如神经阻滞疗法、射频热凝疗法。治疗1周后疼痛症状消失（图5-2-1）。

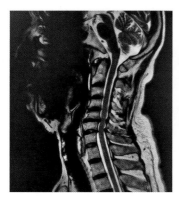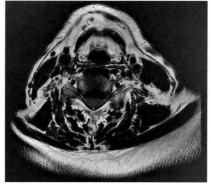

图5-2-1　颈椎MRI显示颈椎退行性改变颈3-4、颈4-5椎间盘膨出

【典型病例2】滕某，男，49岁。主诉：颈部疼痛伴头痛3个月余。患者3个月前无明显诱因出现颈部疼痛不适，并伴有头晕，以枕后左侧为甚，未予重视，后疼痛反复发作。为求系统治疗，现来我科就诊，门诊以"混合型颈椎病"收住入院。患者神志清，精神欠佳，颈部疼痛不适，活动受限，头痛时作，以左侧枕后为甚，活动劳累及遇寒后症状加重、得温痛减。体格检查：VAS评分6分，颈椎生理弯曲变浅，弹性稍差，颈2～颈6棘间、棘旁叩压痛阳性，左侧为甚，压颈试验阴性，左侧椎间孔挤压试验阴性，右侧阴性，引颈试验阴性，左侧臂丛牵拉试验阴性，右侧臂丛牵拉试验阴性，杜加（搭肩试验）斯征阴性，雅格逊（肱二头肌长头紧张试验）征阴性，双侧肩部喙

突、大小结节压痛点阴性，双侧冈下肌压痛点阴性，双侧肩胛内缘压痛阴性，双侧肩关节活动可，双侧肱二头肌、肱三头肌肌腱反射正常，双上肢肌力及皮肤浅感觉正常，霍夫曼征阴性。颈椎MRI示：颈椎退行性改变；C_{3-4}、C_{4-5}、C_{5-6}、C_{6-7}椎间盘膨出。中医诊断为项痹，中医证型为风寒湿阻络。西医诊断为颈椎间盘膨出疼痛综合征。治疗方法：颈部经络艾灸疗法、经络刮痧疗法、经络拔罐疗法、穴位灌注疗法、中药外敷疗法、中药制剂口服疗法。必要时行颈椎间盘膨出疼痛综合征的微创特色疗法，如神经阻滞疗法、射频热凝疗法。1周后疼痛症状消失（图5-2-2）。

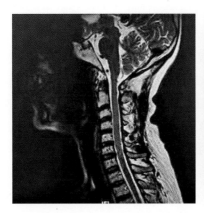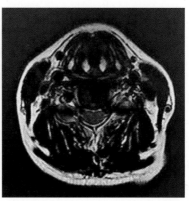

图5-2-2 颈椎MRI显示颈椎退行性改变；颈3-4、颈4-5、颈5-6、颈6-7椎间盘膨出

（阿依古丽·若曼 郭兴龙 王 霞）

第三节 颈椎间盘突出疼痛综合征

颈椎间盘突出疼痛综合征是由于颈椎间盘突出的病理生理改变引起的一系列疼痛相关综合征。本节从导致颈椎间盘突出的致病因素、致病机制、临床表现、病理特征、特殊检查、诊断标准、鉴别诊断、中医辨证、治疗方法、疗效判定等方面对颈椎间盘突出疼痛综合征进行系统阐述。

一、颈椎间盘突出疼痛综合征的致病因素

（一）现代医学相关致病因素分析

1. 生理因素 年龄、身高、性别、体重、种族和遗传等都对颈椎间盘突出有影响。随着年龄的增长，椎间盘退变逐渐加重，体重较重、腹型肥胖的人更容易出现椎间盘突出的问题。

2. 慢性劳损　慢性劳损是指超过正常生理活动范围最大限度或局部所能耐受值时的各种超限活动所引起的损伤，是一种长期的超限负荷，与睡眠姿势不良或日常生活习惯有关。

3. 颈部创伤　在外伤的基础上造成颈椎不稳，加速受损椎节的退变，造成颈椎间盘突出。

4. 营养障碍　由于各种原因所造成人体代谢失常者，特别是钙、磷代谢和激素代谢失调者容易产生颈椎间盘突出。

5. 不良体位　不良的睡眠、枕头的高度不当或垫的部位不妥、工作姿势不当，长期低头工作者颈椎间盘突出症发病率较高。

6. 其他因素　咽喉部炎症、吸烟、糖尿病、精神因素等。

（二）中医学相关致病因素分析

根据中医学理论，颈椎间盘突出疼痛综合征主要的致病因素如下。

颈椎间盘突出疼痛综合征可受内在生理和外部环境影响，内因为患者正气不足，外因为外感风寒湿邪、外伤、劳损。其与脾、肺、肝、肾关系密切，脾、肺、肝、肾的功能失常均可能导致颈部疼痛拘挛、活动不利。其病位涉及整条脊柱，而足太阳膀胱经与督脉均与脊柱有密切联系。

二、颈椎间盘突出疼痛综合征的致病机制

（一）颈椎间盘突出的现代医学致病机制

颈椎间盘突出多数是纤维环部分完整的局限性半球性隆起，或纤维环已破裂。纤维环及髓核组织突出聚集于后纵韧带之下，突出的椎间盘髓核物质可位于椎管内或硬膜内、椎间孔等处压迫神经根。椎间盘可以向各个方向突出，可通过纤维环、软骨终板、甚至椎体骨本身，但由于前纵韧带坚强，前方及两侧纤维环均厚，在此不易突出。

颈椎间盘突出分为3型，分别为后外侧方突出、神经孔内突出及中央型突出。

1. 后外侧方突出　此处纤维环本身薄弱，同时缺乏后纵韧带强力的中部纤维的加强，因此为常见的突出部位。髓核物质突出后，均可在硬膜外置椎间孔之间的任何一点与神经根相接触，故产生症状。

2. 椎间孔内突出　椎间盘可向后经后方纤维环及后纵韧带突入椎管，或进入椎间孔内，破裂型突出也可经过后纵韧带下至椎间孔内。在椎间孔，突出物可压迫神经根产生症状。

3. 中央型突出　髓核物质通过纤维环后部中间突出，到达后纵韧带下，后纵韧带中部纤维的增厚加强了后方纤维环。因此，此部位的纤维环完全破裂者罕见。后纵韧带在脊柱极度屈曲受力时可以破裂，使髓核物质进入椎管。

（二）颈椎间盘突出的中医学致病机制

中医传统医学将颈椎间盘突出归属于"项痹""项痛"等范围，如果发生上肢无力、活动不利等时可归属于"痿证"等范围。《灵枢·经筋》中的"手太阳之筋……其病小指支肘内锐骨后廉痛，循臂阴入腋下，腋下痛，腋后廉痛，绕肩胛引颈而痛……手阳明之筋……其病当所过者，支痛及转筋，肩不举，颈不可左右视。"这些表述的症状均与神经根型颈椎病的疼痛部位及临床表现相似。其中《素问·痹论》有记载"风寒湿三气杂至，合为痹也"，所表述的风邪能引起行痹、寒邪能引起痛痹、湿邪能引起着痹等的邪胜能引起痹证为主要原因；《世医得效方》曰："风寒湿气交互为病，颈项强直，或半身偏疼，或复麻痹"；《素问·刺热》曰："身热，热争则项痛而强。"这些均说到了"项痛"。

三、颈椎间盘突出疼痛综合征的临床表现

（一）典型症状

颈椎间盘突出症的类型不同，症状有所差异。

1. **后外侧方突出型**　由于颈脊神经根受到刺激或压迫，表现为单侧的根性症状。轻者出现颈脊神经支配区（即患侧上肢）的麻木感，重者可出现受累神经节段支配区的剧烈疼痛，如刀割样或烧灼样，同时伴有针刺样或过电样窜麻感，疼痛症状可因咳嗽而加重。此外，尚有痛性斜颈、肌肉痉挛及颈部活动受限等表现，可出现上肢发沉、无力、握力减退、持物坠落等现象。

2. **椎间孔内突出型**　本型患者有单侧神经根及单侧脊髓受压的症状，除有侧方突出型的表现外，尚可出现不同程度的单侧脊髓受压的症状。

3. **中央突出型**　此型无颈脊神经受累的症状，表现为双侧脊髓受压。早期症状以感觉障碍为主或以运动障碍为主，晚期则表现为不同程度的上运动神经元或神经束损害的不全痉挛性瘫痪，如步态笨拙、活动不灵、走路不稳，常有胸、腰部束带感，重者可卧床不起，甚至呼吸困难，大、小便失禁。

（二）主要体征

1. **后外侧方突出型**　体格检查发现，被动活动颈部或从头部向下作纵轴方向加压时引起疼痛加重，受累神经节段有运动、感觉及反射的改变，神经支配区域出现相应肌力减退和肌肉萎缩等表现。

2. **椎间孔内突出型**　体格检查显示病变水平以下同侧肢体肌张力增加、肌力减弱、腱反射亢进、浅反射减弱，并出现病理反射，可出现触觉及深感觉障碍。对侧则以感觉障碍为主，即有温度觉及痛觉障碍，而感觉障碍的分布多与病变水平不相符合，

病变对侧下肢的运动功能良好。

3. **中央突出型**　检查可见四肢肌张力增加、肌力减弱、腱反射亢进、浅反射减退或消失、病理反射阳性、髌阵挛及踝阵挛阳性。

（三）疾病发展的动态演变

颈椎椎间盘是人体各组织中最早、最易随年龄而发生退行性改变的组织。由于年龄的增长，髓核失去一部分水分及其原有弹性，致使椎间盘发生退变。颈椎间盘变性和破裂是由于颈椎伸屈活动频繁引起的局部劳损，和全身代谢与内分泌紊乱有关。由于齿状韧带的作用，颈髓较固定。当外力致椎间盘纤维环和后纵韧带破裂，髓核突出而引起颈髓受压。颈椎后外侧的纤维环和后纵韧带较薄弱，颈部神经根在椎间盘水平呈横向走行进入椎间孔，即使突出的椎间盘也可引起神经根受压。一般认为本病的发生机制是在椎间盘发生退行性改变的基础上受到一定的外力作用后使纤维环和后纵韧带破裂，髓核突出而引起颈髓或神经根受压。

四、颈椎间盘突出疼痛综合征的病理特征

青少年椎间盘水分比较充足，弹性比较好，能够很好地缓冲椎体的震荡和减轻摩擦的作用，但是在青春期后，椎间盘内部的水分就会逐渐地流失，椎间盘部位的脆性就会逐渐地增大，导致椎体间隙逐渐变窄，进而导致椎间盘突出的发生。早期为颈椎间盘的脱水，髓核的含水量减少和纤维环的纤维肿胀；继而发生变性，甚至破裂。颈椎间盘突出多数是纤维环部分、完整的局限性半球性隆起，或纤维环已破裂。纤维环及髓核组织突出聚集于后纵韧带之下，突出的椎间盘髓核物质可位于椎管内或硬膜内、椎间孔等处压迫神经根；椎间盘可以向各个方向突出，可通过纤维环、软骨终板、甚至椎体骨本身。

五、颈椎间盘突出疼痛综合征的特殊检查

（一）颈椎X线检查

表现为颈椎生理曲度变化，脊柱前凸增大、反曲、侧弯及椎间隙前窄后宽等。

（二）CT检查

为局部突出于椎体后缘的弧形软组织密度影，被正常硬膜外脂肪和脑脊液所包绕，突出的椎间盘常为不规则或分叶状，其CT值较高，密度与相应的椎间盘密度一致。颈椎间盘突出以C_{5-6}、C_{6-7}和C_{4-5}水平多见，突出多位于硬膜囊前缘的前方正中或偏一侧。

硬膜外脂肪受压、移位或消失。中央型突出压迫硬膜囊前缘使其向后移位，由于突出节段的CT与管内软组织（脊神经根）CT值相差较小，有时难以分清两者的界限，采用骨窗和软组织窗观察有助于诊断。突出的椎间盘组织可发生钙化呈骨性密度影，其椎间盘内有时可见低密度气体影形成所谓"真空现象"。

（三）MRI检查

MRI直接显示脊髓、椎间盘、韧带和肌肉等组织损伤类型及程度，在MRI图像可清楚显示椎间盘突出，可进行分型，查看神经根水肿情况，判断影像与症状是否相符。

（四）颈椎间盘造影检查

可以观察颈椎间盘内部形态改变，可以诱发疼痛反应，可作为定位、症状性病变等。椎间盘造影阳性者的纤维环内外层有撕裂；CT扫描造影像主要表现有造影剂在髓核内呈白色均匀团块状，表现为纤维环内层有撕裂影像，造影剂通过纤维环后方的裂隙溢出。

（五）颈椎红外热成像检查

颈部代谢热图片状升高，向患侧延伸，提示为颈椎病变；双上肢代谢热图不对称。

（六）颈椎间盘超声检查

目前有关超声波诊断颈椎间盘突出疼痛综合征的工作尚未普遍开展，只能通过测量椎管管径推断椎间盘病变，可查看神经、血管、周围软组织水肿情况。

（七）颈部及上肢电生理检查

颈椎间盘突出的神经功能检查以针极肌电图为主，由于神经传导主要检测外周神经，F波通常用于鉴定根性疾病，椎间盘突出可出现根性症状，故能够用于检查神经根是否受损。

（八）颈部其他检查

血常规、C反应蛋白、红细胞沉降率、免疫学、肿瘤标志物等检查在椎间盘突出病变的诊断与鉴别诊断方面具有一定的参考意义。

六、颈椎间盘突出疼痛综合征的诊断标准

（一）病史

既往有颈肩部不适、僵硬、疼痛等症状的病史。

（二）症状

有颈肩部及上肢不适、疼痛、麻木、颈部活动性疼痛等症状。颈椎间盘突出组织刺激或压迫脊神经时，可以出现相应节段神经支配区域的剧烈疼痛；颈椎间盘突出组织压迫颈段脊髓时，可以出现相应脊髓节段的压迫症状等；颈椎间盘突出组织刺激或压迫椎动脉时，可出现头晕、头痛等。

（三）体征

可出现颈椎间盘突出节段的颈椎及椎旁压痛、叩击痛等体征。颈椎间盘突出组织刺激或压迫脊神经时，可以出现相应节段的感觉、运动功能障碍等体征；颈椎间盘突出组织压迫颈段脊髓时，可以出现相应脊髓节段感觉、运动功能障碍体征等；颈椎间盘突出组织压迫椎动脉时，可出相应的椎动脉受压的体征。

（四）影像检查

1. **CT检查** CT检查是颈椎间盘突出程度和部位的重要确诊依据。病变的颈椎间盘纤维环破裂，椎间盘纤维环及髓核组织向椎管内突出，压迫神经根或脊髓。由于突出节段的CT与管内软组织（脊神经根）CT值相差较小，有时难以分清两者的界限，采用骨窗和软组织窗观察有助于诊断。

2. **MRI检查** MRI检查亦是颈椎间盘突出程度和部位的重要确诊依据。在MRI图像还可清楚显示突出的颈椎间盘组织对脊神经和脊髓的压迫情况等。

3. **颈椎间盘造影检查** 可以观察颈椎间盘内部形态改变，椎间盘突出的部位和程度等；可见纤维环内外层有撕裂，造影剂通过纤维环后方的裂隙溢出等。

七、颈椎间盘突出疼痛综合征的鉴别诊断

1. **尺神经炎** 尺神经由C_7、C_8和胸脊神经根组成，易与C_8脊神经受累的症状相混淆，两者均可造成小指麻木和手内在肌萎缩。但尺神经根炎患者多有肘部神经沟压痛，且可触及条索状变性的尺神经；而且两者感觉障碍分布不尽相同。C_8神经支配范围较大，常有前臂尺侧麻木；而尺神经炎无前臂麻木。

2. **胸廓出口综合征** 臂丛、锁骨上动脉、锁骨上静脉在胸廓上口或在胸小肌喙突止点区受压可引起上肢麻木、疼痛、肿胀，锁骨上窝前斜角肌有压痛并放射至手。两者鉴别在于胸廓出口综合征爱德生试验阳性，使患肢过度外展、肩抬平、出现桡动脉音减弱或消失者即是阳性体征。X线检查可发现颈肋或C_7横突过大。

3. **颈背部筋膜炎** 可引起颈背痛和上肢麻木感，但无放射症状及感觉障碍，也无腱反射异常。在痛点局部神经阻滞或口服抗风湿药后症状即见好转；颈椎病局部神经

阻滞无效。

4. 肌萎缩侧索硬化 患者一般出现两手明显肌萎缩，逐渐发展至肘部和肩部，但无感觉障碍，神经纤维传导速度正常。肌萎缩侧索硬化发展则较快，不可贸然手术。

5. 锁骨上肿瘤 肺尖部的原发性肿瘤或转移癌与臂丛神经粘连或挤压臂丛神经可产生剧烈疼痛，行胸部平片或行活检即可诊断。

6. 枕骨及寰枢椎疾病 枕颈部伤常引起枕大神经痛，枕大神经为C_2神经后支组成的感觉神经，与C_3神经损害所致疼痛较难鉴别，影像学检查有助于明确病因，必要时还应进行颅神经、小脑功能及眼底检查。

7. 颈椎其他疾病 如椎管狭窄、后纵韧带骨化、感染、肿瘤等，影像学检查可明确诊断。

8. 肺、纵隔肿瘤 如肺上沟肿瘤，可侵犯臂丛引起肩臂疼痛，体检可在锁骨上窝触及肿块，影像学检查可明确肿瘤所在部位及范围。

9. 臂丛神经炎 急性或亚急性起病，首发症状为一侧肩部及上肢的剧烈疼痛，可伴全身发热等全身症状。

10. 肩部疾病 如肩关节周围炎、肩袖损伤等，以肩部疼痛、活动障碍为突出症状，两者可合并存在，肩关节造影及MRI检查有助于明确诊断。

八、颈椎间盘突出疼痛综合征的中医辨证

（一）中医辨证概要

《医碥》曰"气项强痛多由风寒邪客二阳，亦有痰滞湿停，血虚闪挫，久坐失枕所致"。本病的发病主要辨证可分内外，内有素体气血亏虚、肝肾两虚等不能濡养颈项肩背部的肌肉、筋脉、骨髓以及周围组织所引起疾病，为"不荣则痛"；外有感受外邪、饮食不节、七情不遂以及受到外伤等导致气血通行不畅、痰饮瘀阻而发病，为"不通则痛"。另外，素体虚弱或颈项劳损日久，则气血亏虚、肝肾两虚，再复感外邪之气，或因七情不遂，或受外伤，从而导致气血循行不畅，瘀阻络脉，引起颈项部周围组织失于濡养而发病，为"不荣则痛"进而"不通则痛"的属虚实夹杂之证。

（二）中医辨证分型

1. 风寒湿阻络 颈肩、上肢疼痛麻木，颈部僵硬，活动不利，恶寒畏风，遇阴雨天或感寒后疼痛加重，得热则疼痛减轻，舌质淡，苔薄白，脉沉细。

2. 气滞血瘀 颈肩部，上肢刺痛，痛处固定、拒按，伴有肢体麻木，舌质暗，脉涩细。

3. 肝阳上亢 颈部胀痛，头晕头疼，心烦易怒，胁痛，舌质红，苔黄，脉弦数。

4. 肝肾亏虚 颈部酸困，喜按喜揉，遇劳更甚，头晕头痛、耳鸣耳聋，失眠多

梦，面红耳赤，舌红少津，脉细数。

5. 气血亏虚　颈部酸困，绵绵而痛，头晕目眩，面色苍白，心悸气短，四肢麻木，倦怠乏力，舌淡苔少，脉细弱。

6. 湿热阻络　颈肩沉重疼痛，颈肩部着热后痛剧，遇冷痛减，口渴不欲饮，烦闷不安，尿色黄赤，舌质红，苔黄腻，脉濡数。

7. 风热阻络　颈部疼痛，僵硬，恶风怕热，口渴欲饮，口干咽痛，舌质淡红，苔薄，脉浮数。

九、颈椎间盘突出疼痛综合征的治疗方法

（一）颈椎间盘突出疼痛综合征的常规疗法系列

1. 适当休息　避免长时间低头、高枕入睡，佩戴颈托、保护颈椎。
2. 物理疗法　局部热疗，如 TDP 治疗、偏振光照射、微波治疗、蜡疗等。
3. 局部肌肉松解治疗　如干扰电治疗、中频脉冲电刺激治疗、冲击波治疗、神经肌肉电刺激治疗等。
4. 功能锻炼　颈肩操锻炼。
5. 对症药物　如非甾体抗炎药、活血通络中成药、消炎镇痛膏药、活血络止痛膏药等。

（二）颈椎间盘突出疼痛综合征的中医特色疗法系列

1. 颈椎正脊疗法　通过推拿舒筋通经手法能疏通经络止痛，缓解颈肩背软组织的高张力状态；正脊调曲手法使错位的脊椎复位，加宽椎间隙，扩大椎间孔，调整颈椎生理曲度，松解神经根及软组织粘连，消除炎症、水肿等；调和气血手法能激发经气，行气活血，改善血液循环，缓解症状。
2. 经络针刺疗法　通过针刺、温针、电针等治疗方法疏通经络脉道，对于经络痹阻的项痹可以取得良好的临床效果。
3. 经络艾灸疗法　通过隔物灸、按压灸、悬灸等治疗方法温经散寒止痛。
4. 经络刮痧疗法　通过经络刮痧，虎符铜砭刮痧等方法疏经活络止痛。
5. 经络拔罐疗法　通过留罐、走罐、闪罐、刺络拔罐等方法通络活络止痛。
6. 穴位埋线疗法　通过辨证取穴进行埋线疗法，持续性刺激穴位通络止痛。
7. 穴位注射疗法　采用中成药注射制剂或维生素类注射制剂配比进行穴位注射，通络止痛。
8. 中药外敷疗法　通过应用辨证中药进行蒸煮后外敷，温经通络止痛。
9. 中药离子导入疗法　颈部行中药经皮透入疗法，通络止痛。
10. 中药制剂口服疗法　辨证给药，温经、散寒、补虚、通络止痛。

（三）颈椎间盘突出疼痛综合征的微创特色疗法系列

1. 颈部神经根阻滞疗法　选择相应神经进行神经阻滞治疗。

2. 颈部神经节阻滞疗法　头晕，颈肩背部疼痛可选择星状神经节阻滞治疗。

3. 颈段硬膜外灌注疗法　选择相应神经脊髓节段进行硬膜外灌注疗法。

4. 颈部软组织松解疗法　肌肉、筋膜、关节囊等的银质针、针刀松解等。

5. 颈部软组织灌注疗法　肌肉、筋膜、关节囊等的药物注入灌注治疗等。

6. 颈椎间盘微创介入疗法　颈椎间盘突出程度轻的患者一般不需要施行椎间盘微创介入治疗。当颈椎间盘突出的纤维环或髓核压迫颈部脊髓或脊神经，经其他方式治疗效果欠佳时，可以根据具体病情选择不同的介入方法，如髓核生物化学溶解治疗、髓核中药灌注治疗、髓核三氧灌注治疗、髓核射频消融治疗、髓核等离子消融治疗、髓核激光汽化治疗等。

（四）颈椎间盘突出疼痛综合征的微创切除疗法系列

颈椎间盘突出程度轻的患者不需要施行椎间盘微创切除治疗，在其他治疗方法无效的情况下，可以根据具体病情选择椎间盘微创切除方法。颈椎间盘突出较重，压迫脊髓或脊神经时，可以选择微创切除手术，如颈椎间盘髓核切吸治疗、颈椎间盘镜和颈椎间孔镜微创切除手术等。

（五）颈椎间盘突出疼痛综合征的手术疗法系列

大多数颈椎间盘突出的患者不需要进行颈椎间盘手术切除治疗。少数椎间盘突出压迫脊髓或卡压脊神经的患者在经过各种治疗手段仍然无效的情况下可以选择颈椎间盘手术切除治疗。椎间盘突出伴椎管狭窄、滑脱等首先选择手术治疗。

颈椎间盘突出疼痛综合征的其他治疗方法包括人工椎间盘置换、颈椎及椎间盘内固定、颈椎椎板减压、颈椎椎管重建、颈椎间盘融合、颈椎间盘细胞再生疗法和椎间盘生物药线消融疗法等。

十、颈椎间盘突出疼痛综合征的疗效标准

（一）颈椎间盘突出疼痛综合征的临床疗效（症状和体征的改善程度）评定参考标准

1. 评分标准　总分100分，其中症状分值60分，体征分值40分。①症状改善程度：分值60分。患者颈部及全身的疼痛等综合症状在治疗前与治疗后进行对比，按照改善程度以100%计算。如患者治疗后症状每改善10%计6分，症状全部消失计60分，治疗后症状无改善计0分，其他症状改善的分值计算以此类推。②体征改善程度：分值

40分。患者颈部及全身各部位的压痛、叩击痛、病理反射、神经牵拉反应和脊柱、关节活动等综合阳性体征在治疗前与治疗后进行对比，按照改善程度以100%计算。如患者治疗后综合阳性体征每改善10%计4分，体征全部消失计40分，治疗后体征无改善计0分，其他体征改善的分值计算以此类推。

2．**疗效分级**　患者治疗后与治疗前的症状和体征对比，共分5个级别，每个级别分值如下。①一级疗效：治疗后症状和体征绝大部分消失，疗效评定分值80~100分，疗效指数>80%。②二级疗效：治疗后症状和体征大部分消失，疗效评定分值60~80分，疗效指数>60%。③三级疗效：治疗后症状和体征明显改善，疗效评定分值40~60分，疗效指数>40%。④四级疗效：治疗后症状和体征有所改善，疗效评定分值10~40分，疗效指数≥10%。⑤五级疗效：治疗后症状和体征略有改善，疗效评定分值1~10分，疗效指数<10%。

（二）影像学检查

除症状体征改善外，影像学检查是本病的重要评价指标。

【**典型病例1**】马某，女，56岁。主诉颈部疼痛伴右上肢麻木3年，加重2天。患者3年前无明显诱因，出现颈部疼痛不适，未予重视，后疼痛反复发作，并伴右上肢麻木，未行系统治疗，2天前感上述症状较前加重。现为求系统治疗，来我科就诊，门诊以"颈椎病"收住入院。患者神志清，精神欠佳，颈部疼痛不适，活动受限，伴右上肢麻木，以右上肢后侧为甚，腰膝酸软、五心烦热，纳可，夜寐欠安，二便调。体格检查：VAS评分6分，颈椎生理弯曲变浅，弹性稍差，颈5~颈7棘间、棘旁叩压痛阳性，压颈试验阴性，左侧椎间孔挤压试验阴性，右侧阳性，引颈试验阳性，右侧臂丛牵拉试验阳性，左侧臂丛牵拉试验阴性，杜加斯（搭肩试验）征阴性，雅格逊（肱二头肌长头紧张试验）征阴性，双侧肩部喙突、大小结节压痛点阴性，双侧冈下肌压痛点阴性，双侧肩胛内缘压痛阴性，双侧肩关节活动可，双侧肱二头肌、肱三头肌肌腱反射正常，双上肢肌力及皮肤浅感觉正常，霍夫曼征阴性。颈椎MRI示：颈椎生理曲度存在；颈3-4、颈4-5、颈5-6、颈6-7椎间盘向后突出，硬膜囊受压。中医诊断为项痹，中医证型为肝肾亏虚。西医诊断为颈椎间盘突出疼痛综合征。治疗方法：颈部经络艾灸疗法、经络刮痧疗法、经络拔罐疗法、穴位灌注疗法、中药外敷疗法、中药制剂口服疗法。颈椎间盘突出疼痛综合征的微创特色疗法包括神经阻滞疗法、射频热凝疗法。治疗1周后疼痛症状消失（图5-3-1）。

【**典型病例2**】杜某，男，52岁。主诉：颈部疼痛3年，加重伴右上肢疼痛1个月。患者3年前无明显诱因出现颈部疼痛不适，未予重视。1个月前无明显诱因患者上述症状加重伴右上肢疼痛，遂至我科门诊就诊，颈椎MRI示：颈椎退行性改变；颈4-5、颈5-6椎间盘突出，颈3-4、颈6-7椎间盘膨出，继发性颈5-6节段椎管狭窄。为求系统治疗，来我科就诊，门诊以"混合型颈椎病"收住入院。患者神志清，精神欠佳，颈部疼

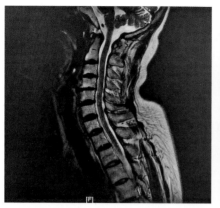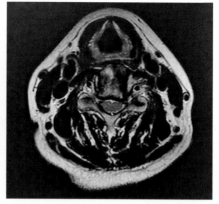

图5-3-1 颈椎MRI示颈3-4、颈4-5、颈5-6、颈6-7椎间盘向后突出，硬膜囊受压

痛不适，右上肢疼痛，右肩、右肘为甚至，活动受限，怕热，恶风，纳可，夜寐欠安，大便不成形，小便正常。体格检查：VAS评分8分，颈椎生理弯曲变浅，弹性稍差，颈5-6、6-7棘间、棘旁叩压痛阳性，右肩、右肘局部压痛阳性。压颈试验阴性，双侧椎间孔挤压试验阴性，引颈试验阴性，双侧臂丛牵拉试验阴性，杜加斯（搭肩试验）征阴性，雅格逊（肱二头肌长头紧张试验）征阴性，双侧肩部喙突、大小结节压痛点阴性，双侧冈下肌压痛点阴性，双侧肩胛内缘压痛阴性，双侧肩关节活动可，双侧肱二头肌、肱三头肌肌腱反射正常，双上肢肌力及皮肤浅感觉正常，霍夫曼征阴性。颈椎MRI示：颈椎退行性改变；颈4-5、颈5-6椎间盘突出，颈3-4、颈6-7椎间盘膨出，继发性颈5-6节段椎管狭窄。中医诊断为项痹，中医证型为风热阻络。西医诊断为颈椎间盘突出疼痛综合征。治疗方法：颈部经络艾灸疗法、经络刮痧疗法、经络拔罐疗法、穴位灌注疗法、中药外敷疗法、中药制剂口服疗法。颈椎间盘突出疼痛综合征的微创特色疗法，如神经阻滞疗法、射频热凝疗法。治疗1周后疼痛症状消失（图5-3-2）。

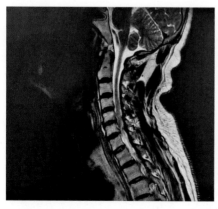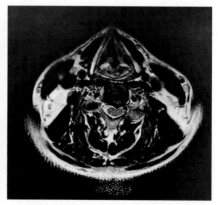

图5-3-2 颈椎MRI示颈4-5、颈5-6椎间盘突出，颈3-4、颈6-7椎间盘膨出，继发性颈5-6节段椎管狭窄

（阿依古丽·若曼 郭兴龙 王 霞）

第四节　颈椎间盘脱出疼痛综合征

颈椎间盘脱出疼痛综合征是由于颈椎间盘脱出的病理生理改变引起的一系列疼痛相关综合征。本节从导致颈椎间盘脱出的致病因素、致病机制、临床表现、病理特征、特殊检查、诊断标准、鉴别诊断、中医辨证、治疗方法、疗效判定等方面对颈椎间盘脱出疼痛综合征进行系统阐述。

一、颈椎间盘脱出疼痛综合征的致病因素

（一）现代医学相关致病因素分析

1. **生理因素**　年龄、身高、性别、体重、种族和遗传等都对颈椎间盘脱出有影响。随着年龄的增长，椎间盘退变逐渐加重，颈椎椎体不稳者更容易出现椎间盘脱出。

2. **慢性劳损**　慢性劳损是指超过正常生理活动范围最大限度或局部所能耐受值时的各种超限活动所引起的损伤，是一种长期的超限负荷，与睡眠姿势不良或日常生活习惯有关。

3. **颈部创伤**　在外伤的基础上造成颈椎不稳，加速受损椎节的退变，造成颈椎间盘脱出。

4. **营养障碍**　由于各种原因所造成人体代谢失常者，特别是钙、磷代谢和激素代谢失调者容易产生颈椎间盘脱出。

5. **不良体位**　不良的睡眠、枕头的高度不当或垫的部位不妥、工作姿势不当，长期低头工作者颈椎间盘脱出发病率较高。

6. **其他因素**　咽喉部炎症、吸烟、糖尿病、精神因素等。

（二）中医学相关致病因素分析

根据中医学理论，颈椎间盘脱出疼痛综合征病变部位在颈部，可引起颈部及上肢的疼痛麻木，主要病因如下。

1. **邪气侵袭**　《诸病源候论·风痹症》指出："痹者，风、寒、湿三气杂至，合而为痹，其状肌肉顽厚或疼痛"。《素问·痹论》曰："风寒湿三气杂至，合而为痹也。""所谓痹者，多以其时重感于风寒湿之气"。

2. **正气亏虚**　《诸病源候论》曰："体虚弱，若中风寒，随邪所中之筋则挛急，不能屈伸。"《黄帝内经》曰："正气存内，邪不可干，邪之所凑，其气必虚。"主要病机为不荣则痛，不通则痛。《素问·调经论》曰："人之所有者，气与血耳。""血气不和，

百病乃变化而生"。《景岳全书·风痹》云："风痹之证，大抵因虚者，因寒者多，惟血气不充，故风寒得以入之。"《黄帝内经·素问·举痛论》云："经脉流行不止、环周不休，寒气入经而稽迟……客于脉中则气不通，故卒然而痛。"

二、颈椎间盘脱出疼痛综合征的致病机制

（一）颈椎间盘脱出的现代医学机制

颈椎椎间盘脱出的发病与颈部损伤和椎间盘发生退行性变有关。颈椎过伸伤时，可引起近侧椎体向后移位；屈曲性损伤可使双侧关节突关节脱位或者半脱位。椎间盘后方张力增加，引起纤维环和后纵韧带破裂，髓核突出。颈椎屈曲性损伤后，椎间盘突出的发生率随关节突关节的关节囊破裂程度增大而增加。在伴有关节突关节脱位的病例中，80%存在椎间盘突出。椎间盘是人体各组织中最早、最易随年龄而发生退行性改变的组织。由于年龄的增长，髓核失去一部分水分及其原有弹性，致使椎间盘发生退变。颈椎间盘变性和破裂是由于颈椎伸屈活动频繁引起的局部劳损和全身代谢与内分泌紊乱有关。由于齿状韧带的作用，颈髓较固定。当外力致椎间盘纤维环和后纵韧带破裂，髓核突出而引起颈髓受压。颈椎后外侧的纤维环和后纵韧带较薄弱，颈部神经根在椎间盘水平呈横向走行进入椎间孔，即使突出的椎间盘也可引起神经根受压。一般认为本病的发生机制是在椎间盘发生退行性改变的基础上受到一定的外力作用后使纤维环和后纵韧带破裂，髓核脱出而引起颈髓或神经根受压。

（二）颈椎间盘脱出的中医学机制

中医学认为，颈椎间盘脱出疼痛综合征的病因为年老体弱，气血衰退，肝肾亏损，但亦与局部长期劳损或外伤有直接关系，在上述因素影响下风寒湿等外邪乘虚而入，导致经络受阻，淤滞经脉，气血运行不畅，此为其主要病机。《内经》指出，"肾主骨髓"，若肾精虚少，骨髓的化源不足，不能营养骨骼，则出现骨骼脆弱，肢体无力，故骨易退变。《内经》又云，"肝藏血""肝主身之筋膜""宗筋主束骨而利机关。"筋膜是一种联络关节肌肉，主司运动的组织，若肝血不足，血不养筋，则出现颈部的筋骨韧带钙化而退变；若肝肾不足，特别是肾精亏损为本病之本；而血脉淤阻，气血运行不畅乃本病之标。

三、颈椎间盘脱出疼痛综合征的临床表现

（一）典型症状

1. 侧方脱出

（1）颈部疼痛、僵硬、活动受限，犹如"落枕"。一般均有定位点，并常影响休息

睡眠；可有间歇性颈部僵硬感，特别是晨起明显。患者有时可伴有椎旁肌或斜方肌的痉挛，疼痛可放射至肩胛内侧。

（2）颈部过伸时可产生剧烈疼痛，并可向肩胛或枕部放射。

（3）一侧上肢有疼痛或麻木感，轻者为持续性胀痛，重者出现沿脊神经节段走行方的烧灼、刀割、针刺样疼痛，神经分布区皮肤过敏、麻木或感觉减退等。但很少两侧发生。

2. 中央型脱出

（1）不同程度的四肢无力，下肢往往重于上肢，表现为步态不稳，如无力，打软腿或易绊倒，或抬腿困难等。

（2）严重者出现四肢不完全性或完全性瘫痪。

（3）大、小便功能障碍，表现为尿潴留和排便困难。

3. 混合型脱出

突出部位偏于一侧而介于颈脊神经根和脊髓之间，压迫单侧神经根和脊髓。除侧方形症状、体征外，尚有不同程度的单侧脊髓受压症状，表现为不典型的布朗-塞长综合征。此型常因剧烈的根性疼痛掩盖了脊髓压迫症状，而一旦表现脊髓压迫时，病情多较严重。

椎动脉受压可出现在巨大椎间盘突出伴或不伴骨赘时。椎动脉受压的主要症状为中枢性视物障碍性眩晕，从椎动脉进入脑的血流占脑血流量的11%，每分钟通过椎动脉的血流量为45 ml，主要供应枕叶视觉皮层，当血流量低于视区脑组织正常代谢的需要时，就可造成中枢性视物障碍性眩晕，另外还可出现血管性头痛和一过性失明等。椎动脉血栓形成可累及大脑后下动脉，产生瓦伦贝格综合征。

（二）主要体征

1. 侧方型脱出

（1）颈部处于僵直位。

（2）病变节段椎旁压痛、叩痛，颈椎棘突间及肩胛内侧可有压痛。

（3）颈脊神经根牵拉试验和椎间孔挤压试验阳性。

（4）压头试验或椎间孔压缩试验时，患肢出现放射性疼痛为阳性。

（5）受累神经根支配区感觉、运动和反射改变。颈神经根仅受到刺激时，其支配区疼痛过敏；颈神经根受到压迫较重或者时间较久时，其支配区疼痛减退。支配肌肉可有萎缩及肌力减弱现象。

2. 中央型脱出

（1）不同程度的四肢肌力下降。

（2）感觉异常，深浅感觉均可受累，依椎间盘脱出节段不同而表现出不同的感觉异常平面。

（3）四肢肌张力增高。

（4）腱反射亢进，可出现病理征阳性，如霍夫曼征、巴宾斯基征、奥本海姆征髌阵挛征及踝阵挛征阳性。

3. 混合型脱出

除上述体征外，如椎动脉受压可出现同侧面部、对侧肢体和躯干温度觉丧失，同时运动失调、吞咽困难、发音障碍和眼球震颤等。

（三）疾病发展的动态演变

颈椎间盘是人体各组织中最早、最易随年龄而发生退行性改变的组织。由于年龄的增长，髓核失去一部分水分及其原有弹性，致使椎间盘发生退变。颈椎间盘变性和破裂是由于颈椎伸屈活动频繁引起的局部劳损，和全身代谢与内分泌紊乱有关。由于齿状韧带的作用，颈髓较固定。当外力致椎间盘纤维环和后纵韧带破裂，髓核突出而引起颈髓受压。颈椎后外侧的纤维环和后纵韧带较薄弱，颈部神经根在椎间盘水平呈横向走行进入椎间孔，即使突出的椎间盘很也可引起神经根受压。一般认为本病的发生机制是在椎间盘发生退行性改变的基础上受到一定的外力作用后使纤维环和后纵韧带破裂，髓核脱出而引起颈髓或神经根受压。

四、颈椎间盘脱出疼痛综合征的病理特征

颈椎间盘脱出疼痛综合征在颈椎间盘组织中常可发现组织碎片与裂隙。多数病例的裂隙开始出现于椎间盘与软骨终板之间，往往平行于软骨终板。当裂隙增大时，则可使椎间盘中央部分与周围纤维环进一步分离。当上下裂隙在周围汇合时，椎间盘的中央部分可以完全脱出。在纤维环有裂隙时，髓核即可通过其裂隙脱出。在纤维环损伤而导致的椎间盘早期退变中，髓核可保持相对正常的水分。由于退变而形成的椎间盘内压升高，可对外层纤维环形成张力，使椎间盘髓核碎片附着于内层纤维环或软骨终板，或通过纤维环放射性裂隙脱出。

五、颈椎间盘脱出疼痛综合征的特殊检查

（一）颈椎 X 线检查

（1）颈椎生理弧度减小或消失。

（2）年轻或急性外伤性突出者的椎间隙可无明显异常，但年龄较大者的受累椎间隙可有不同程度的退行性改变。

（3）椎前软组织阴影在急性过伸性损伤所致的椎间盘突出中可见增宽。

（4）颈椎片上有时可显示受累节段失稳。

（5）椎间隙变窄，椎间盘上、下缘骨质硬化和椎管内髓核及纤维环钙化，其是由于椎间盘脱出及退行性变所致，可视为椎间盘脱出的直接征象。

（二）颈椎间盘CT检查

髓核突破纤维环和后纵韧带后进入椎管内形成游离碎块，其相应椎间盘后缘可显示正常，游离的髓核可位于椎间孔附近或椎间盘水平的上、下方，极少数可出现硬膜囊后方。表现为椎管内略高密度的软组织影，其密度高于神经鞘和硬膜囊，可压迫硬膜囊、脊髓和神经根及硬膜外脂肪。

（三）颈椎间盘MRI检查

对颈椎间盘脱出症的诊断具有重要价值，其准确率明显高于CT和脊髓造影。但MRI对颈椎侧方型脱出的诊断准确率较腰椎差，这可能与颈椎椎间孔小，缺乏硬膜外脂肪及退行性变有关。MRI可直接观察到椎间盘向后脱出并进入椎管内，椎间盘脱出成分与残余髓核的信号异常。侧方型脱出者可见脱出之椎间盘使颈髓侧方受压变形，信号强度改变，神经根部消失或向后移位。

（四）颈椎间盘造影检查

在无CT及MRI技术之前，颈椎间盘造影术被认为是最确切的诊断工具。在病变的椎间盘注入造影剂后，造影剂随脱出的椎间盘外溢，并产生手、臂部的放射性疼痛；而且疼痛反应的程度常提示是否存在3个或3个以上病变的椎间盘，所以可以根据椎间盘造影术中疼痛的反应确定治疗方案。

（五）颈椎红外热成像检查

颈部代谢热图片状升高，向患侧延伸，提示为颈椎病变。双上肢代谢热图不对称。

（六）颈椎间盘超声检查

目前，有关超声波诊断颈椎间盘脱出疼痛综合征的工作尚未普遍开展，只能通过测量椎管管径推断椎间盘病变，可查看神经、血管、周围软组织水肿情况。

（七）颈部及上肢电生理检查（肌电图、神经功能等）

用于确定神经根损害，肌电图能探索周围神经病变的位置，判断神经肌肉的病变程度和预后，又可对上、下运动神经元疾病进行鉴别。多数颈椎间盘脱出症患者由于颈椎间孔部位骨性或软组织性的异常改变，不同程度地对所经过的颈神经根产生刺激与压迫，引起神经根髓鞘和轴索变性，导致相应的周围神经传导速度减慢，潜伏期延长，诱发电位波幅降低；而对其所支配的相应节段的肌肉进行肌电图检测时可出现异常电位，运动单位电位时限增宽，波幅增高，出现神经元损害的表现。如果肌电图正常则表示神经根功能尚可，预后良好。

（八）其他检查方式

血常规、C反应蛋白、红细胞沉降率、免疫学、肿瘤标志物等检查在椎间盘脱出病变的诊断与鉴别诊断方面具有一定的参考意义。

六、颈椎间盘脱出疼痛综合征的诊断标准

（一）病史

既往有颈肩部不适、僵硬、疼痛等症状。

（二）症状

颈肩部及上肢有不适、疼痛、麻木等症状。颈部过伸时可产生剧烈疼痛，并可向肩胛或枕部放射。颈椎间盘脱出组织刺激或压迫脊神经时，可以出现相应节段神经支配区域的剧烈疼痛。颈椎间盘脱出组织压迫颈段脊髓时，可以出现相应的脊髓节段的压迫症状等，严重者出现四肢不完全性或完全性瘫痪。

（三）体征

颈椎间盘脱出节段的颈椎及椎旁可出现压痛、叩击痛等体征。颈椎间盘脱出组织刺激或压迫脊神经时可以出现相应节段的感觉、运动功能障碍体征，如颈脊神经根牵拉试验和椎间孔挤压试验阳性等体征。颈椎间盘脱出组织压迫颈段脊髓时，可以出现相应的脊髓节段感觉、运动功能障碍体征，四肢肌张力增高、腱反射亢进，可出现病理征阳性，如霍夫曼征、巴宾斯基征、奥本海姆征、髌阵挛征及踝阵挛征阳性等体征。

（四）影像检查

1. **CT检查**　CT检查是颈椎间盘脱出程度和部位的重要确诊依据。病变的颈椎间盘纤维环破裂，椎间盘髓核组织向椎管内脱出，压迫神经根或脊髓。

2. **MRI检查**　MRI检查亦是颈椎间盘脱出程度和部位的重要确诊依据。MRI图像可清楚显示脱出的颈椎间盘组织对脊神经和脊髓的压迫情况等，还可观察到椎间盘向后脱出进入椎管内，椎间盘脱入成分与残余髓核的信号异常。

3. **颈椎间盘造影检查**　在无CT及MRI技术之前，颈椎间盘造影术被认为是最确切的诊断工具。在病变的椎间盘注入造影剂后，造影剂随脱出的椎间盘外溢，并产生

手、臂部的放射性疼痛。

七、颈椎间盘脱出疼痛综合征的鉴别诊断

1. 颈椎肿瘤　无外伤史，起病一般较缓慢，原发恶性颈椎骨肿瘤及转移癌多先出现颈痛，逐步加重，亦有神经根及脊髓损害之临床表现，但X线片可见颈椎骨质破坏改变，断层片观察骨破坏更加清晰，也可见肿瘤软组织影。

2. 颈椎管内占位性病变　发病缓慢，临床中为神经脊髓损害的表现呈进行性加重，除颈椎X线检查外，需行脊髓造影，腰穿取脑脊液蛋白定量检查，MRI对诊断更有价值。

3. 颈椎结核　可有结核病史，临床中可表现出结核中毒病状，可有神经脊髓损害，X线片可见骨质疏松、骨破坏、病变椎间隙狭窄、椎前软组织影增宽等。

4. 肩周炎、胸廓出口综合征　主要与侧方型颈椎间盘脱出症相鉴别。肩周炎仅有肩部疼痛及活动受限，而无神经功能异常。胸廓出口综合征的临床表现酷似侧方型颈椎间盘脱出症，但颈椎MRI却未见椎间盘突出及神经根受压，胸片可显示胸腔上口狭窄或颈肋等。

5. 尺神经炎　尺神经由C_7、C_8和胸脊神经根组成。易与C_8脊神经受累的症状相混淆。两者均可造成小指麻木和手内在肌萎缩。但尺神经根炎患者多有肘部神经沟压痛且可触及条索状变性的尺神经。而且两者感觉障碍分布不尽相同。C_8神经支配范围较大，常有前臂尺侧麻木，而尺神经炎无前臂麻木。

6. 颈背部筋膜炎　可引起颈背痛和上肢麻木感，但无放射症状及感觉障碍，也无腱反射异常，在痛点局部神经阻滞或口服抗风湿药症状即见好转，颈椎病局神经阻滞无效。

7. 臂丛神经炎　急性或亚急性起病，首发症状为一侧肩部及上肢的剧烈疼痛，并可伴有全身发热等全身症状。

八、颈椎间盘脱出疼痛综合征的中医辨证

（一）中医辨证概要

本病在中医学属于项痹的范畴，其发病主要辨证可分为内外，内有素体气血亏虚、肝肾两虚等不能濡养颈项肩背部的肌肉、筋脉、骨髓以及周围组织所引起的疾病，为"不荣则痛"；外有感受外邪、饮食不节、七情不遂以及受到外伤等导致气血通行不畅、痰饮瘀阻而发病，为"不通则痛"。另外，素体虚弱或颈项劳损日久，则气血亏虚、肝肾两虚，再复感外邪之气；或因七情不遂，或受外伤，从而导致气血循行不畅则瘀阻

络脉，引起颈项部的周围组织失于濡养而发病，为"不荣则痛"进而"不通则痛"的虚实夹杂证。

（二）中医辨证分型

1. **风寒痹阻** 颈、肩、上肢窜痛麻木，以痛为主，头有沉重感，颈部僵硬，活动不利，恶寒畏风；舌淡红，苔薄白，脉弦紧。

2. **血瘀气滞** 颈肩部、上肢刺痛，痛处固定，伴有肢体麻木；舌质暗，脉弦。

3. **肝阳上亢** 颈部胀痛，头晕头疼，心烦易怒，胁痛；舌质红，苔黄，脉弦数。

4. **肝肾不足** 眩晕头痛，耳鸣耳聋，失眠多梦，肢体麻木，面红目赤；舌红少津，脉弦。

5. **气血亏虚** 头晕目眩，面色苍白，心悸气短，四肢麻木，倦怠乏力；舌淡苔少，脉细弱。

九、颈椎间脱出疼痛综合征的治疗方法

（一）颈椎间盘脱出疼痛综合征的常规疗法系列

本病首选微创切除手术，如颈椎间盘髓核切吸治疗、颈椎间盘镜和颈椎间孔镜微创切除手术等，术后恢复阶段可以结合常规治疗。

1. **适当休息** 避免长时间低头、高枕入睡，佩戴颈托、保护颈椎。

2. **物理疗法** 局部热疗如偏振光照射、微波治疗、蜡疗等。

3. **功能锻炼** 术后功能锻炼。

4. **对症药物** 如非甾体抗炎药、活血通络中成药、消炎镇痛膏药、活血络止痛膏药等。

（二）颈椎间盘脱出疼痛综合征的中医特色疗法系列

颈椎间盘脱出的患者首选手术治疗，手术恢复期时可以结合中医特色疗法。

1. **经络针刺疗法** 通过针刺、温针、电针等治疗方法疏通经络脉道，对于经络痹阻的项痹可以取得良好的临床效果。

2. **经络艾灸疗法** 通过隔物灸、按压灸、悬灸等治疗方法温经散寒止痛。

3. **经络刮痧疗法** 通过经络刮痧、虎符铜砭刮痧等方法疏经活络止痛。

4. **经络拔罐疗法** 通过留罐、走罐、闪罐、刺络拔罐等方法通络活络止痛。

5. **穴位埋线疗法** 通过辨证取穴进行埋线疗法，持续性刺激穴位通络止痛。

6. **穴位注射疗法** 采用中成药注射制剂或维生素类注射制剂配比进行穴位注射，通络止痛。

7. **中药外敷疗法**　通过应用辨证中药进行蒸煮后外敷，温经通络止痛。

8. **中药离子导入疗法**　颈部行中药经皮透入疗法，通络止痛。

9. **中药制剂口服疗法**　辨证给药，温经、散寒、补虚、通络止痛。

（三）颈椎间盘脱出疼痛综合征的微创特色疗法系列

颈椎椎间盘脱出患者首选手术治疗，手术恢复期时可以结合部分微创特色疗法。

1. **颈部神经根阻滞疗法**　选择相应神经进行神经阻滞治疗。

2. **颈部神经节阻滞疗法**　头晕，颈肩背部疼痛可选择星状神经节阻滞治疗。

3. **颈段硬膜外灌注疗法**　选择相应神经脊髓节段进行硬膜外灌注疗法。

4. **颈部软组织松解疗法**　肌肉、筋膜、关节囊等的银质针、针刀松解等。

5. **颈部软组织灌注疗法**　肌肉、筋膜、关节囊等的药物注入灌注治疗等。

6. **颈椎间盘微创介入疗法**　颈椎间盘脱出程度较轻的患者可以选择髓核生物化学溶解治疗、髓核中药灌注治疗、髓核三氧灌注治疗、髓核射频消融治疗、髓核等离子消融治疗、髓核激光其化治疗等。椎间盘脱出程度严重的患者首选手术治疗。

（四）颈椎间盘脱出疼痛综合征的微创切除疗法系列

椎间盘脱出程度严重的患者首选手术治疗，其次可以选择颈椎间盘髓核切吸治疗、颈椎间盘镜和颈椎间孔镜微创切除手术等微创切除疗法。

（五）颈椎间盘脱出疼痛综合征的手术疗法系列

手术是颈椎间盘脱出患者的首选治疗方案。

（六）颈椎间盘脱出疼痛综合征的其他治疗方法

人工椎间盘置换、颈椎及椎间盘内固定、颈椎椎板减压、颈椎椎管重建、颈椎间盘融合等。

十、颈椎间盘脱出疼痛综合征的疗效标准

（一）症状和体征的改善程度评定参考标准

1. **评分标准**　总分100分，其中症状分值60分，体征分值40分。①症状改善程度：分值60分。患者颈部及全身的疼痛等综合症状在治疗前与治疗后进行对比，按照改善程度以100%计算。如患者治疗后症状每改善10%计6分，症状全部消失计60分，治疗后症状无改善计0分，其他症状改善的分值计算以此类推。②体征改善程度：分值40分。患者颈部及全身各部位的压痛、叩击痛、病理反射、神经牵拉反应和脊柱、关

节活动等综合阳性体征在治疗前与治疗后进行对比，按照改善程度以100%计算。如患者治疗后综合阳性体征每改善10%计分4分，体征全部消失计40分，治疗后体征无改善计0分，其他体征改善的分值计算以此类推。

2. 疗效分级　患者治疗后与治疗前的症状和体征对比，共分5个级别，每个级别分值如下。①一级疗效：治疗后症状和体征绝大部分消失，疗效评定分值80～100分，疗效指数＞80%。②二级疗效：治疗后症状和体征大部分消失，疗效评定分值60～80分，疗效指数＞60%。③三级疗效：治疗后症状和体征明显改善，疗效评定分值40～60分，疗效指数＞40%。④四级疗效：治疗后症状和体征有所改善，疗效评定分值10～40分，疗效指数≥10%。⑤五级疗效：治疗后症状和体征略有改善，疗效评定分值1～10分，疗效指数＜10%。

（二）影像检查

除症状体征改善外，影像检查是本病治愈的重要评价指标。

【典型病例1】马某，女，39岁。主诉：颈部疼痛伴右上肢麻木1年，加重1月。患者1年前无明显诱因出现颈部疼痛不适，未予重视，后疼痛反复发作，并伴有右上肢麻木，未行系统治疗；1月前因劳累感上述症状较前加重，现为求系统治疗，来我科就诊，由门诊以"颈椎病"收住入院。患者神志清，精神欠佳，颈部疼痛不适，活动受限，伴右上肢麻木，以右上肢后侧为甚，怕热，汗出，纳可，夜寐欠安，二便调。体格检查：VAS评分6分，颈椎生理弯曲变浅，弹性稍差，颈5-7棘间、棘旁叩压痛阳性，压颈试验阴性，左侧椎间孔挤压试验阴性，右侧阳性，引颈试验阳性，右侧臂丛牵拉试验阳性，左侧臂丛牵拉试验阴性，杜加斯（搭肩试验）征阴性，雅格逊（肱二头肌长头紧张试验）征阴性，双侧肩关节活动可，双上肢肌力及皮肤浅感觉正常，霍夫曼征阴性。颈椎MRI：颈椎退行性改变，颈5-6中央及右后方脱出，继发椎管狭窄，颈6-7椎间盘突出（图5-4-1）。中医诊断：项痹；中医证型：湿热阻络。西医诊断：颈椎间盘脱出疼痛综合征。治疗方法：颈椎椎间孔镜手术治疗，术后配合神经阻滞疗法、

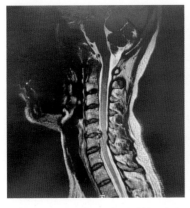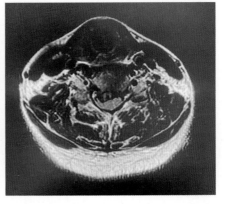

图5-4-1　颈椎MRI显示颈椎退行性改变，颈5-6中央及右后方脱出继发椎管狭窄，颈6-7椎间盘突出

颈部经络艾灸疗法、经络刮痧疗法、经络拔罐疗法、穴位灌注疗法、中药外敷疗法、中药制剂口服疗法。1周后疼痛症状消失。

【典型病例2】俞某，男，59岁。主诉：间断颈部疼痛13年，加重伴双上肢麻木半年。患者13年前无明显诱因出现颈部疼痛，活动部分受限，局部僵硬，休息后症状缓解，此后上述症状每遇劳累出现，进行性加重，就诊于人民医院，给予局部理疗、针灸治疗后症状缓解。上述症状反复，就诊于我科查颈椎MRI示颈椎退行性改变（图5-4-2）；颈5～颈7椎体终板炎；颈5-6、颈6-7椎间盘突出。给予穴位注射、理疗等治疗后症状缓解出院。近半年，患者因劳累出现颈部疼痛加重，伴双上肢酸胀、麻木，局部僵硬，头晕，无视物旋转，无恶心，走路有脚踩棉花感，休息后症状未见缓解。现

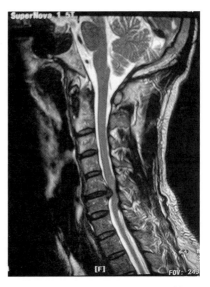

图5-4-2　颈椎MRI回示颈5-7椎体终板炎；颈5-6椎间盘脱出、颈6-7椎间盘突出

为求系统治疗，来我院就诊，门诊以"混合型颈椎病"收住入院。患者神志清，精神欠佳，颈部疼痛剧烈，活动部分受限，局部僵硬，伴双上肢酸胀、麻木，头晕，后枕部疼痛，走路有脚踩棉花感，怕冷，纳可，眠差，二便可。体格检查VAS评分7分，颈椎生理曲度变浅，弹性稍差，颈椎前屈后伸可，颈4～颈7棘突、棘间、横突压痛阳性，压颈试验阳性，双侧椎间孔挤压试验阴性，双侧臂丛牵拉试验阴性，双肩关节上举、外展、背伸活动度尚可，局部压痛阳性。双侧肱二头肌、肱三头肌反射正常，双上肢肌力及皮肤浅感觉正常，双侧霍夫曼征阳性。颈椎MRI回示颈5～颈7椎体终板炎；颈5～6椎间盘脱出、颈6～7椎间盘突出。中医诊断：项痹；中医证型：肝阳上亢。西医诊断：颈椎间盘脱出疼痛综合征。治疗方法：椎椎间孔镜手术治疗，术后配合神经阻滞疗法、颈部经络艾灸疗法、经络刮痧疗法、经络拔罐疗法、穴位灌注疗法、中药外敷疗法、中药制剂口服疗法。1周后疼痛症状消失。

（阿依古丽·若曼　郭兴龙　王　霞）

第五节　颈椎间盘髓核游离疼痛综合征

颈椎间盘游离疼痛综合征（根据中国椎间盘疾病新命名系列又称颈椎间盘游离症）是由于颈椎间盘髓核游离的病理生理改变，引起的一系列疼痛相关综合征。本节从导致颈椎间盘髓核游离的致病因素、致病机制、临床表现、病理特征、特殊检查、诊断

标准、鉴别诊断、中医辨证、治疗方法、疗效判定等方面对颈椎间盘游离疼痛综合征进行系统阐述。

一、颈椎间盘游离疼痛综合征的致病因素

（一）现代医学相关致病因素分析

1. 生理退化 椎间盘极易退变，主要表现为髓核内部蛋白含量和含水量的降低，纤维环韧度降低。随着年龄的增长，椎间盘逐渐萎缩，出现椎间盘膨出突出，甚则脱出，导致椎间盘游离。

2. 慢性劳损 是指各种超过正常范围的过度活动带来的损伤，如不良的睡眠、枕头的高度不当或垫的部位不妥，反复落枕者，以及不适当的体育锻炼，如倒立、翻筋斗等。

3. 颈部创伤 一些直接的打击或撞击，如车祸、摔伤等所致的颈部严重创伤。

4. 营养障碍 其他因素如过度持续运动、椎间盘融合、震动、吸烟等影响椎间盘的营养，从而造成椎间盘的老化和病变。

5. 不良体位 工作及生活中姿势不当，尤其是长期低头人群。

6. 其他因素 发育不良、不良生活习惯、感染、工作环境的理化因素等。

（二）中医学相关致病因素分析

本病属祖国医学"项痹"范畴。中医学认为项痹病因如下。

1. 正气不足 正气不足是痹病的内在因素和病变的基础。体虚腠理空疏，营卫不固，为感邪创造了条件，故《诸病源候论·风病·风湿痹候》曰"由血气虚，则受风湿"。《济生方·痹》亦云"皆因体虚，腠理空疏，受风寒湿气而成痹也。"正气不足，无力驱邪外出，病邪稽留而病势缠绵。

2. 外邪入侵 外邪有风寒湿邪和风湿热邪两大类。外感风寒湿邪，多因居处潮湿，涉水冒雨，或睡卧当风，或冒雾露，气候变化，冷热交错等原因，以致风寒湿邪乘虚侵袭人体所致。《素问·痹论》云"风寒湿三气杂至，合而为痹也。"感受风湿热邪可因工作于湿热环境所致，如农田作业、野外施工，处于天暑地蒸之中，或处于较高湿度、温度的作坊、车间、实验室，风湿热之邪乘虚而入。亦可因阳热之体、阴虚之躯素有内热，复感风寒湿邪，邪从热化；或因风寒湿郁久化热而为风湿热之邪。

二、颈椎间盘游离疼痛综合征的致病机制

1. 颈椎间盘脱出的现代医学机制 颈椎间盘的中央为髓核，属于胶质结构，富有弹性，周围为纤维环，与椎体终板紧密结合。当纤维环受到损伤时，髓核便随之产生，

并随着损伤的纤维环向外突出，形成椎间盘突出；如果损伤严重，髓核组织可穿出纤维环，并脱出，形成"髓核游离"，游离的髓核可携带部分损伤纤维环。若游离的髓核穿过后纵韧带，在椎管内游离，可压迫周围神经组织，引起疼痛。

2. 颈椎间盘脱出的中医学致病机制　中医学认为，其病因为年老体弱，气血衰退，肝肾亏损，亦与局部长期劳损或外伤有直接关系。在上述因素影响下风寒湿等外邪乘虚而入，从而经络受阻，瘀滞经脉，气血运行不畅，此为其主要病机。《内经》指出："肾主骨髓"，若肾精虚少，骨髓化源不足，不能营养骨骼，则出现骨骼脆弱，肢体无力，故骨易退变。《内经》又云："肝藏血""肝主身之筋膜""宗筋主束骨而利机关。"筋膜是一种联络关节肌肉，主司运动的组织。若肝血不足，血不养筋，则出现颈部的筋骨韧带钙化而退变。肝肾不足，特别是肾精亏损为本病之本；而血脉淤阻，气血运行不畅为本病之标。

三、颈椎间盘游离疼痛综合征的临床表现

1. 典型症状

（1）头部症状：可出现头晕、头痛。

（2）颈部症状：颈部疼痛、僵硬、活动受限。

（3）肩部症状：肩部放射痛。

（4）上肢症状：上肢多有疼痛、麻木、无力感，前臂、手指感觉异常。

（5）下肢症状：下肢不完全性或完全性瘫，乏力，下肢沉重，活动受限，行走困难。

（6）其他部位症状：大小便异常。

2. 主要体征

（1）头部体征：头颈部呈强迫僵直位。

（2）颈部体征：下颈椎棘突压痛阳性。

（3）肩部体征：肩胛部压痛。

（4）上肢体征：肌肉痉挛、萎缩，上肢腱反射亢进，病理反射阳性，感觉减退或消失。

（5）下肢体征：肌肉痉挛、萎缩，下肢腱反射亢进，病理反射阳性，感觉减退或消失。

（6）其他检查体征：生理反射减弱或消失，病理反射阳性。

3. 临床分型

（1）侧方型：以根性痛为主。主要表现为颈痛、活动受限，疼痛可放射至肩部和枕部，一侧上肢多有疼痛和麻木感，双侧同对发生者少见，肌力改变常不显著。查体：头颈部呈强迫僵直位，下颈椎棘突和肩胛部压痛，可出现前臂、手指感觉异常，头顶加压可引起颈肩痛，并向手部放射

（2）中央型：以颈髓受累为主要表现。可出现四肢不完全性或完全性瘫，主要表现为四肢活动受限，大小便异常。肌肉痉挛、萎缩，四肢腱反射亢进，病理反射阳性，感觉减退或消失。

（3）混合型：椎间盘突出位于脊髓腹侧和脊神经根之间压迫脊髓和神经根。两者受累的症状和体征同时出现，但有时可因剧烈的根性疼痛而掩盖脊髓压迫症。

四、颈椎间盘游离疼痛综合征的病理特征

病理改变是髓核与纤维环的变性改变。髓核水分逐渐减少，并被纤维组织代替，其弹性降低、体积皱缩、纤维环血管增生并出现玻璃样变，使其胶原纤维变性、韧性降低，造成整个椎间盘高度降低。纤维环弥漫向周围膨隆，形成椎间盘膨出（disk bulge）。当其受到外伤和慢性劳损时，变性纤维环局部可形成裂口，部分髓核可通过纤维环缺损处突出，形成椎间盘突出（disk protrusion）。突出的髓核可穿破后纵韧带，进入椎管内形成游离碎片，并可在椎管内上下移动而远离母体。髓核还可穿过椎体终板进入椎体松质骨内，形成所谓施莫尔结节。

五、颈椎间盘游离疼痛综合征的特殊检查

1. 颈椎X线检查 可见椎间盘间隙狭窄，椎管内或椎间孔间游离骨块影。

2. 颈椎间盘CT检查 髓核突破纤维环和后纵韧带后可脱离母体进入椎管内形成游离碎块，其相应椎间盘后缘可显示正常，游离的髓核可位于神经孔附近或椎间盘水平的上、下方，极少数可出现于硬膜囊后方。表现为椎管内略高密度的软组织影，其密度高于神经鞘和硬膜囊，可压迫硬膜囊、脊髓和神经根及硬膜外脂肪。病变椎间盘间隙平面可能看不见游离的髓核。

3. 颈椎间盘MRI检查 其是游离髓核最好的检查方法，高信号的髓核突出于低信号的纤维环之外，其突出部分与髓核本体无联系，为圆形或卵圆形孤立团块，可位于原椎间隙平面后纵韧带前或后方，也可向上或向下移动，范围可达10 mm，偶尔游离髓核可进入硬膜囊内或位于椎管后方。其对脊髓和神经根的压迫重于椎间盘突出。矢状位可见脱出的髓核与原椎间盘分离，可在椎管内移向侧隐窝或椎间孔，也可移向椎体的上缘或下缘，其信号与原椎间盘信号一致；横断位可见脱出层面无椎间盘组织，该层面上下可见游离髓核。

4. 颈椎间盘造影检查 可能会出现空洞现象，目前有关椎间盘造影的争议仍然很多，大多数争议在于造影的假阳性率，因此需要检测造影的压力和间盘的形态学表现。

5. 颈椎红外热成像检查 颈部出现异常热区图，呈菱形或梭形，可表现为片状均匀红色，在红色热区内有时可出现深红色热区，且多偏向患侧。考虑为神经根及其周

围组织无菌性炎症，局部炎性物质浸润、微血管扩张、血流速度增快，局部温度增高，引起相应节段皮肤区域温度增高。

6. 颈椎间盘超声检查　也可能会出现空洞现象。

7. 颈部及上肢电生理检查　肌电图在临床中常被用于检查周围神经损害情况，同时可定位损害部位。

8. 其他检查方式　实验室检查等主要用于疾病的鉴别诊断。

六、颈椎间盘游离疼痛综合征的诊断标准

1. 病史　既往有颈部慢性劳损或颈椎间盘疾病的慢性病史，近期突然病情加重等。

2. 症状　有颈肩部及上肢不适、疼痛、麻木等症状，颈部过伸时可产生剧烈疼痛，并可向肩胛或枕部放射。颈椎间盘髓核游离组织刺激或压迫脊神经时，可出现相应节段神经支配区域的剧烈疼痛；颈椎间盘髓核游离组织压迫颈段脊髓时，可出现相应脊髓节段的压迫症状等，严重者可出现四肢不完全性或完全性瘫痪。

3. 体征　颈椎间盘髓核游离节段的颈椎及椎旁压痛、叩击痛等体征，颈椎间盘髓核游离组织刺激或压迫脊神经时，可出现相应节段的感觉、运动功能障碍体征，颈脊神经根牵拉试验和椎间孔挤压试验阳性等体征；颈椎间盘髓核游离组织压迫颈段脊髓时，可出现相应脊髓节段感觉、运动功能障碍体征，四肢肌张力增高、腱反射亢进，出现病理征阳性，如霍夫曼征、巴宾斯基征、奥本海姆征髌阵挛征及踝阵挛征阳性等体征。

4. 影像检查

（1）CT检查：CT检查是颈椎间盘髓核游离组织形态、大小和部位的重要确诊依据。颈椎间盘髓核游离组织与原椎间盘的连接断裂，游离髓核组织落入椎管内使脊髓受压。

（2）MRI检查：MRI检查亦是颈椎间盘髓核游离形态、大小和部位的重要确诊依据，在MRI图像中还可清楚显示颈椎间盘髓核游离组织对脊神经和脊髓的压迫情况等。

七、颈椎间盘游离疼痛综合征的鉴别诊断

1. 颅内疾病　①脑出血：大面积的梗死或者中等量出血，不易鉴别，但一般而言，脑梗死多在安静中发病，伴有头疼症状或者意识障碍的情况较少，疾病发展1～2天可达到高峰。脑出血多是活动中发病，血压较高，伴有头疼、意识障碍的病例较多。脑梗死和脑出血通过头CT或MRI可以明确诊断。②脑栓塞：脑梗死和脑栓塞都是脑血流中断造成的表现，通常而言，脑栓塞更多累及颈内动脉系统，有明确的栓子来源，如心源性栓子、脂肪栓塞、空气栓塞。脑梗死的病情1～2天达到高峰，而脑栓塞的病

情来势汹汹，一般数分钟即可达到病情高峰。

2. **脊髓疾病**　①脊髓髓内肿瘤：隐袭起病，逐渐进展，早期可有节段性分离性感觉障碍，有时易与脊髓空洞症混淆。但髓内肿瘤进展较快，病变累及节段少，随肿瘤长大而出现横贯性脊髓损害的症状，腰椎穿刺常提示椎管有不同程度阻塞，脑脊液蛋白含量增多，可与脊髓空洞症鉴别。脊髓CT扫描或MRI检查可明确诊断。②脊髓空洞症：又称脊髓积水空洞症，是指在脊髓内形成一个空洞，包括病理性扩大的脊髓中央管和脊髓实质内出现空洞两种不同的病理状态。本病起病隐匿、进展缓慢，男性多于女性，临床表现主要为节段性分离性感觉障碍、运动障碍、自主神经紊乱、脊柱侧弯、关节变形等。

3. **颈椎骨折**　外伤后导致颈椎椎体的完整性以及连续性和椎体高度被破坏，出现颈椎骨折以后，很容易导致颈部的疼痛，活动障碍，进一步可致肌肉的痉挛和颈部广泛的压痛。若神经脊髓受压，还会出现四肢的麻木、疼痛以及迟发性的瘫痪或瘫痪。骨质疏松的人群往往会出现脆性骨折，而椎体的压缩性骨折是骨质疏松患者中最常见的一种骨折，可以造成椎体的单发或者多发性的压缩性骨折，在临床中可以表现为脊柱的后凸畸形，患者经常会出现疼痛的感觉，甚至出现活动的障碍。

4. **颈椎结核**　颈椎结核在全身的结核中发病率较低，多数来源于肺结核。肺结核经过血行或淋巴转移，扩散至颈部，在颈椎驻留并逐渐扩散，导致骨、椎间盘受到破坏，脊髓受到压迫，部分患者会出现瘫痪症状。

5. **颈椎化脓性感染**　主要由于金黄色葡萄球菌化脓性的细菌感染导致，常见于开放的外伤，如刀刺伤、手术所导致的感染；身体其他部位有感染的因素，如尿路的感染、其他化脓性炎症、疖肿、口腔炎症都会导致颈椎化脓性感染。

6. **颈椎恶性肿瘤**　骨骼、颈椎上出现的肿瘤叫骨肉瘤；椎体旁边有韧带，因此会有软组织肿瘤；椎体会有转移而来的癌症，叫转移瘤，如肺癌颈椎转移或乳腺癌、肠癌的颈椎转移；脊髓的胶质瘤是由于脊髓里面有胶质细胞、神经细胞，因此还会形成神经源性肿瘤，如恶性神经鞘瘤；可能会形成血管瘤或血管母细胞瘤、血管肉瘤、血管内皮肉瘤、血管上皮、外皮肉瘤；形成淋巴瘤，周围还有很多脏器，如喉癌、咽癌、口咽癌，还会局部侵犯颈椎。

7. **颈椎良性肿瘤**　颈椎肿瘤以良性肿瘤最为常见。良性肿瘤常见的是脂肪瘤、血管瘤以及纤维瘤，病情进展较慢，一般手术切除后可以治愈，对患者影响较小。

8. **颈部血管疾病**　最常见的颈部血管疾病就是颈动脉粥样硬化而造成的颈动脉狭窄或者是闭塞、颈部深静脉血栓、颈动脉体瘤等。

9. **颈部软组织损害**　颈部软组织损伤指颈部的软组织受到外伤之后产生的损害，主要表现为局部的疼痛，伴颈部的活动受限，还有局部的肿胀，还可能会牵拉到头部，产生疼痛或者头晕的症状。

10. **颈部的其他疾病**　如先天性畸形等。

八、颈椎间盘游离疼痛综合征的中医辨证

（一）中医辨证概要

中医学认为，其病因为年老体弱，气血衰退，肝肾亏损，但亦与局部长期劳损或外伤有直接关系，在上述因素影响下风寒湿等外邪乘虚而入，经络受阻，瘀滞经脉，气血运行不畅，此为其主要病机。《内经》指出："肾主骨髓"，若肾精虚少，骨髓化源不足，不能营养骨骼，则出现骨骼脆弱，肢体无力，故骨易退变。《内经》又云："肝藏血""肝主身之筋膜""宗筋主束骨而利机关。"筋膜是一种联络关节肌肉，主司运动的组织。若肝血不足，血不养筋，则出现颈部的筋骨韧带钙化而退变。肝肾不足，特别是肾精亏损为本病之本；而血脉瘀阻，气血运行不畅乃本病之标。

（二）中医辨证分型

1. 风寒痹阻　颈、肩、上肢串痛麻木，以痛为主，头有沉重感，颈部僵硬，活动不利，恶寒畏风；舌淡红，苔薄白，脉弦紧。
2. 血瘀气滞　颈肩部、上肢刺痛，痛处固定，伴有肢体麻木；舌质暗，脉弦。
3. 肝阳上亢　颈部胀痛，头晕头疼，心烦易怒，胁痛；舌质红，苔黄，脉弦数。
4. 肝肾不足　眩晕头痛，耳鸣耳聋，失眠多梦，肢体麻木，面红目赤；舌红少津，脉弦。
5. 气血亏虚　头晕目眩，面色苍白，心悸气短，四肢麻木，倦怠乏力；舌淡苔少，脉细弱。

九、颈椎间游离疼痛综合征的治疗方法

（一）颈椎间盘游离疼痛综合征的常规疗法系列

1. 适当休息　注意休息，避免劳累以及受凉，避免长时间低头。
2. 保护颈椎　可佩戴颈托。
3. 物理疗法　TDP、冲击波、蜡疗等。
4. 功能锻炼　适当颈部康复训练。
5. 对症药物　根据患者病情，可对症给予抗炎镇痛药及活血化瘀通络等中成药。

（二）颈椎间盘游离疼痛综合征的中医特色疗法系列

1. 颈椎正脊疗法　首先要松解颈肩部软组织、分筋、理筋及按摩、推拿等手法改善颈肩部软组织的微循环状态，恢复和增强颈椎的动力性平衡，再用手法整复颈椎。

整复颈椎的手法有颈部摇法、颈部斜扳法、颈部旋转定位扳法、寰枢关节扳法、颈椎侧扳法、颈椎仰卧扳法、颈椎拔伸法等，通过病位的不同选择正确手法，从而达到治疗颈椎病的目的。

2. **颈肩推拿疗法**　适用于颈椎病，并对各类骨质增生、坐骨神经痛、腰肌劳损、运动扭伤等症特别适用，每天早晚使用两次，每次5～15分钟；其还可用于颈部，防治颈椎病头痛、多梦等。

3. **经络针灸疗法**　即利用针刺与艾灸进行治疗，起源于新石器时代。"针"即针刺，以针刺入人体穴位治病，其依据的是"虚则补之，实则泻之"的辨证原则，进针后通过补、泻、平补平泻等手法的配合应用，以取得人体本身的调节反应；"灸"即艾灸，以火点燃艾炷或艾条，烧灼穴位，将热力透入肌肤，以温通气血。

4. **经络艾灸疗法**　简称灸疗或灸法，是用艾叶制成的艾条、艾柱产生的艾热刺激人体穴位或特定部位，通过激发经气的活动调整人体紊乱的生理生化功能，从而达到防病治病目的的一种治疗方法。

5. **经络刮痧疗法**　刮痧是以中医经络腧穴理论为指导，通过特制的刮痧器具和相应的手法，蘸取一定的介质，在体表进行反复刮动、摩擦，使皮肤局部出现红色粟粒状或暗红色出血点等"出痧"变化，从而达到活血透痧的作用。

6. **经络拔罐疗法**　该疗法是借助热力排除罐中空气，利用负压使其吸附于皮肤，造成瘀血现象的一种方法。这种疗法部分人认为可以逐寒祛湿、疏通经络、祛除瘀滞、行气活血、消肿止痛、拔毒泻热，具有调整人体阴阳平衡、解除疲劳、增强体质的功能，从而达到扶正祛邪、治愈疾病的目的。

7. **穴位埋线疗法**　根据针灸学理论，通过针具和药线在穴位内刺激经络、平衡阴阳、调和气血、调整脏腑，达到治疗疾病的目的。

8. **穴位灌注疗法**　通过注射的方式将药物注射到穴位、经络或者疼痛点的部位，使药物与机体内发生免疫反应，通过反射性刺激达到治疗疾病的目的。

9. **中药外敷疗法**　以中医基本理论为指导，应用中草药制剂施于皮肤、孔窍、腧穴及病变局部等部位的治病方法，属于中药外治法。

10. **中药熏蒸疗法**　为中药外治疗法的分支。中药熏蒸疗法又称为中药蒸煮疗法、中药汽浴疗、药透疗法、热雾疗法等，在一些少数民族地区被称为"烘雅"。中药熏蒸是以热药蒸气为治疗因子的化学、物理综合疗法。

11. **中药浸泡疗法**　即用药液或含有药液水洗浴全身或局部的一种方法，其形式多种多样洗全身浴称"药水澡"；局部洗浴又称"烫洗""熏洗""坐浴""足浴"等，尤其烫洗最为常用。

12. **中药经皮透入疗法**　将中药制成专供外用剂型施于皮肤或穴位，通过皮肤吸收产生效果。

13. **中药离子导入疗法**　药离子导入是中医的一种外治法，能够促进药物向体内的有效运转，可使药物直达病灶，达到疏通经络、补气活血、扶正祛邪的功效。

14. 中药制剂口服疗法　通过中医辨证论治后，给予中药丸、散、汤剂、膏剂等不同剂型口服。

15. 其他中医特色疗法　如蜡疗、刺络拔罐等。

（三）颈椎间盘游离疼痛综合征的微创特色疗法系列

1. 颈部神经根阻滞疗法　神经阻滞术是用麻醉剂混合激素注入神经周围或神经干内，使神经传导速度减慢或终止传导，如枕大神经、枕小神经。

2. 颈部神经节阻滞疗法　如星状神经节等。

3. 颈段硬膜外灌注疗法　将药物注射于硬膜外腔。

4. 颈部软组织松解疗法　肌肉、筋膜、关节囊等的银质针、针刀松解等。

5. 颈部软组织灌注疗法　肌肉、筋膜、关节囊等的药物注入灌注治疗等。

（四）颈椎间盘医游离疼痛综合征的微创切除疗法系列

椎间盘游离的患者首选手术治疗，其次可以选择颈椎间盘髓核切吸治疗、颈椎间盘镜和颈椎间孔镜微创切除手术等微创切除疗法。

（五）颈椎间盘游离疼痛综合征的手术疗法系列

手术是颈椎间盘游离患者的首选治疗方案。

（六）颈椎间盘游离疼痛综合征的其他治疗方法

人工椎间盘置换、颈椎及椎间盘内固定、颈椎椎板减压、颈椎椎管重建、颈椎间盘融合等。

十、颈椎间盘游离疼痛综合征的疗效标准

（一）临床疗效（症状和体征的改善程度）评定参考标准

1. 评分标准　总分100分，其中症状分值60分，体征分值40分。①症状改善程度：分值60分。患者颈部及全身的疼痛等综合症状在治疗前与治疗后进行对比，按照改善程度以100%计算。如患者治疗后症状每改善10%计6分，症状全部消失计60分，治疗后症状无改善计0分，其他症状改善的分值计算以此类推。②体征改善程度：分值40分。患者颈部及全身各部位的压痛、叩击痛、病理反射、神经牵拉反应和脊柱、关节活动等综合阳性体征在治疗前与治疗后进行对比，按照改善程度以100%计算。如患者治疗后综合阳性体征每改善10%计4分，体征全部消失计40分，治疗后体征无改善计0

分，其他体征改善的分值计算以此类推。

2. 疗效分级　患者治疗后与治疗前的症状和体征对比，共分5个级别，每个级别分值如下。①一级疗效：治疗后症状和体征绝大部分消失，疗效评定分值80~100分，疗效指数>80%。②二级疗效：治疗后症状和体征大部分消失，疗效评定分值60~80分，疗效指数>60%。③三级疗效：治疗后症状和体征明显改善，疗效评定分值40~60分，疗效指数>40%。④四级疗效：治疗后症状和体征有所改善，疗效评定分值10~40分，疗效指数≥10%。⑤五级疗效：治疗后症状和体征略有改善，疗效评定分值1~10分，疗效指数<10%。

（二）影像检查

除症状体征改善外，影像检查是本病治愈的重要评价指标。

（郭兴龙　刘亚坤　王　霞）

第六节　颈椎间盘骨化疼痛综合征

颈椎间盘骨化疼痛综合征（根据中国椎间盘疾病新命名系列又称颈椎间盘骨化症）是由于颈椎间盘病变组织骨化的病理生理改变而引起的一系列疼痛相关综合征。本节从导致颈椎间盘病变组织骨化的致病因素、致病机制、临床表现、病理特征、特殊检查、诊断标准、鉴别诊断、中医辨证、治疗方法、疗效判定等方面对颈椎间盘骨化疼痛综合征进行系统阐述。

一、颈椎间盘骨化疼痛综合征的致病因素

（一）现代医学相关致病因素分析

1. 生理退化　椎间盘膨出、突出到脱出的病理改变中都可以发生骨化。颈椎的钙化分为前纵韧带的钙化和后纵韧带的骨化，最严重的是后纵韧带钙化。其位于椎管内，容易导致椎管狭窄，直接压迫脊髓，引起神经症状。

2. 慢性劳损　颈椎韧带长期劳损，使颈椎生理弹性下降。长时间低头工作者如电脑工作者、油漆工等多见。

3. 颈部创伤　外伤所致。

4. 营养障碍　其他因素如过度持续运动、椎间盘融合、震动、吸烟等影响椎间盘的营养，从而造成椎间盘的老化和病变。

5. **不良体位**　长时间低头工作，枕头过高或过低。

6. **其他因素**　发育不良、不良生活习惯、感染、工作环境的理化因素等。

（二）中医学相关致病因素分析

根据中医学理论，颈椎间盘骨化疼痛综合征主要的致病因素有以下几个方面。

1. **正气不足**　正气不足是痹病的内在因素和病变的基础。体虚腠理空疏，营卫不固，为感邪创造了条件，故《诸病源候论·风病·风湿痹候》曰"由血气虚，则受风湿"。《济生方·痹》也云"皆因体虚，腠理空疏，受风寒湿气而成痹也。"正气不足，无力驱邪外出，病邪稽留而病势缠绵。

2. **外邪入侵**　外邪有风寒湿邪和风湿热邪两大类，外感风寒湿邪多因居处潮湿，涉水冒雨，或睡卧当风，或冒雾露，气候变化，冷热交错等原因，以致风寒湿邪乘虚侵袭人体所致。正如《素问·痹论》指出，"风寒湿三气杂至，合而为痹也。"感受风湿热邪可因工作于湿热环境所致，如农田作业、野外施工，处于天暑地蒸之中；或处于较高湿度、温度的作坊、车间、实验室，风湿热之邪乘虚而入；亦可因阳热之体、阴虚之躯，素有内热，复感风寒湿邪，邪从热化；或因风寒湿郁久化热，而为风湿热之邪。

二、颈椎间盘骨化疼痛综合征的致病机制

1. **颈椎间盘骨化的现代医学机制**　周围突出的纤维环将椎体骨膜及前后纵韧带推开，在其上下各形成一个间隙。由于椎体前、后纵韧带松弛，破坏了颈椎的稳定性，增加了创伤的概率，创伤出血后即可在此间隙机化、骨化或钙化而形成骨刺。有研究表明，关节骨刺的形成是骨端的韧带本身受到过多的张力牵拉所致。由此推断，向四周膨隆的椎间盘组织挤压周围的骨膜和前、后纵韧带，使其受到张力的牵拉而形成骨刺，加之病变间隙的稳定性差，异常活动不断，韧带、骨膜所受到的张力也必定加大，骨刺的形成就更加容易。

2. **颈椎间盘骨化的中医学机制**　中医学认为，本病因为年老体弱，气血衰退，肝肾亏损，亦与局部长期劳损或外伤有直接关系。在上述因素影响下，风寒湿等外邪乘虚而入，经络受阻，瘀滞经脉，气血运行不畅，此为其主要病机。《内经》指出"肾主骨髓"，若肾精虚少，骨髓化源不足，不能营养骨骼，则出现骨骼脆弱，肢体无力，故骨易退变。《内经》又云："肝藏血""肝主身之筋膜""宗筋主束骨而利机关。"筋膜是一种联络关节肌肉，主司运动的组织。若肝血不足，血不养筋，则出现颈部的筋骨韧带钙化而退变。肝肾不足，特别是肾精亏损为本病之本；而血脉瘀阻，气血运行不畅乃本病之标。

三、颈椎间盘骨化疼痛综合征的临床表现

（一）典型症状

1. **头部症状** 可能出现头晕头痛等症状。
2. **颈部症状** 颈部酸胀不适和颈神经根受压表现。
3. **肩部症状** 颈神经根受压后可能出现肩颈部疼痛麻木。
4. **上肢症状** 在病情早期可仅表现为局部，如手指麻木、酸胀、伸屈不便及手指不灵活，并可逐渐累及上臂。
5. **下肢症状** 后出现两下肢麻木、沉重、无力、步态不稳、腰腹部束带感等，严重者可出现排尿功能障碍及进行性瘫痪。部分患者可因轻微的外伤导致完全性或者不完全性瘫痪。
6. **其他部位症状**。

（二）主要体征

1. **头部体征** 头晕头痛等。
2. **颈部体征** 活动受限，局部按压痛阳性。
3. **肩部体征** 局部压痛阳性。
4. **上肢体征** 臂丛牵拉试验阳性，局部压痛阳性，上肢肌力减退，浅感觉减弱或消失。
5. **下肢体征** 局部压痛阳性，下肢肌力减退，浅感觉减弱或消失。
6. **其他体征** 相关生理反射减弱或消失，病理反射阳性。

四、颈椎间盘骨化疼痛综合征的病理特征

从病理解剖角度来看，本病可分为以下两种类型，即中央型及侧方型。

1. **中央型** 以颈髓受压为主要表现。以前认为此型突出较少见，但随着诊断技术的发展，特别是MRI技术问世之后，中央型颈椎间盘突出症已不再少见。当颈椎间盘中央突出后，因脊髓受压，可出现四肢不完全性或完全性瘫痪以及大小便异常；与此同时，四肢腱反射呈现亢进；病理反射征可显示阳性，并按突出平面不同而出现感觉减退或消失。

2. **侧方型** 以根性痛为主，主要症状为颈痛、活动受限，犹如落枕，疼痛可放射至肩部或枕部；一侧上肢有疼痛和麻木感，但很少两侧同时发生；肌力改变不明显。在发作间歇期，患者可以毫无症状。查体时发现头颈部常处于僵直位，活动受限；下颈椎棘突及肩胛部可有压痛，如头向后并侧向患侧，头顶加压即可引起颈肩痛，并向

手部放射（即椎间孔挤压试验阳性）。牵拉患侧上肢可引起疼痛（即根性牵拉试验阳性），感觉障碍因椎间盘突出平面不同而表现各异。

五、颈椎间盘骨化疼痛综合征的特殊检查

1. 颈椎X线检查 可见椎间盘后缘的骨质增生或骨赘。

2. 颈椎间盘CT检查 骨化在CT断层方面非常明显。

3. 颈椎间盘MRI检查 骨化在MRI断层方面不易与未骨化的椎间盘区别。

4. 颈椎间盘造影检查 盘内造影不易显示，椎管内造影可以看见部分影像。

5. 颈椎红外热成像检查 颈部出现异常热区，呈菱形或梭形，可表现为片状均匀红色，在红色热区内有时可出现深红色热区，且多偏向患侧。考虑为神经根及其周围组织无菌性炎症，局部炎性物质浸润、微血管扩张、血流速度增快，局部温度增高，引起相应节段皮肤区域温度增高。

6. 颈椎间盘超声检查 回声不均，高密度影。

7. 颈部及上肢电生理检查 肌电图在临床中常被用于检查周围神经损害情况，同时可定位损害部位。

8. 其他检查方式 实验室检查等主要用于疾病的鉴别诊断。

六、颈椎间盘骨化疼痛综合征的诊断标准

1. 病史 病史较长，一般在5年以上。多数患者有颈椎间盘突出症的其他病变。

2. 症状 有相应的疼痛症状，颈肩部及上肢不适、疼痛、麻木等症状，颈部活动时疼痛症状可能加重。颈椎间盘骨化离组织刺激或压迫脊神经时，可以出现相应节段神经支配区域的疼痛症状。

3. 体征 可见颈椎间盘骨化节段的颈椎及椎旁压痛、叩击痛等体征。颈椎间盘骨化组织刺激或压迫脊神经时，可以出现相应节段的感觉、运动功能障碍体征。

4. 影像检查

（1）CT检查：CT检查是颈椎间骨化的重要确诊依据，可显示颈椎间盘骨化的形态、面积大小，还可以通过CT值的测定了解颈椎间盘骨化的程度。

（2）MRI检查：MRI检查对颈椎间盘骨化的骨组织显影只有参考意义，但可以了解颈椎间盘骨化对脊髓、脊神经的挤压情况和颈椎整体的病理生理状况。

七、颈椎间盘骨化疼痛综合征的鉴别诊断

1. 颈髓肿瘤颈髓 肿瘤可见于各个年龄组，包括50～60岁者也常可发生，故对

其进行鉴别也很重要。颈段硬膜下脊髓外肿瘤的特点是慢性进行性的双侧上下肢瘫痪，亦可伴有手部及躯干部疼痛。X线平片可见两侧椎弓间距离增大，椎弓本身也给人一种脆弱的感觉。从CT片看，颈髓肿瘤患者的椎弓菲薄化征也较多见。造影与MRI检查可以明确地显示出肿瘤的形态。在60岁以上的患者中，脊髓硬膜外肿瘤大多是转移性瘤，故伴有剧烈的颈部疼痛，X线平片与CT片均显示骨质破坏。此外，在进行骨放射性核素扫描检查的同时，尚需请其他科室共同寻找肿瘤的原发灶。

2. 脊髓变性疾病　脊髓变性的病例也可有某种程度的颈椎增生及部分后纵韧带骨化存在，但其具有双侧上下肢肌力明显低下等特点，肌萎缩性侧索硬化症的早期即有此种表现。此外，脊髓变性性疾病一般没有感觉障碍，即使有感觉障碍也非常轻微；但肌肉萎缩、肌无力等症状则呈进展性。此时应辅以肌电图及肌肉活体组织检查等确定病变部位。

八、颈椎间盘骨化疼痛综合征的中医辨证

（一）中医辨证概要

中医学认为，气血衰退，肝肾亏损，长期劳损，风寒湿等外邪乘虚而入，经络受阻，瘀滞经脉，气血运行不畅，此为其主要病机。《内经》指出："肾主骨髓"，若肾精虚少，骨髓化源不足，不能营养骨骼，则出现骨骼脆弱，肢体无力，故骨易退变。《内经》又云："肝藏血""肝主身之筋膜""宗筋主束骨而利机关。"筋膜是一种联络关节肌肉，主司运动的组织。若肝血不足，血不养筋，则出现颈部的筋骨韧带钙化而退变。肝肾不足，特别是肾精亏损为本病之本；而血脉瘀阻，气血运行不畅，乃本病之标。

（二）中医辨证分型

1. 风寒痹阻　颈、肩、上肢串痛麻木，以痛为主，头有沉重感，颈部僵硬，活动不利，恶寒畏风；舌淡红，苔薄白，脉弦紧。

2. 血瘀气滞　颈肩部、上肢刺痛，痛处固定，伴有肢体麻木；舌质暗，脉弦。

3. 湿热阻络　颈肩沉重疼痛，颈肩部着热后痛剧，遇冷痛减，口渴不欲饮，烦闷不安，尿色黄赤；舌质红，苔黄腻，脉濡数。

4. 肝肾不足　眩晕头痛，耳鸣耳聋，失眠多梦，肢体麻木，面红目赤；舌红少津，脉弦。

5. 气血亏虚　头晕目眩，面色苍白，心悸气短，四肢麻木，倦怠乏力；舌淡苔少，脉细弱。

九、颈椎间骨化疼痛综合征的治疗方法

（一）颈椎间盘骨化疼痛综合征的常规疗法系列

1. **适当休息**　减少活动。
2. **保护颈椎**　避免长时间伏案、低头等。
3. **物理疗法**　TDP、冲击波、蜡疗等。
4. **功能锻炼**　颈背肌的力量训练，增强颈椎稳定性，缓解颈椎间盘膨出的临床症状。
5. **对症药物**　口服非甾体抗炎药物，如双氯芬酸钠胶囊，每日1次。

（二）颈椎间盘骨化疼痛综合征的中医特色疗法系列

1. **颈椎正脊疗法**　首先要松解颈肩部软组织、分筋、理筋及按摩、推拿等手法改善颈肩部软组织的微循环状态，恢复和增强颈椎的动力性平衡，再用手法整复颈椎。整复颈椎的手法有颈部摇法、颈部斜扳法、颈部旋转定位扳法、寰枢关节扳法、颈椎侧扳法、颈椎仰卧扳法、颈椎拔伸法等，通过病位的不同选择正确手法，从而达到治疗颈椎病的目的。

2. **颈肩推拿疗法**　适用于颈椎病，并对各类骨质增生、坐骨神经痛、腰肌劳损、运动扭伤等症特别适用，每天早晚使用两次，每次5～15分钟；还可用于颈部，防治颈椎病头痛、多梦等。

3. **经络针灸疗法**　即利用针刺与艾灸进行治疗，起源于新石器时代。"针"即针刺，以针刺入人体穴位治病，其依据的是"虚则补之，实则泻之"的辨证原则，进针后通过补、泻、平补平泻等手法的配合应用，以取得人体本身的调节反应；"灸"即艾灸，以火点燃艾炷或艾条，烧灼穴位，将热力透入肌肤，以温通气血。

4. **经络艾灸疗法**　简称灸疗或灸法，是用艾叶制成的艾条、艾柱产生的艾热刺激人体穴位或特定部位，通过激发经气的活动调整人体紊乱的生理生化功能，从而达到防病治病目的的一种治疗方法。

5. **经络刮痧疗法**　刮痧是以中医经络腧穴理论为指导，通过特制的刮痧器具和相应的手法取一定的介质，在体表进行反复刮动、摩擦，使皮肤局部出现红色粟粒状或暗红色出血点等"出痧"变化，从而达到活血透痧的作用。

6. **经络拔罐疗法**　该疗法是借助热力排除罐中空气，利用负压使其吸附于皮肤，造成瘀血现象的一种方法。这种疗法部分人认为可以逐寒祛湿、疏通经络、祛除瘀滞、行气活血、消肿止痛、拔毒泻热，具有调整人体阴阳平衡、解除疲劳、增强体质的功能，从而达到扶正祛邪、治愈疾病的目的。

7. **穴位埋线疗法**　根据针灸学理论，通过针具和药线在穴位内产生刺激经络、平

衡阴阳、调和气血、调整脏腑，达到治疗疾病的目的。

8. 穴位灌注疗法　通过注射的方式将药物注射到穴位、经络或者疼痛点的部位，使药物在机体内发生免疫反应，反射性地刺激，达到治疗疾病的目的。

9. 中药外敷疗法　以中医基本理论为指导，应用中草药制剂施于皮肤、孔窍、腧穴及病变局部等部位的治病方法，属于中药外治法。

10. 中药熏蒸疗法　其为中药外治疗法的分支又被称为中药蒸煮疗法、中药汽浴疗、药透疗法、热雾疗法等。在一些少数民族地区，其被称为"烘雅"。中药熏蒸是以热药蒸气为治疗因子的化学、物理综合疗法。

11. 中药浸泡疗法　即用药液或含有药液水洗浴全身或局部的一种方法，其形式多种多样，洗全身浴称"药水澡"，局部洗浴又称"烫洗""熏洗""坐浴""足浴"等，尤其烫洗最为常用。

12. 中药经皮透入疗法　将中药制成专供外用剂型施于皮肤或穴位，通过皮肤吸收产生效果。

13. 中药离子导入疗法　药离子导入是中医的一种外治法，能够促进药物向体内的有效运转，可使药物直达病灶，达到疏通经络、补气活血、扶正祛邪的功效。

14. 中药制剂口服疗法　通过中医辨证论治后，给予中药丸、散、汤剂、膏剂等不同剂型口服。

15. 其他中医特色疗法　如蜡疗、刺络拔罐等。

（三）颈椎间盘骨化疼痛综合征的微创特色疗法系列

1. 颈部神经根阻滞疗法　神经阻滞术是用麻醉剂混合激素注入神经周围或神经干内，使神经传导速度减慢或终止传导，如枕大神经、枕小神经。

2. 颈部神经节阻滞疗法　如星状神经节等。

3. 颈段硬膜外灌注疗法　将药物注射于硬膜外腔。

4. 颈部软组织松解疗法　肌肉、筋膜、关节囊等的银质针、针刀松解等。

5. 颈部软组织灌注疗法　肌肉、筋膜、关节囊等的药物注入灌注治疗等。

（四）颈椎间盘骨化疼痛综合征的微创切除疗法系列

椎间盘骨化程度严重的患者首选手术治疗，其次可以选择颈椎间盘镜和颈椎间孔镜微创切除手术等微创切除疗法。

（五）颈椎间盘骨化疼痛综合征的手术疗法系列

手术是颈椎间盘骨化患者的首选治疗方案，骨化形态小、对脊髓压迫轻的患者可以不进行手术。

（六）颈椎间盘骨化疼痛综合征的其他治疗方法

包括人工椎间盘置换、颈椎及椎间盘内固定、颈椎椎板减压、颈椎椎管重建、颈椎间盘融合等。

十、颈椎间骨化疼痛综合征的疗效标准

（一）颈椎间盘骨化疼痛综合征的临床疗效（症状和体征的改善程度）评定参考标准

1. **评分标准** 总分100分，其中症状分值60分，体征分值40分。①症状改善程度：分值60分。患者颈部及全身的疼痛等综合症状在治疗前与治疗后进行对比，按照改善程度以100%计算。如患者治疗后症状每改善10%计6分，症状全部消失计60分，治疗后症状无改善计0分，其他症状改善的分值计算以此类推。②体征改善程度：分值40分。患者颈部及全身各部位的压痛、叩击痛、病理反射、神经牵拉反应和脊柱、关节活动等综合阳性体征在治疗前与治疗后进行对比，按照改善程度以100%计算。如患者治疗后综合阳性体征每改善10%计4分，体征全部消失计40分，治疗后体征无改善计0分，其他体征改善的分值计算以此类推。

2. **疗效分级** 患者治疗后与治疗前的症状和体征对比，共分5个级别，每个级别分值如下。①一级疗效：治疗后症状和体征绝大部分消失，疗效评定分值80～100分，疗效指数＞80%。②二级疗效：治疗后症状和体征大部分消失，疗效评定分值60～80分，疗效指数＞60%。③三级疗效：治疗后症状和体征明显改善，疗效评定分值40～60分，疗效指数＞40%。④四级疗效：治疗后症状和体征有所改善，疗效评定分值10～40分，疗效指数≥10%。⑤五级疗效：治疗后症状和体征略有改善，疗效评定分值1～10分，疗效指数＜10%。

（二）影像检查

除症状体征改善外，影像检查是本病治愈的重要评价指标。

（郭兴龙 刘亚坤 王 霞）

第七节 颈椎间盘塌陷疼痛综合征

颈椎间盘塌陷疼痛综合征（根据中国椎间盘疾病新命名系列又称颈椎间盘塌陷症）

是由于颈椎间盘病变的髓核和纤维环等组织塌陷的病理生理改变引起的一系列疼痛相关综合征。本节从导致颈椎间盘病变组织塌陷的致病因素、致病机制、临床表现、病理特征、特殊检查、诊断标准、鉴别诊断、中医辨证、治疗方法、疗效判定等方面对颈椎间盘塌陷症疼痛综合征进行系统阐述。

一、颈椎间盘塌陷疼痛综合征的致病因素

（一）现代医学相关致病因素分析

颈椎间盘塌陷多见于颈椎间盘变性、突出、膨出或脱出，从事长期保持固定姿势的人群如办公室职员、电脑操作员、会计、打字员、教师、银行职员、手术室护士、交通警察、刺绣女工、长期观看显微镜者、油漆工、电工、刻字工、汽车或机械修理工等易发生。长期工作或居住在潮湿及寒冷环境中的人也较易发生。

随着年龄的增长，人体各部位的劳损也日益增加，颈椎间盘同样会产生各种退行性改变，破裂的纤维环、突出的髓核骨化甚至吸收，使颈椎椎体之间的间隙逐渐变窄，是导致椎间盘塌陷的重要因素。

1. **慢性劳损**　各种超过正常范围的过度活动带来的损伤，如不良的睡眠、枕头的高度不当或垫的部位不妥，反复落枕者患病率也较高；工作姿势不当，尤其是长期低头工作者发病率也较高。另外，部分不适当的体育锻炼也会增加发病率。

2. **外伤**　在颈椎退变、失稳的基础上，头颈部的外伤更易诱发颈椎间盘塌陷症的产生。

3. **发育性**　颈椎的各种先天性畸形，如先天性椎体融合等。

4. **颈椎手术**　颈椎及颈间盘手术后，导致颈椎间盘塌陷，引起颈椎间盘塌陷疼痛综合征。

5. **颈椎及颈间盘病变**　颈椎及颈间盘的病变导致颈椎间盘塌陷，引起颈椎间盘塌陷疼痛综合征。

（二）中医学相关致病因素分析

中医学认为，颈者，手足之阳经，任各脉所过，肝肾主之，一旦受损，诸变百出，常可发生头颈部和肩臂四肢症状，重者督脉受损，危及生命。颈椎间盘塌陷疼痛综合征根据中医学理论的主要致病因素有以下几个方面。

1. **跌仆闪挫、气滞血瘀**　颈椎是人体活动最为频繁的部位，日常生活中经意或不经意的外力刺激使颈部经常处于一种肌力不平衡状态，导致局部气血瘀阻不通，进而影响骨关节结构发生异常变化，使颈部气血不通，不通则痛。由于气血瘀阻的部位不同，有时在筋，有时在骨，有时筋骨俱伤，有时甚或损伤任督二脉，伤及髓海，产生

下肢废用等症状，这也是本病症状多变的原因之一。

2. **劳伤肾气，风寒侵袭**　先天不足，任督两脉空虚；或后天劳累过度伤及肾气，均可影响颈部筋骨的生长发育。肾主骨生髓，肾气不充，正气不足，卫外之气不固，风寒之邪乘虚凑之，痹阻经脉气血而发生颈部疼痛、四肢不用等症状。这里的劳力过度主要指颈部频繁不正确的运动或长期处于一种固定的位置，当然也包括房劳过度。这里的风寒之邪是本病发生的一种诱因，尤其在急性发作期，其占有相当重要的位置。

3. **肝肾不足，气血虚弱**　肝血不足，颈筋不能得血濡养，则颈筋挛急，四肢麻木，屈伸不利；肝肾同源，精血互生；肝肾不足，精不生血而发生气血虚弱，不能濡养。

二、颈椎间盘塌陷的疼痛综合征的致病机制

（一）颈椎间盘塌陷的现代医学机制

颈椎间盘塌陷与颈部损伤和椎间盘发生退行性变有关，颈椎过伸伤时，可引起近侧椎体向后移位；屈曲性损伤可使双侧小关节脱位或者半脱位。椎间盘后方张力增加，引起纤维环和后纵韧带破裂，髓核突出。美国耶鲁医学院解剖教学主任 Rizzolo 教授报道，颈椎过伸性损伤后，60% 的病例存在椎间盘突出。颈椎间盘变性和破裂是由于颈椎伸屈活动频繁引起的局部劳损，和全身代谢与内分泌紊乱有关。由于齿状韧带的作用，颈髓较固定。当外力致椎间盘纤维环和后纵韧带破裂，髓核突出而引起椎间盘塌陷。

（二）颈椎间盘塌陷的中医学机制

中医致病因素方面，《内经》中分为"坠落""击仆"等；《金匮要略·脏腑经络先后病脉证第一》中提出了"千般疢难，不越三条"，即"一者经络受邪，入脏腑，为内所因也；二者，四肢九窍，血脉相传，壅塞不通，为外皮肤所中也；三者，房室、金刃、虫兽所伤。"虽然历代医家对本病病因的分类不同，但归纳起来不外乎外因、内因两大类。

1. **外因**　外力伤害是指外界暴力所致的损伤，如跌仆、坠落、负重、锐器切割等。根据外力的性质不同，一般可分为直接暴力、间接暴力、肌肉强烈收缩、累积性暴力等。

2. **外感六淫**　风、寒、暑、湿、燥、火太过与不及均可引起人体筋伤发生，外感六淫，侵袭筋骨关节，导致筋骨关节疾病，出现关节疼痛，活动不利，颈背疼痛，如损伤后风寒湿侵袭可使急性筋伤缠绵难愈。

3. **邪毒感染**　外伤后再感染邪毒，或者邪毒从伤口乘虚而入，郁而化热，热盛肉腐，脓毒形成，则可引起局部和全身感染，出现各种变证，如软组织挫伤导致化脓、

缺血性坏死等。

三、颈椎间盘塌陷疼痛综合征的临床表现

1. 典型症状　颈椎间盘塌陷的临床症状主要有颈部疼痛，颈椎活动受限，伴后枕部头痛，双上肢麻木，亦可伴颈前部的疼痛和损伤部位的椎前压痛、头晕、睡眠障碍、认知障碍等。

2. 主要体征　颈椎局部压痛阳性。椎间盘塌陷时有相应节段神经症状，多发生多见于颈椎间盘变性、突出、膨出或脱出，好发于上颈段，主要原因如下。①颈椎过伸性损伤时切应力大，$C_3 \sim C_4$间隙较下位颈椎更接近于着力点。②$C_3 \sim C_4$关节突关节面接近水平，更易在损伤瞬间发生一过性前后移位，类似于弹性关节。在人体运动过程中，对于运动幅度较大的上颈椎节段，外加载荷的变化会直接影响颈椎生理功能，造成椎体之间的不稳；并且椎间盘作为整个颈椎承载系统中最为关键的部分，对颈椎的活动和负重起着重要作用，当外加载荷发生改变时很容易发生塌陷。

四、颈椎间盘塌陷疼痛综合征的病理特征

由于耐压性能差，当颈椎间盘受到头颅重力和胸部肌肉牵拉力作用时，变性的颈椎间盘也可以发生局部和大部分向外突出而引起椎间隙狭窄，关节错位或重叠，椎间孔的上下径变小。颈椎间盘髓核变性时，髓核的蛋白聚糖基质和胶原纤维的生理功能减退，软骨细胞先增生后凋亡，逐渐使髓核的"液体轴承"功能丧失。椎间盘髓核和纤维环的生理功能下降，纤维环的弹性减弱，颈椎间盘对来自外界和机体自身重量的承受能力减弱。颈椎间盘在不良受力的情况下使颈椎间塌陷，引发一系列颈椎间盘塌陷的症状和体征。

五、颈椎间塌陷疼痛综合征的特殊检查

（一）医学影像检查

1. 颈椎X线检查　颈椎生理弧度减小或消失，受累椎间隙可有不同程度的椎间隙变窄，颈椎动力摄片有时可显示受累节段失稳。

2. CT检查　对本病诊断有一定帮助，可查看突出的椎间盘有无钙化、关节是否增生退变、椎体及椎间盘形态的改变情况等。

3. MRI检查　可直接显示颈椎间盘突出部位、类型及脊髓和神经根受损程度，为颈椎间塌陷疼痛综合征的诊断、治疗方法选择及预后提供可靠依据。

（二）电生理检查

肌电图除了可确定神经功能状态和排除周围神经病变外，还可以确定损害部位和范围，肌电图检查能鉴别周围神经活动性失神经改变与慢性非活动性失神经改变。

（三）实验室检查

实验室检查可以通过检测血常规、C反应蛋白、红细胞沉降率、免疫学、抗核抗体、结核抗体、降钙素原、布氏杆菌抗体等排除急性感染性病变，了解身体基本状况。

六、颈椎间盘塌陷疼痛综合征的诊断标准

1. **病史** 有颈椎及椎间盘慢性损害的相应病史。
2. **症状** 有颈椎及椎间盘慢性损害的相应症状，如颈部或肩部疼痛、上肢疼痛或麻木、感觉减退等。
3. **体征** 查体可触及颈部、肩部或上肢压痛点；若脊髓或脊神经受压时，体格检查可见患者的肌肉萎缩、运动或感觉神经功能障碍等。
4. **影像检查** ①X线检查：颈椎X线片可以观察到病变颈椎间盘处的椎间盘间隙明显变狭窄，对颈椎间盘塌陷的诊断有参考意义。②CT检查：可看到颈椎间盘的膨出、突出等病理改变及颈椎间盘厚度降低等病理改变。颈椎CT检查对颈椎间盘塌陷的确诊有重要参考意义。③MRI检查：可见病变的椎间盘高度变小，椎间盘间隙变狭窄。颈椎MRI检查是颈椎间盘塌陷确诊的重要依据。

七、颈椎间盘塌陷疼痛综合征的鉴别诊断

1. **颅内疾病** 颈部引起的后枕部疼痛可与脑血管疾病相鉴别，脑血管疾病严重时可伴有半身不遂症状，查体伴病理征，通过头颅MRI或头颅CT检查可鉴别诊断。
2. **脊髓疾病** 脊髓空洞症是一种慢性的脊髓病变，病因不是很明确，可能会引起肢体运动障碍、霍纳综合征等，长期下去可能会引起局部感觉丧失。颈椎MRI可鉴别。
3. **颈椎骨折** 患者一般有外伤史，外力所致颈椎骨折，可通过X线或CT三维重建鉴别诊断，严重时可出现截瘫。
4. **颈椎结核** 结合患者是否有低热、消瘦，既往有无结核病史，有无接触史，行颈椎增强MRI、血培养，通过体液或血液查找结核菌、检测血常规、C反应蛋白、红细胞沉降率、降钙素原等鉴别。
5. **颈椎化脓性感染** 可出现发热、全身酸痛、局部皮肤红肿等症状，结合血常规、C反应蛋白、红细胞沉降率、降钙素原、颈椎MRI等检查可鉴别诊断。

6. 颈椎恶性肿瘤 颈椎椎管内肿瘤包括发生于脊髓、脊神经根、脊膜和椎管壁组织的原发性和继发性肿瘤，一般考虑转移瘤，需询问患者有无恶性肿瘤病史。颈部恶性肿瘤疼痛剧烈，可行颈椎增强MRI检查，积极查找原发灶。

7. 颈椎良性肿瘤 原发颈椎的良性肿瘤较常见的是血管瘤、脊索瘤、软骨瘤、巨细胞瘤等，颈椎增强MRI可初步诊断，必要时活检病理诊断。

8. 颈部血管疾病 包括颈部血管动脉粥样硬化而造成的颈动脉狭窄或者是闭塞，可通过超声检查、血管造影鉴别。

9. 颈部软组织损害 颈部急性软组织损伤主要由机械因素引起，颈部受到钝器的外力刺激之后，主要特征为颈部疼痛，颈部肿胀，颈部僵硬甚至活动受限；颈部慢性软组织损伤主要是由于长期低头、超时限活动、急性损伤未治愈引起，主要特征是颈部疼痛，颈部肿胀甚至颈部疲劳。颈部MRI可鉴别诊断。

八、颈椎间盘塌陷疼痛综合征的中医辨证

（一）辨证要点

1. 辨病邪 项痹的证候特征多因感受邪气的性质不同而表现各异。肢体关节疼痛呈游走不定者，属风胜；疼痛较剧，遇寒则甚，得热则缓者，属寒胜；重着而痛，手足沉重，肌肤麻木者，属湿胜；红肿热痛，筋脉拘急者，属热胜。

2. 辨虚实 一般而言，新病多实，久病多虚。实者，发病较急，正气尚胜抗邪，故痛势剧，脉实有力；虚者，病程较长，多有气血不足，故疼痛绵绵，痛势较缓，脉虚无力。本病后期多见虚实错杂，应辨明虚实，分清主次。

3. 辨痰瘀 项痹迁延不愈，证见关节漫肿，甚则强直畸形，痛如针刺，痛有定处，时轻时重，昼轻夜重，屈伸不利，舌体胖边有齿痕，舌质紫暗甚或可见瘀斑，脉沉弦涩。多属正虚邪恋，瘀血阻络，痰留关节，痰瘀交结，经络不通，关节不利，而成顽疾。

（二）中医分型

1. 风寒湿阻络 颈肩、上肢疼痛麻木，颈部僵硬，活动不利，恶寒畏风，遇阴雨天或感寒后疼痛加重，得热则疼痛减轻，舌质淡，苔薄白，脉沉细。

2. 气滞血瘀 颈肩部，上肢刺痛，痛处固定、拒按，伴有肢体麻木，舌质暗、脉涩细。

3. 肝阳上亢 颈部胀痛，头晕头疼，心烦易怒，胁痛，舌质红，苔黄，脉弦数。

4. 肝肾亏虚 颈部酸困，喜按喜揉，遇劳更甚，头晕头痛、耳鸣耳聋，失眠多梦、面红耳赤、舌红少津，脉细数。

5. 湿热阻络 颈肩沉重疼痛，颈肩部着热后痛剧，遇冷痛减，口渴不欲饮，烦闷

不安，尿色黄赤，舌质红，苔黄腻，脉濡数。

九、颈椎间盘塌陷疼痛综合征的治疗方法

（一）颈椎间塌陷疼痛综合征的常规疗法系列

1. 适当休息 通过姿势调整，特别是睡姿调整，尽量平卧休息与颈部制动，因卧位时脊柱负荷最小，椎间盘的负荷也最小，故能减轻颈椎的负重及对神经根和脊髓的压迫。

2. 保护颈椎 避免做颈部过伸过屈活动，有脊髓受压症状的患者，在洗脸、刷牙、饮水、写字时，要避免颈部过伸过屈活动。

3. 功能锻炼 坚持颈部肌肉等长训练，增强颈部肌力，增加颈椎稳定性，以减少复发；避免颈部负重及头颈部急速旋转和弹跳运动，以免病情反复。

（二）颈椎间塌陷疼痛综合征的中医特色疗法系列

1. 穴位注射疗法 选择颈部阿是穴，辨证取穴，进行穴位注射治疗。

2. 经络艾灸疗法 选择部位进行艾条灸，温经通络止痛。

3. 经络刮痧疗法 选择颈肩部经络进行刮痧疗法，通络止痛。

4. 经络拔罐疗法 选择颈肩部经络进行拔罐疗法，通络止痛。

5. 穴位灌注疗法 选择颈部阿是穴，辨证取穴，进行中药灌注治疗。

6. 中药外敷疗法 颈部行中药外敷、塌渍治疗。

7. 中药熏蒸疗法 颈部行熏蒸药物疗法，散寒止痛。

8. 中药经皮透入疗法 颈部行中药经皮透入疗法，通络止痛。

（三）颈椎间塌陷疼痛综合征的微创特色疗法系列

1. 颈部神经根阻滞疗法 神经阻滞术是用麻醉剂混合激素注入神经周围或神经干内，使神经传导速度减慢或终止传导，如枕大神经、枕小神经。

2. 颈部神经节阻滞疗法 如星状神经节等。

3. 颈部软组织松解疗法 肌肉、筋膜、关节囊等银质针、针刀松解等。

4. 颈部软组织灌注疗法 肌肉、筋膜、关节囊等药物灌注治疗等。

5. 颈椎间盘内介入疗法 肌肉、筋膜、关节囊等射频治疗等。

（四）颈椎间塌陷疼痛综合征的中医辨证汤剂疗法系列

辨证选择口服中药汤剂具体如下。

1. 风寒湿阻络 治法：祛风散寒除湿，活血通络止痛。推荐方药：羌活胜湿汤加减。

2. 气滞血瘀　治法：活血化瘀，行气止痛。推荐方药：活血止痛汤加减。

3. 肝阳上亢　治法：平肝潜阳，通络止痛。推荐方药：天麻钩藤饮加减。

4. 肝肾亏虚　治法：补益肝肾，通络止痛。推荐方药：六味地黄汤加减。

5. 湿热阻络　治法：清热祛湿，活血通络止痛。推荐方药：三妙散加减。

十、颈椎间盘塌陷疼痛综合征的疗效标准

（一）颈椎间盘塌陷疼痛综合征的临床疗效（症状和体征的改善程度）评定参考标准

1. **评分标准**　总分100分，其中症状分值60分，体征分值40分。①症状改善程度：分值60分。患者颈部及全身的疼痛等综合症状在治疗前与治疗后进行对比，按照改善程度以100%计算。如患者治疗后症状每改善10%计6分，症状全部消失计60分，治疗后症状无改善计0分，其他症状改善的分值计算以此类推。②体征改善程度：分值40分。患者颈部及全身各部位的压痛、叩击痛、病理反射、神经牵拉反应和脊柱、关节活动等综合阳性体征在治疗前与治疗后进行对比，按照改善程度以100%计算。如患者治疗后综合阳性体征每改善10%计4分，体征全部消失计40分，治疗后体征无改善计0分，其他体征改善的分值计算以此类推。

2. **疗效分级**　患者治疗后与治疗前的症状和体征对比，共分5个级别，每个级别分值如下。①一级疗效：治疗后症状和体征绝大部分消失，疗效评定分值80～100分，疗效指数＞80%。②二级疗效：治疗后症状和体征大部分消失，疗效评定分值60～80分，疗效指数＞60%。③三级疗效：治疗后症状和体征明显改善，疗效评定分值40～60分，疗效指数＞40%。④四级疗效：治疗后症状和体征有所改善，疗效评定分值10～40分，疗效指数≥10%。⑤五级疗效：治疗后症状和体征略有改善，疗效评定分值1～10分，疗效指数＜10%。

（二）影像检查

除症状体征改善外，影像检查是本病治愈的重要评价指标。

（郭兴龙　王　霞）

第八节　颈椎间盘空洞疼痛综合征

颈椎间盘髓核空洞疼痛综合征（颈椎间盘髓核空洞症）是临床常见的情况之一。本节重点阐述颈椎间盘髓核空洞症的致病因素、致病机制、临床表现、特殊检查、诊

断标准、鉴别诊断、中医辨证、治疗方法、疗效判定等内容。

一、颈椎间盘髓核空洞疼痛综合征的致病因素

（一）现代医学相关致病因素分析

1. 生理退变　髓核变性，被吸收。
2. 病理变化　颈椎间盘髓核突出或脱出后留存的"真空征"。
3. 医源性原因　颈椎间盘髓核手术摘除后，或颈椎间盘激光髓核气化、射频髓核消融后等导致。

（二）中医学相关致病因素分析

中医将本病归属于"颈肩痛""项痹"等范畴，认为是因体弱、气虚导致：机体气血不足会引发血瘀、血癖，损伤脉络，而脉络受损会引发气滞，从而诱发疾病，形成"不通则痛"症状。颈椎间盘变性疼痛综合征中医称之为"项痹"，是由于人体正气不足，卫外不固，感受风、寒、湿、热等外邪，致使经络痹阻，气血运行不畅，引起以肌肉、筋骨、关节发生疼痛、酸楚、重着、灼热、屈伸不利为主要临床表现的病证。项痹病的论述首见《内经》，《素问·痹论》对其病因、发病、证候分类及演变均有记载，如"风寒湿三气杂至，合而为痹，其风气胜者为行痹，寒气胜者为痛痹，湿气胜者为着痹也。"

二、颈椎间盘髓核空洞疼痛综合征的致病机制

主要见于颈椎间盘髓核变性被吸收和颈椎间盘髓核突出或脱出后留存的"真空征"病变引起的一系列疼痛综合征。

（一）现代医学相关致病因素分析

1. 原发性的颈椎间盘髓核空洞　多见于老年人，随着年龄增加，颈椎间盘髓核变性，被吸收，导致颈椎脊柱的生物力学改变等，引起一系列的疼痛综合征。
2. 继发性的颈椎间盘髓核空洞　由于颈椎间盘髓核突出、脱出后留存的"真空征"或颈椎间盘髓核手术摘除后、颈椎间盘激光髓核气化、射频髓核消融后等导致椎间盘空洞而引起一系列疼痛综合征。

（二）中医学相关致病因素分析

《素问·阴阳应象大论》曰："寒伤形，热伤气。气伤痛，形伤肿。故先痛而后肿者，气伤形也；先肿而后痛者，形伤气也。"寒邪容易导致血脉收引，血液凝滞；热邪容易导致气的耗伤，气行不畅，人体则出现各种痛症。《素问·举痛论篇第三十九》：

"寒气客于背俞之脉，则脉泣，脉泣则血虚，血虚则痛。""热气留于小肠，肠中痛，瘅热焦渴，则艰干不得出，故痛而闭不通矣。"后世据《黄帝内经》理论将伤科的痛症原因归结为"不通则痛，不荣则痛"，即气血瘀滞不通，或气血不足，组织失于濡养。

三、颈椎间盘髓核空洞疼痛综合征的临床表现

1. **病史概况**　病史较长，进程缓慢，颈椎可有颈项强直，颈部疼痛不适，头痛、头晕等。

2. **典型症状**　颈部疼痛不适、强直、上肢放射性疼痛、麻木无力等。

3. **主要体征**　相应节段压痛阳性，活动受限，臂丛牵拉试验可见阳性等。

四、颈椎间盘髓核空洞疼痛综合征的特殊检查

1. **颈椎X线检查**　颈椎生理弧度减小或消失，受累椎间隙可有不同程度的椎间隙变窄等。

2. **颈椎间盘CT检查**　对本病诊断有重要意义，可查看椎间盘有无真空征、椎体及椎间盘形态的改变情况等。

3. **颈椎间盘MRI检查**　可直接显示颈椎间盘突出部位、类型及脊髓和神经根受损的程度，为颈椎间髓核空洞症的诊断、治疗方法选择及预后提供可靠依据。

4. **颈椎红外热像检查**　仅见附属的软组织损害热图。

5. **其他检查方式**　颈部及上肢电生理检查（肌电图、神经功能）等。

五、颈椎间盘髓核空洞疼痛综合征的诊断标准

1. **病史**　病史较长，进程缓慢，有其他颈椎间盘疾病的病史等。

2. **症状**　颈部不适、疼痛等症状，部分患者有肩背部及上肢的不适、疼痛等症状。

3. **体征**　颈椎相应节段压痛阳性、叩击痛等。

4. **影像检查**　①颈椎CT检查：颈椎CT扫描时可见颈椎间盘内的"真空征"，其是确诊颈椎间盘空洞症的重要依据。②颈椎MRI检查：颈椎MRI扫描时可见颈椎间盘内空洞形成的影像特征，亦是确诊颈椎间盘空洞的重要依据。

六、颈椎间盘髓核空洞疼痛综合征的鉴别诊断

1. **颅内疾病**　颈部引起的后枕部疼痛可与脑血管疾病相鉴别，脑血管疾病严重时可伴有半身不遂症状，查体伴病理征，通过头颅MRI或头颅CT检查可鉴别诊断。

2. **脊髓疾病**　脊髓空洞是一种慢性的脊髓病变，病因不是很明确，可能会引起肢体运动障碍、霍纳综合征等，长期持续可能会引起局部感觉丧失。颈椎MRI可鉴别。

3. **颈椎结核**　结合患者是否有低热、消瘦，既往有无结核病史，有无接触史，行颈椎增强MRI、血培养，通过体液或血液查找结核菌，检测血常规、C反应蛋白、红细胞沉降率、降钙素原等鉴别。

4. **颈椎化脓性感染**　可出现发热、全身酸痛、局部皮肤红肿等症状，结合血常规、C反应蛋白、红细胞沉降率、降钙素原、颈椎MRI等检查可鉴别诊断。

5. **颈椎恶性肿瘤**　颈椎椎管内肿瘤包括发生于脊髓、脊神经根、脊膜和椎管壁组织的原发性和继发性肿瘤，一般考虑转移瘤，询问患者有无恶性肿瘤病史。颈部恶性肿瘤疼痛剧烈，可行颈椎增强MRI检查，积极查找原发灶。

6. **颈椎良性肿瘤**　原发颈椎的良性肿瘤较常见的是血管瘤、脊索瘤、软骨瘤、巨细胞瘤等，颈椎增强MRI可初步诊断，必要时活检病理诊断。

7. **颈部血管疾病**　包括颈部血管动脉粥样硬化而造成的颈动脉狭窄或者闭塞，可通过超声检查、血管造影鉴别。

8. **颈部软组织损害**　颈部急性软组织损伤主要由于机械因素引起，颈部受到钝器的外力刺激之后，主要特征是颈部疼痛，颈部肿胀，颈部僵硬甚至活动受限；颈部慢性软组织损伤主要由于长期低头、超时限活动、急性损伤未治愈引起，主要特征是颈部疼痛、颈部肿胀甚至颈部疲劳。颈部MRI可鉴别诊断。

七、颈椎间盘髓核空洞疼痛综合征的中医辨证

（一）辨证要点

1. **辨病邪**　项痹的证候特征多因感受邪气的性质不同而表现各异。肢体关节疼痛呈游走不定者，属风胜；疼痛较剧，遇寒则甚，得热则缓者，属寒胜；重着而痛，手足沉重，肌肤麻木者，属湿胜；红肿热痛，筋脉拘急者，属热胜。

2. **辨虚实**　一般而言，新病多实，久病多虚。实者，发病较急，正气尚胜抗邪，故痛势剧，脉实有力；虚者，病程较长，多有气血不足，故疼痛绵绵，痛势较缓，脉虚无力。本病后期多见虚实错杂，应辨明虚实，分清主次。

3. **辨痰瘀**　项痹迁延不愈，证见关节漫肿，甚则强直畸形，痛如针刺，痛有定处，时轻时重，昼轻夜重，屈伸不利，舌体胖、边有齿痕，舌质紫暗甚或可见瘀斑，脉沉弦涩。多属正虚邪恋，瘀血阻络，痰留关节，痰瘀交结，经络不通，关节不利，而成顽疾。

（二）中医分型

1. **风寒湿阻络**　颈肩、上肢疼痛麻木，颈部僵硬，活动不利，恶寒畏风，遇阴雨

天或感寒后疼痛加重，得热则疼痛减轻，舌质淡，苔薄白，脉沉细。

2. 气滞血瘀　颈肩部、上肢刺痛，痛处固定、拒按，伴有肢体麻木，舌质暗、脉涩细。

3. 肝阳上亢　颈部胀痛，头晕头疼，心烦易怒，胁痛，舌质红，苔黄，脉弦数。

4. 肝肾亏虚　颈部酸困，喜按喜揉，遇劳更甚，头晕头痛、耳鸣耳聋，失眠多梦、面红耳赤、舌红少津，脉细数。

5. 湿热阻络　颈肩沉重疼痛，颈肩部着热后痛剧，遇冷痛减，口渴不欲饮，烦闷不安，尿色黄赤，舌质红，苔黄腻，脉濡数。

八、颈椎间盘髓核空洞疼痛综合征的治疗方法

（一）颈椎间盘髓核空洞疼痛综合征的常规疗法系列

1. 适当休息　通过姿势调整，睡姿调整，尽量平卧休息与颈部制动，因卧位时脊柱负荷最小，椎间盘的负荷也最小，故能减轻颈椎的负重及对神经根和脊髓的压迫。

2. 保护颈椎　避免做颈部过伸过屈活动，有脊髓受压症状的患者，在洗脸、刷牙、饮水、写字时，要避免颈部过伸过屈活动。

3. 功能锻炼　坚持颈部肌肉等长训练，增强颈部肌力，增加颈椎稳定性，以减少复发；避免颈部负重及头颈部急速旋转和弹跳运动，以免病情反复。

（二）颈椎间盘髓核空洞疼痛综合征的中医特色疗法系列

1. 穴位注射疗法　选择颈部阿是穴，辨证取穴，进行穴位注射治疗。

2. 经络艾灸疗法　选择部位进行艾条灸，温经通络止痛。

3. 经络刮痧疗法　选择颈肩部经络进行刮痧疗法，通络止痛。

4. 经络拔罐疗法　选择颈肩部经络进行拔罐疗法，通络止痛。

5. 穴位灌注疗法　选择颈部阿是穴，辨证取穴，进行中药灌注治疗。

6. 中药外敷疗法　颈部行中药外敷、塌渍治疗。

7. 中药熏蒸疗法　颈部行熏蒸药物疗法，散寒止痛。

8. 中药经皮透入疗法　颈部行中药经皮透入疗法，通络止痛。

9. 中药制剂口服疗法　辨证给药，通络止痛。

（三）颈椎间盘髓核空洞疼痛综合征的微创特色疗法系列

1. 颈部神经根阻滞疗法　神经阻滞是用麻醉剂混合激素注入神经周围或神经干内，使神经传导速度减慢或终止传导，如枕大神经、枕小神经。

2. 颈部神经节阻滞疗法　如星状神经节等。

3. 颈部软组织松解疗法　肌肉、筋膜、关节囊等银质针、针刀松解等。

4. 颈部软组织灌注疗法　肌肉、筋膜、关节囊等药物注入灌注治疗等。

九、颈椎间盘髓核空洞疼痛综合征的疗效标准

（一）临床疗效（症状和体征的改善程度）评定参考标准

1. **评分标准**　总分100分，其中症状分值60分，体征分值40分。①症状改善程度：分值60分。患者颈部及全身的疼痛等综合症状在治疗前与治疗后进行对比，按照改善程度以100%计算。如患者治疗后症状每改善10%计6分，症状全部消失计60分，治疗后症状无改善计0分，其他症状改善的分值计算以此类推。②体征改善程度：分值40分。患者颈部及全身各部位的压痛、叩击痛、病理反射、神经牵拉反应和脊柱、关节活动等综合阳性体征在治疗前与治疗后进行对比，按照改善程度以100%计算。如患者治疗后综合阳性体征每改善10%计4分，体征全部消失计40分，治疗后体征无改善计0分，其他体征改善的分值计算以此类推。

2. **疗效分级**　患者治疗后与治疗前的症状和体征对比，共分5个级别，每个级别分值如下。①一级疗效：治疗后症状和体征绝大部分消失，疗效评定分值80～100分，疗效指数＞80%。②二级疗效：治疗后症状和体征大部分消失，疗效评定分值60～80分，疗效指数＞60%。③三级疗效：治疗后症状和体征明显改善，疗效评定分值40～60分，疗效指数＞40%。④四级疗效：治疗后症状和体征有所改善，疗效评定分值10～40分，疗效指数≥10%。⑤五级疗效：治疗后症状和体征略有改善，疗效评定分值1～10分，疗效指数＜10%。

（二）影像检查

除症状体征改善外，影像检查是本病治愈的重要评价指标。

（郭兴龙　王　霞）

第九节　颈椎间盘肥大疼痛综合征

颈椎间盘肥大疼痛综合征（根据中国椎间盘疾病新命名系列又称颈椎间盘肥大症）是由于颈椎间盘病变的髓核和纤维环等组织肥大的病理生理改变引起的一系列疼痛相关综合征。本节从导致颈椎间盘病变组织肥大的致病因素、致病机制、临床表现、病理特征、特殊检查、诊断标准、鉴别诊断、中医辨证、治疗方法、疗效判定等方面对

颈椎间盘肥大疼痛综合征进行系统阐述。

一、颈椎间盘肥大疼痛综合征致病因素

（一）现代医学相关致病因素分析

1. **生理退变**　多见于老年人，年龄增加，椎体骨质疏松。
2. **病理变化**　椎体变薄，椎间盘变大。
3. **先天性**　颈椎间盘发育时异常增大。

（二）中医学相关致病因素分析

中医将本病归属于"颈肩痛""筋病"等范畴，认为是因体弱、气虚导致，机体气血不足会引发血瘀、损伤脉络，而脉络受损会引发气滞，从而诱发疾病，形成"不通则痛"症状。颈椎间盘肥大疼痛综合征中医称之为"项痹"，是由于人体正气不足，卫外不固，感受风、寒、湿、热等外邪，致使经络痹阻，气血运行不畅，引起以肌肉、筋骨、关节发生疼痛、酸楚、重着、灼热、屈伸不利为主要临床表现的病证。项痹病的论述首见《内经》，《素问·痹论》对其病因、发病、证候分类及演变均有记载，如"风寒湿三气杂至，合而为痹，其风气胜者为行痹，寒气胜者为痛痹，湿气胜者为着痹也。"

二、颈椎间盘肥大疼痛综合征的致病机制

（一）现代医学相关致病因素分析

1. **原发性的颈椎间盘肥大疼痛综合征**　是先天性的椎间盘异常增大，这种先天性的椎间盘异常增大也可能没有任何症状，也可能由于先天性的椎间盘异常增大导致颈椎脊柱的生物力学改变等，进而引起一系列的疼痛综合征。

2. **继发性的颈椎间盘肥大疼痛综合征**　是后天病理性的椎间盘异常增大，主要是椎体的病理改变，椎体整体骨质疏松，在脊柱应力的作用下椎体中心部压缩，上下椎体都形成"凹"，椎间盘增大。由于颈椎间盘肥大的病理性改变而引起一系列疼痛综合征。

（二）中医学相关致病因素分析

《素问·阴阳应象大论》曰："寒伤形，热伤气。气伤痛，形伤肿。故先痛而后肿者，气伤形也；先肿而后痛者，形伤气也。"寒邪容易导致血脉收引，血液凝滞。热邪容易导致气的耗伤，气行不畅，人体则出现各种痛症。《素问·举痛论篇第三十九》曰："寒气客于背俞之脉，则脉泣，脉泣则血虚，血虚则痛。""热气留于小肠，肠中痛，瘅热焦渴，则坚干不得出，故痛而闭不通矣。"后世据《黄帝内经》理论，将伤科的痛症

原因归结为"不通则痛，不荣则痛"，即气血瘀滞不通，或气血不足，组织失于濡养。

三、颈椎间盘肥大疼痛综合征的临床表现

1. 病史概况　病史较长，进程缓慢，颈椎可有颈项强直，颈部疼痛不适，头痛、头晕等。

2. 典型症状　典型临床症状颈部疼痛不适、强直、上肢放射性疼痛、麻木无力等，无低热症状，血常规异常、红细胞沉降率快等检验指标。

3. 主要体征　相应节段压痛阳性，活动受限，臂丛牵拉试验可见阳性，病程长者可见肌肉萎缩。

四、颈椎间盘肥大疼痛综合征的病理特征

颈椎间盘肥大疼痛综合征病理组织的细胞学检查可见大量增生的软骨细胞和胶原纤维细胞等。

五、颈椎间盘肥大疼痛综合征的特殊检查

1. 颈椎X线检查　可见椎体变为上下凹形，椎间隙变宽。

2. 颈椎间盘CT检查　矢状位或冠状位可见椎体变为上下凹形，椎体变薄，椎间隙变宽；水平位可见椎体凹陷处周围的骨质增生样改变、椎体骨质疏松改变等。

3. 颈椎间盘MRI检查　具有诊断意义。矢状位或冠状位可以椎体变为上下凹形，椎体变薄，椎间盘变宽，呈"橄榄球样"凸入上下椎体。

4. 颈椎间盘造影检查　椎间盘变宽、变大。

5. 颈椎红外热成像检查　仅见附属的软组织损害热图。

6. 颈椎间盘超声检查　椎间盘纤维环实质性影像增强。

7. 颈部及上肢电生理检查　肌电图、神经功能等。

8. 其他检查方式　实验室检查等用于疾病的鉴别诊断。

六、颈椎间盘肥大疼痛综合征的诊断标准

1. 病史　有颈椎及椎间盘慢性损害的相应病史。

2. 症状　有颈椎及椎间盘慢性损害的相应症状，如颈部或肩部疼痛、上肢疼痛或麻木、感觉减退等。

3. 体征　查体可触及颈部、肩部或上肢压痛点，颈部的叩击痛等体征。

（四）影像检查

（1）颈椎X线检查：可见病变的颈椎椎体之间的间隙增大、椎体中央层凹型状改变，颈椎的X线片检查对颈椎间盘肥大疼痛综合征的确诊具有参考价值。

（2）颈椎CT检查：可见病变的颈椎间盘增厚，椎间盘挤压椎体中心位置等改变。颈椎的MRI检查对颈椎间盘肥大疼痛综合征的确诊具有参考价值。

（3）颈椎MRI检查：可见病变的颈椎间盘体积增大，纵向增厚，上下椎体面的中心位置被增大的椎间盘挤压等，颈椎的MRI检查是颈椎间盘肥大疼痛综合征的确诊依据。

七、颈椎间盘肥大疼痛综合征的鉴别诊断

1. 颅内疾病　颈部引起的后枕部疼痛可与脑血管疾病相鉴别，脑血管疾病严重时可伴半身不遂症状，查体伴病理征，通过头颅MRI或头颅CT检查可鉴别诊断。

2. 脊髓疾病　脊髓空洞症是一种慢性的脊髓病变，病因不是很明确，可能会引起肢体运动障碍、霍纳综合征等，长期持续可能会引起局部感觉丧失。颈椎MRI可鉴别。

3. 颈椎结核　结合患者是否有低热，消瘦，既往有无结核病史，有无接触史，行颈椎增强MRI、血培养，通过体液或血液查找结核菌，检测血常规、C反应蛋白、红细胞沉降率、降钙素原等鉴别。

4. 颈椎化脓性感染　可出现发热、全身酸痛、局部皮肤红肿等症状，结合血常规、C反应蛋白、红细胞沉降率、降钙素原、颈椎MRI等检查可鉴别诊断。

5. 颈椎恶性肿瘤　颈椎椎管内肿瘤包括发生于脊髓、脊神经根、脊膜和椎管壁组织的原发性和继发性肿瘤，一般考虑转移瘤，询问患者有无恶性肿瘤病史。颈部恶性肿瘤疼痛剧烈，可行颈椎增强MRI检查，积极查找原发灶。

6. 颈椎良性肿瘤　原发颈椎的良性肿瘤较常见的是血管瘤、脊索瘤、软骨瘤、巨细胞瘤等，颈椎增强MRI可初步诊断，必要时活检病理诊断。

7. 颈部血管疾病　包括颈部血管动脉粥样硬化而造成的颈动脉狭窄或者闭塞，可通过超声检查、血管造影鉴别。

8. 颈部软组织损害　颈部急性软组织损伤主要由于机械因素引起，颈部受到钝器的外力刺激之后，主要特征是颈部疼痛，颈部肿胀，颈部僵硬甚至活动受限；颈部慢性软组织损伤主要由于长期低头、超时限活动、急性损伤未治愈引起，主要特征是颈部疼痛，颈部肿胀甚至颈部疲劳。颈部MRI可鉴别诊断。

八、颈椎间盘肥大疼痛综合征的中医辨证

（一）辨证要点

1. 辨病邪　项痹的证候特征多因感受邪气的性质不同而表现各异，肢体关节疼痛

呈游走不定者，属风胜；疼痛较剧，遇寒则甚，得热则缓者，属寒胜；重着而痛，手足沉重，肌肤麻木者，属湿胜；红肿热痛，筋脉拘急者，属热胜。

2. **辨虚实**　一般而言，新病多实，久病多虚。实者，发病较急，正气尚胜抗邪，故痛势剧，脉实有力；虚者，病程较长，多有气血不足，故疼痛绵绵，痛势较缓，脉虚无力。本病后期多见虚实错杂，应辨明虚实，分清主次。

3. **辨痰瘀**　项痹迁延不愈，证见关节漫肿，甚则强直畸形，痛如针刺，痛有定处，时轻时重，昼轻夜重，屈伸不利，舌体胖、边有齿痕，舌质紫暗甚或可见瘀斑，脉沉弦涩。多属正虚邪恋，瘀血阻络，痰留关节，痰瘀交结，经络不通，关节不利，而成顽疾。

（二）中医分型

1. **风寒湿阻络**　颈肩、上肢疼痛麻木，颈部僵硬，活动不利，恶寒畏风，遇阴雨天或感寒后疼痛加重，得热则疼痛减轻，舌质淡，苔薄白，脉沉细。

2. **气滞血瘀**　颈肩部，上肢刺痛，痛处固定、拒按，伴有肢体麻木，舌质暗，脉涩细。

3. **肝阳上亢**　颈部胀痛，头晕头疼，心烦易怒，胁痛，舌质红，苔黄，脉弦数。

4. **肝肾亏虚**　颈部酸困，喜按喜揉，遇劳更甚，头晕头痛、耳鸣耳聋，失眠多梦、面红耳赤，舌红少津，脉细数。

5. **湿热阻络**　颈肩沉重疼痛，颈肩部着热后痛剧，遇冷痛减，口渴不欲饮，烦闷不安，尿色黄赤，舌质红，苔黄腻，脉濡数。

九、颈椎间盘肥大疼痛综合征的治疗方法

（一）颈椎间盘肥大疼痛综合征的常规疗法系列

1. **适当休息**　通过姿势调整，睡姿调整，尽量平卧休息与颈部制动，因卧位时脊柱负荷最小，椎间盘的负荷也最小，故能减轻颈椎的负重及对神经根和脊髓的压迫。

2. **保护颈椎**　避免做颈部过伸过屈活动，有脊髓受压症状的患者，在洗脸、刷牙、饮水、写字时要避免颈部过伸过屈活动。

3. **功能锻炼**　坚持颈部肌肉等长训练，增强颈部肌力，增加颈椎稳定性，以减少复发；避免颈部负重及头颈部急速旋转和弹跳运动，以免病情反复。

（二）颈椎间盘肥大疼痛综合征的中医特色疗法系列

1. **穴位注射疗法**　选择颈部阿是穴，辨证取穴，进行穴位注射治疗。

2. **经络艾灸疗法**　选择部位进行艾条灸，温经通络止痛。

3. **经络刮痧疗法**　选择颈肩部经络进行刮痧疗法，通络止痛。

4. **经络拔罐疗法** 选择颈肩部经络进行拔罐疗法，通络止痛。

5. **穴位灌注疗法** 选择颈部阿是穴，辨证取穴，进行中药灌注治疗。

6. **中药外敷疗法** 颈部行中药外敷、塌渍治疗。

7. **中药熏蒸疗法** 颈部行熏蒸药物疗法，散寒止痛。

8. **中药经皮透入疗法** 颈部行中药经皮透入疗法，通络止痛。

9. **中药制剂口服疗法** 辨证给药，通络止痛。

（三）颈椎间盘肥大疼痛综合征的微创特色疗法系列

1. **颈部神经根阻滞疗法** 神经阻滞术是用麻醉剂混合激素注入神经周围或神经干内，使神经传导速度减慢或终止传导，如枕大神经、枕小神经。

2. **颈部神经节阻滞疗法** 如星状神经节等。

3. **颈部软组织松解疗法** 对肌肉、筋膜、关节囊等进行银质针、针刀松解等。

4. **颈部软组织灌注疗法** 对肌肉、筋膜、关节囊等进行药物灌注治疗等。

5. **颈椎间盘内介入疗法** 对肌肉、筋膜、关节囊等进行射频治疗等。

（四）颈椎间盘肥大疼痛综合征的微创切除疗法系列

必要时可以采取颈椎间盘髓核切吸的方式切除部分髓核或纤维环。

十、颈椎间盘肥大疼痛综合征的疗效标准

（一）临床疗效（症状和体征的改善程度）评定参考标准

1. **评分标准** 总分100分，其中症状分值60分，体征分值40分。①症状改善程度：分值60分。患者颈部及全身的疼痛等综合症状在治疗前与治疗后进行对比，按照改善程度以100%计算。如患者治疗后症状每改善10%计6分，症状全部消失计60分，治疗后症状无改善计0分，其他症状改善的分值计算以此类推。②体征改善程度：分值40分。患者颈部及全身各部位的压痛、叩击痛、病理反射、神经牵拉反应和脊柱、关节活动等综合阳性体征在治疗前与治疗后进行对比，按照改善程度以100%计算。如患者治疗后综合阳性体征每改善10%计4分，体征全部消失计40分，治疗后体征无改善计0分，其他体征改善的分值计算，以此类推。

2. **疗效分级** 患者治疗后与治疗前的症状和体征对比，共分5个级别，每个级别分值如下。①一级疗效：治疗后症状和体征绝大部分消失，疗效评定分值80～100分，疗效指数＞80%。②二级疗效：治疗后症状和体征大部分消失，疗效评定分值60～80分，疗效指数＞60%。③三级疗效：治疗后症状和体征明显改善，疗效评定分值40～60分，疗效指数＞40%。④四级疗效：治疗后症状和体征有所改善，疗效评定分值10～40

分，疗效指数≥10%。⑤五级疗效：治疗后症状和体征略有改善，疗效评定分值1～10
分，疗效指数＜10%。

（二）影像检查

除症状体征改善外，影像检查是本病治愈的重要评价指标。

（郭兴龙　王　霞）

第十节　颈椎间盘缺失疼痛综合征

本书主要介绍颈椎间盘缺失疼痛综合征（根据中国椎间盘疾病新命名系列又称颈
椎间盘缺失症）的致病因素、致病机制、临床表现、病理特征、特殊检查、诊断标准、
鉴别诊断、中医辨证、治疗方法、疗效判定等相关内容。

一、颈椎间盘缺失疼痛综合征的致病因素

（一）现代医学相关致病因素分析

1. **先天性因素**　颈椎发育不良或畸形等。
2. **病理性因素**　颈椎间盘或颈椎病理改变所致，如颈椎融合术等。

（二）中医学相关致病因素分析

中医将本病归属于"颈肩痛""筋病"等范畴，认为该病是因体弱、气虚导致，机
体气血不足会引发血瘀、损伤脉络，而脉络受损会引发气滞，从而诱发疾病，形成
"不通则痛"症状。颈椎间盘变性疼痛综合征中医称之为"项痹"，是由于人体正气不
足，卫外不固，感受风、寒、湿、热等外邪，致使经络痹阻，气血运行不畅，引起以
肌肉、筋骨、关节发生疼痛、酸楚、重着、灼热、屈伸不利为主要临床表现的病证。
项痹病的论述首见《内经》，《素问·痹论》对其病因、发病、证候分类及演变均有记
载，如"风寒湿三气杂至，合而为痹，其风气胜者为行痹，寒气胜者为痛痹，湿气胜
者为着痹也。"

二、颈椎间盘缺失疼痛综合征的致病机制

主要见于颈椎先天融合和颈椎间盘退变的晚期改变，其导致颈椎间盘周围的生物

及力学环境发生明显的退行性病变，进而引起的一系列疼痛综合征。

（一）现代医学相关致病因素分析

1. 原发性颈椎间盘缺失疼痛综合征　是先天性的颈椎发育异常，某一个或多个椎间盘缺失，这种先天性的椎间盘缺失也可能没有任何症状，也可能由于先天性的椎间盘缺失导致颈椎脊柱的生物力学改变等，引起一系列的疼痛综合征。

2. 继发性颈椎间盘缺失疼痛综合征　是颈椎间盘病理性缺失，主要是颈椎或颈椎间盘的病理改变、颈椎间盘融合导致椎间盘缺失，进而引起一系列疼痛综合征。

（二）中医学相关致病因素分析

《素问·阴阳应象大论》曰"寒伤形，热伤气。气伤痛，形伤肿。故先痛而后肿者，气伤形也；先肿而后痛者，形伤气也。"寒邪容易导致血脉收引，血液凝滞。热邪容易导致气的耗伤，气行不畅，人体则出现各种痛症。《素问·举痛论篇第三十九》曰："寒气客于背俞之脉，则脉泣，脉泣则血虚，血虚则痛。""热气留于小肠，肠中痛，瘅热焦渴，则艰干不得出，故痛而闭不通矣。"后世据《黄帝内经》理论将伤科的痛症原因归结为"不通则痛，不荣则痛"，即气血瘀滞不通，或气血不足，组织失于濡养。

三、颈椎间盘缺失疼痛综合征的临床表现

1. 病史概况　病史较长，进程缓慢，颈椎可有颈项强直，颈部疼痛不适，头痛、头晕等。

2. 典型症状　典型临床症状为颈部疼痛不适、强直、上肢放射性疼痛、麻木无力等，无低热症状，血常规异常、红细胞沉降率快等检验指标。

3. 主要体征　相应节段压痛阳性，活动受限，臂丛牵拉试验可见阳性，病程长者可见肌肉萎缩。

四、颈椎间盘缺失疼痛综合征的特殊检查

1. **颈椎X线检查**　可见颈椎间盘缺失、颈椎体融合等。

2. **颈椎间盘CT检查**　颈椎间盘缺失、颈椎体融合等。

3. **颈椎间盘MRI检查**　颈椎间盘缺失、颈椎体融合等。

4. **颈椎红外热成像检查**　仅见附属的软组织损害热图。

5. **其他检查方式**　颈部及上肢电生理检查（肌电图、神经功能）等。

五、颈椎间盘缺失疼痛综合征的诊断标准

1. 病史　病史较长，进程缓慢，有其他颈椎间盘疾病的病史等。

2. 症状　可见颈部不适、疼痛等症状，部分患者有肩背部及上肢的不适、疼痛等症状。

3. 体征　可见颈椎相应节段压痛阳性、叩击痛等，若是继发性的颈椎间盘缺失疼痛综合征，还有相应疾病的感觉、运动功能障碍等体征。

4. 影像检查

（1）颈椎X线检查：是确诊颈椎间盘缺失的重要依据，颈椎X线片可见颈椎间盘缺失、颈椎椎体融合等。

（2）颈椎CT检查：也是确诊颈椎间盘缺失的重要依据。颈椎CT扫描时可见颈椎椎体融合、颈椎间盘缺失等，继发性的颈椎间盘缺失疼痛综合征还可见颈椎及椎间盘原发疾病的残留影像。

（3）颈椎MRI检查：亦是确诊颈椎间盘缺失的重要依据。颈椎MRI扫描时可见颈椎椎体融合、颈椎间盘缺失等，继发性的颈椎间盘缺失疼痛综合征还可见颈椎及椎间盘原发疾病的残留影像。

六、颈椎间盘缺失疼痛综合征的鉴别诊断

1. 颅内疾病　颈部引起的后枕部疼痛可与脑血管疾病相鉴别，脑血管疾病严重时可伴半身不遂症状，查体伴病理征，通过头颅MRI或头颅CT检查可鉴别诊断。

2. 脊髓疾病　脊髓空洞症是一种慢性的脊髓病变，病因不是很明确，可能会引起肢体运动障碍、霍纳综合征等，长期持续可能会引起局部感觉丧失。颈椎MRI可鉴别。

3. 颈椎结核　结合患者是否有低热，消瘦，既往有无结核病史，有无接触史，行颈椎增强MRI、血培养，通过体液或血液查找结核菌，检测血常规、C反应蛋白、红细胞沉降率、降钙素原等鉴别。

4. 颈椎化脓性感染　可出现发热、全身酸痛、局部皮肤红肿等症状，结合血常规、C反应蛋白、红细胞沉降率、降钙素原、颈椎MRI等检查可鉴别诊断。

5. 颈椎恶性肿瘤　颈椎椎管内肿瘤包括发生于脊髓、脊神经根、脊膜和椎管壁组织的原发性和继发性肿瘤，一般考虑转移瘤，询问患者有无恶性肿瘤病史。颈部恶性肿瘤疼痛剧烈，可行颈椎增强MRI检查，积极查找原发灶。

6. 颈椎良性肿瘤　原发颈椎的良性肿瘤较常见的是血管瘤、脊索瘤、软骨瘤、巨细胞瘤等，颈椎增强MRI可初步诊断，必要时活检病理诊断。

7. 颈部血管疾病　包括颈部血管动脉粥样硬化而造成的颈动脉狭窄或者闭塞，可

通过超声检查、血管造影鉴别。

8. 颈部软组织损害　颈部急性软组织损伤主要由于机械因素引起，颈部受到钝器的外力刺激之后，主要特征是颈部疼痛，颈部肿胀，颈部僵硬甚至活动受限；颈部慢性软组织损伤主要由于长期低头、超时限活动、急性损伤未治愈引起，主要特征是颈部疼痛，颈部肿胀甚至颈部疲劳。颈部MRI可鉴别诊断。

七、颈椎间盘缺失疼痛综合征的中医辨证

（一）辨证要点

1. 辨病邪　项痹的证候特征多因感受邪气的性质不同而表现各异。肢体关节疼痛呈游走不定者，属风胜；疼痛较剧，遇寒则甚，得热则缓者，属寒胜；重着而痛，手足沉重，肌肤麻木者，属湿胜；红肿热痛，筋脉拘急者，属热胜。

2. 辨虚实　一般而言，新病多实，久病多虚。实者，发病较急，正气尚胜抗邪，故痛势剧，脉实有力；虚者，病程较长，多有气血不足，故疼痛绵绵，痛势较缓，脉虚无力。本病后期多见虚实错杂，应辨明虚实，分清主次。

3. 辨痰瘀　项痹迁延不愈，证见关节漫肿，甚则强直畸形，痛如针刺，痛有定处，时轻时重，昼轻夜重，屈伸不利，舌体胖、边有齿痕，舌质紫暗甚或可见瘀斑，脉沉弦涩。多属正虚邪恋，瘀血阻络，痰留关节，痰瘀交结，经络不通，关节不利，而成顽疾。

（二）中医分型

1. 风寒湿阻络证　颈肩、上肢疼痛麻木，颈部僵硬，活动不利，恶寒畏风，遇阴雨天或感寒后疼痛加重，得热则疼痛减轻，舌质淡，苔薄白，脉沉细。

2. 气滞血瘀证　颈肩部，上肢刺痛，痛处固定、拒按，伴有肢体麻木，舌质暗，脉涩细。

3. 肝阳上亢　颈部胀痛，头晕头疼，心烦易怒，胁痛，舌质红，苔黄，脉弦数。

4. 肝肾亏虚证　颈部酸困，喜按喜揉，遇劳更甚，头晕头痛、耳鸣耳聋，失眠多梦、面红耳赤，舌红少津，脉细数。

5. 湿热阻络证　颈肩沉重疼痛，颈肩部着热后痛剧，遇冷痛减，口渴不欲饮，烦闷不安，尿色黄赤，舌质红，苔黄腻，脉濡数。

八、颈椎间盘缺失疼痛综合征的治疗方法

（一）颈椎间盘缺失疼痛综合征的常规疗法系列

1. 适当休息　通过姿势调整，睡姿调整，尽量平卧休息与颈部制动，因卧位时脊

柱负荷最小，椎间盘的负荷也最小，故能减轻颈椎的负重及对神经根和脊髓的压迫。

2. **保护颈椎** 避免做颈部过伸过屈活动，有脊髓受压症状的患者在洗脸、刷牙、饮水、写字时要避免颈部过伸过屈活动。

3. **功能锻炼** 坚持颈部肌肉等长训练，增强颈部肌力，增加颈椎稳定性，以减少复发；避免颈部负重及头颈部急速旋转和弹跳运动，以免病情反复。

（二）颈椎间盘缺失疼痛综合征的中医特色疗法系列

1. **穴位注射疗法** 选择颈部阿是穴，辨证取穴，进行穴位注射治疗。

2. **经络艾灸疗法** 选择部位进行艾条灸，温经通络止痛。

3. **经络刮痧疗法** 选择颈肩部经络进行刮痧疗法，通络止痛。

4. **经络拔罐疗法** 选择颈肩部经络进行拔罐疗法，通络止痛。

5. **穴位灌注疗法** 选择颈部阿是穴，辨证取穴，进行中药灌注治疗。

6. **中药外敷疗法** 颈部行中药外敷、塌渍治疗。

7. **中药熏蒸疗法** 颈部行熏蒸药物疗法，散寒止痛。

8. **中药经皮透入疗法** 颈部行中药经皮透入疗法，通络止痛。

9. **中药制剂口服疗法** 辨证给药，通络止痛。

（三）颈椎间盘缺失疼痛综合征的微创特色疗法系列

1. **颈部神经根阻滞疗法** 神经阻滞术是用麻醉剂混合激素注入神经周围或神经干内，使神经传导速度减慢或终止传导，如枕大神经、枕小神经。

2. **颈部神经节阻滞疗法** 如星状神经节等。

3. **颈部软组织松解疗法** 肌肉、筋膜、关节囊等银质针、针刀松解等。

4. **颈部软组织灌注疗法** 肌肉、筋膜、关节囊等药物灌注治疗等。

九、颈椎间盘缺失疼痛综合征的疗效标准

（一）临床疗效（症状和体征的改善程度）评定参考标准

1. **评分标准** 总分100分，其中症状分值60分，体征分值40分。①症状改善程度：分值60分。患者颈部及全身的疼痛等综合症状在治疗前与治疗后进行对比，按照改善程度以100%计算。如患者治疗后症状每改善10%计6分，症状全部消失计60分，治疗后症状无改善计0分，其他症状改善的分值计算以此类推。②体征改善程度：分值40分。患者颈部及全身各部位的压痛、叩击痛、病理反射、神经牵拉反应和脊柱、关节活动等综合阳性体征在治疗前与治疗后进行对比，按照改善程度以100%计算。如患者治疗后综合阳性体征每改善10%计4分，体征全部消失计40分，治疗后体征无改善

计0分，其他体征改善的分值计算以此类推。

2. 疗效分级　患者治疗后与治疗前的症状和体征对比，共分5个级别，每个级别分值如下。①一级疗效：治疗后症状和体征绝大部分消失，疗效评定分值80～100分，疗效指数＞80%。②二级疗效：治疗后症状和体征大部分消失，疗效评定分值60～80分，疗效指数＞60%。③三级疗效：治疗后症状和体征明显改善，疗效评定分值40～60分，疗效指数＞40%。④四级疗效：治疗后症状和体征有所改善，疗效评定分值10～40分，疗效指数≥10%。⑤五级疗效：治疗后症状和体征略有改善，疗效评定分值1～10分，疗效指数＜10%。

（二）影像检查

除症状体征改善外，影像检查是本病治愈的重要评价指标。

（郭兴龙　王　霞）

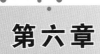

第六章
颈椎间盘炎性病变系列

本章从无菌性颈椎间盘炎疼痛综合征、化脓性颈椎间盘炎疼痛综合征、结核性颈椎间盘炎的疼痛综合征等方面对颈椎间盘炎性病变进行系统阐述。

第一节　无菌性颈椎间盘炎疼痛综合征

无菌性颈椎间盘炎疼痛综合征是指颈椎间盘发生无菌性炎性反应所引起的一系列疼痛综合征。本节从无菌性颈椎间盘炎疼痛综合征的致病因素、致病机制、临床表现、病理特征、特殊检查、诊断标准、鉴别诊断、中医辨证、治疗方法、疗效判定等方面进行系统阐述。

一、无菌性颈椎间盘炎疼痛综合征的致病因素

（一）现代医学相关致病因素分析

1. **慢性劳损**　长期伏案工作及不良姿势等原因造成颈椎间盘慢性损性炎性改变。
2. **颈部创伤**　由于机械外力、跌倒外伤、手术损伤等导致颈椎间盘急性损伤性炎性改变。
3. **营养障碍**　营养不良或某些内分泌疾病的影响等诱发颈椎间盘炎性改变。
4. **其他因素**　发育不良、不良生活习惯、工作环境的理化因素等诱发颈椎间盘炎性改变。

（二）中医学相关致病因素分析

根据中医学理论，无菌性颈椎间盘炎疼痛综合征的主要致病因素有以下几个方面。
1. **年老体衰**　年老体弱或久病失养，气血衰退，肝肾亏虚，筋脉失养，不荣则痛，导致本病。
2. **长期劳损**　长期伏案工作及不良姿势等原因造成颈椎的慢性劳损是目前颈椎病的主要因素。长期伏案低头工作，颈部劳损，伤及筋脉，项部气血瘀滞导致本病。

3. **感受外邪** 居处潮湿、涉水冒雨、气候剧变、冷热交替等原因致风寒湿邪乘虚侵袭人体，稽留颈项部关节，经络痹阻，气血不通，不通则痛，发为本病。

4. **跌扑损伤** 跌倒外伤，损伤项部筋脉，气血经脉痹阻，导致本病发生。

二、无菌性颈椎间盘炎疼痛综合征的致病机制

（一）无菌性颈椎间盘炎的现代医学机制

导致炎性反应的原因有物理化学因素、机械因素、生物因子及免疫反应等。既往研究表明，椎间盘髓核组织可为自身抗原，引起自身免疫反应。由于硬膜外腔内存在大量血管组织，突入其中的间盘组织可将血管撕破，导致新生血管长入突出组织内，使得巨噬细胞浸润，引起炎性反应。除了以上原因外，颈椎失稳可使局部应力增加，引起组织损伤、局部新生血管形成、炎性细胞浸润，而颈椎不稳也是炎性反应产生的原因之一。

（二）无菌性颈椎间盘炎的中医学机制

本病的发生主要与正虚劳损，感受外邪有关，正气虚弱，气血不足，筋脉失养，故不荣则痛；长期伏案，劳损过度，伤及筋脉，项部气血瘀滞，或感受风寒湿等外邪，经络痹阻，气血不通，故不通则痛。

三、无菌性颈椎间盘炎疼痛综合征的临床表现

（一）典型症状

1. **头部症状** 头晕头痛。
2. **颈部症状** 颈椎间盘炎的最初症状是颈部疼痛和酸胀。
3. **肩部症状** 肩痛，一侧肩背部沉重感。
4. **上肢症状** 手指发麻，肢体皮肤感觉减退，手握物无力，有时不自觉地握物落地。
5. **其他部位症状**。

（二）主要体征

1. **头部体征** 头晕头痛，重者头痛头晕剧烈，不能离床。
2. **颈部体征** 颈部会有明显的活动受限，即颈部全方位的活动如提颈、伸颈、屈颈、左右弯曲、旋转颈部等都会受到限制。
3. **肩部体征** 肩背部沉重、肌肉变硬。
4. **上肢体征** 表现为上肢无力，甚至手不能握物。

5. 其他检查体征　相关神经反射等。

四、无菌性颈椎间盘炎疼痛综合征的病理特征

颈椎间盘炎的病理特点是椎间盘处于退变的早期阶段，可有纤维环结构的部分破坏、椎间盘组织的轻度膨出及椎骨骨质的轻度增生，这些膨出及增生的结构尚未构成对神经、血管组织的实质性压迫。但产生慢性炎性反应可刺激分布于其间的椎窦神经感觉纤维，后者则向中枢发放传入冲动，经脊髓节段反射及近节段反射的途径，致颈项部和肩胛骨间区肌肉处于持续紧张的状态，出现该区域的肌紧张性疼痛。

五、无菌性颈椎间盘炎疼痛综合征的特殊检查

1. **颈椎X线检查**　无菌性颈椎间盘炎早期在X线检查时无明显改变，后期炎性反应引发骨质及椎间盘形态改变时，在X线片检查中可见相应的变化。

2. **颈椎间盘CT检查**　CT检查对颈椎间盘炎的早期诊断意义较小，无菌性颈椎间盘炎严重时引起椎间盘软骨终板及椎体的骨质改变，CT检查可以发现相应的病理改变。

3. **颈椎间盘MRI检查**　MRI检查对本病的诊断具有高度敏感性，更具特征性。当X线和CT扫描、ECT检查难以确诊时，MRI可以协助诊断。

4. **颈椎间盘造影检查**　颈椎间盘造影术作为一项诊断技术，其目的主要有判断患者引起炎性疼痛的椎间盘节段、评估椎间盘的形态、寻找责任间盘。行椎间盘造影不仅能够直接显示髓核大小、形态及纤维环是否完整，并且能够复制出患者的疼痛症状。

5. **颈椎红外热成像检查**　正常成人颈肩区红外热图呈左右两侧对称，脊柱力线连贯居中，颈区及肩背靠中间区为粉色热区，两侧为黄色凉区；而颈椎间盘炎呈明显异常热图，可以作为临床诊断治疗和疗效评价的有效参考指标之一。

6. **颈椎间盘超声检查**　利用超声波对椎间盘水分含量变化的敏感性能够直接反映颈椎间盘炎症程度，超声波能清晰显示颈椎间盘的外形及内部回声，对临床诊断工作具有指导意义。

7. **颈部及上肢电生理检查**　肌电图和神经传导检查（nerve conduction study，NCS）可以帮助临床医生区分患者神经性症状的可能原因，神经传导检查可以评估神经的振幅、远端潜伏期和传导速度，以确定轴突丢失和髓鞘形成的程度；结合肌电图和神经传导表现与病史、体检结果和诊断影像的相关性可以提供足够的综合信息确定是否存在颈神经根病。肌电图是评估出现神经性上肢功能障碍症状和体征患者的关键检查，尤其是在伴有颈部疼痛的情况下。肌电图测试是对神经系统的功能评估，可以客观记录周围神经系统疾病的慢性化和严重性，用于排除周围和中枢神经系统的其他疾病。

8. 其他检查方式 包括实验室检查等，主要用于疾病的鉴别诊断。

六、无菌性颈椎间盘炎疼痛综合征的诊断标准

目前国内外鲜有无菌性颈椎间盘炎疼痛综合征的统一诊断标准，根据无菌性颈椎间盘炎的基础理论研究及临床表现情况，综合拟定如下。

1. 主要症状 颈部疼痛、僵硬、活动受限、颈肩部胀痛、上肢不适等。

2. 主要体征 颈部棘突压痛、局部叩痛、肌肉痉挛等。

3. 影像检查 磁共振检查颈椎间盘有明显的炎性改变，CT、X线片等检查可做参考。

4. 其他检查 血常规、红细胞沉降率等无异常，排除类风湿疾病及肿瘤等。

七、无菌性颈椎间盘炎疼痛综合征的鉴别诊断

1. 颅内疾病 应与急性硬膜外脓肿鉴别，后者常在急性细菌性感染后3～4周形成，有明显而剧烈的神经根痛，脊柱压痛明显，腰穿压颈试验阳性。

2. 脊髓疾病 主要与脊髓空洞症相鉴别，该病为脊髓颈胸段的脊髓慢性进行性病变，严重时有脊髓空洞形成；症状多出现在上肢，呈脊髓节段性分布的感觉异常，即长手套式、褂式的分离性感觉异常等。

3. 颈椎骨折 一般是由于直接暴力或者间接暴力导致，其临床表现为颈部疼痛、活动障碍等，严重者会伴有脊髓损伤，甚至瘫痪的可能。一般通过影像学检查即可确诊。

4. 颈椎结核（原发性与继发性） 颈椎结核是结核分枝杆菌引起的慢性炎症性疾病，是结核杆菌全身感染在颈椎的局部表现。由于其解剖位置的特点，颈椎结核可压迫脊髓，引起高位截瘫甚至猝死。该病常出现全身中毒症状，表现为午后低热、夜间盗汗、食欲减退、倦怠、身体消瘦等。

5. 颈椎化脓性感染（原发性与继发性） 起病急骤，以持续高热、寒战、脉率快、烦躁、神志模糊等全身中毒症状明显；颈背痛显著，卧床不起，椎旁肌痉挛，脊柱活动受限，棘突压痛，明显叩疼；早期X线检查无异常，至少在一个月后才出现虫蚀状破坏，一旦出现X线征象，则病情进展迅速，向邻近椎体蔓延，可见椎旁脓肿，并有硬化骨形成。

6. 颈椎恶性肿瘤（原发性与继发性） 椎体肿瘤常为恶性，良性者少；在恶性肿瘤中又以转移癌最多，多发生于中老年患者；颈痛多明显，且在夜间加重；椎旁阴影多为圆形；椎间盘不受侵犯；休息后、抗结核治疗无好转，且逐渐加重；有时可发现原发癌肿。

7. 颈椎良性肿瘤（原发性与继发性） 甲状舌管囊肿在体积较小时，一般无显著症状，可在常规检查时偶然发现，在颈前区中线皮肤表面可触及圆滑、质地柔软的肿块，边界清晰，不伴有触痛及压痛。当体积较大时，因囊肿位置不同表现为咽部吞咽

不畅、发音不清、呼吸困难等。

8. 颈部血管疾病 颈部血管瘤的典型症状就是颈部皮肤红色斑点或斑块，与皮肤表面平齐或稍隆起，边界清楚，形状不规则，大小不等。以手指压迫肿瘤时颜色退去，压力解除后颜色恢复。部分位于深处的颈部血管瘤会出现吞咽障碍、呼吸困难、吐血等症状。

9. 颈部软组织损害 颈部软组织损害的典型症状是颈部疼痛、颈部肿胀、颈部僵硬以及活动受限，部分患者可表现为颈部疲劳、头疼、头晕以及乏力。

10. 颈部的其他疾病 如与颈椎间盘软骨栓塞症、强直性脊柱炎等相鉴别。

八、无菌性颈椎间盘炎疼痛综合征的中医辨证

（一）中医辨证概要

本病属于项痹范畴，多因长期低头工作、跌扑损伤、经气不利加之感受风寒之邪等所致，以颈部经常疼痛麻木，连及头、肩、上肢，并可伴有眩晕等为主要表现的肢体痹病类疾病。

（二）中医辨证分型

1. 风寒阻络 主要表现为患肢窜痛及麻木，以疼痛为主；颈部活动受限，僵硬，伴怕风畏寒，有汗或无汗；舌苔薄白，脉浮紧或缓。

2. 风寒湿阻 主要表现为患肢沉重无力或疼痛麻木，手指屈伸不利；伴头疼、胸闷、饮食减少，颈部活动受限；舌苔胖大，边有齿痕，脉沉或弦滑。

3. 气滞血瘀 主要表现为头、颈、肩、背以及上肢疼痛麻木，呈胀闷感；疼痛呈刺痛样，痛有定处，拒按，夜间疼痛明显；舌质紫暗有瘀斑、瘀点，脉弦涩。

4. 痰湿阻络 主要表现为头晕目眩、头痛如裹、四肢麻木，饮食减少；舌暗红、苔厚腻，脉弦滑。

5. 肝肾不足 主要表现为患肢麻木疼痛，两目干涩，眩晕头痛，伴腰膝酸软，耳鸣耳聋、失眠多梦；舌红少津，脉弦。

6. 气血亏虚 主要表现为患肢及指端麻木，手部肌肉萎缩，指甲凹陷无光泽，皮肤干燥发痒；伴头晕目眩、面色苍白、心悸气短，倦怠乏力；舌淡苔少，脉细弱。

九、无菌性颈椎间盘炎疼痛综合征的治疗方法

（一）无菌性颈椎间盘炎疼痛综合征的常规疗法系列

1. 适当休息 避免头颈负重物，避免过度疲劳。

2. **保护颈椎**　纠正不良姿势和习惯。

3. **物理疗法**　冲击波、蜡疗等。

4. **功能锻炼**　加强颈肩部肌肉的锻炼，增强颈肩顺应颈部突然变化的能力。

5. **对症药物**　可选择应用止痛剂、镇静剂、维生素（如B_1、B_{12}）等对症治疗。

（二）无菌性颈椎间盘炎疼痛综合征的中医特色疗法系列

1. **颈椎正脊疗法**　是指对颈椎采用正骨手法治疗以达到解除病症的一种治疗方法。

2. **颈肩推拿疗法**　能缓解颈肩肌群的紧张及痉挛，恢复颈椎活动，松解神经根及软组织粘连缓解症状。

3. **经络针灸疗法**　根据疼痛部位选择相应夹脊穴，并予以相应的配穴。

4. **经络艾灸疗法**　艾灸疗法主要是行颈椎部位的穴位艾灸刺激，从而引发颈椎部位血液循环的增加，并且能够解除颈部肌肉、筋膜、韧带的痉挛状态，从而缓解颈肩背部疼痛。

5. **经络刮痧疗法**　以中医经络腧穴理论为指导，采用刮痧板蘸刮痧油反复刮动、摩擦患者颈部皮肤以治疗颈部疾病的一种方法。

6. **经络拔罐疗法**　利用燃烧排除罐内空气，造成负压，使之吸附于颈部腧穴或应拔疼痛部位的体表，产生刺激，使被拔部位的皮肤充血、瘀血，以达到防治疾病的目的。

7. **穴位埋线疗法**　穴位埋线是将羊肠线等埋入穴位，肠线作为异性蛋白埋入穴位可提高机体应激、抗炎能力。

8. **穴位灌注疗法**　是选用中西药物注入有关穴位以治疗疾病的一种方法。

9. **中药外敷疗法**　此种治疗可改善血循环，缓解肌肉痉挛，消除肿胀以减轻症状，手法治疗后有助于使椎体稳定。本法可用热毛巾和热水袋局部外敷，最好是用中药熏洗方热敷。急性期患者疼痛症状较重时不宜作温热敷治疗。

10. **中药熏蒸疗法**　又称蒸气治疗疗法、汽浴治疗疗法、中药雾化透皮治疗疗法，是以中医理论为指导，利用药物煎煮后所产生的蒸气，通过熏蒸机体达到治疗目的的一种中医外治治疗方法。

11. **中药浸泡疗法**　是指将洗浴的水中加入中药的药液浸泡全身，以达到治疗疾病的作用。

12. **中药经皮透入疗法**　使药物通过皮肤直接作用于颈部病变位置，从而起到治疗作用。

13. **中药离子导入疗法**　是利用直流电将药物离子通过皮肤、穴位、病灶或黏膜导入人体，从而对颈椎起治疗作用的方法。

14. **其他中医特色疗法**　磁疗具有镇痛、消炎、降压、安眠、止泄、止痒等作用。

（三）无菌性颈椎间盘炎疼痛综合征的微创特色疗法系列

1. **颈部神经根阻滞疗法**　针对颈部及上肢疼痛部位，选择性进行神经根阻滞治疗，缓解症状。

2. **颈段硬膜外灌注疗法**　从颈段硬膜外注入活血化瘀中药和神经营养药物，营养和保护脊神经，缓解患者的疼痛症状。

3. **颈部软组织松解疗法**　伴颈肩部肌肉、筋膜等软组织伤害时，可用银质针、针刀等松解。

4. **颈部软组织灌注疗法**　有颈肩部软组织伤害时，亦可用软组织药物灌注治疗等。

5. **颈椎间盘微创介入疗法**　无菌性颈椎间盘炎患者一般不需要施行椎间盘微创介入治疗方法，经其他方式治疗效果不好时，可以根据具体病情选择不同的介入方法，如髓核中药灌注治疗、髓核三氧灌注治疗、髓核射频消融治疗、髓核等离子消融治疗、髓核激光汽化治疗等。

（四）无菌性颈椎间盘炎疼痛综合征的中药口服疗法系列

1. **风寒阻络**　①方药：葛根汤加减。②中成药：天麻丸。
2. **风寒湿阻**　①方药：羌活胜湿汤加减。②中成药：颈复康颗粒。
3. **气滞血瘀**　①方药：桃红四物汤加减。②中成药：颈复康颗粒、骨友灵贴膏。
4. **痰湿阻络**　①方药：天麻钩藤饮加减。②中成药：天麻丸、颈复康颗粒。
5. **肝肾不足**　①方药：六味地黄丸加减。②中成药：六味地黄丸、金匮肾气丸。
6. **气血亏虚**　①方药：黄芪桂枝五物汤加减。②中成药：八珍丸。

十、无菌性颈椎间盘炎疼痛综合征的疗效标准

（一）临床疗效（症状和体征的改善程度）评定的参考标准

1. **评分标准**　总分100分，其中症状分值60分，体征分值40分。①症状改善程度：分值60分。患者颈部及全身的疼痛等综合症状在治疗前与治疗后对比，按照改善程度以100%计算。如患者治疗后症状每改善10%的程度计6分，症状全部消失计60分；治疗后症状无改善计0分；其他症状改善的分值计算以此类推。②体征改善程度：分值40分。患者颈部及全身各部位的压痛、叩击痛、病理反射、神经牵拉反应和脊柱、关节活动等综合阳性体征在治疗前与治疗后进行对比，按照改善程度以100%计算。如患者治疗后综合阳性体征每改善10%的程度计4分，体征全部消失计40分；治疗后体征无改善计0分；其他体征改善的分值计算以此类推。

2. **疗效分级**　患者治疗后与治疗前的症状和体征对比，共分5个级别，具体如下。①一级疗效：治疗后症状和体征绝大部分消失，疗效评定分值80～100分，疗效指数＞80%。②二级疗效：治疗后症状和体征大部分消失，疗效评定分值60～80分，疗效指数＞60%。③三级疗效：治疗后症状和体征明显改善，疗效评定分值40～60分，疗

效指数＞40%。④四级疗效：治疗后症状和体征有所改善，疗效评定分值10～40分，疗效指数≥10%。⑤五级疗效：治疗后症状和体征略有改善，疗效评定分值1～10分，疗效指数＜10%。

（二）影像学检查

除症状体征改善外，影像学检查是本病治愈的重要评价指标。

【典型病例1】患者张某，男，51岁，因"左上肢疼痛麻木3个月"入院，查体：左侧臂丛牵拉试验阳性，左侧椎间孔挤压试验阳性。入院后行颈椎MRI检查可见颈4/5、颈5/6椎间盘突出，颈4/5椎间隙高信号影，考虑椎间盘炎可能。予以穴位注射疗法及双氯芬酸钠缓释片胶囊口服，症状缓解后出院。

【典型病例2】患者李某，女，45岁，因"颈部疼痛麻木1个月"入院，查体：侧向挤压试验阳性。入院后行颈椎MRI检查可见颈2～颈5椎间隙高信号影，考虑椎间盘炎。予以穴位注射疗法、火罐及双氯芬酸钠缓释片胶囊口服，症状缓解后出院。

【典型病例3】患者王某某，女，66岁，因"颈部疼痛3年，加重1周"入院，查体：颈3～颈7椎体及旁开压痛阳性。入院后行颈椎MRI检查可见颈3～颈7椎间隙高信号影，考虑椎间盘炎。予以穴位注射疗法、火罐、推拿治疗，口服双氯芬酸钠缓释片胶囊，症状明显缓解后出院。

（关云波　王　霞）

第二节　化脓性颈椎间盘炎疼痛综合征

化脓性颈椎间盘炎疼痛综合征是由化脓性细菌感染导致的颈椎间盘感染，引起的一系列疼痛综合征。本节从化脓性颈椎间盘炎疼痛综合征的致病因素、致病机制、临床表现、病理特征、特殊检查、诊断标准、鉴别诊断、中医辨证、治疗方法、疗效判定等方面进行系统阐述。

一、化脓性颈椎间盘炎疼痛综合征的致病因素

（一）现代医学相关致病因素分析

1. 原发性化脓性感染　原发性化脓性感染在临床中相对少见，诱发因素包括糖尿病、长期类固醇治疗、恶性肿瘤、肝硬化、慢性肾功能衰竭、尿毒症、营养不良、药物滥用、人类免疫缺陷病毒（HIV）感染和败血病，可以发生在任何年龄。

2. 继发性化脓性感染 继发性化脓性感染的致病菌以金黄色葡萄球菌最为多见，先有皮肤及黏膜化脓性感染病灶，经血液途径播散至邻近脊椎的软组织或是经淋巴引流蔓延至椎间盘，导致继发性化脓性感染。

（二）中医学相关致病因素分析

1. 热毒注骨 由于疔毒疮疖、扁桃体炎、麻疹、伤寒等病后热毒未尽，深蕴入内流注于骨，繁衍聚毒为病。

2. 创口成痈 因开放性损伤或跌打损伤，借伤成毒，侵延注骨为病。

3. 正虚邪侵 因正气虚弱，正不胜邪，毒邪深窜入骨，这是本病的内在因素。

二、化脓性颈椎间盘炎疼痛综合征的致病机制

（一）现代医学相关致病机制

化脓性颈椎间盘炎是由化脓性细菌进入颈椎间盘导致的颈椎间盘化脓性感染，致病菌以金黄色葡萄球菌最多见，病原菌进入颈椎间盘的途径主要有以下几个方面。

1. 血液传播感染 皮肤、黏膜及其他组织器官等的化脓性感染病灶经血液途径播散到颈椎及椎间盘，引起颈椎间盘化脓性感染。

2. 淋巴传播感染 皮肤、黏膜及其他组织器官等的化脓性感染病灶，经血液途径播散到颈椎及椎间盘，引起颈椎间盘化脓性感染。

3. 相邻组织感染 颈椎间盘相邻组织化脓性感染播散到颈椎间盘，引起颈椎间盘化脓性感染。

4. 手术感染 实施颈椎或椎间盘手术，经手术器械和物品将化脓性细菌直接带入椎间盘，引起颈椎间盘化脓性感染。

5. 微创介入感染 实施颈椎或椎间盘微创介入治疗，经微创介入器械和物品将化脓性细菌直接带入椎间盘，引起颈椎间盘化脓性感染。

6. 椎间盘穿插感染 在进行颈椎间盘造影穿插椎间盘时，穿插器具被化脓性细菌所污染，引起颈椎间盘化脓性感染；或行颈椎间盘注射时，穿插针经过皮肤、肌肉等组织的化脓性感染病灶，将化脓性细菌带入颈椎间盘，引起颈椎间盘化脓性感染。

7. 椎旁治疗感染 在进行颈椎旁神经阻滞治疗或注药治疗时，所用器具被化脓性细菌所污染，引起颈椎及椎间盘化脓性感染。

（二）中医学相关致病机制

中医病名为附骨痈。《诸病源候论》卷三十二 "附骨痈，亦由体盛热而当风取凉，风冷入于肌肉，与热气相搏，伏结近骨成痈。中医认为本病多因正气内虚，毒邪侵袭，

正不胜邪，邪毒深窜，气滞血瘀，腐筋蚀骨所致，导致本病的致病机制众多，六淫、七情、五劳、六极等都对此有关。

三、化脓性颈椎间盘炎疼痛综合征的临床表现

（一）典型症状

1. 全身症状　高热、寒战、脉率快、烦躁、神志模糊等全身中毒症状明显。

2. 局部症状　持续性的颈部疼痛，病情加重的患者因剧烈的疼痛而不敢翻身及活动，轻微的震动都可以触发抽搐状疼痛。

（二）主要体征

1. 全身体征　持续高热、寒战、脉率快、烦躁、神志模糊等全身中毒。

2. 局部体征　颈部肌痉挛与压痛，活动障碍，原有的神经根刺激体征均加重；进行臂丛牵拉试验及椎间孔挤压试验时颈部叩击痛明显。

四、化脓性颈椎间盘炎疼痛综合征的病理特征

化脓性椎间盘炎的病理组织检查（活检）示椎间盘组织内可见大量的炎性细胞、脓细胞等。椎体化脓性骨髓炎的致病菌以金黄色葡萄球菌最为多见。

五、化脓性颈椎间盘炎疼痛综合征的特殊检查

1. 颈椎X线检查　发病2周内普通X线片可无任何异常发现，椎间隙感染的X线表现要迟至1个月左右才出现。

2. 颈椎间盘CT检查　CT扫描有时可见有局限性骨质吸收或斑点状骨质破坏，在早期影像学不能作出明确诊断时应及时在CT引导下作诊断性穿刺。

3. 颈椎间盘MRI检查　MRI是最敏感的检查，T1加权像椎体、终板、椎间盘信号降低，T2加权像信号增加，脂肪抑制像（STIR）对于组织内含水量的增加非常敏感，有时可见硬膜外脓肿或椎旁脓肿。

4. 颈椎红外热成像检查　正常成人颈肩区红外热图呈左右两侧对称，脊柱力线连贯居中，颈区及肩背靠中间区为粉色热区，两侧为黄色凉区；而颈椎间盘炎呈明显异常热图，可以作为临床诊断治疗和疗效评价的有效指标之一。

5. 同位素检查　同位素扫描急性化脓性脊椎炎早期可见患椎同位素浓聚现象，同位素扫描虽为非特异性检查，但对寻找病灶、确定病变部位有一定帮助。

6. **实验室检查** （血液系统检查是重点）实验室检查方面，早期白细胞计数升高，有明显核左移现象，红细胞沉降率增快，血培养可能为阳性；在CT引导下行局部穿刺吸引及活检，将抽出脓液作涂片及细菌培养，将取出的组织做病理检查，可作出直接诊断。

7. **其他检查** 肌电图和神经传导检查（NCS）可以帮助临床医生区分患者神经性症状的可能原因。神经传导检查可以评估神经的振幅、远端潜伏期和传导速度，以确定轴突丢失和髓鞘形成的程度。结合肌电图和神经传导表现与病史、体检结果和诊断影像的相关性，可以提供足够的综合信息确定是否存在颈神经根病。肌电图是评估出现神经性上肢功能障碍症状和体征患者的关键检查，尤其是在伴颈部疼痛的情况下。肌电图测试是对神经系统的功能评估，可以客观记录周围神经系统疾病的慢性化和严重性，用于排除周围和中枢神经系统的其他疾病。

六、化脓性颈椎间盘炎疼痛综合征的诊断标准

目前，国内外鲜有颈椎间盘化脓性炎疼痛综合征的统一诊断标准，根据颈椎间盘化脓性炎的基础理论研究及临床表现情况综合拟定如下。

1. **病史** 近期有颈椎及颈椎间盘的有创治疗史，或全身其他部位的感染灶等可能导致颈椎间盘化脓性感染的病史。

2. **症状** 颈部持续性疼痛，伴畏寒、高热等全身中毒症状或亚急性表现。

3. **体征** 可见颈部压痛、颈椎叩击痛明显等，化脓性炎症波及脊髓和蛛网膜下腔等时出现相应的脊髓及蛛网膜感染体征。

4. **影像检查** 特别是化脓性颈椎间盘炎早期颈部MRI检查提示有颈椎间盘感染征象，后期在CT、X线片检查时可见颈椎间盘化脓性感染的相应病理性改变。

5. **其他检查** 血白细胞计数和红细胞沉降率等增高，严重时血培养可见相应细菌。

七、化脓性颈椎间盘炎疼痛综合征的鉴别诊断

1. **颈椎结核（原发性与继发性）** 颈椎结核是结核分枝杆菌引起的慢性炎性疾病，是结核杆菌全身感染在颈椎的局部表现。由于其解剖位置的特点，颈椎结核可压迫脊髓，引起高位截瘫甚至猝死。该病常出现全身中毒症状，表现为午后低热、夜间盗汗、食欲减退、倦怠、身体消瘦等。

2. **颈椎恶性肿瘤** 椎体肿瘤常为恶性，良性者少；在恶性肿瘤中又以转移癌最多，多发生于中老年患者；颈痛多明显，且在夜间加重；椎旁阴影多为圆形；椎间盘不受侵犯；休息后、抗结核治疗无好转，且逐渐加重；有时可发现原发癌肿。

3. **颈椎外伤** 一般是由于直接暴力或者间接暴力导致，其临床表现有颈部疼痛、活

动障碍等，严重者会伴脊髓损伤，甚至瘫痪的可能。一般通过影像检查即可确诊。

4. 无菌性颈椎间盘炎　无菌性颈椎间盘炎一般不会出现持续高热、寒战、脉率快、烦躁、神志模糊等全身中毒症状，通过MRI检查不难鉴别。

5. 其他部位的化脓性感染　与化脓性颈椎间盘炎一样会出现全身中毒症状，但不是以颈部疼痛为主要症状。

6. 其他疾病　应与急性硬膜外脓肿鉴别，后者常在急性细菌性感染后3～4周形成，有明显而剧烈的神经根痛，脊柱压痛明显，腰穿压颈试验阳性。

八、化脓性颈椎间盘炎疼痛综合征的中医辨证

（一）中医辨证概要

本病属于项痹范畴，多因长期低头工作，跌扑损伤，经气不利加之感受风寒之邪等所致，以颈部经常疼痛麻木，连及头、肩、上肢，并可伴眩晕等为主要表现的肢体痹病类疾病。

（二）中医辨证分型

1. 气血两虚　气虚乏力，不进饮食，久病虚损，时发潮热，气攻骨脊，拘急疼痛，面色萎黄，脚膝无力，脾肾气弱，五心烦闷，舌苔少，脉弱。

2. 痰瘀阻络　咳嗽痰多，恶心呕吐，胸膈痞闷，肢体困重；或头眩心悸，痛有定处，肌肤甲错；症见病处疼痛，伤筋动骨或麻木酸胀，肢臂疼痛，舌苔滑腻，舌质暗淡，脉细涩。

3. 热毒瘀结　局部红肿掀痛，或身热凛寒，痛处拒按，触之即痛，苔薄白或黄，脉数有力。

九、化脓性颈椎间盘炎疼痛综合征的治疗方法

（一）化脓性颈椎间盘炎的抗感染疗法系列

采用抗生素治疗确诊或疑为急性化脓性颈椎间盘炎时，应及时给予有效的广谱抗生素治疗，待细菌培养及找出敏感抗生素后再及时调整。如细菌培养阴性用药3天无明显效果，应更换抗生素，其疗程应持续到体温恢复正常、全身症状消失后两周左右。停药过早，易使炎症复发或使局部病变继续发展而变为慢性炎症。

（二）化脓性颈椎间盘炎的全身支持疗法系列

在早期应用大剂量有效抗生素的同时，患者应严格卧床休息，加强营养，给予高

蛋白、高维生素饮食；或输液纠正脱水，防止水电解质紊乱，维持其平衡。根据需要可少量多次输血，给予适量镇静剂、止痛剂或退热剂。对中毒症状严重者或危重患者，应同时配合激素治疗。

（三）化脓性颈椎间盘炎的外科手术疗法系列

1. 病灶清除术　化脓性颈椎间盘炎确诊后，应根据病情实施颈椎间盘化脓病灶的手术清除。

2. 椎旁脓肿引流术　化脓性颈椎间盘炎经椎旁穿刺抽得有脓液或CT扫描显示有椎旁有脓肿者，应及时行脓肿切开引流，以控制病变发展，减轻全身中毒症状。

3. 椎板切除硬膜外脓肿引流术　急性化脓性颈椎间盘炎一旦出现颈脊髓压迫症状，CT扫描检查显示为硬膜外有脓肿压迫脊髓时，应立即行椎板切除、硬膜外脓肿引流，以防止截瘫加重，或脊髓营养血管栓塞、脊髓软化、坏死等。术后常放管负压引流，或置管行冲洗吸引疗法，待体温正常、症状好转，引流液清净后拔除。

（四）化脓性颈椎间盘炎中医辨证汤剂疗法系列

1. 气血两虚　治则：扶正固本。推荐方剂：十全大补汤加减。使用中药：人参、肉桂、川芎、地黄、茯苓、白术、甘草、黄芪、当归、白芍药等。

2. 痰瘀阻络　治则：祛瘀化痰。推荐方剂：二陈汤加减。使用中药：半夏、橘红、白茯苓、甘草、当归、丹参、乳香、没药等。

3. 热毒淤结　治则：清热解毒。推荐方剂：仙方活命饮加减。使用中药：白芷、防风、贝母、天花粉、皂角刺、穿山甲、赤芍药、当归尾、乳香、没药、甘草、金银花、陈皮等。

十、化脓性颈椎间盘炎疼痛综合征的疗效标准

（一）临床疗效（症状和体征的改善程度）评定的参考标准

1. 评分标准　总分100分，其中症状分值60分，体征分值40分。①症状改善程度：分值60分。患者颈部及全身的疼痛等综合症状在治疗前与治疗后进行对比，按照改善程度以100%计算。如患者治疗后症状每改善10%计6分，症状全部消失计60分，治疗后症状无改善计0分，其他症状改善的分值计算以此类推。②体征改善程度：分值40分。患者颈部及全身各部位的压痛、叩击痛、病理反射、神经牵拉反应和脊柱、关节活动等综合阳性体征在治疗前与治疗后进行对比，按照改善程度以100%计算。如患者治疗后综合阳性体征每改善10%计4分，体征全部消失计40分，治疗后体征无改善计0分，其他体征改善的分值计算以此类推。

2. 疗效分级 患者治疗后与治疗前的症状和体征对比，共分5个级别，每个级别分值如下。①一级疗效：治疗后症状和体征绝大部分消失，疗效评定分值80～100分，疗效指数＞80%。②二级疗效：治疗后症状和体征大部分消失，疗效评定分值60～80分，疗效指数＞60%。③三级疗效：治疗后症状和体征明显改善，疗效评定分值40～60分，疗效指数＞40%。④四级疗效：治疗后症状和体征有所改善，疗效评定分值10～40分，疗效指数≥10%。⑤五级疗效：治疗后症状和体征略有改善，疗效评定分值1～10分，疗效指数＜10%。

（二）化脓性颈椎间盘炎疼痛综合征的影像检查

除症状体征改善外，影像检查是本病治愈的重要评价指标。

【典型病例】患者男性，51岁，因"颈部疼痛1个月，四肢无力麻木进行性加重"入院。患者1个月前无明显诱因出现颈背部疼痛，无活动受限，无持物不稳、精细动作完成困难，患者未予重视，10天前患者无明显诱因出现双下肢无力、麻木；9天后患者不能坐起，并伴有排尿困难，大便失禁，2天前患者出现双手无力、不能握持物体，并逐渐加重致不能屈指。就诊于我科，门诊以"颈椎病？"收入院。既往史：1个月前患者因"脓胸、耐甲氧西林的金黄色葡萄球菌败血症、糖尿病酮症、2型糖尿病"就诊于感染科治疗，应用利奈唑胺抗感染治疗后好转出院。入院查体：患者神清，精神可，体温37℃，心率78次/分，血压128/76 mmHg，呼吸16次/分；颈部僵硬，颈椎棘突压痛叩击痛，无上肢放散痛；双上肢感觉无异常，双侧三角肌、肱二头肌、肱三头肌，伸腕、屈腕肌肌力Ⅵ级，伸指肌、屈指肌、骨间肌肌力Ⅱ级；双下肢肌力Ⅰ级，可见双下肢间断抽动；脐平面以下感觉减退。颈椎正侧位片示颈椎退行性变，C_6椎体前缘骨质破坏，欠规整。颈椎MRI检查提示颈椎及颈椎间盘感染。

（关云波 王 霞）

第三节 结核性颈椎间盘炎疼痛综合征

结核性颈椎间盘炎疼痛综合征是由于结核杆菌感染所致的颈椎间盘感染，进而引起的一系列疼痛综合征。本节从结核性颈椎间盘炎疼痛综合征的致病因素、致病机制、临床表现、病理特征、特殊检查、诊断标准、鉴别诊断、中医辨证、治疗方法、疗效判定等方面进行系统阐述。

一、结核性颈椎间盘炎疼痛综合征的致病因素

（一）现代医学相关致病因素分析

1. 原发性结核性感染　原发灶多在肺部。

2. 继发性结核性感染　即全身结核病的局部表现，除了颈椎外，少数在淋巴结、消化系统和泌尿生殖系统等。

（二）中医学相关致病因素分析

1. 感染痨虫　早在晋代，葛洪在《肘后备急方》中已认识到本病属于慢性传染性消耗性疾病，提到此病"积年累月，渐就顿滞，乃至于死"，而且其传染性很强，甚至可以"灭门"。古人根据本病具有传染的情况，创立了"痨虫""瘵虫"之说，如《三因极一病证方论·痨瘵诸证》指出："诸证虽曰不同，其根多有虫。"明确指出瘵虫传染是形成本病不可缺少的因素。因直接接触本病患者，如问病吊丧、看护、骨肉亲属与患者朝夕相处，使得"痨虫"侵入人体而成病，这种认识直到1882年发现结核杆菌才被证实。

2. 正气虚弱　肺痨可发生于各种年龄、体质、经济状况的人。一般而言，往往在正气虚弱时罹患肺痨。凡先天禀赋不足，小儿喂养不当；或病后失养，如麻疹、哮喘等病后或外感咳嗽经久不愈，以及产后失于调养等，皆易致痨虫入侵。故《外台秘要·灸骨蒸法图》曰"婴孺之流，传注更苦"。后天摄身不慎，青年早婚，嗜欲无节，耗伤精血；或情志不遂，忧思过度，或劳倦伤脾，而致正气虚弱，痨虫入侵而发病。正如《古今医统·痨瘵门》指出："凡人平素保养元气，爱惜精血，瘵不可得而传，惟夫纵欲多淫，苦不自觉，精血内耗，邪气外乘"，并提出气虚血痿。痨瘵"皆能乘虚而染触"。年老体弱，生活贫困，营养不良，也是罹病的重要原因，如《理虚元鉴·虚症有六因》即指出"因境遇者……贫贱而窘迫难堪"，易致痨虫侵袭。

二、结核性颈椎间盘炎疼痛综合征的致病机制

（一）结核性颈椎间盘炎的现代医学致病机制

结核性颈椎间盘炎是由结核杆菌进入颈椎间盘导致的颈椎间盘结核性感染。结核杆菌进入颈椎间盘的途径主要有以下几个方面。

1. 血液传播感染　皮肤、黏膜及其他组织器官等的结核感染病灶经血液途径播散到颈椎及椎间盘，因颈椎感染结核引起颈椎间盘结核性感染。

2. 淋巴传播感染　皮肤、黏膜及其他组织器官等的结核感染病灶经淋巴途径播散

到颈椎及椎间盘，因颈椎感染结核引起颈椎间盘结核性感染。

3. 相邻组织感染　颈椎间盘相邻组织结核感染播散到颈椎间盘，引起颈椎间盘结核性感染。

4. 手术感染　实施颈椎或椎间盘手术时，经手术器械和物品将结核杆菌直接带入椎间盘，引起颈椎间盘结核性感染。

5. 微创介入感染　实施颈椎或椎间盘微创介入治疗时，经微创介入器械和物品将结核杆菌直接带入椎间盘，引起颈椎间盘结核性感染。

6. 椎间盘穿插感染　在进行颈椎间盘造影、穿插椎间盘时，穿插器具被结核杆菌所污染，引起颈椎间盘结核性感染。或行颈椎间盘注射时，穿插针经过皮肤、肌肉等组织的结核感染病灶，将结核性细菌带入颈椎间盘，引起颈椎间盘结核性感染。

7. 椎旁治疗感染　如颈椎旁神经阻滞治疗或注药治疗时，所用器具被结核杆菌所污染，引起颈椎及椎间盘结核性感染。

（二）结核性颈椎间盘炎的中医学致病机制

本病病机以阴虚火旺为主。痨虫侵蚀，颈部受损，首耗阴气，阴虚则火旺，而见阴虚肺燥之候。故朱丹溪概括痨瘵的病理为"主乎阴虚"。由于阴阳互根，阴虚则火旺，可发展为气阴两虚，甚则阴损及阳。病理的转变与病情的轻重及病程有关。

三、结核性颈椎间盘炎疼痛综合征的临床表现

（一）典型症状

1. 全身症状　患者常有全身不适、倦怠乏力、食欲减退、身体消瘦、午后低热、夜间盗汗、脉率加快、心慌心悸和月经不调等轻度中毒及自主神经功能紊乱的症状。如脓肿发生混合感染可出现高热；患者若合并有肺结核，可出现咳嗽、咳痰、咯血或呼吸困难；合并泌尿系统结核可出现尿频、尿急、尿痛和血尿等症状。

2. 局部症状　颈部轻微持续性钝痛，后伸则加剧，活动后疼痛加重；病变加重刺激或压迫神经根后疼痛可向肩部、上肢或枕后放射等。

（二）主要体征

颈部压痛，颈椎叩击痛，颈部旋转疼痛加重等。病变波及脊髓和脊神经时，出现相应的脊髓及脊神经支配区域感觉和运动功能障碍。

四、结核性颈椎间盘炎疼痛综合征的病理特征

结核性椎间盘炎的病理组织检查（活检）示椎间盘组织内可见大量的炎性细胞、

结核杆菌等。

五、结核性颈椎间盘炎疼痛综合征的特殊检查

1. 颈椎X线检查　包括胸部X线和颈椎X线检查。胸部X线片用以了解肺部有无结核病灶。若有结核病灶，则观察其范围及活动情况。颈椎椎旁形成结核冷脓肿时，颈椎前的软组织阴影可增宽，气管被推向前方或偏于一侧，当脓肿穿破可见含气积液腔。晚期脓肿可见钙化影。

2. 颈椎间盘CT检查　颈椎CT能显示椎体甚至附件的微小病灶，多采用横断面扫描。CT平扫骨窗可显示椎体的骨质破坏呈椎体密度不均，其内可见片状高密度影，有时呈拧碎的饼干屑样；并可显示骨质严重破坏导致椎体塌陷、后突和椎管狭窄。颈椎结核的脓肿常出现于椎前，CT平扫显示为密度略低的椎前肿块，CT值提示为液性密度，不均匀。增强后脓肿周缘有环状强化。CT三维重建还有利于观察枕骨大孔与寰枢复合体因结核病灶被破坏而发生相邻关系的改变。

3. 颈椎间盘MRI检查　较其他检查技术能更早发现颈椎结核病灶，可以减少骨质破坏、后凸畸形、截瘫的发生。颈椎MRI检查目前多采用自旋回波程序（SE序列），采用矢状位和横断面成像。

4. 放射性核素扫描　在结核侵犯部位出现放射性核素浓聚现象，可以帮助了解其他部位有无病灶。此检查敏感性好，但特异性较低，须结合其他检查参考。

5. 超声波检查　颈部B型超声可帮助确定寒性脓肿的性质及大致范围，尤其是颈深部体检无法触及的寒性脓肿。在超声波引导下，还可行寒性脓肿的穿刺针吸活检术。

6. 其他辅助检查　常规检查包括血常规、尿常规、粪常规及肝肾功能测定等。血红蛋白偏低，白细胞一般较低，合并其他细菌感染则明显升高，淋巴细胞的比例一般较正常高。尿粪检查可了解泌尿系统及肠道有无合并结核感染。血清电泳检查发现，病变趋于慢性时，白蛋白降低而α及γ球蛋白均可升高。应用抗结核药物可改变此种状况，但对耐药者无效。

7. 结核菌素试验　作为一种诊断方法，仅有一定参考价值。对5岁以下未接种卡介苗的儿童在早期诊断方面有帮助，阴性表明未感染结核菌，阳性表明已感染过结核病。如由阴性转为阳性，表明结核感染发生不久。结核菌培养时间较长，一般阳性率为50%～60%。因此，依靠脓汁培养确认颈椎及颈椎间盘结核的诊断率较低。

8. 病理活检　对于确诊具有重要价值，可采用穿刺针吸活检及手术探查切取活检。穿刺针吸活检往往取材量少，诊断有困难。手术探查如发现脓汁或干酪样物质，常可确诊为结核病，如仍有怀疑可待病理诊断决定。

六、结核性颈椎间盘炎疼痛综合征的诊断标准

1. 病史 病情缓慢，进行性加重，或有其他部位感染结核疾病的病史。

2. 症状 有颈部疼痛、上肢及肩背部胀痛，持续性加重等局部症状，可伴倦怠乏力、食欲减退、身体消瘦、午后低热、夜间盗汗等全身性结核中毒症状。

3. 体征 颈部病变节段处压痛、叩击痛、颈部后伸活动疼痛加重等。病变波及脊髓和脊神经时，出现相应的脊髓及脊神经支配区域感觉和运动功能障碍。

4. 影像检查 颈部CT和MRI检查可见颈椎间盘及颈椎骨质破坏，部分患者可见颈椎旁冷脓肿等影像，是结核性颈椎间盘炎确诊的重要参考依据。

5. 组织活检 颈椎间盘组织活检是结核性颈椎间盘炎疼痛综合征确诊的重要依据，颈椎间盘活检组织中可见结核性改变及结核杆菌。

6. 其他检查 结核菌素实验阳性、血液检查红细胞沉降率异常增快等也是结核性颈椎间盘炎疼痛综合征确诊的重要参考依据。

七、结核性颈椎间盘炎疼痛综合征的鉴别诊断

1. 颈椎化脓性骨髓炎 发病多急骤，体温迅速升高，中毒症状明显，白细胞计数可增高；颈部剧痛，活动受限；局部肿胀及压痛常较明显。但亚急性与慢性者多无高热，与结核很难鉴别。X线片可见死骨形成较早，晚期椎体可见明显骨质增生及硬化，椎体间常可形成粗大的骨桥；而颈椎结核新骨形成较少。MRI图像的脓肿扩散方式也不同，本病的脓肿没有规则的边界，且易破坏椎旁韧带、小关节等。

2. 颈椎肿瘤 椎体肿瘤常为恶性，良性者少，在恶性肿瘤中又以转移癌最多，多发生于中老年患者；颈痛多明显，且在夜间加重；椎旁阴影多为圆形；椎间盘不受侵犯；休息后、抗结核治疗无好转，且逐渐加重；有时可发现原发癌肿。

3. 颈椎间盘突出症 颈椎间盘结核早期与颈椎间盘突出症的疼痛症状和体征很相近，两者主要的鉴别方法除了症状体征外，重要的是影像学检查和实验室检查，如颈椎间盘的MRI检查、血液系统的红细胞沉降率及结核菌素试验等。

八、结核性颈椎间盘炎疼痛综合征的中医辨证

（一）阳虚痰凝证型

颈部隐隐作痛；不红不热，肿胀不显，继而颈部活动障碍，动则痛甚；伴神疲乏力，食欲减退，畏寒肢冷；舌淡红，苔薄白，脉沉细无力。

（二）痰化热酿脓证型

证见局部肿胀明显，肤色转红，脓肿形成，按之应指；身热朝轻暮重；舌质红，苔薄黄，脉弦细数。

（三）阴虚火旺证型

破溃后流脓稀薄，夹有败絮样物，形成窦道；伴午后潮热，颧红，夜间盗汗，口燥咽干，食欲减退，心悸失眠；舌红，少苔，脉细数。

九、结核性颈椎间盘炎疼痛综合征的治疗方法

（一）结核性颈椎间盘炎疼痛综合征的一般治疗系列

卧床休息、颈椎制动，对症镇痛治疗、营养治疗等。

（二）结核性颈椎间盘炎疼痛综合征的抗结核药物疗法系列

抗结核药物的应用在颈椎结核治疗中起重要作用，可提高疗效，促进病变的愈合。目前，常用的一线药物有异烟肼、利福平、吡嗪酰胺、乙胺丁醇和链霉素，二线药物包括阿米卡星、卷曲霉素、卡那霉素、环丝氨酸、乙硫异烟胺和对氨柳酸等。

（三）结核性颈椎间盘炎疼痛综合征的中医辨证汤剂疗法系列

1. 阳虚痰凝证型　治则：益肾温经，散寒化痰。推荐方剂：阳和汤加减等。
2. 痰化热酿脓证型　治则：育阴清热，托毒透脓。推荐方剂：托里消毒散加减等。
3. 阴虚火证型旺　治则：养阴除蒸。推荐方剂：清骨散加减等。

（四）结核性颈椎间盘炎疼痛综合征的开刀手术疗法系列

在抗结核药物的控制下，及时彻底地清除结核病灶可以大大缩短疗程，预防畸形或截瘫的发生，大大提高了颈椎及颈椎间盘结核的治愈率。

（五）结核性颈椎间盘炎疼痛综合征的复发预防

颈椎及颈椎间盘结核治疗后期的预防首先要彻底治疗原发病，预防结核菌由原发灶扩散到其他部位，或使已扩散到颈椎部位的结核菌迅速被消灭，不再发展成为病灶。病变治愈后还应注意营养，避免过劳，防止机体抵抗力下降，以降低复发率。

十、结核性颈椎间盘炎疼痛综合征的疗效标准

（一）临床疗效（症状和体征的改善程度）评定的参考标准

1. **评分标准** 总分100分，其中症状分值60分，体征分值40分。①症状改善程度：分值60分。患者颈部及全身的疼痛等综合症状在治疗前与治疗后进行对比，按照改善程度以100%计算。如患者治疗后症状每改善10%计6分，症状全部消失计60分，治疗后症状无改善计0分，其他症状改善的分值计算以此类推。②体征改善程度：分值40分。患者颈部及全身各部位的压痛、叩击痛、病理反射、神经牵拉反应和脊柱、关节活动等综合阳性体征在治疗前与治疗后进行对比，按照改善程度以100%计算。如患者治疗后综合阳性体征每改善10%计4分，体征全部消失计40分，治疗后体征无改善计0分，其他体征改善的分值计算以此类推。

2. **疗效分级** 患者治疗后与治疗前的症状和体征对比，共分5个级别，每个级别分值如下。①一级疗效：治疗后症状和体征绝大部分消失，疗效评定分值80～100分，疗效指数>80%。②二级疗效：治疗后症状和体征大部分消失，疗效评定分值60～80分，疗效指数>60%。③三级疗效：治疗后症状和体征明显改善，疗效评定分值40～60分，疗效指数>40%。④四级疗效：治疗后症状和体征有所改善，疗效评定分值10～40分，疗效指数≥10%。⑤五级疗效：治疗后症状和体征略有改善，疗效评定分值1～10分，疗效指数<10%。

（二）影像检查

除症状体征改善外，影像检查是本病治愈的重要评价指标。

【典型病例】患者李某，男性，55岁。主诉颈部疼痛伴活动受限6个月，加重10天。入院检查：颈椎生理曲度变直，轻度反屈，皮肤无异常，颈5、6椎体平面前方及椎旁压痛（＋），叩击痛（＋），颈部屈伸、旋转时，颈椎疼痛加重，活动受限。双上肢及双下肢肌力、肌张力、感觉及末梢血运均正常。经颈椎MRI和CT等检查诊断为颈椎及椎间盘体结核感染。

（关云波　王　霞）

第四节　风湿免疫性颈椎间盘炎疼痛综合征

在颈椎间盘炎性病变中，除无菌性颈椎间盘炎、化脓性颈椎间盘炎和结核性颈椎

间盘炎所引起的椎间盘炎性疼痛综合征外，还有风湿免疫性因素等引起的颈椎间盘炎性疼痛综合征等。本节仅对风湿免疫性颈椎间盘炎疼痛综合征作简要介绍。

一、风湿免疫性颈椎间盘炎疼痛综合征的致病因素

（一）现代医学相关致病因素分析

风湿免疫性颈椎间盘炎疼痛综合征是一种慢性自身免疫性疾病，主要表现为对称性、慢性、进行性慢性炎症。风湿免疫性颈椎间盘炎可形成炎性肉芽肿，其可直接压迫后方的延髓、颈髓，或影响脊髓的血运，从而导致神经功能障碍。随着疾病进展，颈部神经损伤将持续加重，造成严重后果。

（二）中医学相关致病因素分析

中医认为风湿免疫性颈椎间盘炎疼痛综合征的发展是内因与外因相互作用的结果，六淫外感是致病的外在因素。正气不足，人体禀赋阴阳各有偏盛偏衰，使人体容易被外邪所伤，是风湿免疫性颈椎间盘炎疼痛综合征发病的根本原因，也是发病的内在基础。

二、风湿免疫性颈椎间盘炎疼痛综合征的发病机制

（一）风湿免疫性颈椎间盘炎疼痛综合征的现代医学致病机制

风湿免疫性颈椎间盘炎疼痛综合征的致病机制主要是颈椎间盘的风湿免疫炎性病理改变，导致颈椎间盘组织细胞破坏、周围软组织肿胀，并逐渐引起椎间盘软骨终板和椎体骨质的破坏，颈椎间盘间隙逐渐狭窄并丧失解剖特征及生理功能，刺激或损害神经系统引起一系列的症状和体征。

（二）风湿免疫性颈椎间盘炎疼痛综合征的中医学致病机制

中医对痹病病因病机的认识最早见于《素问·痹论》，指出"风、寒、湿三气杂至，合二为痹，其风气胜者为行痹，寒气胜者为痛痹，湿气胜者为着痹也，所谓痹者，各以其时重感于风寒湿者也，所谓饮食居处为其病本"，认为痹病的产生与外邪、饮食和生活环境有关。在《素问·评热病论》中曰"风雨寒热，不得虚，不能独伤人。""不与寒热湿气合，故不为痹"。可见风、寒、湿、热诸邪是痹病发生发展的外部条件，而诸邪内存，正气不足才是其发病的内因，正如隋巢元方所著《诸病源候论·风湿病》云"风湿痹病之状，或皮肤顽厚，或肌肉酸痛。风寒湿三气杂至，合而成痹，其风湿气多，寒气少者，为风湿痹也，由血气虚则受风湿，而成此病。久不瘥，入于经络，博于阴阳，亦变令身体手足不随"。金·张子和《儒门事亲》曰："此疾之作，多在四时

阴雨之时，及三月九月，太阳寒水用事之月，故草枯水寒如甚，频水之地，劳力之人，辛苦失调，触冒风雨，寝处津湿，痹从外入。"对四季气候变异常，寒湿诱发致痹做了论述。明：李中梓《医宗必读》中指出，风、寒、湿三邪致病，虽各具特点，但临床中往往合而成痹，不能截然分开。所以在治疗方面主张"治疗行痹以散风为主，佐以祛寒利湿，又治风先治血，血行风自灭，更参以补血之剂；治痛痹以散寒为主，佐以疏风燥湿，更参以补火之剂，大辛大热释其凝寒之寒；治着痹以利湿为主，而佐以祛风散寒，更需参以理脾之气，使土强而能胜湿"之说。清·陈念祖曾指出"深究其源，自当以寒与湿为主。盖风为阳邪，寒与湿为阴邪，阴主闭，闭则郁滞而为痛。是痹不外寒与湿，而寒与湿亦必假以风为帅，寒曰风寒，湿曰风湿，此三气杂合之谈也。"由此可见，痹病的发病既有外因，又有内因，外因为标，内因为本，相互联系使痹病表现纷繁错乱，复杂多变。

三、风湿免疫性颈椎间盘炎疼痛综合征的临床表现

1. **典型症状**　颈部疼痛、僵直，肩背及上肢不适、胀痛、麻木，患者颈肩部的疼痛、僵直等症状可呈进行性加重。

2. **主要体征**　颈部压痛、叩击痛、活动受限等，病变波及脊髓和脊神经时，出现相应的脊髓及脊神经支配区域感觉和运动功能障碍。

四、风湿免疫性颈椎间盘炎疼痛综合征的病理特征

风湿免疫性颈椎间盘炎疼痛综合征的颈椎间盘病理学检查，可见颈椎间盘组织内有淋巴细胞和浆细胞等呈弥漫性或局灶性浸润病理改变；病变波及颈椎间盘软骨终板及椎体骨组织时，可见软骨终板及椎体骨组织的细胞破坏。

五、风湿免疫性颈椎间盘炎疼痛综合征的特殊检查

1. **类免疫学检查**　类免疫学是风湿免疫性颈椎间盘炎疼痛综合征的重要检查指标之一，但阴性并不能排除类风湿，反之低效价的阳性则不一定是类风湿，必须结合临床综合考虑。

2. **免疫学检查**　IgG、IgM 及 IgA 大多增高，补体大多正常，但有明显血管炎者的 C3 水平可降低，冷球蛋白可增加；抗核抗体阳性率 15%左右。急相蛋白检查：C 反应蛋白、黏蛋白、纤维蛋白原可增高，红细胞沉降率增快，但均无特异性。目前认为，抗环瓜氨酸肽抗体对风湿诊断的敏感性为 50%～78%，特异性为 96%，早期患者阳性率可达 80%。

3. **影像检查**　风湿免疫性颈椎间盘炎早期颈椎X线片和CT检查无特异性，颈椎的MRI检查可发现早期椎间盘的炎性改变。随着病情的加重，在颈椎CT、X线片和MRI等影像检查中皆可发现颈椎间盘内相应的风湿免疫性炎性改变。红外热像检查可见风湿免疫性颈椎间盘炎引发的相应颈部及肩背部等的软组织损害影像。

六、风湿免疫性颈椎间盘炎疼痛综合征的诊断标准

1. **病史**　起病多缓慢，进行性加重，患者或有风湿免疫类疾病的病史。

2. **症状**　颈部疼痛、僵直，上肢及肩背部胀痛，持续性加重。

3. **体征**　颈部病变节段处压痛、叩击痛、颈部活动受限等；病变波及脊髓和脊神经时，出现相应的脊髓及脊神经支配区域感觉和运动功能障碍。

4. **影像检查**　颈部MRI检查可见颈椎间盘无菌性的炎性改变，是该病早期诊断的重要参考依据。颈椎的CT检查早期意义不大，病变加重后可见颈椎间盘及椎体骨质的病理改变影像。

5. **实验室检查**　血清学检查是本病的重要诊断依据，如类免疫学阳性，IgG、IgM及IgA、抗链球菌溶血素"O"异常等。

七、风湿免疫性颈椎间盘炎疼痛综合征的鉴别诊断

1. **急性硬膜外脓肿**　后者常在急性细菌性感染后3～4周形成，有明显而剧烈的神经根痛，脊柱压痛明显；腰穿压颈试验阳性。

2. **脊髓空洞症**　该病为脊髓颈胸段的脊髓慢性进行性病变，严重时有脊髓空洞形成。症状多出现在上肢，呈脊髓节段性分布的感觉异常，即长手套式、裤式的分离性感觉异常等。

3. **颈椎骨折**　一般是由于直接暴力或者间接暴力导致，其临床表现有颈部疼痛、活动障碍等，严重者会伴有脊髓损伤，甚至瘫痪的可能。一般通过影像学检查即可确诊。

4. **颈椎结核**　颈椎结核是结核分枝杆菌引起的慢性炎症性疾病，是结核杆菌全身感染在颈椎的局部表现。由于其解剖位置的特点，颈椎结核可压迫脊髓，引起高位截瘫甚至猝死。该病常出现全身中毒症状，表现为午后低热、夜间盗汗、食欲减退、倦怠、身体消瘦等。

5. **颈椎化脓性感染**　起病急骤，持续高热、寒战、脉率快、烦躁、神志模糊等全身中毒症状明显；颈背痛显著，卧床不起，椎旁肌痉挛，脊柱活动受限，棘突压痛，明显叩疼；早期X线检查无异常，至少在1个月后才出现虫蚀状破坏，一旦出现X线征象，则病情进展迅速，向邻近椎体蔓延，可见椎旁脓肿，并有硬化骨形成。

6. **颈椎性肿瘤**　椎体肿瘤常为恶性，良性者少，在恶性肿瘤中又以转移癌最多，

多发生于中老年患者；颈痛多明显，且在夜间加重；椎旁阴影多为圆形；椎间盘不受侵犯；休息后、抗结核治疗无好转，且逐渐加重；有时可发现原发癌肿。

7. 颈部血管瘤　颈部皮肤红色斑点或斑块，与皮肤表面平齐或稍隆起，边界清楚，形状不规则，大小不等；以手指压迫肿瘤时颜色退去，压力解除后颜色恢复；部分位于深处的颈部血管瘤会出现吞咽障碍、呼吸困难、吐血等症状。

8. 颈部软组织损害　颈部软组织损害的典型症状是颈部疼痛、颈部肿胀、颈部僵硬以及活动受限，部分患者可表现为颈部疲劳、头疼、头晕以及乏力。

八、风湿免疫性颈椎间盘炎疼痛综合征的中医辨证

（一）风寒湿邪侵袭经络型

关节疼痛、肿胀、晨僵，得温或活动后症状减轻。风偏胜者关节多窜痛；寒偏胜者疼痛较剧，遇寒冷加重；湿偏胜者肿胀明显，酸楚重着。舌体正常或胖大，舌质淡红或淡白，苔薄白或白腻，脉弦或弦滑或弦紧。

（二）湿热阻经，毒邪炽盛型

关节肿胀微热或红肿灼热，疼痛较甚，触之加剧，活动不利，筋脉拘急，得热痛剧，得冷痛减，身热，体重乏力，纳呆欲呕，舌红，苔白干或黄腻或黄燥，脉滑数或沉数。

（三）痰瘀凝滞，筋脉痹阻型

关节疼痛反复发作，僵硬变形，不得屈伸，关节周围皮色黯滞，疼痛较剧，停着不移，或肢体重着，麻木不仁，舌质紫暗，或有瘀斑，苔薄白或白腻，脉细涩或沉弦。

（四）肝肾亏虚，邪气留恋型

痹证日久，关节肿胀畸形，不可屈伸，重着疼痛，肢体活动不便，筋脉拘急，形体消瘦，潮热盗汗，持续低热，或畏冷喜暖，遇劳遇冷加重。舌质淡或淡红，苔薄或薄白而干，脉沉细数或沉细无力。

九、风湿免疫性颈椎间盘炎疼痛综合征的治疗方法

（一）风湿免疫性颈椎间盘炎疼痛综合征的常规疗法系列

1. 适当休息　避免头颈负重物，避免过度疲劳。
2. 保护颈椎　纠正不良姿势和习惯。
3. 物理疗法　TDP、冲击波、蜡疗等。

4. **功能锻炼**　加强颈肩部肌肉的锻炼，增强颈肩肌肉顺应颈部突然变化的能力。

5. **对症药物**　可选择应用止痛剂、镇静剂、维生素（如B_1、B_{12}）等对症治疗。

（二）风湿免疫性颈椎间盘炎疼痛综合征的中医特色疗法系列

1. **颈椎正脊疗法**　通过应用正骨手法治疗达到解除颈椎病症的一种治疗方法。

2. **颈肩推拿疗法**　能缓解颈肩肌群的紧张及痉挛，恢复颈椎活动，松解神经根及软组织粘连来缓解症状。

3. **经络针灸疗法**　根据疼痛部位，选择相应夹脊穴，并予以相应的配穴。

4. **经络艾灸疗法**　艾灸疗法主要是行颈椎部位的穴位艾灸刺激，从而引发颈椎部位的血液循环增加，并且能够解除颈部肌肉筋膜韧带的痉挛状态，从而缓解颈肩背部疼痛。

5. **经络刮痧疗法**　以中医经络腧穴理论为指导，用刮痧板蘸刮痧油反复刮动，摩擦患者颈部皮肤，以治疗颈部疾病的一种方法。

6. **经络拔罐疗法**　利用罐内负压，使之吸附于颈部腧穴或疼痛部位的体表，产生刺激，使被拔部位的皮肤充血、瘀血，以达到防治疾病的目的。

7. **穴位埋线疗法**　穴位埋线是将羊肠线等埋入穴位，一方面利用肠线作为异种蛋白埋入穴位可提高机体应激、抗炎能力。

8. **穴位灌注疗法**　是选用中西药物注入有关穴位以治疗疾病的一种方法。

9. **中药外敷疗法**　此种治疗可改善血循环，缓解肌肉痉挛，消除肿胀以减轻症状，有助于手法治疗后使患椎稳定。本法可用热毛巾和热水袋局部外敷，最好是用中药熏洗方热敷。急性期患者疼痛症状较重时不宜作温热敷治疗。

10. **中药熏蒸疗法**　中药熏蒸治疗疗法又叫蒸气治疗疗法、汽浴治疗疗法、中药雾化透皮治疗疗法，是以中医理论为指导，利用药物煎煮后所产生的蒸气，通过熏蒸机体达到治疗目的的一种中医外治治疗疗法。

11. **中药浸泡疗法**　是指将洗浴的水中加入中药的药液浸泡全身，以达到治疗疾病的作用。

12. **中药经皮透入疗法**　使药物通过皮肤直接作用于颈部病变位置，从而起到治疗作用。

13. **中药离子导入疗法**　是利用直流电将药物离子通过皮肤或穴位或病灶或黏膜导入人体，从而对颈椎起治疗作用的方法。

（三）风湿免疫颈椎间盘炎疼痛综合征的微创特色疗法系列

1. **颈部神经根阻滞疗法**　颈部的脊神经共8对，采用神经根阻滞治疗可以减轻疼痛症状。

2. **颈部神经节阻滞疗法**　可治疗风湿免疫颈椎间盘炎疼痛综合征引起的颈交感神经损害。

3. 颈段硬膜外灌注疗法　可改善因风湿免疫颈椎间盘炎疼痛综合征病理所引起的颈部神经、血管、软组织等损害情况，减轻患者的疼痛症状，抑制风湿免疫性炎性反应。

4. 颈部软组织松解疗法　银质针、针刀松解治疗因风湿免疫颈椎间盘炎疼痛综合征引发的颈部及肩背部等的软组织损害。

5. 颈部软组织灌注疗法　治疗因风湿免疫颈椎间盘炎疼痛综合征引发的颈部及肩背部等的软组织损害。

6. 颈椎间盘微创介入疗法　风湿免疫颈椎间盘炎疼痛综合征一般不需要施行椎间盘微创介入治疗方法，经其他方式治疗效果欠佳时，可以根据具体病情选择不同的介入方法，如髓核中药灌注治疗、髓核三氧灌注治疗、髓核射频消融治疗、髓核等离子消融治疗、髓核激光汽化治疗等。

（四）风湿免疫颈椎间盘炎疼痛综合征的中医辨证中药汤剂疗法系列

1. 风寒湿邪侵袭经络型　治则：祛风散寒，除湿通络。推荐方剂：蠲痹汤加减。

2. 湿热阻经毒邪炽盛型　治则：清热利湿，解毒凉血。推荐方剂：四妙散和犀角汤加减。

3. 痰瘀凝滞筋脉痹阻型　治则：化痰祛瘀，舒筋通络。推荐方剂：二陈汤合活络效应丹加减。

4. 肝肾亏虚邪气留恋型　治则：补益肝肾，祛风除湿。推荐方剂：虎潜丸加减。

十、风湿免疫性颈椎间盘炎疼痛综合征的疗效标准

（一）临床疗效（症状和体征的改善程度）评定的参考标准

1. 评分标准　总分100分，其中症状分值60分，体征分值40分。①症状改善程度：分值60分。患者颈部及全身的疼痛等综合症状在治疗前与治疗后进行对比，按照改善程度以100%计算。如患者治疗后症状每改善10%计6分，症状全部消失计60分，治疗后症状无改善计0分，其他症状改善的分值计算以此类推。②体征改善程度：分值40分。患者颈部及全身各部位的压痛、叩击痛、病理反射、神经牵拉反应和脊柱、关节活动等综合阳性体征，在治疗前与治疗后对比，按照改善程度以100%计算。如患者治疗后综合阳性体征每改善10%的程度计分4分，体征全部消失计40分；治疗后体征无改善计0分；其它体征改善的分值计算，以此类推。

2. 疗效分级　患者治疗后与治疗前的症状和体征对比，共分5个级别，每个级别分值如下。①一级疗效：治疗后症状和体征绝大部分消失，疗效评定分值80～100分，疗效指数＞80%。②二级疗效：治疗后症状和体征大部分消失，疗效评定分值60～80分，疗效指数＞60%。③三级疗效：治疗后症状和体征明显改善，疗效评定分值40～60分，疗效指数＞40%。④四级疗效：治疗后症状和体征有所改善，疗效评定

分值10～40分，疗效指数≥10%。⑤五级疗效：治疗后症状和体征略有改善，疗效评定分值1～10分，疗效指数＜10%。

（二）风湿免疫性颈椎间盘炎的影像检查

病理影像改善是本病治愈的重要参考指标。

（三）风湿免疫性颈椎间盘炎的实验室检查

血清血检查是本病治愈的重要评价指标，如类免疫学阴性，IgG、IgM及IgA、抗链球菌溶血素"O"等改善或恢复正常等。

【典型病例】王某，女，59岁；以"反复颈肩部及双上肢疼痛3年，再发2个月，加重2周"入院。患者于2个月前因劳累后感颈肩背部及双上肢疼痛，呈酸胀痛等，曾在外院诊断为"颈椎病"住院治疗，予以针灸、小针刀、刮痧等治疗，疼痛无缓解。入院后检查患者类免疫学阳性，血清血检查多项指标异常，颈椎MRI检查示颈椎间盘无菌性炎性改变，诊断为风湿免疫性颈椎间盘炎。给予对症、中医药特色治疗及抗风湿治疗等后，患者疼痛缓解出院。

（关云波　王　霞）

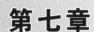

第七章
颈椎间盘软骨病变系列

本章从颈椎间盘软骨终板炎疼痛综合征、颈椎软骨终极破裂症疼痛综合征、颈椎间盘纤维软骨栓塞疼痛综合征等方面对椎间盘软骨病变系列进行系统阐述。

第一节　颈椎间盘软骨终板炎疼痛综合征

颈椎软骨终板炎疼痛综合征是由于颈椎间盘软骨终板发生炎性改变引起的一系列症状和体征。本节从颈椎软骨终炎的致病因素、致病机制、临床表现、病理特征、特殊检查、诊断标准、鉴别诊断、中医辨证、治疗方法、疗效判定等方面对颈椎软骨终炎疼痛综合征进行系统阐述。

一、颈椎纤维软骨终板炎疼痛综合征的致病因素

（一）现代医学相关致病因素分析

椎体终板骨软骨炎简称椎体终板炎、终板骨软骨炎，病理学基础是终板及其下松质骨的损伤和改建，是一种发生于软骨的无菌性炎症。引起终板炎的原因有多种，如年龄、体质、陈旧性外伤，还有椎间盘退变及终板自身的退变等因素。主要原因如下。

1. **椎间盘退变**　正常的椎间盘可以将应力传送、分散到各个方向。椎间盘发生退变时，应力分布不均匀，作用于终板上的应力由终板中央转移向外周，从而使终板的形态发生改变，若变形的终板出现微骨折，则会导致终板炎。

2. **终板自身的退变**　终板因骨折、破裂或钙化等原因导致终板发生退行性改变，使终板的微血管数量减少，从而使终板对椎间盘的供血减少，最终使椎间盘发生退行性改变，引发终板炎。终板在20岁以后血供逐渐减少，终板软骨脆性增加，引起椎间盘一系列退行性病变，导致渗透性降低，使髓核水分减少，引起椎间盘变性、软骨终板变薄，造成显微骨折征象，髓核自骨折处向椎体内凸出，形成许莫氏结节。

3. **椎间盘重复性创伤**　"椎间盘内部破裂"假说认为，椎间盘长期反复损伤会释

放一些炎性物质（肿瘤坏死因子、P-糖蛋白、白介素），这些炎性化学物质通过微血管网的弥散到达终板和椎体，引起局部炎性反应而致疼痛。

4. **低毒性细菌感染**　当脊柱出现侧弯或失稳时，间盘的负重就会增加，髓核内水分、糖分及蛋白质就会流失，椎板受力不均匀，导致微骨折发生。另一种可能是髓核组织得不到充分的营养而发生变性，导致炎性反应。

5. **无菌性炎症**　韩超等的研究发现，椎间盘改变可能是由于突出的髓核经过终板的断裂处进入椎体，产生免疫反应，生成大量免疫因子，反复、长期地作用于终板软骨所致。

（二）中医学相关致病因素分析

中医将颈部疾病归属于"颈肩痛""筋病"等范畴，认为该病是因体弱、气虚导致，机体气血不足会引发血瘀、损伤脉络，而脉络受损会引发气滞，从而诱发疾病，形成"不通则痛"症状。颈椎间盘变性疼痛综合征中医称之为"项痹"，是由于人体正气不足，卫外不固，感受风、寒、湿、热等外邪，致使经络痹阻，气血运行不畅，引起以肌肉、筋骨、关节发生疼痛、酸楚、重着、灼热、屈伸不利为主要临床表现的病证。项痹病的论述首见《内经》。《素问·痹论》对其病因、发病、证候分类及演变均有记载，如"风寒湿三气杂至，合而为痹，其风气胜者为行痹，寒气胜者为痛痹，湿气胜者为着痹也。"

二、颈椎纤维软骨终板炎疼痛综合征的致病机制

（一）现代医学相关致病机制

颈椎软骨终板是位于椎体表面的一薄层软骨，成分主要是透明软骨细胞及细胞外基质两部分，胞外基质主要由软骨细胞合成并分泌。椎体在生长发育过程中，椎体下面的骨骺板骨化停止后形成骨板，呈轻度凹陷，即为骨性终板。椎体终板的中央仍为一薄层透明软骨覆盖，并终生存在，即为软骨终板，上下软骨终板与髓核和纤维环连接共同构成椎间盘。椎体终板构成了椎间盘的上下边界，位于椎体中心的松质骨和椎间盘之间是由厚约 0.5 mm 的软骨下骨和厚度相同的覆盖其上的软骨组成。

颈椎软骨终板的主要作用是缓冲压力作用，防止椎间盘髓核组织嵌入椎体，同时平衡分散应力。因此，其能起到良好的缓冲屏障作用。同时软骨终板内没有神经组织，因此在承受压力时人体不会产生疼痛反射。其次是作为椎间盘的主要营养通路。终板上有许多保持开放状态的微孔形成了软骨终板的半渗透膜特性，水分以及部分小分子营养成分能随渗透压的变化产生相对运动。软骨终板内依然存在血管芽的成分，这些血管芽分布密集，螺旋交叉排列，各种营养物质通过这些循环道路进入软骨终板的浅

层，经过渗透进入髓核及纤维环内层，一些代谢产物也经此通道渗出，通过软骨终板表面血管的弥散与渗透作用，进入椎间盘内，起到营养椎间盘的作用，如果终板发生了退变，终板软骨钙化层增厚、血管芽数目降低，引起椎体骨内血液循环障碍从而影响椎间盘营养供应，导致整个椎间盘的退变。故终板软骨退变、细胞凋亡与椎间盘退变之间存在高度的相关性。

同时，软骨终板也是阻止其他损伤性物质（基质金属蛋白酶、炎性因子及免疫分子等）进入髓核的天然屏障。由于软骨终板的退变发生于椎间盘退变之前，是椎间盘退变的起始因素，因此探寻延缓或阻止软骨终板退变的方式有利于预防椎间盘退变的发生。以往的研究更多关注纤维环与髓核组织，而对软骨终板的研究则很少涉及。因此，软骨终板在椎间盘的生长发育中占了举足轻重的作用。

（二）中医学相关致病机制

中医学认为，其病因为年老体弱，气血衰退，肝肾亏损；根本为肝肾亏虚；病因为风、寒、湿侵袭，肝肾亏虚导致体弱，但亦与局部长期劳损有关。长此以往全身经络受损，经气不行，"不通则痛"而致发病。在上述因素影响下，风寒湿等外邪乘虚而入，从而导致经络受阻，瘀滞经脉，气血运行不畅，此为其主要病机。《内经》指出："肾主骨髓"。若肾精虚少，骨髓化源不足，不能营养骨骼，则出现骨骼脆弱，肢体无力，故骨易退变。《内经》又云："肝藏血""肝主身之筋膜""宗筋主束骨而利机关。"筋膜是一种联络关节肌肉，主司运动的组织。若肝血不足，血不养筋，则出现颈部的筋骨韧带钙化而退变。肝肾不足，特别是肾精亏损为本病之本；而血脉瘀阻，气血运行不畅，乃本病之标。如《证治准绳》谓："有风、有寒、有湿、有内挫、有瘀血气滞，有痰皆标也，肾虚其本也。"

三、颈椎纤维软骨终板炎疼痛综合征的临床表现

1. **病史特点** 病史较长，进程缓慢。
2. **典型症状** 可见颈部疼痛不适、颈项僵直等，部分患者可出现上肢放射性疼痛、麻木无力以及头痛、头晕等。
3. **主要体征** 相应颈椎间盘节段叩击痛、棘突压痛阳性、颈部活动受限等，部分患者臂丛牵拉试验可见阳性，病程长者可见肌肉萎缩。

四、颈椎纤维软骨终板炎疼痛综合征的病理特征

脂肪浸润骨髓，黄骨髓成分增多，终板区破裂处炎性反应，致使椎体 T_1、T_2 变短。终板和相邻椎体纤维化及钙化，造成椎体 T_1 延长、T_2 缩短。

五、颈椎纤维软骨终板炎疼痛综合征的特殊检查

1. **颈椎X线检查**　早期或病变轻微时X线片检查无明显异常，严重时椎体边缘可见骨质增生。

2. **颈椎间盘CT检查**　可以纤维软骨终板炎的病理改变。

3. **颈椎间盘MRI检查**　MRI检查在影像方面的确诊意义较大。沿椎体终板及相邻椎体呈带状或斑片状的异常信号，边缘多清楚，但未发现溶骨或膨胀性骨破坏。病变椎体终板缘不规则和增厚，椎间隙不规则变窄，椎旁及椎管均未见炎性病变表现。

4. **颈椎间盘造影检查**　无特异性价值，可做鉴别诊断。

5. **颈椎红外热成像检查**　无特异性价值，可以看到颈部继发的软组织损害。

6. **颈椎间盘超声检查**　显示不明显。

7. **颈部及上肢电生理检查**　严重病变影响到神经时可有肌电图异常。

8. **其他检查方式**　实验室检查等主要用于疾病的鉴别诊断。

六、颈椎纤维软骨终板炎疼痛综合征的诊断标准

目前，国内外鲜有颈椎间盘变性疼痛综合征的统一诊断标准。

1. **病史**　病史较长，可无外伤史。

2. **症状**　患者诉颈项强直，颈部疼痛不适，头痛、头晕等症状。

3. **体征**　查体可见相应节段按压或叩击痛阳性，活动部分受限等。

4. **影像检查**　颈椎MRI可见沿椎体终板及相邻椎体呈带状或斑片状的异常信号，多表现边缘清楚；CT检查可见纤维软骨终板炎下的椎体面骨质改变影像；X线片可见椎体边缘骨质增生。

5. **其他辅助检查**　肌电图可见神经损害，红外热成像可见软组织损害，但不具备特异性。

七、颈椎纤维软骨终板炎疼痛综合征的鉴别诊断

1. **颅内疾病**　脑梗死、脑出血等颈部引起的后枕部疼痛可与脑血管疾病相鉴别，脑血管疾病严重时可伴半身不遂症状，查体伴病理征，通过头颅MRI或头颅CT检查可鉴别诊断。

2. **脊髓疾病**　包括脊髓空洞症、颈脊髓变性等。脊髓空洞症是一种慢性的脊髓病变，病因不很明确，可能会引起肢体运动障碍、霍纳综合征等，长期下去可能会引起局部感觉丧失。颈椎MRI可鉴别。

3. 颈椎骨折 患者一般有外伤史，外力所致颈椎骨折，可通过X线或CT三维重建鉴别诊断，严重时可出现截瘫。

4. 颈椎结核 明显疼痛症状，有慢性中毒症状。影像学可见椎体压缩成楔形或椎间隙狭窄，可形成椎旁或流注脓肿。

5. 化脓性感染 有高热症状、毒血症状，明显疼痛，血常规可见异常，血培养可见致病菌。影像学检查可见椎体和椎间盘破坏及椎旁脓肿。

6. 颈椎恶性肿瘤

（1）转移瘤：以疼痛为主要表现，可见病理性骨折，可出现脊髓压迫症状，MRI检查可见椎骨溶骨或膨胀性骨破坏，可侵犯及附件、椎管、椎旁。

（2）颈椎椎管内肿瘤：包括发生于脊髓、脊神经根、脊膜和椎管壁组织的原发性和继发性肿瘤，一般考虑转移瘤，需询问患者有无恶性肿瘤病史。颈部恶性肿瘤疼痛剧烈，可行颈椎增强MRI检查，积极查找原发灶。

7. 颈椎良性肿瘤 较常见的是血管瘤、脊索瘤、软骨瘤、巨细胞瘤等，颈椎增强MRI可初步诊断，必要时活检病理诊断。

8. 颈部血管疾病 包括颈部血管动脉粥样硬化而造成的颈动脉狭窄或闭塞，可通过超声检查、血管造影鉴别。

9. 颈部软组织损害

（1）颈部急性软组织损伤：主要由于机械因素引起，颈部受到钝器的外力刺激之后，主要特征是颈部疼痛，颈部肿胀，颈部僵硬甚至活动受限。

（2）颈部慢性软组织损伤：主要由于长期低头、超时限活动、急性损伤未治愈引起，主要特征是颈部疼痛、颈部肿胀甚至颈部疲劳。颈部核磁可鉴别诊断。

八、颈椎纤维软骨终板炎疼痛综合征的中医辨证

（一）中医辨证概要

1. 辨病邪 项痹的证候特征多因感受邪气的性质不同而表现各异。颈部疼痛呈游走不定者，属风胜；疼痛较剧，遇寒则甚，得热则缓者，属寒胜；重着而痛，手足沉重，肌肤麻木者，属湿胜；红肿热痛，筋脉拘急者，属热胜。

2. 辨虚实 一般而言，新病多实，久病多虚。实者，发病较急，正气尚胜抗邪，故痛势剧，脉实有力；虚者，病程较长，多有气血不足，故疼痛绵绵，痛势较缓，脉虚无力。本病后期多见虚实错杂，应辨明虚实，分清主次。

3. 辨痰瘀 项痹迁延不愈，证见局部漫肿，甚则强直畸形，痛如针刺，痛有定处，时轻时重，昼轻夜重，屈伸不利，舌体胖边有齿痕，舌质紫暗甚或可见瘀斑，脉沉弦涩。多属正虚邪恋，瘀血阻络，痰留关节，痰瘀交结，经络不通，而成顽疾。

（二）中医辨证分型

1. **风寒湿证型**　颈、肩、上肢串痛麻木，以痛为主，头有沉重感，颈部僵硬，活动不利，恶寒畏风；舌淡红，苔薄白，脉弦紧。

2. **气滞血瘀证型**　颈肩部、上肢刺痛，痛处固定，伴有肢体麻木；舌质暗，脉弦。

3. **痰湿阻络证型**　头晕目眩，头重如裹，四肢麻木不仁，纳呆；舌暗红，苔厚腻，脉弦滑。

4. **肝肾不足证型**　眩晕头痛，耳鸣耳聋，失眠多梦，肢体麻木，面红目赤；舌红少津，脉弦。

5. **气血亏虚证型**　头晕目眩，面色苍白；心悸气短，四肢麻木，倦怠乏力；舌淡苔少，脉细弱。

九、颈椎纤维软骨终板炎疼痛综合征的治疗方法

（一）颈椎纤维软骨终板炎的常规疗法系列

1. **适当休息**　避免长时间低头伏案，避免颈部受凉，选用合适的枕具。
2. **保护颈椎**　可适时应用颈部支具。
3. **物理疗法**　TDP、冲击波、蜡疗等。
4. **功能锻炼**　以柔和活动为主，可行米字型运动，避免暴力。
5. **对症药物**　可应用非甾体抗炎类药物以止痛。

（二）颈椎纤维软骨终板炎的中医特色疗法系列

1. **颈椎正脊疗法**　在中医筋骨理论指导下行正脊疗法。
2. **颈肩推拿疗法**　以中医经络理论行推拿治疗。
3. **经络针灸疗法**　选择颈部阿是穴，辨证取穴，进行针刺治疗。
4. **经络艾灸疗法**　选择部位进行艾灸，温经通络止痛。
5. **经络刮痧疗法**　选择颈肩部经络进行刮痧疗法，通络止痛。
6. **经络拔罐疗法**　选择颈肩部经络进行拔罐疗法，通络止痛。
7. **穴位埋线疗法**　可选取相应穴位，辨证论治，埋线治疗。
8. **穴位灌注疗法**　选择颈部阿是穴，辨证取穴，进行中药灌注治疗。
9. **中药外敷疗法**　颈部行中药外敷、塌渍治疗。
10. **中药熏蒸疗法**　颈部行熏蒸药物疗法，散寒止痛。
11. **中药浸泡疗法**　选取中药验方，提取有效成分，行局部浸泡疗法。
12. **中药经皮透入疗法**　颈部行中药经皮透入疗法，通络止痛。

13. **其他特色疗法**　包括烫熨疗法、水灸、火灸、芒针、锋针、锹针、钩针等疗法。

（三）颈椎纤维软骨终板炎的微创特色疗法系列

1. **颈部神经根阻滞疗法**　颈部神经根阻滞。
2. **颈部神经节阻滞疗法**　星状神经节阻滞。
3. **颈段硬膜外灌注疗法**　将活血化瘀中药和神经营养药物注入颈段硬膜外治疗。
4. **颈部软组织松解疗法**　对肌肉、筋膜、关节囊等组织进行银质针、针刀松解等。
5. **颈部软组织灌注疗法**　对肌肉、筋膜、关节囊等组织进行药物灌注治疗等。
6. **颈椎间盘微创介入疗法**　颈椎纤维软骨终板炎程度轻的患者一般不需要施行椎间盘微创介入治疗，经其他方式治疗效果不好时，可以根据具体病情选择不同的介入方法，如颈椎间盘盘内中药灌注治疗、颈椎间盘盘内三氧灌注治疗等

（四）颈椎纤维软骨终板炎的微创切除疗法系列

颈椎纤维软骨终板炎程度轻的患者不需要施行椎间盘微创切除治疗，在其他治疗方法无效的情况下可以根据具体病情选择椎间盘微创切除方法，如颈椎间盘镜微创切除手术等。

（五）颈椎纤维软骨终板炎的中医辨证汤剂疗法系列

1. **风寒湿证型**　治则：祛风散寒。推荐方剂：羌活胜湿汤加减。
2. **气滞血瘀证型**　治则：行气活血。推荐方剂：合营止痛汤加减。
3. **痰湿阻络证型**　治则：化痰通络。推荐方剂：二陈汤加减。
4. **肝肾不足证型**　治则：补肝益肾。推荐方剂：六味地黄丸加减。
5. **气血亏虚证型**　治则：气血双补。推荐方剂：八珍汤加减。

十、颈椎纤维软骨终板炎疼痛综合征的疗效判定

（一）临床疗效（症状和体征的改善程度）评定的参考标准

1. **评分标准**　总分100分，其中症状分值60分，体征分值40分。①症状改善程度：分值60分。患者颈部及全身的疼痛等综合症状在治疗前与治疗后进行对比，按照改善程度以100%计算。如患者治疗后症状每改善10%计6分，症状全部消失计60分，治疗后症状无改善计0分，其他症状改善的分值计算以此类推。②体征改善程度：分值40分。患者颈部及全身各部位的压痛、叩击痛、病理反射、神经牵拉反应和脊柱、关节活动等综合阳性体征在治疗前与治疗后进行对比，按照改善程度以100%计算。如患

者治疗后综合阳性体征每改善10%计4分，体征全部消失计40分，治疗后体征无改善计0分，其他体征改善的分值计算以此类推。

2. **疗效分级** 患者治疗后与治疗前的症状和体征对比，共分5个级别，每个级别分值如下。①一级疗效：治疗后症状和体征绝大部分消失，疗效评定分值80～100分，疗效指数＞80%。②二级疗效：治疗后症状和体征大部分消失，疗效评定分值60～80分，疗效指数＞60%。③三级疗效：治疗后症状和体征明显改善，疗效评定分值40～60分，疗效指数＞40%。④四级疗效：治疗后症状和体征有所改善，疗效评定分值10～40分，疗效指数≥10%。⑤五级疗效：治疗后症状和体征略有改善，疗效评定分值1～10分，疗效指数＜10%。

（二）影像检查

除症状体征改善外，影像检查是本病治愈的重要评价指标。

【**典型病例1**】祁某，男，31岁，5年前在外院确诊颈椎终板炎，一直未行治疗，现颈部僵硬，后背疼，左手左臂间断麻木，当地医生建议手术治疗，自行理疗及口服药物，效果欠佳，后行局部贴敷，结合针灸及局部注射治疗，症状缓解。

【**典型病例2**】林某，女，33岁，颈部疼痛伴僵硬1年余，间断头痛，曾行颈椎MRI检查示颈椎退行性改变，颈3-4椎间盘轻度突出伴终板炎；行推拿及局部热敷可缓解，近期感上述症状加重，行上述治疗略缓解，给予理疗及针灸、推拿后疼痛减轻，僵硬感未见改善。

（赵　泽　王　霞）

第二节　颈椎软骨终板破裂疼痛综合征

颈椎软骨终板破裂疼痛综合征（又称颈椎软骨终板破裂症）是由于颈椎间盘的软骨终板发生病理性改变，导致颈椎间盘软骨终板破裂，引起的一系列症状和体征。本节从颈椎软骨终板破裂症疼痛综合征的致病因素、致病机制、临床表现、病理特征、特殊检查、诊断标准、鉴别诊断、中医辨证、治疗方法、疗效判定等方面对颈椎软骨终板破裂疼痛综合征进行系统阐述。

一、颈椎软骨终板破裂疼痛综合征的致病因素

（一）现代医学相关致病因素分析

1. **生理退化** 生理性退化使得局部骨化障碍或软骨终板脆弱，由于椎间盘压力作

用，导致软骨板破裂。

2. **慢性劳损** 各种超过正常范围的过度活动带来的损伤，如不良的睡眠、枕头的高度不当或垫的部位不妥，反复落枕者患病率也较高。另外，工作姿势不当，尤其是长期低头工作者发病率较高。另外，有些不适当的体育锻炼也会增加发病率。

3. **颈部创伤** 除局部和全身因素影响软骨板发育和完整性外，局部损伤是其诱因，包括过荷负重、摔伤、扭伤、坠落伤、积累性劳损、肥胖及驱车等对椎间盘所产生的纵向挤压、屈曲、旋转力量可使软骨板从椎体上撕脱并破裂。

4. **营养障碍** 代谢因素由于各种原因所造成人体代谢失常者，软骨板营养障碍，特别是钙、磷代谢和激素代谢失调者容易产生。

5. **不良体位** 压力不均匀，稳定失常。

6. **其他因素** 发育不良、不良生活习惯、感染、工作环境的理化因素等。

（二）中医学相关致病因素分析

1. **外邪侵袭** 由于气血亏虚、卫外不固，风寒湿邪侵袭颈项肩臂，气血痹阻不通，筋经不得濡养，"不通则痛""不荣则痛"，故见本证。《诸病源候论》亦云："体虚弱，若中风寒，随邪所中之筋则挛急，不能屈伸。"

2. **长期累积劳伤** 《张氏医通》云："肾气不循故道，气逆挟脊而上，致肩背痛……或观书对襄久坐致脊背痛。"由于长期低头工作、久坐等不良姿势致颈项部经脉受损，气血不通，气机瘀滞，经脉失养或气血阴阳失衡而发本病。

3. **跌仆外伤** 颈椎是人体活动最为频繁的部位，生活中的不注意或不经意的外力刺激都会使颈部常处于一种肌力不平衡状态，导致局部气血瘀阻不通，骨关节结构发生异变，不通则痛；颈肩部筋脉受损，气血溢出脉外，经脉瘀阻不通而致本病。《医宗金鉴·正骨心法要旨》云："因跌、仆、闪、失，以致骨缝开错，气血郁滞，为肿为痛"。

4. **脏腑虚弱** 此病的病根主要在软骨板，中医属骨，肾主骨。《素问·宣明五气篇》云"肾主骨"，《灵枢·五色》曰"肾合骨也"，《素问·六节脏象论》亦说"肾者，封藏之本，精之处也；其华在发，其充在骨"，《素问·四时刺逆从论》曰"肾主身之骨髓"，说明骨的生理与肾密切相关。

二、颈椎软骨终板破裂疼痛综合征的致病机制

（一）现代医学相关致病机制

在日常生活中，椎间盘逐步承受弯曲和压迫等外力作用促使髓核冲击脆弱性较高的椎体终板并进入终板形成软骨结节。其实质与椎体前缘的椎缘骨及疝入椎体的施莫尔结节是相同的，只是产生部位不同而已。

其过程大致可分为三个病理阶段，第一阶段为软骨板损伤期，椎体后缘软骨板破裂；第二阶段为游离骨块期，即从骨折到游离骨块突入椎管，髓核后移和撕脱，部分软骨板向椎管内突出；第三阶段为骨块硬化期，软骨板与椎体后缘融合。

（二）中医学相关致病机制

此病属于中医学"颈项痹""颈肩痛""血痹"等范畴，根据中医学理论，其致病因素如下。

1. **跌仆闪挫及气滞血瘀**　颈椎是人体活动最为频繁的部位，日常生活中经意或不经意的外力刺激使颈部经常处于一种肌力不平衡状态，导致局部气血瘀阻不通，进而影响骨关节结构发生异常变化，使颈部气血不通，不通则痛；由于气血瘀阻的部位不同，有时在筋，有时在骨，有时筋骨俱伤，有时甚或损伤任督二脉，伤及髓海，产生下肢失用等症状。这也是本病症状多变的原因之一。

2. **劳伤肾气及风寒侵袭**　先天不足，任督两脉空虚，或后天劳累过度伤及肾气，均可影响颈部筋骨的生长发育。肾主骨生髓，肾气不充，正气不足，卫外之气不固，风寒之邪乘虚凑之，痹阻经脉气血而发生颈部疼痛、四肢不用等症状。这里的劳力过度主要指颈部频繁不正确的运动或长期处于一种固定的位置，当然也包括房劳过度。这里的风寒之邪是本病发生的一种诱因，尤其在急性发作期，其占有相当重要的位置。

3. **肝肾不足及气血虚弱**　肝血不足，颈筋不能得血濡养，则颈筋挛急，四肢麻木，屈伸不利；肝肾同源，精血互生，肝肾不足，精不生血而发生气血虚弱，不能濡养。

三、颈椎软骨终板破裂疼痛综合征的临床表现

1. **病史特点**　一般病史较长，属于慢性损害；以颈部长期酸痛，活动不利为表现；亦可因暴力外伤致病，表现为颈部疼痛剧烈。

2. **典型症状**　颈部疼痛，活动受限，亦可出现头晕症状，部分患者出现以上肢疼痛及麻木无力为主症，软骨终板破裂刺激或压迫脊髓时可出现脚踩棉花样感觉，下肢无力等。

3. **主要体征**　相应节段压痛，叩击痛；颈部活动受限，活动疼痛加剧，叩顶试验阳性等。

四、颈椎软骨终板破裂疼痛综合征的病理特征

病理可见散在细碎骨化细胞，新鲜者可以从切片中观察到软骨终板周围有明显的血液。

五、颈椎软骨终板破裂疼痛综合征的特殊检查

1. 颈椎X线检查 X线片在早期可无明显异常，在中期及末期可见骨块骨化异常表现。

2. 颈椎间盘CT检查 CT在水平位可以看见骨块及椎体内骨质缺损，软骨终板破裂。

3. 颈椎间盘MRI检查 MRI检查可见局部水肿及受损部位缺损，严重者可见突入椎管内或压迫神经根的软骨块。

4. 颈椎间盘造影检查 造影可见造影剂突入破裂处的椎体内。

5. 颈椎红外热成像检查 无特异性价值，可以看到颈部继发的软组织损害。

6. 颈椎间盘超声检查 破坏下的影像显示不明显，破坏的面积大可以看见。

7. 颈部及上肢电生理检查 如有影响神经根的骨块，可见相应节段神经传导异常。

8. 其他检查 C反应蛋白及红细胞沉降率可见异常，不具特异性。

六、颈椎软骨终板破裂疼痛综合征的诊断标准

1. 病史特点 一般病史较长，以颈部酸痛，活动不利为表现；亦可因暴力外伤致病，表现为颈部疼痛剧烈。

2. 典型症状 颈部疼痛，活动受限，亦可出现头晕、上肢疼痛、麻木无力等症状；软骨终板破裂刺激或压迫脊髓时可出现脚踩棉花样感觉、下肢无力等。

3. 主要体征 相应节段压痛，叩击痛；颈部活动受限，活动疼痛加剧，叩顶试验阳性等。

4. 影像检查

（1）颈椎X线检查：X片在早期可无明显异常，在中期及末期可见骨块骨化异常表现。

（2）颈椎CT检查：CT扫描能发现椎体内骨质缺损、软骨终板破裂征象。

（3）颈椎MRI检查：MRI检查可见局部水肿及受损部位缺损，严重者可见突入椎管内或压迫神经根的软骨块。

七、颈椎软骨终板破裂疼痛综合征的鉴别诊断

1. 颅内疾病 颈部引起的后枕部疼痛可与脑血管疾病相鉴别，脑血管疾病严重时可伴半身不遂症状，查体伴病理征，通过头颅MRI或头颅CT检查可鉴别诊断。

2. 脊髓疾病 脊髓空洞症是一种慢性的脊髓病变，病因不很明确，可能会引起肢体运动障碍、霍纳综合征等，长期下去可能会引起局部感觉丧失。颈椎MRI可鉴别。

3. **颈椎骨折**　患者一般有外伤史，外力所致颈椎骨折可通过X线或CT三维重建鉴别诊断，严重时可出现截瘫。

4. **颈椎结核**　结合患者是否有低热、消瘦，既往有无结核病史，有无接触史，行颈椎增强MRI、血培养，通过体液或血液查找结核菌，检测血常规、C反应蛋白、红细胞沉降率、降钙素原等鉴别。

5. **颈椎化脓性感染**　可出现发热、全身酸痛、局部皮肤红肿等症状，结合血常规、C反应蛋白、红细胞沉降率、降钙素原、颈椎MRI等检查可鉴别诊断。

6. **颈椎恶性肿瘤**　颈椎椎管内肿瘤包括发生于脊髓、脊神经根、脊膜和椎管壁组织的原发性和继发性肿瘤，一般考虑转移瘤，需询问患者有无恶性肿瘤病史。颈部恶性肿瘤疼痛剧烈，可行颈椎增强MRI检查，积极查找原发灶。

7. **颈椎良性肿瘤**　原发于颈椎的良性肿瘤较常见的是血管瘤、脊索瘤、软骨瘤、巨细胞瘤等，颈椎增强MRI可初步诊断，必要时活检病理诊断。

8. **颈部血管疾病**　包括颈部血管动脉粥样硬化而造成的颈动脉狭窄或者闭塞，可通过超声检查、血管造影鉴别。

9. **颈部软组织损害**　颈部急性软组织损伤主要由于机械因素引起，颈部受到钝器的外力刺激之后，主要特征是颈部疼痛，颈部肿胀，颈部僵硬甚至活动受限；颈部慢性软组织损伤主要由于长期低头、超时限活动、急性损伤未治愈引起，主要特征是颈部疼痛、颈部肿胀甚至颈部疲劳。颈部MRI可鉴别诊断。

八、颈椎软骨终板破裂疼痛综合征的中医辨证

（一）中医辨证要点

1. **辨病邪**　项痹的证候特征多因感受邪气的性质不同而表现各异。肢体关节疼痛呈游走不定者，属风胜；疼痛较剧，遇寒则甚，得热则缓者，属寒胜；重着而痛，手足沉重，肌肤麻木者，属湿胜；红肿热痛，筋脉拘急者，属热胜。

2. **辨虚实**　一般而言，新病多实，久病多虚。实者，发病较急，正气尚胜抗邪，故痛势剧，脉实有力；虚者，病程较长，多有气血不足，故疼痛绵绵，痛势较缓，脉虚无力。本病后期多见虚实错杂，应辨明虚实，分清主次。

3. **辨痰瘀**　项痹迁延不愈，证见关节慢肿，甚则强直畸形，痛如针刺，痛有定处，时轻时重，昼轻夜重，屈伸不利，舌体胖，边有齿痕，舌质紫暗甚或可见瘀斑，脉沉弦涩。多属正虚邪恋，瘀血阻络，痰留关节，痰瘀交结，经络不通，关节不利，而成顽疾。

（二）中医辨证分型

1. **风寒湿证型**　颈、肩、上肢串痛麻木，以痛为主，头有沉重感，颈部僵硬，活

动不利，恶寒畏风；舌淡红，苔薄白，脉弦紧。

2. 气滞血瘀证型　颈肩部、上肢刺痛，痛处固定，伴有肢体麻木；舌质暗，脉弦。

3. 痰湿阻络证型　头晕目眩，头重如裹，四肢麻木不仁，纳呆；舌暗红，苔厚腻，脉弦滑。

4. 肝肾不足证型　眩晕头痛，耳鸣耳聋，失眠多梦，肢体麻木，面红目赤；舌红少津，脉弦。

5. 气血亏虚证型　头晕目眩，面色苍白；心悸气短，四肢麻木，倦怠乏力；舌淡苔少，脉细弱。

九、颈椎软骨终板破裂疼痛综合征的治疗方法

（一）颈椎软骨终板破裂疼痛综合征的常规疗法系列

1. 适当休息　避免长时间低头伏案，避免颈部受凉，选用合适的枕具。
2. 保护颈椎　可适时应用颈部支具，前期可制动，避免进一步损伤。
3. 物理疗法　TDP、冲击波、蜡疗等。
4. 对症药物　可应用非甾体抗炎药止痛等。

（二）颈椎软骨终板破裂疼痛综合征的中医特色疗法系列

1. 颈肩推拿疗法　以中医经络理论行推拿治疗，手法柔和，忌重力。
2. 经络针灸疗法　选择颈部阿是穴，辨证取穴，进行针刺治疗。
3. 经络艾灸疗法　选择部位进行艾条灸，温经通络止痛。
4. 经络刮痧疗法　选择颈肩部经络进行刮痧疗法，通络止痛。
5. 经络拔罐疗法　选择颈肩部经络进行拔罐疗法，通络止痛。
6. 穴位埋线疗法　可选取相应穴位，辨证论治，埋线治疗
7. 穴位灌注疗法　选择颈部阿是穴，辨证取穴，进行中药灌注治疗。
8. 中药外敷疗法　颈部行中药外敷、塌渍治疗。
9. 中药熏蒸疗法　颈部行熏蒸药物疗法，散寒止痛。
10. 中药浸泡疗法　选取中药验方，提取有效成分，行局部浸泡疗法。
11. 中药经皮透入疗法　颈部行中药经皮透入疗法，通络止痛。
12. 其他特色疗法　烫熨疗法、水灸、火灸、芒针、锋针、镵针、钩针等疗法。

（三）颈椎软骨终板破裂疼痛综合征的中医辨证汤剂疗法系列

1. 风寒湿阻络证　治则：祛风散寒除湿，活血通络止痛。推荐方药：羌活胜湿汤加减。

2. 气滞血瘀证　治则：活血化瘀，行气止痛。推荐方药：活血止痛汤加减。

3. 肝阳上亢证　治则：平肝潜阳，通络止痛。推荐方药：天麻钩藤饮加减。

4. 肝肾亏虚证　治则：补益肝肾，通络止痛。推荐方药：六味地黄汤加减。

5. 湿热阻络证　治则：清热祛湿，活血通络止痛。推荐方药：三妙散加减。

（四）颈椎软骨终板破裂疼痛综合征的微创特色疗法系列

1. 颈部神经根阻滞疗法　颈部神经根阻滞。

2. 颈部神经节阻滞疗法　星状神经节阻滞。

3. 颈段硬膜外灌注疗法　将活血化瘀中药和神经营养药物注入颈段硬膜外治疗。

4. 颈部软组织松解疗法　对肌肉、筋膜、关节囊等进行银质针、针刀松解等。

5. 颈部软组织灌注疗法　对肌肉、筋膜、关节囊等进行药物灌注治疗等。

6. 颈椎间盘微创介入疗法　颈椎软骨终板破裂疼痛综合征程度轻的患者一般不需要施行椎间盘微创介入治疗，经其他方式治疗效果欠佳时，可以根据具体病情选择不同的介入方法。

（五）颈椎软骨终板破裂疼痛综合征的微创切除疗法系列

颈椎软骨终板破裂疼痛综合征程度轻的患者不需要施行椎间盘微创切除治疗，在其他治疗方法无效的情况下，可以根据具体病情选择椎间盘微创切除方法，如颈椎间盘镜微创切除手术等。

（六）颈椎软骨终板破裂疼痛综合征手术疗法系列

大多数颈椎软骨终板破裂疼痛综合征的患者不需要进行颈椎间盘手术切除治疗，少数椎间盘骨终板破裂压迫脊髓或卡压脊神经的患者在经过各种治疗手段仍然无效的情况下，可以选择颈椎间盘手术切除治疗。

十、颈椎软骨终板破裂疼痛综合征的疗效判定

（一）临床疗效（症状和体征的改善程度）评定的参考标准

1. 评分标准　总分100分，其中症状分值60分，体征分值40分。①症状改善程度：分值60分。患者颈部及全身的疼痛等综合症状在治疗前与治疗后进行对比，按照改善程度以100%计算。如患者治疗后症状每改善10%计6分，症状全部消失计60分，治疗后症状无改善计0分，其他症状改善的分值计算以此类推。②体征改善程度：分值40分。患者颈部及全身各部位的压痛、叩击痛、病理反射、神经牵拉反应和脊柱、关节活动等综合阳性体征在治疗前与治疗后进行对比，按照改善程度以100%计算。如患者

治疗后综合阳性体征每改善10%计4分，体征全部消失计40分，治疗后体征无改善计0分，其他体征改善的分值计算以此类推。

2. **疗效分级**　患者治疗后与治疗前的症状和体征对比，共分5个级别，每个级别分值如下。①一级疗效：治疗后症状和体征绝大部分消失，疗效评定分值80～100分，疗效指数＞80%。②二级疗效：治疗后症状和体征大部分消失，疗效评定分值60～80分，疗效指数＞60%。③三级疗效：治疗后症状和体征明显改善，疗效评定分值40～60分，疗效指数＞40%。④四级疗效：治疗后症状和体征有所改善，疗效评定分值10～40分，疗效指数≥10%。⑤五级疗效：治疗后症状和体征略有改善，疗效评定分值1～10分，疗效指数＜10%。

（二）影像检查

除症状体征改善外，影像检查是本病治愈的重要评价指标。

【**典型病例1**】患者，董某，女，27岁，因颈部疼痛伴右上肢疼痛3天入院。查体：颈椎间隙压痛，向右上肢放射，颈部部活动受限，右上肢肌力略弱。颈椎MRI示椎体后缘一类圆形骨质缺损区，椎管内见一游离的骨块。诊断为颈椎后缘软骨终板破裂疼痛综合征。经手术治疗后症状体征消失。

【**典型病例2**】患者周某，男，17岁，因运动时不慎伤及颈椎，颈部疼痛2天而就诊。患者2天前运动时出现颈部疼痛，活动时症状明显，VAS评分7分。查体：颈部椎间隙压痛阳性，活动受限。双上肢肌力Ⅴ级，双上肢反射对称引出，双下肢无皮肤感觉减退，颈椎叩击痛，颈椎MRI示C_4和C_5、椎体施莫尔结节。诊断为颈椎软骨终板破裂疼痛综合征，经保守治疗后10余天，疼痛缓解，随访半年，未出现其他症状。

【**典型病例3**】患者武某，男，38岁，因颈部疼痛1周来院就诊。患者1周前活动后出现颈部疼痛，活动时症状明显，VAS评分6分。查体：颈部椎间隙压痛阳性，活动受限。双上肢肌力正常，双上肢反射阴性，颈椎叩击痛，颈椎MRI示C_5和C_6椎体施莫尔结节。诊断为颈椎软骨终板破裂疼痛综合征，经保守治疗半月后疼痛缓解。

（赵　泽　王　霞）

第三节　颈椎间盘纤维软骨栓塞疼痛综合征

颈椎间盘纤维软骨栓塞疼痛综合征（又称颈椎纤维软骨栓塞症）是由于颈椎间盘的纤维软骨发生病理性改变，使颈椎纤维软骨脱落进入颈段脊髓血管，导致颈段脊髓血管梗死，引起的一系列症状和体征。本节从颈椎纤维软骨栓塞症疼痛综合征的致病因素、致病机制、临床表现、病理特征、特殊检查、诊断标准、鉴别诊断、中医辨证、治疗方法、疗效判定等方面对颈椎间盘纤维软骨栓塞疼痛综合征进行系统阐述。

一、颈椎间盘纤维软骨栓塞疼痛综合征的致病因素

（一）现代医学相关致病因素分析

颈椎间盘纤维软骨栓塞疼痛综合征属于罕见病，其病因和病理机制尚未完全清楚，是脊髓梗死的罕见病因，约占脊髓梗死的5.5%，女性较男性多见，青少年及老年人发病率高。部分病例行尸解发现，脊髓多数血管被椎间盘髓核栓子梗死，导致脊髓梗死，推测是由于椎间盘髓核破碎物通过根动脉或髓核结节进入椎体血管系统所致。

（二）中医学相关致病因素分析

中医学认为，颈者，手足之阳经，任督脉所过，一旦受损，诸变百出，常可发生头颈部和肩臂四肢症状，重者督脉受损，危及生命。根据中医学理论其主要致病因素如下。

1. 跌仆闪挫及气滞血瘀　颈椎是人体活动最为频繁的部位，日常生活中经意或不经意的外力刺激使颈部经常处于一种肌力不平衡状态，导致局部气血瘀阻不通，进而影响骨关节结构发生异常变化，使颈部气血不通，不通则痛。由于气血瘀阻的部位不同，有时在筋，有时在骨，有时筋骨俱伤，有时甚或损伤任督二脉，伤及髓海，产生下肢废用等症状，这也是本病症状多变的原因之一。

2. 劳伤肾气及风寒侵袭　先天不足，任督两脉空虚，或后天劳累过度伤及肾气，均可影响颈部筋骨的生长发育。肾主骨生髓，肾气不充，正气不足，卫外之气不固，风寒之邪乘虚凑之，痹阻经脉气血而发生颈部疼痛、四肢不用等症状。这里的劳力过度主要指颈部频繁不正确运动或长期处于一种固定的位置，当然也包括房劳过度；这里的风寒之邪是本病发生的一种诱因，尤其在急性发作期，其占有相当重要的位置。

3. 肝肾不足及气血虚弱　肝血不足，颈筋不能得血濡养，则颈筋挛急，四肢麻木，屈伸不利；肝肾同源，精血互生，肝肾不足，精不生血而发生气血虚弱，不能濡养。

二、颈椎间盘纤维软骨栓塞疼痛综合征的致病机制

（一）现代医学相关致病机制

其病理机制尚未完全清楚，可能原因为椎间盘髓核破碎物直接进入根动脉、髓核结节进入椎体血管系统。多数资料显示，患者发病前少数由外伤或进行体育活动、搬

运等活动所诱发。未成年人脊髓和髓核有共同的血液供应，当脊柱纵向受压致椎间盘内压增高时，髓核可逆流进入根前动脉，导致脊髓梗死。成人髓核无血液供应，椎间盘破裂后溢出物可进入脊髓根前动脉，导致脊髓梗死。椎体发育异常如施莫尔结节等可造成纤维软骨栓塞。青少年、骨质疏松、软骨退化、脊柱外伤手术史以及长期糖皮质激素治疗等是颈椎间盘纤维软骨栓塞疼痛综合征发病的主要危险因素。

（二）中医学相关致病机制

中医学认为，体弱或气虚引起的正气不足会导致体表不固，进而机体抵抗力下降，外邪易入侵或意外跌扑以致病。因此，本病的病因属于其中的"筋病""颈肩痛""眩晕"等范畴。意外损伤，经络受损，气血不足以致痹阻，经络受外邪侵袭；其次，气血不足导致血瘀或血癖，而经络受损引起气滞血瘀，从而产生中医学上的"不通则痛"。《素问·痹论》中注："风、寒、湿邪三气杂合而至，其为痹也，三气盛分而为行痹、痛痹、著痹。若三气侵袭于筋骨，则疼痛难己"。

《类证治裁》曰"肩背痛…… 此手太阳经气郁不行"，《素问调经论》谓"搏……在于脉则血凝不流"，清代王清任的《医林改错》认为"血瘀致癖"指出经气郁结，气血循行受阻，气滞血瘀也是导致本病发生的重要原因。

三、颈椎间盘纤维软骨栓塞疼痛综合征的临床表现

1. **病史概况**　起病急骤，多有剧烈运动或外伤史。
2. **典型症状**　突发的背部或颈部剧烈疼痛，梗死平面以下肢体瘫痪，痛觉、温觉障碍及直肠膀胱括约肌障碍等，且症状多在短时间内迅速进展，可出现呼吸衰竭、休克，严重者可在短时间内死亡。临床表现根据栓子堵塞的部位不同而大同小异，神经系统功能障碍主要表现为急性颈背部疼痛，继而四肢瘫痪、自主呼吸消失，四肢肌力0级、肌张力低，腱反射减弱或消失，病理征阴性，颈以下皮肤干燥无汗；呼吸系统功能障碍主要表现为肺不张和肺炎，需机械通气维持呼吸功能；心血管系统功能障碍主要表现为心动过缓甚至心跳停搏和低血压。
3. **主要体征**　双侧皮质脊髓束受损，受损平面在胸髓以上水平，表现为患者四肢迟缓性瘫痪；延髓至胸髓腹侧受损，表现为运动系统障碍而感觉检查不合作；脊髓侧角或交感神经受损，表现为颈以下皮肤无汗、心动过缓。

四、颈椎间盘纤维软骨栓塞疼痛综合征的病理特征

病理组织表现为脊髓多数小动脉和小静脉被典型的纤维软骨栓塞，脊髓梗死坏死，

少数延伸至延髓，通常找不到典型的破裂间盘碎片。

五、颈椎间盘纤维软骨栓塞疼痛综合征的特殊检查

1. 颈椎X线检查　无诊断价值，只是排除其他疾病。

2. 颈椎CT检查　无诊断价值，只是排除其他疾病。

3. 颈椎MRI检查　MRI检查有时可以看见脊髓病变，其在颈椎间盘纤维软骨栓塞疼痛综合征的诊断中具有重要参考价值，可表现为T2加权图像累及多个脊髓节段的线状或斑片状高信号影，轴位图像见累及脊髓前2/3的高信号影，扩散加权成像显示扩散受限，病变早期可发现脊髓束的膨胀、增粗。

4. 颈椎间盘造影检查　无诊断价值，只是排除其他疾病。

5. 颈椎红外热成像检查　无特异性诊断价值，可以看到颈部继发的软组织损害。

6. 颈椎超声检查　无诊断价值，只是排除其他疾病。

7. 颈部及上肢电生理检查　肌电图、神经功能等有一定诊断价值，有神经损伤者可发现。

8. 脊髓血管造影　可发现血管栓塞表现。

9. 其他检查方式　实验室检查通常也无异常表现，脑脊液的细胞数、糖、氯化物及蛋白也可在正常范围或升高。脑脊液动力学改变、常规生化异常对判断脊髓受压程度很有价值。椎管严重梗阻时，脑脊液蛋白-细胞分析可显示细胞数正常，蛋白通常超过10 g/L，黄色的脑脊液流出后自动凝结，称之为Froin综合征。

六、颈椎间盘纤维软骨栓塞疼痛综合征的诊断标准

1. 病史　发病的诱因通常有外伤、体育运动、搬运、外科手术等，少数患者可没有任何诱因，突发性颈部疼痛，甚至可向双上肢放射。

2. 症状　四肢肌力减弱甚至消失，病理反射消失，严重者可有意识障碍及呼吸骤停。

3. 体征　双侧皮质脊髓束受损，受损最低平面在胸髓以上水平，表现为患者四肢迟缓性瘫痪；延髓至胸髓腹侧受损，表现为运动系统障碍而感觉检查不合作；脊髓侧角或交感神经受损，表现为颈以下皮肤无汗、心动过缓。

4. 影像检查　MRI的诊断价值大，MRI检查早期也可能没有特异性表现，中后期可在脊髓的病灶部分表现为T2加权图像见累及多个脊髓节段的线状或斑片状高信号影，轴位图像见累及脊髓前2/3的高信号影，扩散加权成像显示扩散受限，病变早期可发现脊髓束的膨胀、增粗。

七、颈椎间盘纤维软骨栓塞疼痛综合征的鉴别诊断

1. 横贯性脊髓炎　常见于青壮年，发病常有前驱症状，如发热、病毒感染、疫苗接种等，以胸髓受累常见，常累及胸椎3～4节椎体长度，临床表现为病变平面以下的感觉、运动及自主神经功能障碍。MRI轴位影像示病变呈中心型，累及脊髓直径2/3以上；病变脊髓可出现肿胀，T2加权成像呈高信号影，扩散加权成像常无扩散受限，增强扫描可有强化。脑脊液检查示淋巴细胞增多及蛋白水平升高等。预后较好。

2. 急性脊髓多发性硬化　是一种自身免疫性疾病，以中年人多见，临床表现为脊髓运动和感觉传导通路受累。MRI检查示病变主要累及脊髓轴位外周区域，宽度小于脊髓直径1/2，长度常小于2个椎体，可见病变脊髓增粗；T2加权成像呈斑片状高信号影，增强扫描可有强化。脑脊液检查可见寡克隆抗体及髓鞘碱性蛋白等。

3. 急性脊髓损伤　发生于脊柱外伤后，临床表现为损伤脊髓节段平面以下肢体的严重功能障碍。MRI检查可显示椎体骨折，T2加权成像见脊髓高信号片状出血影。临床治疗除手术固定外，常采用糖皮质激素为主的综合疗法。促红细胞生成素、间充质干细胞移植等治疗可显著改善患者预后。

八、颈椎间盘纤维软骨栓塞疼痛综合征的中医辨证

（一）中医辨证概要

脉络闭塞、气滞血瘀是本病的辩证特点，颈椎是人体活动频繁的部位之一，跌扑损伤是重要诱因，行成瘀血原因有四，分别为气虚、气滞、血寒、跌扑损伤，瘀血产生后阻滞经络，气血运行不畅，故而发病。

（二）中医辨证分型

1. 风寒湿证型　颈肩部及上肢疼痛，遇寒加重，得温痛减；舌质淡红，苔薄白，脉弦紧。

2. 气滞血瘀证型　颈肩部、上肢刺痛，痛处固定，伴肢体麻木；舌质暗，脉弦。

3. 痰湿阻络证型　头晕目眩，头重如裹，四肢麻木不仁，纳呆；舌暗红，苔厚腻，脉弦滑。

4. 肝肾不足证型　眩晕头痛，耳鸣耳聋，失眠多梦，肢体麻木，面红目赤；舌红少津，脉弦。

5. 气血亏虚证型　头晕目眩，面色苍白，心悸气短，四肢麻木，倦怠乏力；舌淡苔少，脉细弱。

九、颈椎间盘纤维软骨栓塞疼痛综合征的治疗方法

（一）颈椎间盘纤维软骨栓塞疼痛综合征的常规疗法系列

1. 对症治疗　颈椎间盘纤维软骨栓塞疼痛综合征目前仍缺乏确切、有效的治疗方法，早期应用大剂量糖皮质激素、肝素、阿司匹林等抗炎、溶栓、抗凝药物，给予物理治疗、康复训练可改善患者预后。

2. 神经系统保护性治疗　本病现阶段无特异性治疗，早期应用神经保护剂对于预后有明显帮助。

（二）颈椎纤维软骨栓塞症的中医特色疗法系列

1. **颈肩推拿疗法**　以中医经络理论行推拿治疗，手法柔和，忌重力。
2. **经络针灸疗法**　选择颈部阿是穴，辨证取穴，进行针刺治疗。
3. **经络艾灸疗法**　选择部位进行艾条灸，温经通络止痛。
4. **经络刮痧疗法**　选择颈肩部经络进行刮痧疗法，通络止痛。
5. **经络拔罐疗法**　选择颈肩部经络进行拔罐疗法，通络止痛。
6. **穴位埋线疗法**　可选取相应穴位，辨证论治，埋线治疗。
7. **穴位灌注疗法**　选择颈部阿是穴，辨证取穴，进行中药灌注治疗。
8. **中药外敷疗法**　颈部行中药外敷、塌渍治疗。
9. **中药熏蒸疗法**　颈部行熏蒸药物疗法，散寒止痛。
10. **中药浸泡疗法**　选取中药验方，提取有效成分，行局部浸泡疗法。
11. **中药经皮透入疗法**　颈部行中药经皮透入疗法，通络止痛。
12. **其他中医特色疗法**　烫熨疗法、水灸、火灸、芒针、锋针、锨针、钩针等疗法。

（三）颈椎纤维软骨终板破裂的微创特色疗法系列

1. **颈部神经根阻滞疗法**　颈部神经根阻滞等。
2. **颈部神经节阻滞疗法**　星状神经节阻滞等。
3. **颈段硬膜外灌注疗法**　将活血化瘀中药和神经营养药物注入颈段硬膜外治疗。

（四）颈椎间盘纤维软骨栓塞疼痛综合征的中医辨证汤剂疗法系列

1. **风寒湿证型**　治则：祛风散寒。推荐方药：羌活胜湿汤加减。
2. **气滞血瘀证型**　治则：行气活血。推荐方药：活血止痛汤加减。
3. **痰湿阻络证型**　治则：化痰通络。推荐方药：二陈汤加减。
4. **肝肾不足证型**　治则：补肝益肾。推荐方药：六味地黄丸加减。

5. 气血亏虚证型　治则：气血双补。推荐方药：八珍汤加减。

十、颈椎间盘纤维软骨栓塞疼痛综合征的疗效判定

（一）颈椎间盘纤维软骨栓塞疼痛综合征的临床疗效（症状和体征的改善程度）评定的参考标准

1. 评分标准　总分100分，其中症状分值60分，体征分值40分。①症状改善程度：分值60分。患者颈部及全身的疼痛等综合症状在治疗前与治疗后进行对比，按照改善程度以100%计算。如患者治疗后症状每改善10%计6分，症状全部消失计60分，治疗后症状无改善计0分，其他症状改善的分值计算以此类推。②体征改善程度：分值40分。患者颈部及全身各部位的压痛、叩击痛、病理反射、神经牵拉反应和脊柱、关节活动等综合阳性体征在治疗前与治疗后进行对比，按照改善程度以100%计算。如患者治疗后综合阳性体征每改善10%计4分，体征全部消失计40分，治疗后体征无改善计0分，其他体征改善的分值计算，以此类推。

2. 疗效分级　患者治疗后与治疗前的症状和体征对比，共分5个级别，每个级别分值如下。①一级疗效：治疗后症状和体征绝大部分消失，疗效评定分值80～100分，疗效指数>80%。②二级疗效：治疗后症状和体征大部分消失，疗效评定分值60～80分，疗效指数>60%。③三级疗效：治疗后症状和体征明显改善，疗效评定分值40～60分，疗效指数>40%。④四级疗效：治疗后症状和体征有所改善，疗效评定分值10～40分，疗效指数≥10%。⑤五级疗效：治疗后症状和体征略有改善，疗效评定分值1～10分，疗效指数<10%。

（二）影像检查

除症状体征改善外，影像检查是本病治愈的重要评价指标。

【典型病例1】腾某某，女，64岁。以"腰椎间盘三氧消融术后7天，四肢无力3天"为主诉入院。患者入院前7天因腰椎间盘突出在某医院疼痛科行三氧消融术，术后腿部疼痛减轻，术后第3天患者突然出现左下肢水肿，行下肢血管超声示左下肢静脉血栓形成，之后转入心内科溶栓治疗。当天夜间患者又出现腰部手术区域附近疼痛，给予止痛、局部按摩等处理，疼痛缓解。次日凌晨5时，患者再次出现腰部手术区域附近疼痛，继而疼痛向上发展至颈背部，且疼痛剧烈，再次给予止痛等对症处理，疼痛缓解。1小时后患者突然出现言语不能、呼吸困难、四肢无力、不能做任何运动，立即给予气管插管及呼吸机辅助呼吸，按急性上行性脊髓炎给予激素冲击、营养神经、抗感染类等药物应用，病情无好转。行颈胸段MRI检查提示延髓、颈髓、胸髓上段异常信号并肿胀，考虑并发颈椎间盘纤维软骨栓塞疼痛综合征。经相应治疗后，病情趋于稳定。

【典型病例2】王某，男，18岁。以"颈痛伴意识障碍9天"收入当地医院。入院前9天患者进行体育活动时感颈部疼痛不适，送至当地医院就诊，途中患者突发抽搐1次，持续时间约1分钟后自行停止。之后出现意识障碍，呼之不应，行头颅CT未见异常。入住当地医院后，随即出现呼吸骤停，立即行气管插管，呼吸机辅助呼吸。MRI检查提示延髓及颈段脊髓见不均匀片、条状稍长T1、稍长T2异常信号影，延髓、颈段脊髓增粗，为脊髓急性病变，可能为脊髓梗死。结合临床考虑诊断颈椎间盘纤维软骨栓塞疼痛综合征可能较大。经相应的治疗3个月后病情稳定出院。

【典型病例3】李某，男，20岁。因"突发颈肩部疼痛，四肢无力，呼吸停止10小时"入院。行气管插管，呼吸机辅助呼吸。头部及颈胸段脊髓MRI检查提示延髓及第7颈椎平面脊髓病变。临床考虑诊断颈椎间盘纤维软骨栓塞疼痛综合征可能较大。经甲泼尼龙冲击治疗和免疫球蛋白冲击治疗等20多天后，患者症状无明显改善，家属要求自动出院。

（赵　泽　王　霞）

第四节　颈椎间盘纤维软骨瘤疼痛综合征

在颈椎间盘纤维软骨病变中，除了颈椎间盘软骨终板炎疼痛综合征、颈间盘软骨终板破裂疼痛综合征、颈椎间盘纤维软骨栓塞疼痛综合征疼痛综合征等外，还有纤维软骨瘤等因素引起的颈椎间盘疼痛综合征等。本节仅对颈椎间盘纤维软骨瘤疼痛综合征作简要介绍。

一、颈椎间盘纤维软骨瘤疼痛综合征的致病因素

（一）现代医学相关致病因素分析

颈椎间盘纤维软骨瘤疼痛综合征的确切发病原因尚不清楚，由于颈椎活动度大，且活动机会多，因此受损伤的可能性大大增加，故考虑骨软骨瘤的发生可能与这种长期出现微小的损伤有关。菲码拉（Fiumara）等认为，骨软骨瘤形成可能与椎体生长发育相关的次级骨化中心即骨骺骨化速率成正比。相关研究表明，颈椎的次级骨化中心最先开始并完成骨化，大约发生于青春期阶段。

（二）中医学相关致病因素分析

《素问·痹论》曰："风、寒、湿邪三气杂合而至，其为痹也，三气盛分而为行痹、

痛痹、著痹。若三气侵袭于筋骨，则疼痛难已"。《伤寒集注·卷一》中注解：太阳经脉藏于背脊之间，当三气中风邪侵袭背部时，以使颈部经络受损导致气滞血凝，从而疼痛产生。由此可见，"肝肾亏虚是疾病之根本，而风、寒、湿三邪为标"是病因所在；且随着年龄增大，肝肾亏虚使肾不纳气致衰，风、寒、湿三邪侵袭体表损伤颈部筋骨，致局部气血不足，久而久之，全身气血受经络损伤而产生经气不行，不通则痛。

二、颈椎间盘纤维软骨瘤疼痛综合征的致病机制

（一）现代医学相关致病机制

颈椎间盘纤维软骨瘤无局部疼痛，无压痛，逐渐增大的硬性包块是其临床特点。早期因肿块小、部位深，往往难以发现；肿瘤过大，或因其位于特殊解剖部位累及周围组织产生相应症状而被发现者居多。位于椎弓且向外生长者表现为局部隆起的包块，质硬，活动度差；向椎管或椎间孔内生长，可压迫脊髓或神经根，患者可诉颈肩痛、肢体或躯干麻木无力感，查体可见神经支配区感觉、肌力减退，腱反射活跃，病理征阳性等体征；向横突孔生长可阻塞椎动脉；发生于椎体前方者，可有咽部包块、声嘶、吞咽困难等表现，更有甚者可出现阻塞性呼吸睡眠暂停综合征。少数压迫 C_1、C_2 神经根可致枕区麻木、头疼等；压迫眼交感神经可表现为霍纳综合征。

（二）中医学相关致病机制

太阳经脉藏于背脊之间，当三气中的风邪侵袭背部时，可使颈部经络受损，导致气滞血凝，从而疼痛产生。"肝肾亏虚是疾病之根本，而风、寒、湿三邪为标"是病因所在，且随着年龄增大，肝肾亏虚使肾不纳气致衰，风、寒、湿三邪侵袭体表损伤颈部筋骨，致局部气血不足，久而久之，全身气血受经络损伤而产生经气不行，不通则痛。

三、颈椎间盘纤维软骨瘤疼痛综合征的临床表现

颈椎间盘纤维软骨瘤疼痛综合征作为良性骨肿瘤，一般无症状，骨性包块生长缓慢；其骨质与正常组织无异，但生长方向不同，呈外向性生长，挤压或侵犯周围组织时，可以出现多种临床表现。

1. 症状体征轻微　骨软骨瘤绝大多数临床症状及体征轻微，有少数患者在儿童及青少年时期肿瘤可以自发性吸收，肿瘤消失。

2. 椎骨畸形　骨软骨瘤造成的骨畸形有骨管状化不佳、干骺端变宽、造成周围骨骼畸形，后者常发生在骨软骨瘤位于解剖关系密切的两个相邻骨之一。

3. 血管损伤　位于血管附近的骨软骨瘤常可造成血管变位，更严重的并发症是动、静脉嵌压或形成假性动脉瘤，这是少见的合并症，但有报道。

4. 神经损伤　这种合并症很少见，依照发病部位产生不同类型的临床症状。

5. 囊肿形成　在骨软骨瘤的顶端周围形成囊肿。

6. 恶性变　约1%的患者发生恶性变。纤维软骨瘤发生恶性变时可出现疼痛、肿胀、软组织包块等症状。

颈椎间盘纤维软骨瘤疼痛综合征多系全身病灶的一个部分，其它部位也会出现相应的症状和体征。

四、颈椎间盘纤维软骨瘤疼痛综合征的病理特征

颈椎间盘纤维软骨瘤疼痛综合征的病理组织细胞在切面中显示三层典型结构。①表层为血管稀少的胶原结缔组织，与周围骨膜衔接，并紧密附着于其下方组织。②中层为灰蓝色的透明软骨，即软骨帽盖，类似于正常的软骨，一般为几毫米厚。③基层为肿瘤的主体，含有黄髓的骨松质，可见多数的双核软骨细胞。当肿瘤发生恶性变而为软骨肉瘤时，亦有显著的钙化及骨化，且软骨细胞具有不典型的细胞核。

五、颈椎间盘纤维软骨瘤疼痛综合征的特殊检查

1. X线检查　因颈椎结构组成复杂，常规X线检查很难发现颈椎间盘纤维软骨瘤疼痛综合征。若瘤体生长很大、明显破坏颈椎骨质时，在X线片可以发现相应的病理影像。

2. CT检查　是检查颈椎间盘纤维软骨瘤疼痛综合征重要的手段，可清楚显示和对比双侧椎板的厚度、形状，同时评估骨性物质突向椎管内导致椎管狭窄的程度，通过骨性结构变化的特征判断有无蒂和椎板、关节等椎体附件相连。

3. MRI检查　以其特有的性质不但可以直观显示肿物压迫脊髓的程度以及与周围软组织的关系，还可根据T1WI、T2WI的信号高低及与附近特征性结构的对比判断肿物与起源骨相似程度，影像多表现为病灶边缘线样低信号影，内部信号稍欠均匀，周围无异常软组织信号。但本病例CT、MRI检查易误诊为黄韧带骨化，同时黄韧带骨化一般累及多个椎体，骨化表面平整，在影像学方面本病例与黄韧带骨化的一个类型——跳跃性骨化，即黄韧带骨化之间存在无骨化节段的分布形式十分相似，然而黄韧带骨化多发于胸椎及腰椎，颈椎较少见，且此类患者多同时伴有另外一些脊柱韧带的骨化，如前纵韧带、后纵韧带、棘上韧带骨化等，而骨软骨瘤区别于黄韧带骨化，其皮质和松质骨以蒂与正常骨相连，呈外向性生长，与本病例影像学资料相吻合。考虑椎管内骨软骨瘤疼痛综合征可能性大，对后续手术治疗方法的选择提供强有力的证

据支持。因此，CT和MRI可作为确定病变部位和界限的诊断方法，并帮助鉴别诊断黄韧带骨化，确诊有赖于术中病理。

六、颈椎间盘纤维软骨瘤疼痛综合征的诊断标准

1. **病史**　发病缓慢，多有其他部位的纤维软骨瘤病史。
2. **症状**　病程早期，症状轻微；随着颈椎间盘纤维软骨瘤的增大，挤压或侵犯周围组织，可出现颈部不适，胀痛，颈肩部及肢体疼痛、麻木等症状。
3. **体征**　病程早期，病理体征不明显；颈椎间盘纤维软骨瘤增大挤压或侵犯周围组织及神经系统时，可以出现感觉、运动功能障碍等的相应体征表现。
4. **影像检查**　颈椎CT和MRI检查是对本病确诊的重要参考依据。
5. **病理检查**　颈椎间盘纤维软骨瘤疼痛综合征的病理细胞学检查是本病确诊的重要依据。

七、颈椎间盘纤维软骨瘤疼痛综合征的鉴别诊断

1. **转移瘤**　以疼痛为主要表现，可见病理性骨折，可出现脊髓压迫症状；MRI检查可见椎骨溶骨或膨胀性骨破坏，可侵犯附件、椎管、椎旁。
2. **化脓性脊柱炎**　有高热症状、毒血症状，疼痛明显，血常规可见异常，血培养可见致病菌；影像学检查可见椎体和椎间盘破坏及椎旁脓肿。
3. **脊柱结核**　明显疼痛症状，有慢性中毒症状；影像学可见椎体压缩成楔形，或椎间隙狭窄，可形成椎旁或流注脓肿。

八、颈椎间盘纤维软骨瘤的中医辨证

（一）中医辨证概要

1. **辨病邪**　项痹的证候特征多因感受邪气的性质不同而表现各异。颈部疼痛呈游走不定者，属风胜；疼痛较剧，遇寒则甚，得热则缓者，属寒胜；重着而痛，手足沉重，肌肤麻木者，属湿胜；红肿热痛，筋脉拘急者，属热胜。
2. **辨虚实**　一般而言，新病多实，久病多虚。实者，发病较急，正气尚胜抗邪，故痛势剧，脉实有力；虚者，病程较长，多有气血不足，故疼痛绵绵，痛势较缓，脉虚无力。本病后期多见虚实错杂，应辨明虚实，分清主次。
3. **辨痰瘀**　项痹迁延不愈，证见局部漫肿，甚则强直畸形，痛如针刺，痛有定处，时轻时重，昼轻夜重，屈伸不利，舌体胖边有齿痕，舌质紫暗甚或可见瘀

斑，脉沉弦涩。多属正虚邪恋，瘀血阻络，痰留关节，痰瘀交结，经络不通，而成顽疾。

（二）中医辨证分型

1. **肝肾不足型**　表现为颈部不适，耳鸣耳聋，眩晕头痛，失眠多梦，肢体麻木，易失眠，口涩舌红，脉象浅。

2. **气滞血瘀型**　表现为颈肩部、上肢刺痛，痛处固定，伴有肢体麻木，舌苔呈暗紫色，脉涩。

3. **风寒湿型**　表现为颈部僵硬，活动不利，恶寒畏风，颈、肩、上肢窜痛麻木，以痛为主，舌苔较薄，白中显淡红，脉弦紧。

4. **痰湿阻络型**　表现为颈部不适，头晕目眩，头重如裹，苔黄舌红，脉濡数或滑数。

5. **气血亏虚型**　表现为颈部不适，头晕目眩，面色苍白，心悸气短，四肢麻木，倦怠乏力，舌苔泛白，舌头边缘呈波浪形或锯齿形。

九、颈椎间盘纤维软骨瘤的治疗方法

无症状的颈椎间盘纤维骨软骨瘤可以密切随访，对于有神经损害的、长期疼痛保守治疗效果不佳或诊断不明确的患者，首选手术或微创介入切除治疗，恢复期再配合中医药疗法。

十、颈椎间盘纤维软骨瘤疼痛综合征的疗效判定

（一）临床疗效（症状和体征的改善程度）评定的参考标准

1. **评分标准**　总分100分，其中症状分值60分，体征分值40分。①症状改善程度：分值60分。患者颈部及全身的疼痛等综合症状在治疗前与治疗后进行对比，按照改善程度以100%计算。如患者治疗后症状每改善10%计6分，症状全部消失计60分，治疗后症状无改善计0分，其他症状改善的分值计算以此类推。②体征改善程度：分值40分。患者颈部及全身各部位的压痛、叩击痛、病理反射、神经牵拉反应和脊柱、关节活动等综合阳性体征在治疗前与治疗后进行对比，按照改善程度以100%计算。如患者治疗后综合阳性体征每改善10%计4分，体征全部消失计40分，治疗后体征无改善计0分，其他体征改善的分值计算以此类推。

2. **疗效分级**　患者治疗后与治疗前的症状和体征对比，共分5个级别，每个级别分值如下。①一级疗效：治疗后症状和体征绝大部分消失，疗效评定分值80～100

分，疗效指数＞80%。②二级疗效：治疗后症状和体征大部分消失，疗效评定分值 60～80分，疗效指数＞60%。③三级疗效：治疗后症状和体征明显改善，疗效评定分值40～60分，疗效指数＞40%。④四级疗效：治疗后症状和体征有所改善，疗效评定分值10～40分，疗效指数≥10%。⑤五级疗效：治疗后症状和体征略有改善，疗效评定分值1～10分，疗效指数＜10%。

（二）影像检查

除症状体征改善外，影像检查是本病治愈的重要评价指标。

【典型病例1】李某，65岁，男性，以"右侧躯体感觉异常伴四肢麻木无力1年余"为主诉入院，患者入院前1年无明显诱因出现躯干及双侧上下肢麻木，进行性加重，且双手活动不灵，行走有踩棉感，均以右侧为著。行保守治疗，症状未见明显缓解。入院查体：于胸骨上切迹查及感觉平面，右侧上下肢肌张力高；双上肢前臂桡侧自肘关节以下至拇指及示指浅感觉减退，右侧三角肌、肱二头肌、肱三头肌及骨间肌肌力Ⅲ级，双侧肱二头肌反射、肱三头肌反射及桡骨膜反射亢进；右下肢浅感觉减退，双侧髂腰肌、股四头肌、股二头肌、踇长伸肌及腓肠肌肌力Ⅲ级，右侧踝阵挛阳性；双侧霍夫曼征阳性。颈椎正侧位片示颈5椎板下方可见类圆形高密度影。颈椎CT平扫示颈3-4、颈4-5、颈5-6、颈6-7节段黄韧带密度不均，可见斑片状、结节状钙化灶；C_3、C_4左侧椎板及C_6双侧椎板内侧可见突向椎管内高密度影，与增生肥厚的椎板相连；C_5双侧椎板内侧可见突向椎管内近似带蒂的息肉状高密度影，内有不规则斑点状钙化，呈明显分叶状；相应水平椎管受压变窄。颈椎MRI平扫示颈3-4、颈4-5、颈5-6、颈6-7节段平面脊髓后方可见低信号肿块影突向椎管内，位于硬膜外，边缘光滑，局部脊髓受压，椎管狭窄，其髓内见斑片状长T2信号，C_3～C_4、C_5～C_6节段可见结节状长T1短T2信号影，周围软组织未见异常信号。结合专科查体及影像学检查临床诊断为C_3～C_5椎板骨软骨瘤。给予手术切除治疗，取C_3～C_5椎板及占位组织送检病理，镜下见增生的纤维软骨伴骨化，病理诊断为纤维骨软骨瘤。

【典型病例2】张某，男，60岁，因双下肢麻木、无力8个月，加重伴左手麻木、行走困难半个月入院。查体：双下肢肌张力高，左手、双侧乳头平面以下、马鞍区感觉减退，双上肢肌力Ⅳ级，双下肢肌力Ⅱ级，双侧膝反射亢进，双侧踝阵挛（＋），双侧霍夫曼征、巴宾斯基征均阳性。颈椎CT检查见C_7、T_1水平椎管内类圆形高密度影，边缘尚规整，边界清晰，最大截径约1.1 cm×1.0 cm，病灶位于脊髓背侧，后缘与关节突关节分界不清，对应段脊髓明显受压、变细，椎管继发性变窄。在全身麻醉下行颈后路占位切除术，彻底切除相关椎板、关节突后给予椎弓根螺钉固定并植骨融合。术后病理检查结果为颈椎骨软骨瘤。

（赵 泽 王 霞）

参 考 文 献

［1］ 郭小艳, 陈文旭, 林名瑞, 等. 一例由EXT1基因新的剪接突变c. 1164+1G>A导致的多发性骨软骨瘤 [J]. 中华医学遗传学杂志, 2017, 37 (3): 411-415.

［2］ 江梅, 乔法敏, 和占华, 等. 遗传性多发性外生骨疣家系的EXT基因突变检测 [J]. 肿瘤学杂志, 2019, 25 (2): 162-165.

［3］ 郭永成, 邢光卫, 董延召, 等. 尺骨延长联合瘤体切除治疗儿童遗传性多发性骨软骨瘤尺骨短缩畸形近期效果观察 [J]. 临床误诊误治, 2015, 28 (7): 98-101.

［4］ Khosla A. The solitary intraspinal vertebral osteochondroma. Anunusual cause of compressive myelopathy: features and litera-ture review [J]. Orthopedics, 1999, 24 (1): 77-81.

［5］ Umesh S, Devi BI, Satish S, et al. Spinal osteochondroma: spec-trum of a rare disease [J]. Orthopedics, 2008, 8 (6): 561-566.

［6］ 冯少玲, 李文纯. 针药并用对风寒阻络证型颈椎病患者中医证候及颈痛量表评分的影响 [J]. 中国中医药信息杂志, 2015, 22 (2): 22-24.

［7］ 侯黎升, 白雪东, 阮狄克, 等. 颈椎骨软骨瘤 [J]. 颈腰痛杂志, 2011, 32 (2): 136-138.

［8］ 吕丽涛, 蒲永海, 韩昌隆, 等. 桂枝加葛根汤加味配合穴位注射治疗颈型颈椎病的疗效观察 [J]. 医学信息, 2015, 28 (49): 269-270.

［9］ 唐少龙, 叶招明, 黄庆华, 等. 腰椎终板Modic改变与腰椎退变的相关性研究 [J]. 临床骨科杂志, 2015, 18 (4): 394-397.

［10］ 薛鲁, 武汉, 李宏伟, 等. 老年下腰痛Modic改变致病机制 [J]. 中国老年学杂志, 2018, 38 (1): 169-171.

［11］ Govender S, Parbhoo AH. Osteochondroma with compression of the spinal cord. A report two cases [J]. IEEE, 1999, 81 (4): 667-669.

［12］ Moon KS, Lee JK, Kim YS, et al. Osteochondroma of the cervical spine extending multiple segments with cord compression [J]. Spine, 2006, 42 (5): 304-307.

［13］ Albrecht S, Crutchfield JS, SeGall GK. On spinal osteochondromas [J]. J Neurosurg, 1992, 77 (2): 247-252.

［14］ Gille O, Pointillart V, Vital JM. Course of spinal solitary steochondromas [J]. Spine, 2004, 30 (1): 13-19.

［15］ 宋海宏, 张红江, 游伟伟, 等. 用臭氧自体血回输疗法联合克林霉素治疗椎体终板炎的疗效观察 [J]. 当代医药论丛, 2015, 13 (24): 280-281.

［16］ 韩超, 马信龙, 王涛, 等. Modic改变动物模型的建立及其评估 [J]. 中华骨科杂志, 2014, 34 (4): 478-486.

［17］ 胥少汀, 葛宝丰, 徐印坎. 实用骨科学 [M]. 北京: 人民军医出版社, 2012.

［18］ 时宁文, 施鑫, 赵建宁, 等. 脊柱骨软骨瘤 [J]. 医学研究生学报, 2002, 15 (3): 252.

［19］ 李强, 李小宝. 单发性椎体骨软骨瘤1例并文献复习 [J]. 中国误诊杂志, 2011, 11 (1): 9.

［20］ 马一行, 张伯寅, 宋显吉. 颈椎椎管内多节段骨软骨瘤1例报道 [J]. 中国实验诊断学, 2017, 21 (4): 720-721.

［21］ 陈忠强, 党耕町, 高子芬, 等. 脊椎骨软骨瘤 [J]. 中华骨科杂志, 1997, 17 (1): 48-50.

［22］ 史占军, 金大地, 景宗森. 脊柱骨软骨瘤3例报告附中国文献复习 [J]. 中围矫形外科杂志, 1999, 6 (1): 22-23.

［23］ Albrecht S, Crutchfield JS, SeGall GK. On spinal osteochondromas [J]. J Neurosurg, 1992, 77 (2): 247-52.

［24］ Brastianos P, Pradilla G, McCarthy E, et al. Solitary thoracic osteochondroma case report and review of the literature [J]. Neurosurgery, 2005, 56 (6): 1379.

［25］ Srikantha U, Bhagavatula ID, Satyanarayana S, et al. Spinal osteochondroma spectrum of a rare disease [J]. J Neurosurg Spine, 2008, 8 (6): 561-566.

［26］ Geirnaerdt MJ, Bloem JL, Eulderink F, et al. Cartilaginous tumors correlation of gadoliniumenhanced MR imaging and histopathologic findings [J]. Radiology 1993, 186 (3): 813-817.

［27］ 朱海林, 张云, 李慧敏, 等. 温针灸加天麻素治疗腰椎终板炎41例 [J]. 中国中医药科技, 2015, 22 (3): 348.

［28］ 王占有, 周学龙, 郑景辉, 等. 针刀治疗椎动脉型颈椎病的Meta分析 [J]. 医学综述, 2016, 22 (2): 353-355.

［29］ 刘庆余, 陈健宇, 梁碧玲, 等. 无症状志愿者腰椎间盘MRI改变及其临床意义 [J]. 临床放射学杂志, 2008, 27 (2): 220-223.

［30］ 孙仁来. 局部封闭为主治疗腰椎骨裂伤和软骨终板炎8例 [J]. 中国农村卫生, 2016, (14): 87.

第八章
颈椎间盘相关疾病系列

在颈椎间盘疾病的临床诊疗工作中，经常会发现部分患者除了有颈椎间盘病变外，同时还伴发各种各样的颈椎其他疾病。本章对颈椎间盘病变时最常见的一些伴发疾病进行系统介绍，重点阐述颈椎间盘病变伴颈脊髓空洞症疼痛综合征、颈椎间盘病变伴颈椎椎管狭窄症疼痛综合征、颈椎间盘病变伴颈椎韧带骨化症疼痛综合征、颈椎间盘病变伴颈椎椎体滑脱症疼痛综合征、颈椎间盘病变伴颈椎压缩性骨折疼痛综合征、颈椎间盘病变伴颈椎肿瘤疼痛综合征、颈椎间盘病变伴颈椎结核疼痛综合征、颈椎间盘病变伴颈交感神经损害疼痛综合征、颈椎间盘病变伴颈椎椎动脉病变疼痛综合征、颈椎间盘病变伴强直性脊柱炎疼痛综合征、颈椎间盘病变伴类风湿关节炎疼痛综合征、颈椎间盘病变伴急性脊髓炎疼痛综合征、颈椎间盘病变伴脊髓侧索硬化症疼痛综合征、颈椎间盘术后疼痛综合征、颈椎间盘病变与颈部软组织损害疼痛综合征等相关疾病。

第一节　颈椎间盘病变伴颈脊髓空洞症疼痛综合征

颈椎间盘病变伴颈脊髓空洞症疼痛综合征是颈椎间盘疾病临床诊疗工作的常见病症之一，患者除了有颈椎间盘病变相应的临床表现外，还有颈脊髓空洞症的症状和体征。专科医生在治疗这类患者时，除了针对颈椎间盘疾病进行治疗外，还应针对伴发疾病进行治疗，才能达到预期的临床疗效。因此，本节重点对颈椎间盘病变伴颈段脊髓空洞症的致病因素、致病机制、临床表现、病理特征、特殊检查、诊断标准、鉴别诊断、中医辨证、治疗方法、疗效判定等方面进行系统阐述。

一、颈椎间盘病变伴颈脊髓空洞症疼痛综合征的致病因素

（一）现代医学相关致病因素分析

1. 先天性发育异常　脊髓空洞症也经常被很多人认为是先天性脊髓发育不良的结果，其常跟扁平颅底、小脑扁桃体疝以及高弓足等畸形有着非常大的关系。

2. 脑脊液动力学异常　这主要是由于颈枕区出现先天性异常，导致第四脑室出口

处出现严重的闭塞，然后会影响脑脊液的正常循环，最终，脉络丛产生的脑脊液压力波动也会持续冲击脊髓中央的椎管，从而造成中央导管出现扩张的情况。

3. **血液循环异常**　脊髓空洞症通常继发于脊髓血管畸形，还继发于脊髓损伤与脊髓炎，并且常可能会伴随中央管严重软化扩张的情况，还可出现蛛网膜炎的异常情况，可能会引起脊髓血液循环异常的问题，患者可能会因髓内组织出现严重缺血的情况以及严重坏死、液化形成一些空洞。

4. **脊髓损伤**　脊髓损伤通常会造成脊髓内血液循环出现异常情况，然后形成空洞。

5. **先天性脊髓神经管闭锁**　这种情况通常会伴随先天性畸形的异常问题，如脊柱裂、颈肋，还有枕部畸形。

6. **其他原因**　如脊髓肿瘤、蛛网膜炎以及外伤等原因导致脊髓中央部分组织坏死等，使得脊髓压力不断增加，造成脊髓中央空洞。

（二）中医学相关致病因素分析

中医学并没有与脊髓空洞症相应的具体病名，中医依据其临床症状体征将其归属于"痿病"范畴。痿病是指四肢萎弱，肌肉软弱无力，或者出现萎缩，病重者则瘫痪为主要临床表现的病证，为较常见的难治病。从中医方面研究其病机与治则并辨证论治，对脊髓空洞症的诊治与转归有着重要的意义。中医基础理论提出，肾乃生命之本，贮藏精气，主骨生髓，能促进骨骼的生长，化生真阴真阳；脾乃后天根本，运化气血，统摄循行，在体合肌肉主四肢，脾肾两虚，水谷失养，气血不布出现四肢失养，因此肢体肌肉萎靡、知觉及身体功能障碍。肝主藏血，筋得其养，肝血肾精互相转化，肾阴亏虚，导致肝血不得濡养，筋脉失养，则四肢萎靡无力。脊髓空洞症的病变体现在肢体肌肉，与其他脏腑关系紧密，但主要的发病脏腑为肾。

二、颈椎间盘病变伴颈脊髓空洞症疼痛综合征的致病机制

（一）现代医学相关致病机制

1. **先天性发育异常**　脊髓中央管由神经管的边缘互相融合组成，覆被神经管的细胞即成为中央管和脑室的室管膜。在脊髓中央管形成的过程中，走向脊髓中央部的室管膜细胞索遗留下来，并在某些因素影响下，转变为良性瘤样的病理组织。如中央管并未闭合而继续扩大即形成脊髓积水；如中央管闭合后出现增殖，发生胶质增生性致密质块，中央部自行崩解后形成脊髓内囊腔而变成脊髓空洞；如两者合并存在即成为脊髓积水空洞。脊髓空洞症常伴其他先天性异常如颅底凹陷、小脑扁桃体疝、脊椎裂、脊柱侧凸畸形等，有很强的家族遗传倾向。

2. 脑脊液动力学异常 由于脑室解剖方面的特点，影响到脑室内的脑脊液流注到蛛网膜下腔，导致脑脊液的波动直接冲向开口于第四脑室的脊髓中央管，并不断引起中央管扩张。也有学者提出，脊髓空洞的形成是在一定压力的影响下，脑脊液从蛛网膜下腔沿着血管周围的间隙进入脊髓内而造成脊髓空洞。这个理论也称为机械性压力冲击理论，近年来为大多数学者接受。

3. 血液循环异常 由于供应脊髓的血液循环异常，如脊前动脉受压或脊髓静脉回流受阻而引起脊髓内组织的缺血、坏死、液化，进而形成脊髓空洞，如脊髓外伤、肿瘤、血管病等。

以上可以看出，脊髓空洞症的形成，在不同的情况下不是由单一的原因造成，而是由多种致病因素造成的一种综合征。

（二）中医学相关致病机制

脊髓空洞症从中医角度辨证论治，以五脏虚损，脾肾两虚为根本病机。患者中年以后，肾精亏耗，肾水不能滋养肝木，筋脉失濡；木燥而生风，肾水不能上济心火，心神失主则筋不能自持而痿；肾主骨生髓，髓海失养，脑髓不足，神机失养，筋脉肢体失主而成。总之，本病五脏俱虚，脾肾为主。"腰为肾之府，腰以下肾主之"，肾阴肾阳亏虚，不能温养双下肢，或肾精不足，或劳役太过而伤肾，或饮食不节，或久处湿地，或久病耗气伤阳，以致脾肾两虚，或耗损阴精，肾水亏虚，筋脉失于濡养。

三、颈椎间盘病变伴颈脊髓空洞症疼痛综合征的临床表现

1. 病史概况 脊髓空洞症发病无明显性别差异，从婴幼儿到老年人均可发病，高发年龄为20～30岁。颈脊髓空洞症多见于20～40岁，男性多于女性；起病隐匿，发展缓慢。

2. 典型症状 主要表现为一侧的颈肩部和上肢的麻木、疼痛、肌力减弱及头疼；也有手部肌肉萎缩多年，常因痛觉、温度觉分离，以致手部烫伤、烧伤而不知疼痛者；还有部分患者有下肢僵硬无力、麻木、行走困难或有眩晕、复视及跌到的现象。

3. 主要体征

（1）感觉障碍：突出的表现是节段性分离性感觉障碍，如因痛觉丧失而发现感觉问题就诊。如果病变部位位于中央管附近，侵犯前联合，会出现"马甲"型分离性感觉障碍（痛觉、温度觉丧失，触觉正常或轻度损伤、深感觉正常的体表分布于躯干上部、肩部和上肢区呈现短上衣形状）。如果后角病变则呈"半马甲"型分离性感觉障碍，并伴有胶质层刺激产生的自发性疼痛，如烧灼痛、撕裂痛或深部钝痛，称为"中枢性痛"；病变侵犯后索可伴发下肢的深感觉障碍；侵犯到脊髓丘脑束时则产生病变平面以下对侧传导束型痛温觉丧失。

（2）运动障碍：颈脊髓空洞症多出现上肢的下运动神经元的障碍，上肢的肌肉萎缩无力，病变以累及上肢末端为主，一般先从手部小肌肉萎缩无力开始，多以一侧为主，两侧程度可以不同，多缓慢进展，出现掌面扁平，手指不能伸直，称为"爪状手"。随着空洞的不断扩大和延伸可累及前臂、上臂及肩胛带的肌肉和部分肋间肌；当颈脊髓空洞症侵犯椎体束则出现病损平面以下的上运动神经元损害表现，常不对称；有时颈脊髓空洞中可并发出血，症状可迅速加重。由于主要病变在颈膨大处，所以上肢的肌腱反射常减弱或消失，而下肢因椎体束受损则出现肌腱反射亢进和病理征阳性。

（3）神经营养障碍：颈脊髓空洞症的另一个特征性的临床表现是病变区的营养障碍，皮肤出汗异常、发绀、肿胀、角化过度、指甲松脆及溃疡不易愈合等，并在指趾末端发生无痛性坏死脱落的现象，称为 Morvon 综合征。40%～50%的患者合并脊柱或肢体的其他畸形。

（4）延髓病变：脊髓空洞症向上扩展到延髓称为延髓空洞症，部分患者脊髓空洞症和延髓空洞症同时存在，延髓的损伤如三叉神经脊束受损表现为单侧面部麻木和节段性向心痛、温度觉障碍，呈"洋葱皮样"分布形式；如疑核受损则有同侧的软腭和声带麻痹，导致饮水呛咳、吞咽困难、构音障碍和咽反射消失；如舌下神经核受侵则同侧舌肌萎缩及肌肉颤动、伸舌偏向病侧；如前庭小脑束或内侧纵束受侵，可出现眼球震颤、眩晕及步态不稳等；侵害脊髓丘脑束和椎体束则出现对侧半身浅感觉障碍和锥体束征。

四、颈椎间盘病变伴颈脊髓空洞症疼痛综合征的病理特征

空洞多限于颈髓，可伸延脊髓全长，在不同节段，截面积不同。在颈髓、颈，膨大达最大脊髓空洞是由胶质细胞及纤维构成，或由上皮细胞及胶原纤维所组成，空洞内含黄色液体。脊髓空洞周围的神经细胞变性、消失，神经纤维变性。空洞与中央管连通，也可以在一个平面上相连通；而在其他部位则位于灰质或白质中间，也有部分患者的空洞与蛛网膜下腔通连。有空洞的脊髓外观可正常或梭形扩大（从影像资料可以看出椎板间的间隙加宽），也有脊髓出现萎缩、松软，或呈多发性空洞，各空洞之间互不通连。

脊髓空洞在脊髓的不同节段形态也不完全一样，一般是脊髓空洞从一侧的后角基底部开始，向腹侧进展，然后累及中央管、前角、侧角、侧索，进而出现感觉、运动、和自主神经的功能障碍。脊髓空洞的纵行范围可以是颈髓的几个节段，也可以累及十多个节段，甚至达脊髓全长；主要发生于脊髓的颈膨大部，可向上累及、扩展到延髓或脑桥部，向下到胸椎脊髓，腰骶髓空洞很少见。有学者将脊髓空洞症分为交通型和非交通型两大类，脊髓空洞与中央管连通者为交通型脊髓空洞症；脊髓空洞未与中央管通连者为非交通型脊髓空洞症。

五、颈椎间盘病变伴颈脊髓空洞症疼痛综合征的特殊检查

1. 颈椎X线检查 先天性发育异常导致颈脊髓空洞症在颈椎X线片可见颅底凹陷、扁平颅底、脑积水和骨骼畸形、寰枕融合畸形、颈椎椎管前后径扩大、寰椎椎弓裂、枕骨髁发育不良、颈椎裂及脊柱侧凸畸形等。后天性原因所致的颈脊髓空洞症在头颅和颈椎X线平片一般无特殊表现。

2. 颈椎CT检查 大部分患者可以通过CT检查了解脊髓内的空洞大小，对疑有脊髓空洞症的患者可打入造影剂后4～6小时，甚至12小时或24小时后再进行扫描观察，称为延迟脊髓CT扫描（DMCT），可显示空洞的部位、形态及范围。

3. 颈椎MRI检查 脊髓的MRI检查最有临床确诊价值，在矢状面图像可以清晰看到脊髓内的空洞、小脑扁桃体疝的程度；颈脊髓空洞的囊内液体呈脑脊液信号，囊内液体含蛋白增多时，T1加权信号可明显高于脑脊液，T2加权低于脑脊液，甚至与脑脊液呈等信号。横断面可观察空洞的形态、脊髓的扩张程度，对肿瘤与脊髓空洞症的鉴别诊断十分有益。

4. 颈脊髓造影检查 脊髓造影可证实蛛网膜下腔与脊髓空洞的连通关系，对临床诊断有一定的辅助意义。

5. 颈椎红外热成像检查 无特异性价值，可以看到颈部继发的软组织损害。

6. 颈椎超声检查 超声下可见颈椎间盘和颈脊髓的情况，但因其分辨度不够，诊断时仅做参考。

7. 颈部及上肢电生理检查 肌电图有助于观察脊髓、神经根和周围神经功能受损状态，临床诊断意义较小。

六、颈椎间盘病变伴颈脊髓空洞症疼痛综合征的诊断标准

1. 病史 发病隐袭，缓慢进展，多见于青少年。

2. 症状 病变节段区域疼痛，进行性节段性感觉障碍，痛温觉分离等，部分患者有上肢无力感和下肢乏力等。

3. 体征 病变部位相应的节段支配区域肌力下降、肌萎缩、肌张力减低、腱反射减退或缺失。受损部位的相应颈脊髓节段的感觉功能障碍。

4. 影像检查 MRI检查对颈脊髓空洞症最具有诊断价值。其次为CT检查，但病变早期CT检查往往不明显。X线片有助于发现先天性的骨骼畸形，无确诊价值。

5. 其他辅助检查 肌电图可提示神经元性损害，能够做为辅助诊断。较大空洞可引起椎管部分梗阻和脑脊液蛋白含量增高。

七、颈椎间盘病变伴颈脊髓空洞症疼痛综合征的鉴别诊断

1. 颅内疾病　包括脑梗死、脑出血等，严重者可能出现偏身感觉障碍，发病较急，一般通过影像学检查包括头颅CT或MRI检查能够鉴别。

2. 颈椎骨折（外伤、骨质疏松症压缩性骨折等）　通过颈部MRI、CT和X线检查可鉴别诊断。

3. 颈椎结核（原发性与继发性）　患者多有结核病史，大部分患者多在午后体温升高，一般为37～38℃；患者常伴有全身乏力或消瘦，夜间盗汗；女性可导致月经不调或停经等。行颈部CT、MRI检查和C反应蛋白、红细胞沉降率、结核菌素实验等可进行鉴别。

4. 颈椎化脓性感染　颈椎化脓性感染为化脓性细菌感染侵及脊椎所致，常见的细菌为金黄色葡萄球菌，可引起椎骨炎性病变及骨质破坏。行颈部CT、MRI、血液系统检查等可进行鉴别。

5. 颈椎恶性肿瘤　颈椎恶性肿瘤的疼痛持续剧烈，进行性加重；受肿瘤侵犯的部位可出现相应的节段性的感觉、运动功能障碍等，行颈部CT、MRI检查等可进行鉴别。

6. 颈椎良性肿瘤　颈椎良性肿瘤的患者随着肿瘤增大压迫周围血管以及神经时，会出现相对于的临床症状，但没有脊髓空洞症痛觉与温度觉分离的症状，行颈部CT、MRI检查等可进行鉴别。

7. 颈部血管疾病　常见疾病有颈部血管动脉夹层，血液通过颈动脉内膜撕裂口进入内膜与中膜之间或中外膜交界处，使颈动脉壁裂开分为两层，从而引起颈动脉狭窄或瘤样扩张。病因为颈部外伤、各种颈部运动、感染或某些动脉血管病变（如结缔组织病、高血压、纤维肌发育不良等），可以通过颈部超声、CT、MRI检查等进行鉴别。

8. 颈部软组织损害　颈部软组织损害的症状与颈脊髓空洞症部分相似，但没有颈脊髓空洞症痛觉与温度觉分离的症状，可行颈部CT、MRI检查等进行鉴别。

9. 颈部的其他疾病　强直性脊柱炎、类风湿疾病等可行颈部CT、MRI检查及实验室血液检查等进行鉴别。

八、颈椎间盘病变伴颈脊髓空洞症疼痛综合征的中医辨证

（一）中医辨证概要

1. 辨病邪　项痹的证候特征多因感受邪气的性质不同而表现各异。肢体关节疼痛呈游走不定者，属风胜；疼痛较剧，遇寒则甚，得热则缓者，属寒胜；重着而痛，手足沉重，肌肤麻木者，属湿胜；红肿热痛，筋脉拘急者，属热胜。

2. **辨虚实**　一般而言，新病多实，久病多虚。实者，发病较急，正气尚胜抗邪，故痛势剧，脉实有力；虚者，病程较长，多有气血不足，故疼痛绵绵，痛势较缓，脉虚无力。本病后期多见虚实错杂，应辨明虚实，分清主次。

3. **辨痰瘀**　项痹迁延不愈，证见关节漫肿，甚则强直畸形，痛如针刺，痛有定处，时轻时重，昼轻夜重，屈伸不利，舌体胖边有齿痕，舌质紫暗甚或可见瘀斑，脉沉弦涩。多属正虚邪恋，瘀血阻络，痰留关节，痰瘀交结，经络不通，关节不利，而成顽疾。

（二）中医辨证分型

1. **肝肾不足型**　颈部重着疼痛，肢体活动无力，筋脉拘急，形体消瘦，潮热盗汗，持续低热，或畏冷喜暖，遇劳遇冷加重；舌质淡或淡红，苔薄或薄白而干，脉沉细数或沉细无力。

2. **肾虚髓空型**　筋脉失养形体消瘦，反应迟钝，急躁易怒，上肢无力，伴肢体麻木或肢体拘挛；舌质红苔黄，脉弦。

3. **气血两虚型**　气虚乏力，不进饮食；久病虚损，时发潮热；气攻骨脊，拘急疼痛；面色萎黄，脚膝无力；脾肾气弱，五心烦闷；舌苔少，脉弱。

九、颈椎间盘病变伴颈脊髓空洞症疼痛综合征的治疗方法

（一）常规疗法系列

对于轻症，可以用药物治疗，如维生素 B、三磷酸腺苷、辅酶 A、甲钴胺等神经营养药。早期患者可用深部放射治疗，但目前多不用此法。口服同位素药物具有一定疗效，可以抑制胶质增生，防止空洞进一步扩张。

（二）手术疗法系列

对于病情较重者，应采用手术治疗，主要包括引流术和减压术。对于诊断明确，全身情况较好，而且病变局限、明显的患者可以采用以下几种术式，包括空洞-蛛网膜下腔引流术、枕大孔减压术、引流与减压相结合、空洞-腹膜腔分流术等。

（三）中医辩证汤剂疗法系列

1. **肝肾不足型**　治则：滋补肝肾，添精益髓。推荐方剂：虎潜丸、一贯煎、六味地黄丸加减。

2. **肾虚髓空型**　治则：益肾填髓，补气活血。推荐方剂：地黄饮、桂附八味丸、益髓汤加减。

3．气血两虚型　治则：扶正固本。推荐方剂：十全大补汤加减。

十、颈椎间盘病变伴颈脊髓空洞症疼痛综合征的疗效判定

（一）临床疗效（症状和体征的改善程度）评定的参考标准

1．评分标准　总分100分，其中症状分值60分，体征分值40分。①症状改善程度：分值60分。患者颈部及全身的疼痛等综合症状在治疗前与治疗后进行对比，按照改善程度以100%计算。如患者治疗后症状每改善10%计6分，症状全部消失计60分，治疗后症状无改善计0分，其他症状改善的分值计算以此类推。②体征改善程度：分值40分。患者颈部及全身各部位的压痛、叩击痛、病理反射、神经牵拉反应和脊柱、关节活动等综合阳性体征在治疗前与治疗后进行对比，按照改善程度以100%计算。如患者治疗后综合阳性体征每改善10%计4分，体征全部消失计40分，治疗后体征无改善计0分，其他体征改善的分值计算以此类推。

2．疗效分级　患者治疗后与治疗前的症状和体征对比，共分5个级别，每个级别分值如下。①一级疗效：治疗后症状和体征绝大部分消失，疗效评定分值80～100分，疗效指数＞80%。②二级疗效：治疗后症状和体征大部分消失，疗效评定分值60～80分，疗效指数＞60%。③三级疗效：治疗后症状和体征明显改善，疗效评定分值40～60分，疗效指数＞40%。④四级疗效：治疗后症状和体征有所改善，疗效评定分值10～40分，疗效指数≥10%。⑤五级疗效：治疗后症状和体征略有改善，疗效评定分值1～10分，疗效指数＜10%。

（二）影像检查

除症状体征改善外，影像检查是本病治愈的重要评价指标。

【典型病例1】李某，女性，48岁，主诉颈部疼痛10年，加重1年。患者1年前颈部疼痛加重，伴头痛、头晕、胸闷憋气，双上肢麻木，行走困难。患者颈部疼痛进一步加重，双手握力减弱，前胸后背伴束带感，双下肢行走步态失稳，足底伴有踩棉感。查体：霍夫曼氏征（＋＋）；查C$_4$～C$_7$椎体两侧深压痛（＋＋），呈放射状。MRI检查示脊髓空洞症。给予中药辨证施治等治疗后症状较前改善。

【典型病例2】樊某某，女性，46岁。自诉5年前无明显诱因出现头晕，左侧肢体温度感觉异常，自觉左侧肢体发凉。行MRI检查诊断为脊髓空洞症。经手术治疗后病情好转。

（尕丽娅　王　霞）

第二节　颈椎间盘病变伴颈椎椎管狭窄症疼痛综合征

颈椎间盘病变伴颈椎椎管狭窄症疼痛综合征是颈椎间盘疾病临床诊疗工作中的常见病症之一，患者除了有颈椎间盘病变相应的临床表现外，还有颈椎椎管狭窄症的症状和体征。专科医生在治疗这类患者时，除了针对颈椎间盘疾病进行治疗外，还应针对伴发疾病进行治疗，才能达到预期的临床疗效。因此，本节重点对颈椎椎管狭窄症疼痛综合征的致病因素、致病机制、临床表现、病理特征、特殊检查、诊断标准、鉴别诊断、中医辨证、治疗方法、疗效判定等方面进行系统阐述。

一、颈椎间盘病变伴颈椎椎管狭窄症疼痛综合征的致病因素

（一）现代医学相关致病因素分析

根据病因将颈椎椎管狭窄分为4类：①发育性颈椎椎管狭窄；②退变性颈椎椎管狭窄；③医源性颈椎椎管狭窄；④颈椎间盘病变等所致的继发性颈椎椎管狭窄，如颈椎间盘突出症系列、后纵韧带骨化症和创伤等所致的颈椎椎管狭窄。

（二）中医学相关致病因素分析

中医学关于颈椎椎管狭窄症的致病因素分析认为，人体各脏腑组织之间以及人体与外界环境之间相互作用，维持着相对的动态平衡，从而保持着人体正常的生理活动。当这种动态平衡因某种原因而遭到破坏，又不能立即自行调节得以恢复时，人体就会发生疾病。病因就是破坏人体相对平衡状态而引起疾病的原因。中医病因学将致病因素分为以下三种。

1. 致病的外因　风、寒、暑、湿、燥、火六淫和疠气等。
2. 致病的内因　喜、怒、忧、思、悲、恐、惊七情等。
3. 致病的内外因　饮食不节、劳逸损伤、外伤、寄生虫等没有一种致病因素既不属于内因，又不属于外因，多以某一致病因素为主，由内因与外因的协同作用形成。

二、颈椎间盘病变伴颈椎椎管狭窄症疼痛综合征的致病机制

（一）现代医学相关机制

1. 先天性颈椎椎管狭窄症　先天性颈椎椎管狭窄症是指颈椎在发育过程中因某些因素致椎弓发育过短，椎管矢状径较正常狭窄，导致脊髓及脊神经根受到刺激或压迫，

并出现一系列临床症状者。颈椎椎管狭窄症是以颈椎发育性椎管狭窄为其解剖特点，以颈脊髓压迫症为临床表现的颈椎疾病。在早期或未受到外伤因素的情况下可不出现症状，但随着脊柱的退行性改变（如骨刺、突出的椎间盘、节段不稳等）或是头颈部的一次外伤后均可使椎管进一步狭窄，引起脊髓受压的一系列临床表现。由于椎管狭窄时的储备间隙减少或消失，脊髓在椎管内更加贴近椎管前后壁，这样即使在正常的颈椎伸屈活动中，亦可能因刺激、挤压而致脊髓病损。当遇某些继发性因素，如外伤、节段不稳、髓核突出或脱出等，特别是头颈部受到突然的外力时可能引起椎间关节较大的相对位移、椎间盘突出或破裂、黄韧带向椎管内皱褶以及脊髓矢径的变化，这些瞬间的变化必然导致椎管矢状径的改变，先天性椎管狭窄的储备间隙本来极小，脊髓或神经根不能耐受这种微小的内径变化而受到损伤。

2. 退变性颈椎椎管狭窄症 人到中年以后，颈椎逐渐发生退变。退变发生的时间和程度与个体差异、职业、劳动强度、创伤等有密切关系，因此中年以后易发生颈椎劳损。首先是颈椎间盘的退变，其次是韧带，引起椎间隙不稳、椎体后缘骨质增生、椎板增厚、小关节增生肥大、黄韧带肥厚，造成脊髓前方突出混合物压迫脊髓，肥厚的黄韧带在颈后伸时发生皱褶，从后方刺激、压迫脊髓，导致椎管内的有效容积减少，使椎管内缓冲间隙减小甚至消失，引起相应节段颈脊髓受压。此时如遭遇外伤，则破坏椎管内骨性或纤维结构，迅速出现颈脊髓受压的表现，因退行性改变的椎间盘更易受损而破裂，

3. 医源性颈椎椎管狭窄 其因手术而引起，主要因素如下。①手术创伤及出血，瘢痕组织形成，与硬膜囊粘连并造成脊髓压迫。②椎板切除过多或范围过大，未行植骨性融合导致颈椎不稳，引起继发性创伤和纤维结构增生性改变。③颈椎前路减压植骨术后，骨块突入椎管内。④椎管成形术失败，如铰链断裂等；其他病变和创伤，如颈椎病、颈椎间盘突出症、颈椎后纵韧带骨化症（OPLL），颈椎肿瘤、结核和创伤等。但这类疾病是独立疾病，颈椎椎管狭窄只是其病理表现的一部分，故不宜诊断为颈椎椎管狭窄症。

4. 颈椎间盘病变等所致颈椎管狭窄 颈椎间盘突出、颈椎间盘髓核脱出、椎间盘突出部钙化、颈椎纵韧带骨化症等所致的颈椎椎管狭窄。

（二）中医学相关致病机制

中医认为久病入络，血脉运行受阻，血瘀；血为气母，血瘀不行，则气滞不畅。

《证治要诀》曰"通则不痛，不通则痛。"患者出现麻木、疼痛等相应的血瘀气滞症状。

《素问·至真要大论》曰"疏其气血，令其调达，而致和平。"

三、颈椎间盘病变伴颈椎椎管狭窄症疼痛综合征的临床表现

1. 病史概况　发病缓慢，多见于中老年人，好发部位以颈椎4～6节段最多见。

2. 典型症状　轻度颈椎椎管狭窄患者仅有颈肩部不适，上肢可出现疼痛、麻木感觉；颈椎椎管狭窄较重时，挤压颈部脊髓和脊神经，可出现上肢疼痛、麻木，下肢乏力，麻木等症状。

3. 主要体征　轻度颈椎椎管狭窄患者的体征较少，可有颈肩部压痛、叩击痛等；颈椎椎管狭窄较重，挤压颈部脊髓和脊神经时，可出现受损节段的感觉、运动功能障碍、肌肉萎缩及相应的神经病理反射征等。

四、颈椎间盘病变伴颈椎椎管狭窄症疼痛综合征的病理特征

椎管狭窄可以分为先天性椎管狭窄和后天继发性椎管狭窄。先天性椎管狭窄主要表现为椎弓根短小，代表性疾病，Down综合征、Morquio病、软骨发育不全等。后天继发性椎管狭窄是由于颈椎及椎间盘疾病、创伤等因素引起颈椎椎管的容积变小，造成椎管内的脊髓及脊神经等受压而引发系列症状和体征。组织细胞病理学检查可以见大量增生的成纤维细胞和一些骨化组织等。

五、颈椎间盘病变伴颈椎椎管狭窄症疼痛综合征的特殊检查

1. 颈椎X线检查　颈椎X线片虽然不能作为颈椎椎管狭窄症的直接诊断依据，但可以观察颈椎的生理曲度变化、颈椎椎间隙和椎间孔的改变情况以及椎体边缘的骨质增生情况等，对颈椎椎管狭窄症的诊断具有一定的参考价值。

2. 颈椎CT检查　CT能清晰显示颈椎椎管形态及狭窄程度，可以作为颈椎椎管狭窄症的确诊的直接依据。颈椎CT能够清楚地显示骨性椎管，但对软性椎管显示欠佳。CT加脊髓造影（CTM）可清楚显示骨性椎管、硬膜囊和病变的相互关系以及对颈椎椎管横断面各种不同组织和结构的面积及其之间的比值进行测算。

3. 颈椎MRI检查　其可准确显示颈椎椎管狭窄的部位及程度，并能纵向直接显示硬膜囊及脊髓的受压情况，尤其当椎管严重狭窄致蛛网膜下腔完全梗阻时，能清楚显示梗阻病变头、尾侧的位置。但是MRI对椎管的正常及病理骨性结构显示较CT差，骨皮质、纤维环、韧带和硬膜均为低信号或无信号，骨赘、韧带钙化或骨化等也为低信号或无信号。因此，在显示椎管进行性退变狭窄及脊髓与神经根关系方面较常规X线及CT扫描差。

4. 颈椎红外热成像检查　颈椎间盘慢性损害时，因长时间的病变甚至发生神经失用性或营养性肌肉萎缩，红外热像图显示患肢体积变小。因此，当临床中主诉疼痛部位检查无局部病变而红外热像图显示异常低温，循其神经走行途径的近心端发现局部高温和局部压痛，应考虑可能是神经卡压性疼痛，需给予进一步的影像学检查和针对性治疗。一旦产生压迫或周围肌肉、韧带组织紧张，间接引起神经支配的器官、肌肉或者内分泌腺体，在其支配或所属脏器的投影区也常出现异常热态分布。

5. 颈椎超声检查　超声可见颈椎椎管的大小结构，可以做诊断参考。

6. 颈部及上肢电生理检查　肌电图有助于对脊髓、神经根和周围神经的功能受损状态较客观地定位定量，弥补影像学和症状、体格检查的不足。

六、颈椎间盘病变伴颈椎椎管狭窄症疼痛综合征的诊断标准

1. 病史　先天性颈椎椎管狭窄症起病缓慢，病程长；继发性颈椎椎管狭窄症多有椎间盘病变等始发病史。

2. 症状　颈肩部疼痛，上肢不适或疼痛、麻木等。严重者出现下肢乏力，走路不稳，落地有踩棉花感，躯干部有束带感等。

3. 体征　患者有痉挛步态，行走缓慢，四肢及躯干感觉减退或消失，肌力减退，肌张力增加，四肢腱反射亢进，霍夫曼征阳性，严重者存在踝阵挛及巴宾斯基征阳性。

4. 影像检查　CT 扫描可见颈椎管矢状径<13 mm，椎管与椎体的比值<0.75；椎弓根变短，关节突增生、肥大突入椎管内。MRI检查可见椎管矢状径变窄，脊髓呈蜂腰状或串珠状改变。

5. 其他辅助检查　椎管造影示完全或不完全梗阻，不完全梗阻者呈节段性狭窄改变。

七、颈椎间盘病变伴颈椎椎管狭窄症疼痛综合征的鉴别诊断

（一）颅内疾病

如脑梗死、脑出血等，一般情况为突然发生剧烈旋转性眩晕，可伴有恶心呕吐，10～20天后逐渐减轻，多伴有耳鸣、耳聋，但神志清晰。一般通过影像学检查包括头颅CT或MRI能够鉴别。

（二）脊髓疾病

主要与脊髓空洞症和脊髓侧索硬化进行鉴别。

1. 脊髓空洞症　好发于青年人，起病隐袭，病程进展缓慢，早期出现节段性感觉

异常、分离性感觉障碍、肌无力及肌萎缩；皮肤、关节营养障碍为本病的诊断依据；成年发病，可有脊柱后凸或侧凸；椎管造影可见脊髓受压或增宽，CT、CTM、MRI均可予以确诊。

2. **脊髓侧索硬化**　病变主要侵犯脊髓前角细胞和锥体束，常先累及颈膨大的前角细胞，逐渐侵及皮质脊髓束，上肢出现明显的对称性的手肌萎缩，并逐渐向上发展，侵犯前臂、上臂和肩部，上肢有明显的对称性的手肌萎缩及肌束震颤。由于锥体束受累，可有上运动元性损害症状，后期则侵及延脑、脑桥和脑运动神经核，出现发音困难、咀嚼无力、吞咽困难、呛咳，病情发展迅速，1~3年内可因呼吸肌麻痹或继发肺部感染而死亡。

3. **颈椎骨折**　患者有明确的外伤史，特别是高空坠落或者是重物砸击，主要的临床表现是颈部的疼痛，站立翻身困难，躯体四肢的皮肤浅感觉、肌力、肌张力障碍，压迫到中枢神经时会出现四肢瘫痪，一般通过行颈椎X线片、颈椎CT、颈椎MRI检查可以鉴别。

4. **颈椎结核（原发性与继发性）**　颈椎结核起病隐袭，病程进展缓慢，部分患者继往有结核病史或结核病接触史。早期症状较轻，不易发现。成年患者常误诊为风湿、劳损而给予抗风湿或其他对症治疗。有些患者早期无自觉症状，可在查体时偶然发现。有些病例直到发现寒性脓肿，颈椎畸形以至截瘫时方来就诊。只有少数患者发病比较急骤，全身和局部症状明显。可通过血常规、结核杆菌抗体测定、颈椎核磁等相鉴别。

5. **颈椎化脓性感染**　颈椎化脓性感染为化脓性细菌感染侵及脊椎所致，常见的细菌为金黄色葡萄球菌，可引起椎骨炎性病变及骨质破坏。由于受累部位不同，化脓性脊柱炎患者出现的症状及体征各异，临床表现不尽相同，常见表现为畏寒、发热、脊椎僵直、颈相僵硬等，X线表现有无椎体骨质疏松，边缘是否模糊不清，椎间隙有无变窄以及椎体硬化、椎间骨桥形成及椎体融合情况。颈椎MRI可明显发现感染灶，也可通过血常规、红细胞沉降率及血、脓液细菌培养以鉴别诊断。

6. **颈椎恶性肿瘤（原发性与继发性）**　对于患有颈椎肿瘤的患者，随着肿瘤增大，压迫周围血管以及神经、脊髓时，会出现相应的临床症状，此时CT或MRI检查有助于鉴别。

7. **颈椎良性肿瘤（原发性与继发性）**　临床中往往鉴别困难。X线平片可有椎弓根变薄、距离增宽、椎间孔增大等椎管内占位；造影片可见杯口状改变，脑脊液蛋白含量增加；CT或MRI检查对鉴别诊断有帮助。

8. **颈部血管疾病**　常见疾病有颈部血管动脉夹层，血液通过颈动脉内膜撕裂口进入内膜与中膜之间或中外膜交界处，使颈动脉壁裂开分为两层，从而引起颈动脉狭窄或瘤样扩张；病因为颈部外伤、各种颈部运动、感染或某些动脉血管病变（如结缔组织病、高血压、纤维肌发育不良等）；主要临床表现为头痛、颈痛、霍纳综合征、脑缺血或视网膜缺血症状、脑神经麻痹等。脑血管数字减影造影（DSA）是公认的诊断动脉夹层的金标准，其他常用的技术包括颈部血管彩超、经颅多普勒超声（TCD）、CT及MRI可鉴别。

9. 颈部软组织损害　是由于长时间在电脑前写作，低头工作，使部经常处于前屈的姿势，肌肉长久绷紧，发生疲劳、充血、水肿，进而使得纤维退化发生较早，局部容易发生无菌性炎症，疼痛难受。颈部好发的部位常在提肩胛肌附着点的两端、肩胛骨的内上角，引起肩周炎（落枕）和枕大神经痛。由于长期卡压必然导致该区域神经体液供应障碍，平衡失调，发生慢性无菌性炎症，进而组织增殖、硬化、粘连，特别在疲劳、天气变化、湿冷等因素刺激作用下，都能加剧对血管神经的卡压和粘连程度，产生各种各样的临床症状和体征。一般查体可见局部软组织有明显的压痛，完善颈椎MRI或CT以鉴别诊断。

10. 颈部的其他疾病　尚需与后纵韧带骨化症，特发性、弥漫性、肥大性脊柱炎，多发性硬化症及末梢神经炎等相鉴别。

八、颈椎间盘病变伴颈椎椎管狭窄症疼痛综合征的中医辨证

（一）中医辨证概要

1. 辨病邪　项痹的证候特征多因感受邪气的性质不同而表现各异。肢体关节疼痛呈游走不定者，属风胜；疼痛较剧，遇寒则甚，得热则缓者，属寒胜；重着而痛，手足沉重，肌肤麻木者，属湿胜；红肿热痛，筋脉拘急者，属热胜。

2. 辨虚实　一般而言，新病多实，久病多虚。实者，发病较急，正气尚胜抗邪，故痛势剧，脉实有力；虚者，病程较长，多有气血不足，故疼痛绵绵，痛势较缓，脉虚无力。本病后期多见虚实错杂，应辨明虚实，分清主次。

3. 辨痰瘀　项痹迁延不愈，证见关节漫肿，甚则强直畸形，痛如针刺，痛有定处，时轻时重，昼轻夜重，屈伸不利，舌体胖边有齿痕，舌质紫暗甚或可见瘀斑，脉沉弦涩。多属正虚邪恋，瘀血阻络，痰留关节，痰瘀交结，经络不通，关节不利，而成顽疾。

（二）中医辨证分型

1. 风寒湿袭络证　颈部、肩胛、上肢窜痛、重着，颈部活动不利，恶寒畏风，舌质淡红，苔白，脉浮紧或浮濡。

2. 痰湿阻络证　上肢疼痛、麻木不仁，纳呆，身体困重，大便溏；舌暗，苔厚腻，脉滑。

3. 痰瘀痹阻证　颈部僵硬、刺痛，四肢麻木、沉重感，头晕，胸闷，面色黧黑；舌质紫暗，有瘀斑，苔白腻，脉涩或滑。

4. 肝肾不足证　四肢乏力，肌肉萎缩，头晕目眩，耳鸣耳聋，失眠多梦，五心烦热，口干；舌红少津，脉弦细。

5. 气血亏虚证　头晕目眩，面色㿠白，神疲体倦；舌淡苔少，脉细弱。

九、颈椎间盘病变伴颈椎椎管狭窄症疼痛综合征的治疗方法

（一）常规疗法系列

对于轻型病例以及手术疗法前后可采用理疗及对症治疗等非手术疗法，非手术疗法的目的是缓解软组织的劳损、肌筋膜痛，其可缓解部分症状。

（二）手术疗法系列

手术治疗是首选，如颈椎椎板减压、颈椎椎管重建等。

（三）中医辨证汤剂疗法系列

1. 风寒湿袭络证　治则：温经活血，祛寒除湿。推荐方剂：颈舒汤加减。

2. 痰湿阻络证　治则：祛湿化痰。推荐方剂：二陈汤加减。

3. 痰瘀痹阻证　治则：祛瘀化痰，通络止痛。推荐方剂：活血止痛汤加减

4. 肝肾不足证　治则：滋补肝肾，添精益髓。推荐方剂：虎潜丸、一贯煎、六味地黄丸等。

5. 气血亏虚证　治则：扶正固本。推荐方剂：十全大补汤加减。

十、颈椎间盘病变伴颈椎椎管狭窄症疼痛综合征的疗效判定

（一）颈椎椎管狭窄症疼痛综合征的临床疗效（症状和体征的改善程度）评定的参考标准

1. 评分标准　总分100分，其中症状分值60分，体征分值40分。①症状改善程度：分值60分。患者颈部及全身的疼痛等综合症状在治疗前与治疗后进行对比，按照改善程度以100%计算。如患者治疗后症状每改善10%计6分，症状全部消失计60分，治疗后症状无改善计0分，其他症状改善的分值计算以此类推。②体征改善程度：分值40分。患者颈部及全身各部位的压痛、叩击痛、病理反射、神经牵拉反应和脊柱、关节活动等综合阳性体征在治疗前与治疗后进行对比，按照改善程度以100%计算。如患者治疗后综合阳性体征每改善10%计4分，体征全部消失计40分，治疗后体征无改善计0分，其他体征改善的分值计算以此类推。

2. 疗效分级　患者治疗后与治疗前的症状和体征对比，共分5个级别，每个级

别分值如下。①一级疗效：治疗后症状和体征绝大部分消失，疗效评定分值80～100分，疗效指数＞80%。②二级疗效：治疗后症状和体征大部分消失，疗效评定分值60～80分，疗效指数＞60%。③三级疗效：治疗后症状和体征明显改善，疗效评定分值40～60分，疗效指数＞40%。④四级疗效：治疗后症状和体征有所改善，疗效评定分值10～40分，疗效指数≥10%。⑤五级疗效：治疗后症状和体征略有改善，疗效评定分值1～10分，疗效指数＜10%。

（二）颈椎椎管狭窄症疼痛综合征的影像检查

除症状体征改善外，影像检查是本病治愈的重要评价指标。

【典型病例1】马某，男性，57岁，头颈部疼痛2年，加重伴四肢麻木、乏力半年，疼痛以项部为主，可放射至枕部、双侧双侧肩部及肩胛骨内侧，偶有头晕，伴有持物下降，步态不稳，踩棉花感。经CT和MRI检查提示 C_{1-2}、C_{4-5} 椎间隙水平继发性颈椎椎管狭窄。给予中药口服及针灸、理疗等治疗后症状较前改善。

【典型病例2】李某，男性，72岁，颈肩部疼痛伴双上肢无力、头晕半年余，患者因颈肩部疼痛伴双上肢无力、头晕半年余入院。行颈椎CT平扫提示 C_{4-5}、C_{5-6} 椎间盘膨出，C_{6-7} 向左后缘凸出，椎管狭窄。经椎管内用药治疗及针灸理疗后症状有所改善。

【典型病例3】刘某，男性，71岁，因"双下肢行走困难伴加重1年余"入院。现病史：1年前被家人发现右足抬起稍费力，自身无主观异常，无感觉障碍；约9个月前，劳累后出现右下肢无力，尚能够独立行走，但伴有双足麻木感；此后逐渐出现双下肢脚踩棉花感，进而双手手指出现麻木，症状逐渐进展，直至影响独立行走及生活自理。查体：双上肢桡侧及远端感觉减退，右手握力Ⅴ⁻，左手Ⅴ；双下肢感觉异常，右下肢外侧为甚，右下肢肌力Ⅲ⁺，左下肢Ⅳ，右侧肢体无汗，双下肢共济减退，右侧病理征（＋）。CT检查诊断 C_3～C_6 椎管狭窄。在全身麻醉下行显微镜下颈椎前入路椎间盘切除植骨融合＋前路钢板内固定术，术后症状较前明显缓解。

（尕丽娅　王　霞）

第三节　颈椎间盘病变伴颈椎韧带骨化症疼痛综合征

颈椎间盘病变伴颈椎韧带骨化症疼痛综合征是颈椎间盘疾病临床诊疗工作中的常见病症之一，患者除了有颈椎间盘病变相应的临床表现外，还有颈椎韧带骨化症的症状和体征。专科医生在治疗这类患者时，除了针对颈椎间盘疾病进行治疗外，还应针对伴发疾病进行治疗，才能达到预期的临床疗效。因此，本节重点对颈椎韧带骨化症疼痛综合征的致病因素、致病机制、临床表现、病理特征、特殊检查、诊断标准、鉴别诊断、中医辨证、治疗方法、疗效判定等方面进行系统阐述。

一、颈椎间盘病变伴颈椎韧带骨化症疼痛综合征的致病因素

（一）现代医学相关致病因素分析

颈椎韧带骨化症见于颈椎的前纵韧带和后纵韧带骨化，又以后纵韧带骨化为多见。后纵韧带位于椎管内，紧贴椎体的后面自第二颈椎延伸骶骨。韧带上宽下窄，在胸椎较颈、腰椎为厚。在椎间盘平面以及椎体的上下缘，韧带同骨紧密接触，在椎体的中间部分，韧带同骨之间有椎体基底静脉丛所分隔。后纵韧带较前纵韧带致密、牢固，通常分为深、浅两层，浅层连续分布3个或4个椎节，深层仅处于相邻两个椎体之间。后纵韧带骨化症是一个老年性疾病，好发于50～60岁，在60岁以上患者中，发病率可高达20%，在一般成人门诊中占1%～3%。后纵韧带骨化的确切病因尚不明确，一般的常规化验检查，如血常规、血清蛋白等均在正常范围以内。但在这些患者中，12.6%患有糖尿病，而有隐性糖尿病的比例更高，可见葡萄糖代谢与韧带骨化倾向之间有一个比较密切的关系。同时，这也可以部分解释为什么在东亚地区以稻谷为主食的民族中，韧带骨化症的发病率特别高。

（二）中医学相关致病因素分析

1. 正虚　即正气不足。所谓"正气"是指人体的抗病、防御、调节、康复能力，这些能力又无不以人的精、气、血、津液等物质及脏腑经络之功能为基础。因此，正气不足，就是人体精、气、血、津液等不足及脏腑组织等功能低下、失调的概括，由于正气不足是痹症发生的内在因素，所以又说内因正虚。

2. 邪侵　季节气候异常是指季节气候发生异常变化，如"六气"发生太过或者不及，或者非其时有其气，春天当温而寒，冬天当寒反热；或气候变化过于急骤，暴寒暴暖，超过了一定的限度，超越了人体的适应和调节能力，此时"六气"即成"六淫"而致病。

二、颈椎间盘病变伴颈椎韧带骨化症疼痛综合征的致病机制

1. 现代医学相关致病机制　由于韧带骨化症患者常同时伴有甲状旁腺功能减低或家族性低磷酸盐性佝偻病，提示钙磷代谢异常可以导致韧带骨化。虽然血液化学测定常为正常，但钙摄入量试验显示 后纵韧带骨化症患者的肠腔钙吸收有降低的趋势。创伤因素与该病发病有着密切关系，由于后纵韧带和椎体后缘静脉丛之间关系紧密，当外伤或椎间盘后突时，静脉易遭创伤作用发生出血，并进入后纵韧带引起钙化、骨化。

此外，后纵韧带骨化的患者还有全身性增生的倾向，除合并脊柱骨质增生、强直性脊柱炎之外，还常伴有前纵韧带、黄韧带骨化。故有人认为，后纵韧带骨化可能是全身性骨质增生和韧带骨化的局部表现。

2. 中医学相关致病机制　本病的发生主要与正虚劳损，感受外邪有关，正气虚弱，气血不足，筋脉失养，故不荣则痛；长期伏案，劳损过度，伤及筋脉，项部气血瘀滞，或感受风寒湿等外邪，经络痹阻，气血不通，故不通则痛。

三、颈椎间盘病变伴颈椎韧带骨化症疼痛综合征的临床表现

1. 病史概况　绝大多数患者起病时无明显诱因，缓慢发病，但有近1/5的患者因程度不同的外伤、行走时跌倒等突发起病，或使原有症状加剧甚至造成四肢瘫。

2. 典型症状　轻微的颈椎韧带骨化，患者仅有颈部不适、疼痛等症状。颈椎韧带骨化严重，压迫脊髓及脊神经时，可有脊髓压迫症状，也可有神经根受压症状。患者感觉颈部疼痛或不适，逐渐出现四肢的感觉、运动功能障碍等，并进行性加重。颈椎韧带骨化压迫脊髓症状产生的原因包括以下几方面。①后纵韧带骨化灶逐渐生长变厚，在脊髓前方直接压迫脊髓丘脑前束及皮质脊髓前束等。②脊髓在受压并逐渐后移过程中，还受到两侧齿状韧带的持续牵拉，这种齿状韧带的牵拉可以在脊髓产生应力区，应力区集中在齿状韧带附着的邻近部位（皮质脊髓侧束）。③当患者颈部突然后伸时，肥厚的黄韧带向前方膨出压迫脊髓，使脊髓在前方的后纵韧带骨化灶及后方前突的黄韧带夹击下造成脊髓中央管损伤综合征，产生四肢瘫，且上肢症状远较下肢严重。④骨化物突入椎管恰好对脊髓前动脉造成压迫时，可引起中央沟动脉的血供障碍，使脊髓中央部损害，也表现为脊髓中央管损伤综合征。

3. 主要体征　轻微的颈椎韧带骨化，患者仅有颈部局部压痛、颈部扭动疼痛加重等，颈椎韧带骨化严重，压迫脊髓及脊神经时，肢体及躯干感觉和运动功能障碍，深反射亢进，多伴有上肢及下肢病理反射阳性。

四、颈椎间盘病变伴颈椎韧带骨化症疼痛综合征的病理特征

后纵韧带骨化在沿着纵轴方向生长的同时，在水平方向也同时扩大，形成椎管内的占位性病变，使椎管容积变小、椎管狭窄，造成脊髓、神经根受压，脊髓被挤压呈月牙形状，并被推向椎管后壁，骨化块的后壁呈波浪状改变骨化块主要由板层骨构成，由椎体后缘至板层骨之间依次为纤维组织、纤维软骨、钙化软骨。骨化灶与硬脊膜粘连，随着压迫程度的增加，硬脊膜变薄甚至消失，有时硬脊膜也发生骨化由于骨化块不断增大，脊髓受压发生严重变形，神经组织充血水肿，脊髓前角细胞数量减少，形态缩小。脊髓白质有广泛的脱髓鞘变。

五、颈椎间盘病变伴颈椎韧带骨化症疼痛综合征的特殊检查

1. X线检查 颈椎的X线侧位片能见到椎体后方有异常阴影，白色棍棒状的大片骨化阴影为连续骨化型，大片散在的骨化影为混合型，但是细小的骨化影如分节型、局限型等，单凭X线平片诊断会造成误诊，此时就需要做颈椎的侧位断层摄影，在断层片可发现较椎体更浓密的白色棒状突出物黏附在椎体后方。

2. CT检查 能够获得颈椎横断面状态的CT检查对于诊断本症极其有用，在一个椎体的范围内分3层进行扫描摄影时，可明显地显示出椎管内突出的骨化物，骨化物的形态不一，有呈广基型的，也有呈小而尖，另外，从CT指数可看出骨化的成熟程度。其对治疗方法的选择，尤其是手术操作程序的进行至关重要。

3. MRI检查 对颈椎韧带骨化发生的部位及形状等有一定的帮助，对判断颈椎韧带骨化是否压迫颈部脊髓和脊神经或压迫脊髓的程度等意义较大。

4. EMG检查 肌电图检查对诊断神经症状的水平与范围亦有其意义，可酌情选用。

六、颈椎间盘病变伴颈椎韧带骨化症疼痛综合征的诊断标准

1. 病史 缓慢发病，多数患者患有颈椎的其他原发疾病。

2. 症状 多数患者有颈肩部及上肢不适、疼痛、麻木等症状，少数患者有下肢的感觉、运动障碍和脊髓压迫症状等。

3. 体征 包括颈肩部压痛，脊柱叩击痛等。颈椎韧带骨化压迫脊髓及脊神经时，可有肢体及躯干感觉和运动功能等障碍。

4. 影像检查 颈椎CT检查是本病确诊的重要依据，其次是MRI检查，X线片等其他方式仅可以为颈椎韧带骨化提供诊断参考。

七、颈椎间盘病变伴颈椎韧带骨化症疼痛综合征的鉴别诊断

1. 脊髓型颈椎病 发病年龄多在50岁以上，患者出现上肢或者下肢的麻木无力、僵硬，双足踩棉花感，双手的精细动作笨拙；而颈椎后纵韧带骨化症发病年龄多在50～60岁，患者发病缓慢，病史较长，常主诉头颈部疼痛，上下肢感觉异常，进行性加重。两者不仅症状相似，发病年龄也相仿，仅根据病史和查体就能鉴别。需要借助CT、MRI检查明确，后纵韧带骨化症患者可见到椎底后缘的骨化块。

2. 颈椎肿瘤 颈椎肿瘤可见于各个年龄组，颈段硬膜下的脊髓外肿瘤特点是慢性进行性的双侧上肢瘫痪，也可伴有手部和躯干部的疼痛。在60岁上的患者中脊髓外肿

瘤大多是转移瘤，因此伴有剧烈的颈部疼痛，在X线片以及CT上均可显示骨质破坏。

3. 肌萎缩性侧索硬化　多于40岁左右突然发病，病情进展迅速，以肌无力为主要症状，而且呈进展性。一般没有感觉障碍，肌萎缩以手的内在肌明显，并由远端向近端发展，出现肩部和颈部肌肉萎缩。

八、颈椎间盘病变伴颈椎韧带骨化症疼痛综合征的中医辨证

1. 风寒湿阻络证　颈肩、上肢疼痛麻木，颈部僵硬，活动不利，恶寒畏风，遇阴雨天或感寒后疼痛加重，得热则疼痛减轻，舌质淡，苔薄白，脉沉细。

2. 气滞血瘀证　颈肩部、上肢刺痛，痛处固定，拒按，伴肢体麻木，舌质暗，脉涩细。

3. 肝阳上亢证　颈部胀痛，头晕头疼，心烦易怒，胁痛，舌质红，苔黄，脉弦数。

4. 肝肾亏虚证　颈部酸困，喜按喜揉，遇劳更甚，头晕头痛，耳鸣耳聋，失眠多梦，面红耳赤，舌红少津，脉细数。

5. 气血亏虚证　颈部酸困，绵绵而痛，头晕目眩，面色苍白，心悸气短，四肢麻木，倦怠乏力，舌淡苔少、脉细弱。

6. 湿热阻络证　颈肩沉重疼痛，颈肩部着热后痛剧，遇冷痛减，口渴不欲饮，烦闷不安，尿色黄赤，舌质红，苔黄腻，脉濡数。

7. 风热阻络证　颈部疼痛，僵硬，恶风怕热，口渴欲饮，口干咽痛，舌质淡红，苔薄，脉浮数。

九、颈椎间盘病变伴颈椎韧带骨化症疼痛综合征的治疗方法

（一）常规疗法系列

1. 适当休息　避免头颈负重物，避免过度疲劳。
2. 保护颈椎　尽量制动，防止颈椎剧烈活动诱发脊髓伤害等。
3. 物理疗法　TDP、冲击波、蜡疗等。
4. 对症药物　可选择应用止痛剂、镇静剂、维生素（如B_1、B_{12}）等对症治疗。

（二）中医特色疗法系列

1. 颈肩推拿疗法　能缓解颈肩肌群的紧张及痉挛，恢复颈椎活动，缓解症状。
2. 经络针灸疗法　根据疼痛部位选择相应夹脊穴，并予以相应的配穴。
3. 经络艾灸疗法　艾灸疗法主要是行颈椎部位的穴位艾灸刺激，从而引发颈椎部位

的血液循环增加，并且能够解除颈部肌肉筋膜韧带的痉挛状态，从而缓解颈肩背部疼痛。

4. 经络刮痧疗法　是以中医经络腧穴理论为指导，用刮痧板蘸刮痧油反复刮动，摩擦患者颈部皮肤，以治疗颈部疾病的一种方法。

5. 经络拔罐疗法　利用燃烧排除罐内空气，造成负压，使之吸附于颈部腧穴或应拔疼痛部位的体表，产生刺激，使被拔部位的皮肤充血、瘀血，以达到防治疾病的目的。

6. 穴位灌注疗法　是选用中西药物注入有关穴位以治疗疾病的一种方法。

7. 中药外敷疗法　此种治疗可改善血循环，缓解肌肉痉挛，消除肿胀以减轻症状，有助于手法治疗后使患椎稳定。本法可用热毛巾和热水袋局部外敷，最好是用中药熏洗方热敷。急性期患者疼痛症状较重时不宜作温热敷治疗。

8. 中药熏蒸疗法　又叫蒸气治疗疗法、汽浴治疗疗法、中药雾化透皮治疗疗法，是以中医理论为指导，利用药物煎煮后所产生的蒸气，通过熏蒸机体达到治疗目的的一种中医外治治疗疗法。

9. 中药浸泡疗法　是指将洗浴的水中加入中药的药液浸泡全身，以达到治疗疾病的作用。

10. 中药经皮透入疗法　使药物通过皮肤直接作用于颈部病变位置，从而起到治疗作用。

11. 其他中医特色疗法　磁疗具有镇痛、消炎、降压、安眠、止泄、止痒等作用。

（三）微创特色疗法系列

1. 颈部神经根阻滞疗法　针对颈部及上肢疼痛部位选择性进行神经根阻滞治疗以缓解症状。

2. 颈段硬膜外灌注疗法　从颈段硬膜外注入活血化瘀中药和神经营养药物，营养和保护脊神经，缓解患者的疼痛症状。

3. 颈部软组织松解疗法　伴发颈肩部肌肉、筋膜等软组织伤害时，可用银质针、针刀等松解。

4. 颈部软组织灌注疗法　有颈肩部软组织伤害时，亦可采用软组织药物灌注治疗等。

（四）微创切除疗法系列

颈椎韧带骨化压迫脊髓和脊神经，经其他治疗方法效果欠佳时，可选择颈椎间盘镜进行颈椎间盘骨化韧带微创切除治疗。

（五）手术疗法系列

颈椎韧带骨化压迫脊髓和脊神经，经其他治疗方法效果欠佳时，亦可根据病情进行颈椎间盘骨化韧带手术切除治疗。其是颈椎韧带骨化症压迫脊髓的首选治疗方法。

（六）中医辨证汤剂疗法系列

1. 风寒湿阻络证　治则：祛风散寒除湿，活血通络止痛。推荐方剂：羌活胜湿汤加减。
2. 气滞血瘀证　治则：活血化瘀，行气止痛。推荐方剂：活血止痛汤加减。
3. 肝阳上亢证　治则：平肝潜阳，通络止痛。推荐方剂：天麻钩藤饮加减。
4. 肝肾亏虚证　治则：补益肝肾，通络止痛。推荐方剂：六味地黄汤加减。
5. 气血亏虚证　治则：补气养血，舒筋通络止痛。推荐方剂：八珍汤加减。
6. 湿热阻络证　治则：清热祛湿，活血通络止痛。推荐方剂：三妙散加减。
7. 风热阻络证　治则：疏风清热，活血通络止痛。推荐方剂：银翘散加减。

十、颈椎间盘病变伴颈椎韧带骨化症疼痛综合征的疗效判定

（一）颈椎韧带骨化症疼痛综合征的临床疗效（症状和体征的改善程度）评定的参考标准

1. 评分标准　总分100分，其中症状分值60分，体征分值40分。①症状改善程度：分值60分。患者颈部及全身的疼痛等综合症状在治疗前与治疗后进行对比，按照改善程度以100%计算。如患者治疗后症状每改善10%计6分，症状全部消失计60分，治疗后症状无改善计0分，其他症状改善的分值计算以此类推。②体征改善程度：分值40分。患者颈部及全身各部位的压痛、叩击痛、病理反射、神经牵拉反应和脊柱、关节活动等综合阳性体征在治疗前与治疗后进行对比，按照改善程度以100%计算。如患者治疗后综合阳性体征每改善10%计4分，体征全部消失计40分，治疗后体征无改善计0分，其他体征改善的分值计算以此类推。

2. 疗效分级　患者治疗后与治疗前的症状和体征对比，共分5个级别，每个级别分值如下。①一级疗效：治疗后症状和体征绝大部分消失，疗效评定分值80～100分，疗效指数＞80%。②二级疗效：治疗后症状和体征大部分消失，疗效评定分值60～80分，疗效指数＞60%。③三级疗效：治疗后症状和体征明显改善，疗效评定分值40～60分，疗效指数＞40%。④四级疗效：治疗后症状和体征有所改善，疗效评定分值10～40分，疗效指数≥10%。⑤五级疗效：治疗后症状和体征略有改善，疗效评定分值1～10分，疗效指数＜10%。

（二）颈椎韧带骨化症疼痛综合征的影像学检查

除症状体征改善外，影像学检查是本病治愈的重要评价指标。

【典型病例1】李某，男，54岁。4年前无明显诱因逐渐出现行走时步态异常，步态不稳，行走时觉下肢僵硬，不能灵活打弯等，多次摔倒受伤，并有头颈部疼痛；症状越来越重，多次就诊神经内科治疗效果欠佳，严重影响生活质量。入院查体：颈部以下感觉减退，四肢肢体肌张力高，四肢肌力减弱；双上肢肩部以下痛觉减退，双手明显，肛门括约肌肌力减弱，四肢腱反射亢进，双侧髌阵挛、踝阵挛阳性，双侧巴宾斯基征阳性，霍夫曼征阳性。CT和MRI影像学检查提示，颈3、4、5、6后纵韧带骨化，压迫脊髓。予以手术治疗后，脊髓压迫症状消除。

【典型病例2】王某，男性，63岁。颈部外伤后四肢麻木、无力3年，进行性加重。入院后经CT检查提示，颈4、5节段孤立型后纵韧带骨化，椎管占位率达60%。采用颈4、5节段单开门ARCH钛板内固定＋颈3、6半椎板潜行减压术，术后患者症状改善。术前后CT比较：脊髓压迫解除。

【典型病例3】张某，女，66岁。颈部不适2年，右上肢麻木、无力半个月入院，2年前，患者无明显诱因下出现颈部不适，右肩部疼痛，反复出现"落枕"，于当地医院予对症、理疗，症状有所缓解。半月前无明显诱因下出现右上肢疼痛，放射性，达前臂桡侧，伴右手第1、2、3指麻木、无力，影响睡眠；同时出现写字笨拙。查体：颈后双侧椎旁压痛，屈伸活动受限，右侧上臂外侧及前臂桡侧针刺觉减退，右侧肱二头肌、腕伸肌、手内在肌肌力4级。CT检查提示，颈椎后纵韧带骨化。行以颈$C_2 \sim C_7$单开门椎管扩大成形术，脊髓压迫解除，症状缓解。

（关云波　王　霞）

第四节　颈椎间盘病变伴颈椎椎体滑脱症疼痛综合征

颈椎间盘病变伴颈椎椎体滑脱症疼痛综合征是颈椎间盘疾病临床诊疗工作中的常见病症之一，患者除了有颈椎间盘病变相应的临床表现外，还有颈椎椎体滑脱症的症状和体征。专科医生在治疗这类患者时，除了针对颈椎间盘疾病进行治疗外，还应针对伴发疾病进行治疗，才能达到预期的临床疗效。因此，本节重点对颈椎椎体滑脱症疼痛综合征的致病因素、致病机制、临床表现、病理特征、特殊检查、诊断标准、鉴别诊断、中医辨证、治疗方法、疗效判定等方面进行系统阐述。

一、颈椎间盘病变伴颈椎椎体滑脱症疼痛综合征的致病因素

（一）现代医学相关致病因素分析

1. 椎间盘因素　椎间盘的生物力学功能是维持椎间隙高度吸收震荡对抗压缩力并

使相邻两椎体的相对活动限制在很小的、无痛的范围内。椎间盘承载量大，是人体最早、最易随年龄发生退行性改变的组织，与劳损、外伤有重大关系。正常椎间盘髓核含水80%，纤维环含水65%。随着年龄的增大，含水量逐渐减少，因而逐渐失去弹性和韧性。当椎间盘破裂或脱出后，含水量更少，椎间盘软弱，失去了支撑重量的作用，退变椎间盘的纤维环变薄，中间空虚，椎间隙狭窄，脊柱弯曲时椎体前后错动产生椎体间不稳而引起椎体滑脱。

2. **关节突关节因素**　国外有学者认为退变性椎体滑脱主要是由于椎体有向下和向前滑移的趋势，椎体之间和关节突关节之间产生研磨，导致椎间盘破坏和关节突关节的软骨磨损，关节突关节变薄变平，加之关节突关节本身退变，导致关节突关节的下关节突和椎弓根之间的角度增大，从而使上位椎体的下关节突在下位椎体的上关节突形成骑跨，并逐渐丧失相互制约功能，结果形成上位椎体的退变性滑脱。

3. **软组织因素**　颈椎退行性改变随年龄的增长而增加，尤其在中年以后，变化加快。除椎间盘和关节突关节退变外，椎间各种韧带和关节突关节的关节囊也发生退变而松弛，加之合并椎间盘和关节突关节的退变，易造成颈椎椎体间的不稳及异常活动而发生滑脱。

4. **综合因素**　由于椎间盘的退变引起椎间盘的高度降低，椎间隙狭窄，同时有骨赘形成，从而导致颈椎僵硬，退变节段的颈椎活动度减少，这就增加了邻近节段椎间盘和关节突关节的应力，尤其是在颈椎屈伸活动时更加明显，这种应力增加逐渐导致椎体滑移。随着时间的推移，关节突关节间隙变窄，屈伸时的反复研磨导致关节突关节变薄似带子般，结果形成在有椎间隙退变狭窄和骨赘形成的上或下（很少）一个椎间隙发生椎体滑脱，滑脱椎体的关节突关节间隙发生退变性改变。查尔斯（Charles）等还报告了一些有椎体滑脱而无明显的椎间隙狭窄的病例，但有广泛的关节突关节退变，研究结果表明，退变性椎体滑脱不是椎间盘退变的直接结果，就是对邻近节段椎间盘退变性病变的反映。

（二）中医学相关致病因素分析

古代医集对该病的发病机制也有精辟的论述，《证治准绳杂病》诸痛云"颈项强急之证，多由邪客阳经也，寒搏则筋急，风搏则筋弛"。在伤科文献中是指筋骨或皮肉痛、重着、酸麻等表现。《素问·至真要大论》云："诸项强，皆属于湿""湿淫所胜……病冲头痛，目似脱，项似拔……"。

二、颈椎间盘病变伴颈椎椎体滑脱症疼痛综合征的致病机制

（一）现代医学相关机制

1. **椎间盘等结构的退变致病机制**　椎间盘等结构的退变是本病发生的主要原因，

椎间盘退变失水，椎间隙狭窄，颈椎弯曲时椎体前后错动，产生椎体间不稳而引起椎体滑脱。椎间盘、关节突关节及软组织等各种因素的退变都会影响到颈椎的稳定，而滑脱的发生则是各种因素综合作用的结果。通常认为，由于椎间盘的退变，引起椎间盘的高度降低，椎间隙狭窄，同时有骨赘形成，从而导致颈椎僵硬，退变节段的颈椎活动度减少，这就增加了邻近节段椎间盘和关节突关节的应力，尤其是在颈椎屈伸活动时更加明显，这种应力增加逐渐导致椎体滑移。研究结果表明，退变性椎体滑脱不但是椎间盘退变的直接结果，也可以是对邻近节段椎间盘退变性病变的反映。退变性颈椎滑脱多发生在 $C_{3、4}$ 和 $C_{4、5}$。

2. 外伤性颈椎滑脱的致伤致病机制 在屈曲暴力作用下，上位颈椎向前移位，而双侧关节突尚未达到交锁状态，也有学者将这种病变称为颈前半脱位。外伤性颈椎滑脱在病理方面主要表现为双侧关节突关节的半脱位，可伴有关节囊、椎间盘和周围韧带的部分撕裂局部出血、炎性水肿等。患者由于炎性刺激、颈项肌的痉挛、颈椎不稳等因素造成颈肩部疼痛、颈部活动受限等临床表现。如果颈椎移位较重，或合并椎间盘的急性突出，患者可有脊髓刺激或损伤的表现。如果颈椎位移较重或合并颈椎间盘突出，患者可有脊髓刺激或损伤的表现；合并颈椎的旋转不稳则可造成单侧神经根受压而出现上肢的放射痛。

（二）中医学相关致病机制

颈椎外伤、劳损致使颈椎筋滞骨错，颈椎筋与骨关系理应处于筋骨平衡的稳定状态，蔺道人《仙授理伤续断秘方》中提到"筋骨差爻，举动不能"，明确指出筋骨损伤后则会影响颈椎的正常功能，阐释了筋骨平衡对于维持颈椎正常功能的重要性。就临床表现而言，其属中医学"痹证""颈项痛""肩臂痛""项痹""项强"等范畴。跌扑损伤、伏案时间过长等导致颈部筋骨受损、经脉痹阻而发为本病。筋骨是复杂并处于动态平衡的运动系统的总称。中医认为筋束骨，骨张筋；骨为干，筋为刚。筋与骨均为五体之一，两者关系密不可分。生理方面，筋与骨处于一种平衡状态，即筋骨平衡；一旦被打破，则形成一种病理状态，即筋骨失衡。筋骨失衡对颈型颈椎病的发生起着重要作用，古籍中多有记载。《灵枢·经筋》曰："足太阳之筋……其病……脊反折，项筋急，肩不举……名曰仲春痹也"；《证治准绳》云："颈项强急之证，多由邪客二阳经也，寒搏则筋急，风搏则筋弛"；《医宗金鉴》云："面仰头不能重，或筋长骨错"。"骨错缝"即骨失衡，是指骨关节正常的间隙或相对位置关系发生了细微的异常改变，并引起关节活动范围受限。中医学对"骨错缝"的描述有"骨缝开错""骨缝参差""骨节间微有错落不合缝者"等。

《医宗金鉴·正骨心法要旨》载其临床表现为"若脊椎筋隆起，骨缝必错，则不可能俯仰""用手细细摸其所伤之处，或骨断、骨碎、骨歪、骨整、骨软、骨硬"。颈椎容易出现"骨错缝"和其解剖特点密切相关。颈椎的关节突关节是由相邻的上位椎骨的下关节突和下位椎骨的上关节突组成的平面滑膜性关节，颈椎的关节突关节囊特别薄而松弛。颈椎椎间关节的排列使其能够前后屈伸、侧弯和旋转。《医宗金鉴·正骨心法要旨》载"或因跌扑闪失，以致骨缝开错，气血郁滞，为肿为痛。"在病理状态下，寰枢关节在结构、功能方面会发生相应变化。

三、颈椎间盘病变伴颈椎椎体滑脱症疼痛综合征的临床表现

1. **病史概况** 颈椎退变性改变所致的颈椎滑脱多发生于40岁以后的中老年人，通常起病隐匿、发展较为缓慢。颈部急性创伤所致的颈椎滑脱起病急，患者在遭受创伤当即就可出现相应的症状。颈椎间盘病变等其他原因所致的颈椎滑脱可有原发病史。

2. **典型症状** 通常可分为3类，具体如下。①以颈痛为主：此型最多见，占70%以上，患者常出现不同程度的颈部不适、僵硬，颈部疼痛和活动不便，屈伸时明显，颈部疲乏无力，带颈围颈部制动可缓解症状。一般阳性体征较少，主要是颈部僵硬，肌肉痉挛，颈椎活动轻度受限，活动时症状加重。②根性症状：可因神经根遭受刺激和压迫而引起不同程度的根性症状，产生上肢的运动和感觉障碍。查体发现相应神经根支配区的感觉减退。③脊髓压迫症状：合并椎管狭窄的患者可出现脊髓受压的锥体束征，有四肢的运动和感觉障碍。

3. **主要体征** 一般阳性体征较少，主要以自觉症状为主；有神经根症状者可出现相应神经根支配区的感觉减退，合并椎管狭窄的患者可出现脊髓受压的锥体束表现。

四、颈椎间盘病变伴颈椎椎体滑脱症疼痛综合征的病理特征

颈椎椎体滑脱的病理特征主要有三个方面。

1. **颈椎纤维韧带断裂** 连接颈椎椎体的韧带发生纤维组织断裂，椎体连接和动力平衡功能障碍，颈椎椎体活动时失衡。病理组织学可见韧带的纤维组织被撕裂，纤维细胞破坏。

2. **颈椎关节突关节损害** 连接颈椎椎体上下关系的椎体关节突关节骨折、关节囊破裂等损害使颈椎体连接稳定性减弱，颈椎伸屈活动时失衡，不能复位。病理组织可见关节突关节骨组织碎裂、关节囊纤维组织断裂等。

3. **颈椎间盘病变** 连接上下颈椎椎体的椎间盘病变，椎间盘的连接功能和压力分解功能减弱，颈椎活动时超出生理范围出现椎体向前或向后滑脱。病理组织学检查可见椎间盘组织细胞变性和细胞凋亡等改变。在颈椎椎体滑脱症的具体病案中，颈椎椎体滑脱的三种病理征象可以同时存在，也可以某一种为主。

五、颈椎间盘病变伴颈椎椎体滑脱症疼痛综合征的特殊检查

1. 颈椎X线检查 其为主要诊断依据，颈椎侧位X线检查中，椎体向前或后滑移超过2 mm时即可诊断为颈椎滑脱。此外，关节间隙变窄、局部软组织密度升高等也为滑脱的间接征象。除常规摄取颈椎X线正侧位片外，X线侧位伸屈动力片对颈椎滑脱的诊断具有重要意义。在侧位X线片可见到滑脱椎体向前或向后滑移2 mm或更多，在滑脱椎体的下一椎间隙（很少在上一椎间隙）出现椎间隙狭窄伴椎体前后缘的骨赘形成，在滑脱椎体的关节突关节发生退变性改变或伴有关节突关节关节间隙的狭窄、骨赘形成；在伸曲侧位动力片可见到滑脱节段出现不稳，如椎体前滑，在过伸位可见到椎体滑脱得到部分或完全复位。

2. 颈椎间盘CT检查 CT检查对颈椎滑脱及骨质结构的病理改变具有重要的诊断价值，也是颈椎滑脱的主要诊断依据。

3. 颈椎间盘MRI检查 MRI检查对颈椎滑脱对颈部脊髓伤害的病理改变，具有重要的诊断价值，亦是颈椎滑脱的主要诊断依据。

4. 颈椎红外热成像检查 由于椎体滑脱对局部软组织造成损伤，可见局部损伤性表现，在颈椎滑脱的诊断中无特异性结果。

5. 颈部及上肢电生理检查 若对神经根无影响，无特异性结果。

6. 其他检查方式 实验室检查等无特异性。

六、颈椎间盘病变伴颈椎椎体滑脱症疼痛综合征的诊断标准

1. 病史 颈椎退变性病变及颈椎间盘病变等所致的颈椎滑脱，起病隐匿、发展较为缓慢，有原发病史。创伤所致的颈椎滑脱，起病急、发展快，有颈部遭受创伤的病史。

2. 症状 颈部不适、僵硬，颈部疼痛和活动不便。有脊髓压迫者，可以出现肢体及躯干相应的脊髓压迫症状。

3. 体征 颈椎滑脱轻微者，患者的体征较少，仅有颈部压痛、叩击痛等。颈椎滑脱严重者，可出现脊髓和脊神经压迫的相应体征以及相应脊髓节段损害的感觉、运动功能障碍等。

4. 影像检查 颈椎X线检查和CT检查是颈椎滑脱的重要确诊依据，也是颈椎滑脱程度分级的判定依据。①颈椎Ⅰ度滑脱：颈椎滑脱程度在该椎体横径的1/4以内。②颈椎Ⅱ度滑脱：颈椎滑脱程度在该椎体横径的1/4～2/4以内。③颈椎Ⅲ度滑脱：颈椎滑脱程度在该椎体横径的2/4～3/4以内。④颈椎Ⅳ度滑脱：颈椎滑脱程度超过该椎体横径的3/4。

此外，颈椎MRI检查亦可见颈椎滑脱征象和滑脱的程度，但其对颈椎滑脱造成颈部脊髓的损害程度更具有参考价值。红外热成像等其他检查可以作为辅助诊断，不具有确诊的特异性。

七、颈椎间盘病变伴颈椎椎体滑脱症疼痛综合征的鉴别诊断

1. 颅内疾病　脑梗死、脑出血等脑血管疾病颈部引起的后枕部疼痛可与本病相鉴别，脑血管疾病严重时可伴有半身不遂症状，查体伴有病理征，通过头颅MRI或头颅CT检查可鉴别诊断。

2. 脊髓疾病　脊髓空洞症、颈脊髓变性等是一种慢性的脊髓病变，多见于青壮年，病程缓慢，早期影响上肢，呈节段性分节。病因不是很明确，可能会引起肢体运动障碍、霍纳综合征等，其感觉障碍以温、痛觉丧失为主，而触觉及深感觉则基本正常，此现象称为感觉分离。长期下去可能会引起局部感觉丧失。由于温、痛觉丧失，可发现皮肤增厚、溃疡及关节因神经保护机制的丧失而损害，即沙尔科关节。通过CT及MRI成像，可以发现两者的差异。

3. 颈椎外伤骨折　患者一般有外伤史，外力所致颈椎骨折可通过X线或CT三维重建鉴别诊断，严重时可出现截瘫。

4. 颈椎结核　明显的疼痛症状，有慢性中毒症状。影像学可见椎体压缩成楔形或椎间隙狭窄，可形成椎旁或流注脓肿。

5. 颈椎化脓性感染　有高热症状、毒血症状，明显疼痛，血常规可见异常，血培养可见致病菌。影像学检查可见椎体和椎间盘破坏及椎旁脓肿。

6. 颈椎恶性肿瘤　转移瘤以疼痛为主要表现，可见病例性骨折，可出现脊髓压迫症状，MRI检查可见椎骨溶骨或膨胀性骨破坏，可侵犯及附件、椎管、椎旁；颈椎椎管内肿瘤包括发生于脊髓、脊神经根、脊膜和椎管壁组织的原发性和继发性肿瘤，一般考虑转移瘤；询问患者有无恶性肿瘤病史，颈部恶性肿瘤疼痛剧烈，可行颈椎增强MRI检查，积极查找原发灶。

7. 颈椎良性肿瘤　较常见的是血管瘤、脊索瘤、软骨瘤、巨细胞瘤等，颈椎增强MRI可初步诊断，必要时通过病理活检诊断。

8. 颈部血管疾病　包括颈部血管动脉粥样硬化而造成的颈动脉狭窄或者闭塞，可通过超声检查、血管造影鉴别。

9. 颈部软组织损害　颈部急性软组织损伤主要由于机械因素引起，颈部受到钝器的外力刺激之后，主要特征是颈部疼痛，颈部肿胀，颈部僵硬甚至活动受限；颈部慢性软组织损伤主要由于长期低头、超时限活动、急性损伤未治愈引起，主要特征是颈部疼痛，颈部肿胀甚至颈部疲劳。颈部MRI可鉴别诊断。

10. 其他颈椎疾病　颈部关节突关节错位、椎间盘突出症等，通过颈椎CT、MRI、

X线检查可鉴别。

八、颈椎间盘病变伴颈椎椎体滑脱症疼痛综合征的中医辨证

（一）中医辨证概要

脉络闭塞、气滞血瘀是本病的辨证特点，颈椎是人体活动频繁的部位之一，跌扑损伤是重要诱因，行成瘀血原因有四，分别为气虚、气滞、血寒、跌扑损伤，瘀血产生后阻滞经络，气血运行不畅，故而发病。

（二）中医辨证分型

1. **气血两虚证型** 气虚乏力，不进饮食；久病虚损，时发潮热；气攻骨脊，拘急疼痛，面色萎黄，脚膝无力；脾肾气弱，五心烦闷，舌苔少，脉弱。

2. **痰瘀阻络证型** 咳嗽痰多，恶心呕吐，胸膈痞闷，肢体困重，或头眩心悸，痛有定处，肌肤甲错，症见病处疼痛，伤筋动骨或麻木酸胀，肢臂疼痛舌苔滑腻，舌质暗淡，脉细涩。

3. **热毒瘀结证型** 局部红肿掀痛，或身热凛寒，痛处拒按，触之即痛，苔薄白或黄，脉数有力。

九、颈椎间盘病变伴颈椎椎体滑脱症疼痛综合征的治疗方法

（一）保守疗法系列

症状轻的患者，可采取外固定保守治疗方法等。

（二）开刀手术疗法系列

症状重的患者，首选椎体内固定或椎体融合等方法。

（三）中医特色疗法系列

1. **颈椎正脊疗法** 在中医筋骨理论指导下行正脊疗法。
2. **颈肩推拿疗法** 以中医经络理论行推拿治疗。
3. **经络针灸疗法** 选择颈部阿是穴，辨证取穴，进行针刺治疗。
4. **经络艾灸疗法** 选择部位进行艾条灸，温经通络止痛。
5. **经络刮痧疗法** 选择颈肩部经络进行刮痧疗法，通络止痛。
6. **经络拔罐疗法** 选择颈肩部经络进行拔罐疗法，通络止痛。
7. **穴位埋线疗法** 可选取相应穴位，辨证论治，埋线治疗。

8. 穴位灌注疗法　选择颈部阿是穴，辨证取穴，进行中药灌注治疗。

9. 中药外敷疗法　颈部行中药外敷、塌渍治疗。

10. 中药熏蒸疗法　颈部行熏蒸药物疗法，散寒止痛。

11. 中药浸泡疗法　选取中药验方，提取有效成分，行局部浸泡疗法。

12. 中药经皮透入疗法　颈部行中药经皮透入疗法，通络止痛。

13. 其他中医特色疗法　包括烫熨疗法、水灸、火灸、芒针、锋针、铍针、钩针等疗法。

（四）中医辨证汤剂疗法系列

1. 气血两虚证型　治则：扶正固本。推荐方剂：十全大补汤加减。

2. 痰瘀阻络证型　治则：祛瘀化痰。推荐方剂：二陈汤加减。

3. 热毒淤结证型　治则：清热解毒。推荐方剂：仙方活命饮加减。

十、颈椎间盘病变伴颈椎椎体滑脱症的疗效判定

（一）临床疗效（症状和体征的改善程度）评定的参考标准

1. 评分标准　总分100分，其中症状分值60分，体征分值40分。①症状改善程度：分值60分。患者颈部及全身的疼痛等综合症状在治疗前与治疗后进行对比，按照改善程度以100%计算。如患者治疗后症状每改善10%计6分，症状全部消失计60分，治疗后症状无改善计0分，其他症状改善的分值计算以此类推。②体征改善程度：分值40分。患者颈部及全身各部位的压痛、叩击痛、病理反射、神经牵拉反应和脊柱、关节活动等综合阳性体征在治疗前与治疗后进行对比，按照改善程度以100%计算。如患者治疗后综合阳性体征每改善10%计4分，体征全部消失计40分，治疗后体征无改善计0分，其他体征改善的分值计算以此类推。

2. 疗效分级　患者治疗后与治疗前的症状和体征对比，共分5个级别，每个级别分值如下。①一级疗效：治疗后症状和体征绝大部分消失，疗效评定分值80～100分，疗效指数>80%。②二级疗效：治疗后症状和体征大部分消失，疗效评定分值60～80分，疗效指数>60%。③三级疗效：治疗后症状和体征明显改善，疗效评定分值40～60分，疗效指数>40%。④四级疗效：治疗后症状和体征有所改善，疗效评定分值10～40分，疗效指数≥10%。⑤五级疗效：治疗后症状和体征略有改善，疗效评定分值1～10分，疗效指数<10%。

（二）影像检查

除症状体征改善外，影像检查是本病治愈的重要评价指标。

【典型病例1】左某，女性，36岁，裁缝。于2006年8月15日以头昏、头痛伴颈项不适6个月就诊。患者诉头痛、头昏，症状与体位有关，长时间低头及从坐、站位向卧位转变时，症状易诱发和加剧，同时伴有颈项不适、乏力，右侧肩背及右肘关节酸重，发作时可出现手足麻木。经颈椎X线片显示，颈3椎体向前Ⅰ度滑脱。经保守治疗后，临床症状缓解。

【典型病例2】王某，男，27岁。因高地坠落，头颈部着地负伤，自觉四肢麻木，头颈活动受限就诊。查体：被动体位仰卧，坐立或稍有动作，两臂如放电样剧痛难忍，呻吟不休；颈部屈伸，左右旋转运动受限。颈椎X线片提示颈椎椎体滑脱。经中医手法复位及中药汤剂等配合治疗后，逐渐康复。离院后多次随访，生活自理，头颈可左右旋转、伸屈自如。

【典型病例3】李某，男，36岁。5天前头颈部被他人在其背后环抱、拉伸、牵拉损伤。自觉头颈部痛、屈伸受限，检查颈2～颈3棘突处压痛，颈部旋转受限。X线检查发现枢椎体前移2 mm，椎弓骨折无成角。入院后第3天行头颈胸石膏外固定，3个月后拆除石膏，复查X线片示枢椎体未见前移，骨折愈合。

（赵　泽　王　霞）

第五节　颈椎间盘病变伴颈椎压缩性骨折疼痛综合征

颈椎间盘病变伴颈椎压缩性骨折疼痛综合征是颈椎间盘疾病临床诊疗工作的常见病症之一，患者除了有颈椎间盘病变相应的临床表现外，还有颈椎压缩性骨折的症状和体征。专科医生在治疗这类患者时，除了针对颈椎间盘疾病进行治疗外，还应针对伴发疾病进行治疗，才能达到预期的临床疗效。因此，本节重点对颈椎压缩性骨折疼痛综合征的致病因素、致病机制、临床表现、病理特征、特殊检查、诊断标准、鉴别诊断、中医辨证、治疗方法、疗效判定等方面进行系统阐述。

一、颈椎间盘病变伴颈椎椎体压缩性骨折疼痛综合征的致病因素

（一）现代医学相关致病因素分析

颈段脊柱椎体骨折主要是在受到直接外力、间接外力的影响下所致，其中以高处坠落致伤因素较为常见，好发于青壮年。颈段脊柱的解剖结构具有一定复杂性，加之周围布有血管神经主干、臂丛分支等，且C_3～C_6颈椎的活动幅度相对较小，因此容易出现严重脊柱创伤。

（二）中医学相关致病因素分析

《诸病源候论》对伤科外伤疾病有较多论述，如《诸病源候论·金疮烦候》"金疮损伤血气，经络空虚，则生热，热则烦痛不安也。"此外，《诸病源候论·腕伤病诸候》论述了各种骨折疾病的病因。后世在诊断伤科骨折脱位疾病时也注重病因的分析。《普济方·折伤门·打扑损伤》"折伤者谓其有所伤于身体者也，或为刀斧所刃，或坠堕地，打扑身体，皆能使出血不止，又恐瘀血停积于脏腑，结而不散。"《医宗金鉴·正骨心法要旨·内治杂证法》"今之正骨科，即古跌打损伤之证也。专从血论，须先辨或有瘀血停积，或为亡血过多，然后施以内治之法，庶不有误也。夫皮不破而内损者，多有瘀血，破肉伤，每致亡血过多。二者治法不同，有瘀血者，宜攻利之，亡血者，宜补而行之。但出血不多，亦无瘀血者，以外治之法治之。"对气血辨证进行了总结。

二、颈椎间盘病变伴颈椎椎体压缩性骨折疼痛综合征的致病机制

（一）现代医学相关致病机制

主要由纵向前屈压缩暴力所致，视椎体前缘压缩程度不同，其局部病理解剖改变也不一样，轻型者少有继发性改变，60%～70%的病例属于本型。此外，少数椎体严重压缩者的棘突间隙呈楔形增宽及椎体的楔形压缩可引起明显的椎节不稳定征，甚至继发椎体后方关节突关节咬合变异（半脱位）及脊髓受牵拉，并可出现脊髓前中央动脉症候群。此时损伤已从单纯的前柱波及中柱及后柱，属三柱损伤，多见于颈5、6椎体，其次是颈4、7椎体。

（二）中医学相关致病机制

《素问·阴阳应象大论》曰"寒伤形，热伤气。气伤痛，形伤肿。故先痛而后肿者，气伤形也；先肿而后痛者，形伤气也。"寒邪容易导致血脉收引，血液凝滞；热邪容易导致气的耗伤，气行不畅，人体则出现各种痛症。《素问·举痛论篇第三十九》"寒气客于背俞之脉，则脉泣，脉泣则血虚，血虚则痛。""热气留于小肠，肠中痛，瘅热焦渴，则坚干不得出，故痛而闭不通矣。"因此，后世据《黄帝内经》理论，将伤科的痛症原因归结为"不通则痛，不荣则痛"，即气血瘀滞不通，或气血不足，组织失于濡养。

三、颈椎间盘病变伴颈椎椎体压缩性骨折疼痛综合征的临床表现

1. 病史概况 多有外伤史或病理性骨折，起病突然，症状体征明显。

2. **典型症状**　现颈部疼痛，上肢不适、疼痛、麻木等。颈椎体压缩性骨折的骨折破碎若压迫脊髓，将会出现脊髓压迫和脊髓损伤的相应感觉、运动功能障碍等症状，部分患者出现头痛、头晕等症状。

3. **主要体征**　局部压痛阳性，叩顶试验阳性。颈椎体压缩性骨折的骨折破碎若压迫脊髓，将会出现脊髓压迫和脊髓损伤的相应体征。

四、颈椎间盘病变伴颈椎椎体压缩性骨折疼痛综合征的病理特征

颈椎椎体压缩性骨折的病理组织学检查可见颈椎椎体骨组织内散乱的骨小梁，骨纤维结构断裂，呈骨折状态。

五、颈椎间盘病变伴颈椎椎体压缩性骨折疼痛综合征的特殊检查

1. **颈椎X线检查**　可见椎体高度变低，严重者可见骨折线，椎体塌陷。

2. **颈椎CT检查**　可见椎体高度变化，椎体横截面扫描可见骨折线。

3. **颈椎MRI检查**　椎体形态厚度变小，椎体压缩；周围组织可见明显高信号，局部水肿，骨髓水肿。

4. **颈椎红外热成像检查**　颈部软组织可见损伤信号，对诊断颈椎体骨折无特异性。

5. **颈部及上肢电生理检查**　肌电图除可确定神经功能状态和排除周围神经病变外，还可以确定损害部位和范围，鉴别周围神经活动性失神经改变与慢性非活动性失神经改变。

6. **其他检查方式**　实验室检查可以通过检测血常规、C反应蛋白、红细胞沉降率、免疫学、抗核抗体、结核抗体、降钙素原、布氏杆菌抗体等排除急性感染性病变，了解身体基本状况。

六、颈椎间盘病变伴颈椎椎体压缩性骨折疼痛综合征的诊断标准

1. **病史**　颈椎椎体压缩性骨折主要由外力创伤所致，患者有相应的创伤史。

2. **症状**　颈部疼痛，上肢不适、疼痛、麻木等。若颈椎体压缩性骨折刺激或伤害脊髓时，会出现相应的感觉、运动功能障碍等症状。

3. **主要体征**　局部压痛阳性，叩顶试验阳性。若颈椎体压缩性骨折刺激或伤害脊

髓时，会出现相应的感觉、运动功能障碍等体征。

4. 影像检查　CT和X线片检查是本病确诊的重要依据。CT检查可以进一步了解颈椎压缩性骨折的程度、范围及椎体骨结构的病理改变情况。MRI检查有助于了解颈椎压缩性骨折后对脊髓和脊神经的伤害情况。红外热成像等其他辅助检查可提供有限的辅助诊断。

5. 颈椎压缩性骨折的程度分级标准　以原椎体的高度或厚度被压缩程度进行划分。①轻度颈椎压缩性骨折（Ⅰ度）：压缩性骨折的程度在原颈椎高度的1/3以内；②中度颈椎压缩性骨折（Ⅱ度）：压缩性骨折的程度在原颈椎高度的1/3～2/3之间；③重度颈椎压缩性骨折（Ⅲ度）：压缩性骨折的程度在原颈椎高度的2/3以上。

七、颈椎间盘病变伴颈椎椎体压缩性骨折疼痛综合征的鉴别诊断

1. 颅内疾病　颈部引起的后枕部疼痛可与脑血管疾病相鉴别，脑血管疾病严重时可伴半身不遂症状，查体伴病理征，通过头颅MRI或头颅CT检查可鉴别诊断。

2. 脊髓疾病　脊髓空洞症是一种慢性的脊髓病变，病因并很明确，可能会引起肢体运动障碍、霍纳综合征等，长期下去可能会引起局部感觉丧失。颈椎MRI可鉴别。

3. 颈椎结核　结合患者是否有低热，消瘦，既往有无结核病史，有无接触史，行颈椎增强MRI、血培养，通过体液或血液查找结核菌，检测血常规、C反应蛋白、红细胞沉降率、降钙素原等进行鉴别。

4. 颈椎化脓性感染　可出现发热、全身酸痛、局部皮肤红肿等症状。结合血常规、C反应蛋白、红细胞沉降率、降钙素原、颈椎MRI等检查可鉴别诊断。

5. 颈椎恶性肿瘤　颈椎椎管内肿瘤包括发生于脊髓、脊神经根、脊膜和椎管壁组织的原发性和继发性肿瘤，一般考虑转移瘤，需询问患者有无恶性肿瘤病史。颈部恶性肿瘤疼痛剧烈，可行颈椎增强MRI检查，积极查找原发灶。

6. 颈椎良性肿瘤　原发颈椎的良性肿瘤较常见的是血管瘤、脊索瘤、软骨瘤、巨细胞瘤等，颈椎增强MRI可初步诊断，必要时行病理活检诊断。

7. 颈部血管疾病　包括颈部血管动脉粥样硬化而造成的颈动脉狭窄或者是闭塞，可通过超声检查、血管造影鉴别。

8. 颈部软组织损害　颈部急性软组织损伤主要由于机械因素引起，颈部受到钝器的外力刺激之后，主要特征是颈部疼痛，颈部肿胀，颈部僵硬甚至活动受限。颈部慢性软组织损伤主要由于长期低头、超时限活动、急性损伤未治愈引起，主要特征是颈部疼痛，颈部肿胀甚至颈部疲劳。颈部MRI可鉴别诊断。

八、颈椎间盘病变伴颈椎椎体压缩性骨折疼痛综合征的中医辨证

（一）中医辨证概要

1. **辨病邪** 项痹的证候特征多因感受邪气的性质不同而表现各异。颈部疼痛呈游走不定者，属风胜；疼痛较剧，遇寒则甚，得热则缓者，属寒胜；重着而痛，手足沉重，肌肤麻木者，属湿胜；红肿热痛，筋脉拘急者，属热胜。

2. **辨虚实** 一般而言，新病多实，久病多虚。实者，发病较急，正气尚胜抗邪，故痛势剧，脉实有力；虚者，病程较长，多有气血不足，故疼痛绵绵，痛势较缓，脉虚无力。本病后期多见虚实错杂，应辨明虚实，分清主次。

3. **辨痰瘀** 项痹迁延不愈，证见局部漫肿，甚则强直畸形，痛如针刺，痛有定处，时轻时重，昼轻夜重，屈伸不利，舌体胖边有齿痕，舌质紫暗甚或可见瘀斑，脉沉弦涩。多属正虚邪恋，瘀血阻络，痰留关节，痰瘀交结，经络不通，而成顽疾。

（二）中医辨证分型

1. **风寒湿证型** 颈、肩、上肢串痛麻木，以痛为主，头有沉重感，颈部僵硬，活动不利，恶寒畏风；舌淡红，苔薄白，脉弦紧。

2. **气滞血瘀证型** 颈肩部、上肢刺痛，痛处固定，伴有肢体麻木；舌质暗，脉弦。

3. **痰湿阻络证型** 头晕目眩，头重如裹，四肢麻木不仁，纳呆；舌暗红，苔厚腻，脉弦滑。

4. **肝肾不足证型** 眩晕头痛，耳鸣耳聋，失眠多梦，肢体麻木，面红目赤；舌红少津，脉弦。

5. **气血亏虚证型** 头晕目眩，面色苍白；心悸气短，四肢麻木，倦怠乏力；舌淡苔少，脉细弱。

九、颈椎间盘病变伴颈椎椎体压缩性骨折疼痛综合征的治疗方法

（一）保守疗法系列

症状轻，颈椎压缩不严重的患者，尽量保守治疗。

1. **适当休息** 避免长时间低头伏案，避免颈部受凉，选择合适的枕具。

2. **保护颈椎**　可适时应用颈部支具。

3. **物理疗法**　TDP、冲击波、蜡疗等。

4. **对症药物**　可应用非甾体抗炎药以止痛。

（二）手术疗法系列

颈椎骨折损伤脊髓或脊神经时，首选手术治疗

（三）中医特色疗法系列

1. **经络针灸疗法**　选择颈部阿是穴，辨证取穴，进行针刺治疗。

2. **经络艾灸疗法**　选择部位进行艾条灸，温经通络止痛。

3. **穴位灌注疗法**　选择颈部阿是穴，辨证取穴，进行中药灌注治疗。

4. **中药外敷疗法**　颈部行中药外敷、塌渍治疗。

5. **中药熏蒸疗法**　颈部行熏蒸药物疗法，散寒止痛。

6. **中药浸泡疗法**　选取中药验方，提取有效成分，行局部浸泡疗法。

7. **中药经皮透入疗法**　颈部行中药经皮透入疗法，通络止痛。

8. **其它中医特色疗法**　烫熨疗法、水灸、火灸、芒针、锋针、锹针、钩针等疗法

（四）中医辨证汤剂疗法系列

1. **风寒湿证型**　治则：祛风散寒。推荐方剂：羌活胜湿汤加减。

2. **气滞血瘀证型**　治则：行气活血。推荐方剂：合营止痛汤加减。

3. **痰湿阻络证型**　治则：化痰通络。推荐方剂：二陈汤加减。

4. **肝肾不足证型**　治则：补肝益肾。推荐方剂：六味地黄丸加减。

5. **气血亏虚证型**　治则：气血双补。推荐方剂：八珍汤加减。

十、颈椎间盘病变伴颈椎椎体压缩性骨折的疗效判定

（一）临床疗效（症状和体征的改善程度）评定的参考标准

1. **评分标准**　总分100分，其中症状分值60分，体征分值40分。①症状改善程度：分值60分。患者颈部及全身的疼痛等综合症状在治疗前与治疗后进行对比，按照改善程度以100%计算。如患者治疗后症状每改善10%计6分，症状全部消失计60分，治疗后症状无改善计0分，其他症状改善的分值计算以此类推。②体征改善程度：分值40分。患者颈部及全身各部位的压痛、叩击痛、病理反射、神经牵拉反应和脊柱、关节活动等综合阳性体征在治疗前与治疗后进行对比，按照改善程度以100%计算。如患

者治疗后综合阳性体征每改善10%计4分，体征全部消失计40分，治疗后体征无改善计0分，其他体征改善的分值计算以此类推。

2. **疗效分级** 患者治疗后与治疗前的症状和体征对比，共分5个级别，每个级别分值如下。①一级疗效：治疗后症状和体征绝大部分消失，疗效评定分值80～100分，疗效指数>80%。②二级疗效：治疗后症状和体征大部分消失，疗效评定分值60～80分，疗效指数>60%。③三级疗效：治疗后症状和体征明显改善，疗效评定分值40～60分，疗效指数>40%。④四级疗效：治疗后症状和体征有所改善，疗效评定分值10～40分，疗效指数≥10%。⑤五级疗效：治疗后症状和体征略有改善，疗效评定分值1～10分，疗效指数<10%。

（二）影像检查

除症状体征改善外，影像检查是本病治愈的重要评价指标。

【典型病例】王某，男，55岁，司机。驾车时意外翻车，当时无意识丧失，被救出后头、颈部疼痛，伴头晕、胸闷，无恶心呕吐和四肢麻木等症状。颈椎X线检查显示C_6椎体楔形变。颈椎MRI检查提示颈椎第6椎体压缩性骨折，C_{6-7}椎间盘突出，C_{3-4}、C_{4-5}、C_{5-6}椎间盘膨出。给予颈部支具固定及对症治疗后，病情恢复较好。

（赵 泽 王 霞）

第六节 颈椎间盘病变伴颈椎肿瘤疼痛综合征

颈椎间盘病变伴颈椎肿瘤疼痛综合征是颈椎间盘疾病临床诊疗工作中的常见病症之一，患者除了有颈椎间盘病变相应的临床表现外，还有颈椎肿瘤的症状和体征。专科医生在治疗这类患者时，除了针对颈椎间盘疾病进行治疗外，还应针对伴发疾病进行治疗，才能达到预期的临床疗效。因此，本节重点对颈椎肿瘤疼痛综合征的致病因素、致病机制、临床表现、病理特征、特殊检查、诊断标准、鉴别诊断、中医辨证、治疗方法、疗效判定等方面进行系统阐述。

一、颈椎间盘病变伴颈椎肿瘤疼痛综合征的致病因素

（一）现代医学相关致病因素分析

肿瘤发生是一个受多因素作用、多阶段发展的复杂过程，至少包括4～6个原癌基

因激活和抑癌基因失活。各种外界环境因素通过生物体自身因素起作用，各种致癌因素之间还存在交叉协同作用。最终通过改变肿瘤相关基因的结构和功能使正常细胞发生恶性转化，其中还涉及个体的基因不稳定性和DNA损伤修复功能缺陷等。因此，对头颈部多原发癌的相关致病因素应综合考虑、全面分析。

（二）中医学相关致病因素分析

肿瘤的中医病因一直被众多医家所探讨，大部分学者及医家承认肿瘤以虚为本，但对其标实则意见不一，有以气机立论，有以痰浊立论，有以湿聚立论。自国医大师周仲瑛提出"癌毒"一说以来，"毒"作为肿瘤的重要病机要素，越来越受到学术界的关注。在此基础上，张光霁教授进行了大量的理论与实践研究，创新性地提出"久病必瘀，因瘀致毒，因毒致变，瘀毒互结为肿瘤的共性病机"。

二、颈椎间盘病变伴颈椎肿瘤疼痛综合征的致病机制

（一）现代医学相关致病机制

高位颈椎椎管上连颅脑，下接躯干四肢，位置十分重要。椎管内肿瘤的临床特点和肿瘤特点不同于一般性脊柱椎管内肿瘤，按肿瘤位置可分为髓外硬膜内、髓外硬膜内外及硬膜外，但都具有脊髓受压的特征。大多数瘤体沿椎管内空隙和椎间孔呈膨胀性生长，长出椎管外即可形成哑铃状肿瘤。由于肿瘤易导致颈髓、神经根和血管的压迫或破坏，颈椎肿瘤可通过直接压迫神经根或脊髓引起剧烈的局部疼痛或肢体功能障碍，也可以通过破坏颈椎结构引起椎体塌陷、椎间高度丢失或颈椎失稳而间接导致脊髓神经损害。因此，无论有无临床症状，其潜在的危害性十分严重。若椎管内延髓处的呼吸循环中枢受压，可导致呼吸障碍；而肿瘤组织一旦压迫颈髓，则易造成高位截瘫，甚至危及患者生命。

（二）中医学相关致病机制

中医肿瘤病因病机虽复杂多样，但总而言之，不外乎虚、痰、瘀、毒等病理产物相互挟杂、交融的过程，即"正虚阴阳失调，津液代谢异常，痰湿内结，气血瘀滞，痰瘀交阻，癌毒乃成"。

中医关于肿瘤的致病机制与现代医学所提出的肿瘤微环境的相关性主要表现在4个方面。

1. **脾虚**　是局部低氧、线粒体异常代谢的关键病机。

2. **肿瘤酸性微环境**　类似于中医之"痰"，"夫痰者，津液之异名也"。痰浊乃机体津液代谢障碍的重要病理产物，而肿瘤微环境中积累的大量酸性代谢产物实际上就可

以看成是机体津液代谢失常，湿浊内生，湿聚而成的"痰"。

3. 肿瘤炎性微环境与痰、瘀、癌毒等病理产物　构成的中医内环境存在诸多共通之处。中医肿瘤的痰、瘀、癌毒等构成的病理环境实际上就是诱导肿瘤细胞增殖分化、不断推动其恶性侵袭转移的炎性微环境。

4. 脾虚与痰、瘀、癌毒相互促进、相互影响　其中脾虚是核心。不管是缺氧、酸性微环境还是炎性微环境，脾虚运化失常都是导致其发生发展的核心病机，而痰、瘀、癌毒等病理产物也都是在脾虚基础上发展而来，是一个不可分割的整体。

三、颈椎间盘病变伴颈椎肿瘤疼痛综合征的临床表现

（一）病史概况

一般病史较长，可达数月，早期常无特征性临床表现，常被误诊为神经根型颈椎病或脊髓型颈椎病。

（二）典型症状

以颈枕部不适、四肢麻木或乏力、大小便失禁等作为首发症状，据严重程度且有以下症状伴随或不伴随。

1. 运动障碍　多表现为肢体不同程度的肌力下降、跛行，甚至瘫痪。
2. 感觉异常　多表现为一侧或某一部位的肢体麻木，亦可表现为有感觉障碍平面或束缚感。
3. 疼痛　多与肿瘤压迫神经根有关，常被误诊为颈椎病或肩周炎等。
4. 括约肌功能障碍　多为脊髓受压严重或多发纤维瘤病多处压迫所引起。

（三）主要体征

局部可有压痛，部分或伴有活动受限；肿瘤影响神经根者，可有臂丛牵拉试验阳性；影响脊髓者可出现脚踩棉花感，严重者影响脊髓变性，可出现霍夫曼征阳性。

四、颈椎间盘病变伴颈椎肿瘤疼痛综合征的病理特征

镜下可见呈梭形、类圆形或分叶状，质地软，境界较清，可有假包膜，切面灰白、灰红、灰黄或棕褐色，大小及形态变异较大，可见出血、坏死及囊性变，肿瘤细胞构成复杂，主要由成纤维细胞和组织细胞组成。此外，尚有原始间叶细胞、肌纤维母细胞、黄色瘤细胞和多核巨细胞等，瘤细胞异型性十分明显，核分裂相多见。

五、颈椎间盘病变伴颈椎肿瘤疼痛综合征的特殊检查

1. **颈椎X线检查**　普通 X 线检查简单易行，不仅可以发现病灶大致情况，而且能评价肿瘤病变引起的脊柱曲线和结构的变化，主要表现为骨质疏松、椎间隙增大或不变、骨质破坏（成骨性、溶骨性、混合性）。但 X 线改变以前，30%～50% 的颈椎已有破坏，尤其椎弓根影消失应值得注意。

2. **颈椎CT检查**　CT 和三维 CT 具有良好密度分辨率，并能任意角度重建图像；不仅准确显示骨质破坏、增生、硬化改变、肿瘤肿块影及病灶边界，还有助于进行术前穿刺活检和肿瘤分型及术前评估。

3. **颈椎MRI检查**　MRI 检查是诊断颈椎肿瘤的敏感方法，T1WI、T2WI 呈低信号或不均匀混杂信号改变，良性肿瘤破坏缘清楚，反应性成骨；恶性肿瘤不规则骨质破坏，边缘模糊不清；单发或多发转移瘤分布、大小与毗邻组织关系等；若伴出血、坏死和炎性改变，T2WI 可呈高信号。

4. **颈椎红外热成像检查**　局部可见软组织异常影像，但无肿瘤确诊的特异性。

5. **放射性核素骨扫描检查**　可全身成像，敏感性高，对于多发病变，尤其是对骨转移瘤的发现具有很大价值。

6. **病理组织细胞检查**　病理学诊断是确诊肿瘤类型的金标准。活检分为针吸活检、穿刺活检、切取活检和切除活检 4 种。目前，在 CT 引导下经皮穿刺活检是临床中最常用、最有效的方法。国内学者认为，行术前 CT 引导下穿刺活检较为安全，活检阳性率较高，对术前诊断有重要价值。

7. **其他检查方式**　实验室检查等肿瘤相关指标可出现异常。

六、颈椎间盘病变伴颈椎肿瘤疼痛综合征的诊断标准

1. **病史**　颈椎的良性肿瘤一般病史较长，可达数年；恶性肿瘤的病程较短。颈椎肿瘤的病情发展多呈进行性加重。

2. **症状**　颈部持续性疼痛，上肢疼痛、麻木，症状呈进行性加重；部分患者剧烈疼痛，夜间更甚；肿瘤细胞侵犯脊髓后，有脊髓损害的相应症状。

3. **体征**　局部可有压痛，叩击痛，部分或伴有活动受限。肿瘤侵犯神经根者，可有臂丛牵拉试验阳性等；侵犯脊髓者，可出现下肢感觉、运动障碍，甚至截瘫等。

4. **影像检查**　颈椎的 CT 和 MRI 检查对颈部肿瘤的诊断具有重要价值，CT 可见颈椎肿瘤对骨质的破坏情况，MRI 检查对判断肿瘤的范围及脊髓、椎间盘等组织受肿瘤侵犯的情况具有意义，放射性核素骨扫描可了解肿瘤的全身转移情况。

5. **病理学检查**　病理组织的细胞学检查是确诊颈椎肿瘤的核心依据。是辨别颈椎良性肿瘤和恶性肿瘤的最直接的、最客观的标准。也是对肿瘤细胞进行分类的重要依据。

6. 其他辅助检查　如肿瘤实验室指标等，对肿瘤的诊断可做参考。

七、颈椎间盘病变伴颈椎肿瘤疼痛综合征的鉴别诊断

1. 颅内疾病　脑梗死、脑出血等脑血管疾病颈部引起的后枕部疼痛可与本病相鉴别，脑血管疾病严重时可伴有半身不遂症状，查体伴有病理征，通过头颅MRI或头颅CT检查可鉴别诊断。

2. 脊髓疾病　脊髓空洞症、颈脊髓变性等是一种慢性的脊髓病变，病因尚不明确，可能会引起肢体运动障碍、霍纳综合征等，长期可能会引起局部感觉丧失。颈椎MRI可鉴别。

3. 颈椎骨折　患者一般有外伤史，外力所致颈椎骨折可通过X线或CT三维重建鉴别诊断，严重时可出现截瘫。

4. 颈椎结核　有明显疼痛症状，可有慢性中毒症状。影像学检查可见椎体压缩成楔形，或椎间隙狭窄，可形成椎旁或流注脓肿。

5. 颈椎化脓性感染　有高热症状、毒血症状，明显疼痛，血常规可见异常，血培养可见致病菌。影像学检查可见椎体和椎间盘破坏及椎旁脓肿。

6. 颈部血管疾病　包括颈部血管动脉粥样硬化而造成的颈动脉狭窄或者是闭塞，可通过超声检查、血管造影鉴别。

7. 颈部软组织损害　颈部急性软组织损伤主要由于机械因素引起，颈部受到钝器的外力刺激之后，主要特征是颈部疼痛，颈部肿胀，颈部僵硬甚至活动受限；颈部慢性软组织损伤主要由于长期低头、超时限活动、急性损伤未治愈引起，主要特征是颈部疼痛、颈部肿胀甚至颈部疲劳。颈部MRI可鉴别诊断。

八、颈椎间盘病变伴颈椎肿瘤疼痛综合征的中医辨证

（一）中医辨证概要

根据五脏为中心的中医藏象理论，按肿瘤的病因、病位、病性特点进行辨证施治，标本兼顾，使得疗效更为显著与持久。

（二）中医辨证分型

1. 气血两虚证型　气虚乏力，不进饮食；久病虚损，时发潮热；气攻骨脊，拘急疼痛；面色萎黄，脚膝无力；脾肾气弱，五心烦闷，舌苔少，脉弱。

2. 痰瘀阻络证型　咳嗽痰多，恶心呕吐，胸膈痞闷，肢体困重，或头眩心悸，痛有定处，肌肤甲错，病处疼痛，伤筋动骨或麻木酸胀，肢臂疼痛舌苔滑腻，舌质暗淡，脉细涩。

3. **热毒瘀结证型**　局部红肿掀痛，或身热凛寒，痛处拒按，触之即痛，苔薄白或黄，脉数有力。

九、颈椎间盘病变伴颈椎肿瘤疼痛综合征的治疗方法

（一）保守疗法系列

非手术的抗癌治疗、放疗、化疗。

（二）手术疗法系列

颈椎肿瘤手术切除是首选。

（三）微创介入疗法系列

部分颈椎肿瘤患者可以选择微创介入疗法治疗。

（四）中医辨证汤剂疗法系列

1. **气血两虚证型**　治则：扶正固本。推荐方剂：十全大补汤加减。
2. **痰瘀阻络证型**　治则：祛瘀化痰。推荐方剂：二陈汤加减。
3. **热毒瘀结证型**　治则：清热解毒。推荐方剂：仙方活命饮加减。

十、颈椎间盘病变伴颈椎肿瘤疼痛综合征的疗效判定

（一）颈椎肿瘤疼痛综合征的临床疗效（症状和体征的改善程度）评定的参考标准

1. **评分标准**　总分100分，其中症状分值60分，体征分值40分。①症状改善程度：分值60分。患者颈部及全身的疼痛等综合症状在治疗前与治疗后对比，按照改善程度以100%计算。如患者治疗后症状每改善10%计6分，症状全部消失计60分，治疗后症状无改善计0分，其他症状改善的分值计算以此类推。②体征改善程度：分值40分。患者颈部及全身各部位的压痛、叩击痛、病理反射、神经牵拉反应和脊柱、关节活动等综合阳性体征在治疗前与治疗后进行对比，按照改善程度以100%计算。如患者治疗后综合阳性体征每改善10%计4分，体征全部消失计40分，治疗后体征无改善计0分，其他体征改善的分值计算以此类推。

2. **疗效分级**　患者治疗后与治疗前的症状和体征对比，共分5个级别，每个级别分值如下。①一级疗效：治疗后症状和体征绝大部分消失，疗效评定分值80～100分，疗效指数＞80%。②二级疗效：治疗后症状和体征大部分消失，疗效评定分值

60～80分，疗效指数＞60%。③三级疗效：治疗后症状和体征明显改善，疗效评定分值40～60分，疗效指数＞40%。④四级疗效：治疗后症状和体征有所改善，疗效评定分值10～40分，疗效指数≥10%。⑤五级疗效：治疗后症状和体征略有改善，疗效评定分值1～10分，疗效指数＜10%。

（二）影像检查

除症状体征的改善外，影像检查是肿瘤是否治愈的最直接评价指标。

【典型病例1】孟某某，女性，74岁。左肩臂胀痛伴左手指麻木4个月余，昼轻夜重，影响睡眠，经按摩、牵引和口服药物治疗等无明显效果，以颈椎病收治入院。查体：颈部活动以左侧受限明显，颈部左侧肌肉紧张、压痛广泛，尤以颈7、胸1、颈胸左侧横突稍下为甚。经颈椎X线检查显示颈6、7椎间隙明显变窄，且其上下缘有唇样增生，小关节模糊，骨质密度较高。颈椎MIR检查发现颈6、7及胸1椎体转移性肿瘤（原发肿瘤灶尚不明确）。

【典型病例2】王某，女，68岁。因"颈肩部疼痛4年，加重伴上肢感觉、运动障碍1年"入院。查体：颈椎活动轻度受限，左颈肩部、双上肢浅感觉减退，左上肢近端各肌群肌力3级，右上肢近端各肌群肌力4级。颈椎MRI检查提示颈椎管内髓外硬膜下占位病变，附着于硬膜囊，病灶T1WI呈略高信号，T2WI呈高信号，增强扫描后病灶呈均匀明显强化。诊断为颈椎椎管内肿瘤。

（赵　泽　王　霞）

第七节　颈椎间盘病变伴颈椎结核疼痛综合征

颈椎间盘病变伴颈椎结核疼痛综合征是颈椎间盘疾病临床诊疗工作中的常见病症之一。患者除了有颈椎间盘病变相应的临床表现外，还有颈椎结核的症状和体征。专科医生在治疗这类患者时，除了针对颈椎间盘疾病进行治疗外，还应针对伴发疾病进行治疗，才能达到预期的临床疗效。因此，本节重点对颈椎结核疼痛综合征的致病因素、致病机制、临床表现、病理特征、特殊检查、诊断标准、鉴别诊断、中医辨证、治疗方法、疗效判定等方面进行系统阐述。

一、颈椎间盘病变伴颈椎结核疼痛综合征的致病因素

（一）现代医学相关致病因素分析

结核是常见的并可致命的一种传染病，由分枝杆菌（又称结核杆菌）导致。结核

通常感染并破坏肺以及淋巴系统，但其他器官如脑、中枢神经系统、循环系统、泌尿系统、骨骼、关节甚至皮肤亦可感染。其他的分枝杆菌，如牛分枝杆菌、非洲分枝杆菌、卡氏分枝杆菌、田鼠分枝杆菌亦可引起结核，但通常不感染健康成人。已致敏的个体动员机体防御反应较未致敏个体快，但组织坏死也更明显。因此，机体对结核杆菌感染所呈现的临床表现决定于不同的反应。如保护性反应为主，则病灶局限，结核杆菌被杀灭；如主要表现为组织破坏性反应，则机体呈现有结构和功能损害的结核病。

（二）中医学相关致病因素分析

早在《黄帝内经》和《金匮要略》中就有类似于现代结核病的描述。《中藏经》对结核病的病因、症状及治法已有较详细记载。《肘后方》更认识到结核病具有传染性和多变性，而且与一般"虚劳"有别。结核病属于中医"痨瘵"范畴，如《三因极一病证方论》"痨瘵"、《医学正传》"劳极"、《外台秘要》"传尸""殗殜""转注"、《肘后备急方》"尸注""鬼注"。《杂病源流犀烛》"五脏之气，有一损伤，积久成痨，甚而为瘵。痨者，劳也，劳困疲惫也，瘵者，败也。羸败凋敝也。虚损痨瘵，其病相因。"该病以本虚为主，本虚是发病的根本原因。体质虚弱、抵抗力低下等均与该病发生关系密切，先天不足、肾虚骨骼失养、后天脾胃失调是该病之本。《素问》云"正气存内，邪不可干""邪之所凑，其气必虚。"正气在疾病发病中起着主导作用，全身正气的强弱对疾病发生、发展及恶化有着直接影响。该病由感染"痨虫"所致，六淫外邪、情志内伤和损伤是其常见的诱因。

二、颈椎间盘病变伴颈椎结核疼痛综合征的致病机制

（一）现代医学相关致病机制

按病灶部位可分为中心型和边缘型两种，以前者较多见。脊柱结核的主要病理表现如下。

1. **颈椎椎体结核** 其所产生的脓液常突破椎体前方骨膜和前纵韧带，汇集在颈长肌及其筋膜的后方。C_4 以上病变的脓肿位于咽腔后方，故称咽后脓肿；C_4 以下病变的脓肿多位于食管后方，故称食管后脓肿；巨大的咽后脓肿使咽后壁向舌根靠拢，以致睡眠时鼾声甚大，甚至可引起呼吸困难和吞咽困难，咽后或食管后脓肿都可向咽腔或食管穿破，使脓液、死骨碎片及干酪样物质由口腔吐出，或被咽下。椎体侧方病变的脓液也可在颈部两侧形成脓肿，或沿椎前筋膜及斜角肌向锁骨上窝流注。以上两种情况需与颈部淋巴结结核所形成的脓肿鉴别。

2. **椎体边缘型结核** 10岁以上的儿童边缘型病变稍多，次级骨化中心出现以后，边缘型病变更多一些。病变可发生于椎体上下缘的左右侧和前后方，因椎体后缘靠近

椎管，故后方病变容易造成脊髓或神经根受压。早期的边缘型病变位于骨膜下，以后可向椎体的深处发展，或侵犯椎间盘和邻近椎体。与其他骨松质结核一样，椎体中心型病变以骨坏死为主，死骨形成比较常见；少数病例死骨吸收后形成骨空洞，空洞内充满脓液和干酪物质。边缘型病变以溶骨性破坏为主，死骨较小或无死骨。椎体上下缘的边缘型结核更易侵犯椎间盘。

（二）中医学相关致病机制

《金匮钩玄》云："劳瘵其主在乎阴虚，痰与血病。"《医学正传·劳极门》曰："其侍奉亲密之人或同气连枝之属，熏陶日久，受其恶气，多遭传染。"《济生方》曰："五劳六极之证，非传尸骨蒸之比，多由不能卫生，始于过用。"《古今医统大全》曰："今之瘵痨而多起于脾肾之劳，忧思之过者也。""凡人平素保养元气，爱惜精血，瘵不可得而传。惟纵欲多淫，苦不自觉，精血内耗，邪气外乘。"《寿世保元·劳瘵》曰："夫阴虚火动，劳瘵之疾，由相火上乘肺金而成之，伤其精则阴虚而火动，耗其血则火亢而金亏。"《万病回春·虚劳》云："劳症者，元气虚损之极，痰与血病先起于阴怯，已后成劳，治药一同劳。"《红炉点雪·痰炎证论》云："夫瘵者劳也，以劳伤精气血液，遂致阳盛阴亏，火炎痰聚。"《医门法律·虚劳门·虚劳论》云："夫男子平人，但知纵欲劳精……故血不化精，则血痹矣，血痹则新血不生，并素有之血，亦淤积不行；血瘀则荣虚则发热功当量，热久则蒸其所瘀之血，化而为虫，遂成传尸瘵证。"《证治汇补·内因门·痨瘵》曰："痨瘵既久，其气必伤，伤则不能运化精微，痰瘀稽留而变幻生虫。"《普济本事方·诸虫飞尸鬼疰》曰："肺虫居肺叶之内，蚀人肺系，故成瘵疾，咯血声嘶。"阴虚火亢金损、情志所伤、气阻血瘀、痰凝、虫瘵袭染互为因果。

三、颈椎间盘病变伴颈椎结核疼痛综合征的临床表现

（一）病史概况

病程较长，有发热、盗汗、全身不适、倦怠、乏力等症状，呈进行性加重。

（二）典型症状

颈部疼痛、活动受限，感觉及运动功能正常。多为轻微钝痛，休息则轻，劳累则重，咳嗽、打喷嚏或持物时加重，但夜间患者多能较好地睡眠，这与恶性肿瘤不同。患者诉说疼痛部位有时和病变不一致。主要有全身症状及局部症状。

1. 全身症状　发热、盗汗、全身不适、倦怠、乏力、不能坚持日常工作，容易烦躁，心悸、食欲减退、体重减轻、妇女月经不正常等轻度毒性和自主神经紊乱的症状。

2. 局部症状　颈部持续性疼痛，局部症状主要由于颈椎结核病灶损害所引起。

（三）主要体征

1. **姿势异常**　病变部位不同，患者所采取的姿势各异。颈椎结核患者常有斜颈畸形，头前斜，颈短缩，一直用双手托住下颌。

2. **脊柱畸形**　以后凸畸形最常见，多为角形后凸，侧弯比较少见。

3. **脊柱活动受限**　由于病灶周围肌肉的保护性痉挛，受累脊柱活动受限，颈椎脊柱的屈伸、侧凸和旋转等活动都受到影响。若寰枢关节受累后，头部旋转功能大部丧失。

4. **压痛和叩击痛**　因椎体离棘突较远，故局部压痛不太明显；叩击局部棘突，可引起疼痛。

5. **寒性脓肿**　常为患者就诊的最早体征，有时将脓肿误认为肿瘤；有时脓肿位置深，不易早期发现，因此应当在脓肿的好发部位去寻找脓肿。

6. **脊髓受损**　颈椎结核侵犯颈椎脊髓组织时，患者可出现截瘫。

四、颈椎间盘病变伴颈椎结核疼痛综合征的病理特征

颈椎脊柱结核的组织学改变包括增殖型结核和干酪样渗出型结核两型。单纯的增殖型结核比较少见，多见于成年人；主要形成结核性肉芽组织，病灶内骨小梁逐渐被侵蚀、吸收和消失，无明显的干酪样坏死和大块的死骨形成；常见到被侵蚀而变细小的残留骨小梁混杂于结核性肉芽组织中。干酪样渗出型结核常见于儿童和免疫力低下者，以骨质破坏为主，新骨形成很少；可见大量的干酪样坏死和死骨以及冷脓肿形成，冷脓肿由干酪样坏死组织、血浆、死骨片和结核杆菌组成，很少有中性粒细胞，周围常有少量上皮样细胞反应。以上两型常混合存在。

五、颈椎间盘病变伴颈椎结核疼痛综合征的特殊检查

（一）颈椎X线检查

颈椎结核破坏椎体骨质时，受累椎体变窄，边缘不齐，密度不均，常可见死骨形成。部分死骨或大半个椎体都被压挤到附近的软组织中去，部分整个椎体破坏消失。部分两个相邻椎体被压缩到一起。此外，应注意椎体中心骨松质有无磨砂玻璃样改变或空洞形成。X线平片对于颈椎结核的早期发现具有一定的局限性，而且在X线平片观察有异常表现要比病理改变迟2～6个月。

（二）颈椎CT检查

CT是颈椎结核检查的一个重要方法，特别是颈椎结核导致的骨质破坏，可以观察

到X线平片不易被发现的椎体骨质破坏，甚至附件的微小结核病灶。但颈椎结核早期的骨质破坏影响需要与淋巴瘤、转移瘤、化脓感染性病灶等相鉴别。

（三）颈椎MRI检查

MRI检查对颈椎结核的早期发现具有重要意义，受累椎体的T1WI可呈低信号，T2WI为高信号。MRI在颈椎结核早期诊断的敏感性方面优于其他影像学检查，敏感性可达100.0%，特异性88.2%。但仍然需要与颈椎肿瘤、化脓性感染等相鉴别。

（四）颈椎红外热成像检查

可见病灶处有高热源信号，无特异性。

（五）实验室检查

1. 免疫学实验检查　免疫学诊断技术结核菌素试验（OT）是判断患者是否曾经感染过结核杆菌的一种试验，目前主要采用结核菌素纯蛋白衍生物（PPD）检测，该试验在早期初筛诊断结核病方面起到一定作用，但如果接种了BCG再进行PPD试验则很难对MTB感染做出诊断。

2. 结核菌素试验　此检测系是否有过结核菌感染的指标。已感染者则多呈阳性，未受过感染者则多为阴性。近年来用结核菌素试验判断结核病的活动程度有一定参考价值。

3. 结核菌的涂片和培养检查　利用痰或分泌物（脓）、渗出液进行涂片检查可提供结核杆菌存在的依据。结核杆菌培养可以为结核病诊断提供最可靠的证据，同时可用于药物敏感性测定。

（六）病理学检查

如果在颈椎病灶中取病理组织检查发现符合骨结核的组织学改变，可以明确颈椎结核诊断。临床常用方法包括CT引导下颈椎穿刺活检法和术中取组织活检法。

（七）其他检查

如血液学检查方面的红细胞沉降率，虽然其对机体病理变化不具备特异性，但是在评估颈椎结核的病情变化和治疗效果时，具有一定的意义。C反应蛋白也是一种非特异性检查，较为敏感。

六、颈椎间盘病变伴颈椎结核疼痛综合征的诊断标准

1. 病史　病程较长，呈进行性加重，部分患者有其他部位感染结核的病史。

2. **症状** 可见颈部疼痛、僵硬和神经损害症状。部分患者有发热、盗汗、全身不适、倦怠、乏力、身体消瘦等症状。颈椎结核侵犯颈部神经可出现声音嘶哑、吞咽困难和呼吸困难等。

3. **体征** 颈部活动受限，颈椎病变节段压痛和叩击痛等，结核侵犯脊髓和脊神经时可出现脊髓和脊神经受损害的相应体征。

4. **影像检查** MRI、CT检查对颈椎结核的诊断价值很大，特别是早期检查。颈椎结核骨质破坏明显时，X线检查可见相应的破坏征象等。

5. **病理学检查** 颈椎结核组织的活检对本病具有确诊价值。

6. **颈椎结核的其他检查** 免疫学实验检查、结核菌的涂片和培养检查、结核菌素试验对颈椎结核的诊断也有重要参考价值。

七、颈椎间盘病变伴颈椎结核疼痛综合征的鉴别诊断

1. **颅内疾病** 颈部引起的后枕部疼痛可与脑血管疾病相鉴别，脑血管疾病严重时可伴有半身不遂症状，查体伴有病理征，通过头颅MRI或头颅CT检查可鉴别诊断。

2. **颈椎骨折** 患者一般有外伤史，外力所致颈椎骨折，可通过X线或CT三维重建鉴别诊断，严重时可出现截瘫。

3. **颈椎化脓性感染** 可出现发热、全身酸痛、局部皮肤红肿等症状，结合血常规、C反应蛋白、红细胞沉降率、降钙素原、颈椎核磁等检查可鉴别诊断。

4. **颈椎恶性肿瘤** 颈椎椎管内肿瘤包括发生于脊髓、脊神经根、脊膜和椎管壁组织的原发性和继发性肿瘤，一般考虑转移瘤，需询问患者有无恶性肿瘤病史。颈部恶性肿瘤疼痛剧烈，可行颈椎增强MRI检查，积极查找原发灶。

5. **颈椎良性肿瘤** 原发颈椎的良性肿瘤较常见的是血管瘤、脊索瘤、软骨瘤、巨细胞瘤等，颈椎增强MRI可初步诊断，必要时活检病理诊断。

八、颈椎间盘病变伴颈椎结核疼痛综合征的中医辨证

（一）中医辨证概要

中医认为，肺结核的发病机制为肺失滋润，肺阴耗伤，阴虚生内热，导致阴虚火旺；或阴伤气耗，阴虚难以化气，从而导致气阴两虚，阴损及阳。辨证论治是中医认识疾病和治疗疾病的基本原则。

（二）中医辨证分型

1. **肺阴亏虚证型** 颈部疼痛，活动受限，伴干咳，咳声短促，或咯少量黏痰，或

痰中带血丝或血点，血色鲜红，胸部隐隐闷痛，午后手足心热，皮肤干燥，口干咽燥，或有轻微盗汗，舌边尖红苔薄，脉细或细数

2. 阴虚火旺证型　颈部疼痛，活动加剧，骨蒸，五心烦热，颧红，盗汗量多，口渴，心烦，失眠，性情急躁易怒或胸胁掣痛；男子可见遗精，女子月经不调；形体日渐消瘦，舌红而干，苔薄黄或剥，脉细数

3. 气阴两虚证型　颈部疼痛，神疲乏力，气短声低，咳痰清稀色白。偶或夹血，或咯血，血色淡红，午后潮热，伴有畏风、怕冷、自汗或盗汗，纳少神疲，便溏，面白，颧红，舌质光淡、边有齿痕、苔薄，脉细弱而数。此为阴伤气耗，肺脾同病，肺失清肃，脾失健运所致。

4. 阴阳两虚证型　症见颈部疼痛，转动不利，伴或不伴咳逆喘息少气，咳痰色白，或夹血丝，血色黯淡潮热，自汗盗汗，声嘶或失音，面浮肢肿，心悸，唇紫，肢冷形寒，或五更泄泻，口舌糜烂，大肉消脱，男子遗精、阳痿，女子经少、经闭，舌质光淡隐紫、少津，脉微细而数，或虚大无力。此为阴损及阳，阴阳两虚，阴虚生内热，阳虚生外寒，肺脾肾三脏同病所致。

九、颈椎间盘病变伴颈椎结核疼痛综合征的治疗方法

（一）抗结核药物疗法系列

抗结核药物的应用在颈椎结核治疗中起重要作用，可提高疗效，促进病变的愈合。目前常用的一线药物有异烟肼、利福平、吡嗪酰胺、乙胺丁醇和链霉素，二线药物包括阿米卡星、卷曲霉素、卡那霉素、环丝氨酸、乙硫异烟胺和对氨柳酸等。

（二）手术疗法系列

手术清除病灶、颈椎植骨、融合等。归纳《临床骨科学》（第2版）及《实用骨科学》（第3版）的手术指征包括病灶有较大的脓肿、病灶内有死骨或空洞、合并瘘道经久不愈、脊髓受压。微创方法，置管通至病灶，连续注入抗结核药，亦可加快脊柱结核的治愈，但脊柱病灶的自发融合仍然较慢。

（三）中医辨证汤剂疗法系列

1. 肺阴亏虚证型　治则：滋阴润肺，杀虫止咳。推荐方剂：月华丸加减。
2. 阴虚火旺证型　治则：滋阴降火。推荐方剂：百合固金丸，秦光整甲汤加减。
3. 气阴两虚证型　治则：益气滋阴。推荐方剂：保真汤加减。
4. 阴阳两虚证型　治则：阴阳双补。推荐方剂：补天大造丸加减。

十、颈椎间盘病变伴颈椎结核疼痛综合征的疗效判定

（一）临床疗效（症状和体征的改善程度）评定的参考标准

1. 评分标准　总分100分，其中症状分值60分，体征分值40分。①症状改善程度：分值60分。患者颈部及全身的疼痛等综合症状在治疗前与治疗后进行对比，按照改善程度以100%计算。如患者治疗后症状每改善10%计6分，症状全部消失计60分，治疗后症状无改善计0分，其他症状改善的分值计算以此类推。②体征改善程度：分值40分。患者颈部及全身各部位的压痛、叩击痛、病理反射、神经牵拉反应和脊柱、关节活动等综合阳性体征在治疗前与治疗后进行对比，按照改善程度以100%计算。如患者治疗后综合阳性体征每改善10%计4分，体征全部消失计40分，治疗后体征无改善计0分，其他体征改善的分值计算以此类推。

2. 疗效分级　患者治疗后与治疗前的症状和体征对比，共分5个级别，每个级别分值如下。①一级疗效：治疗后症状和体征绝大部分消失，疗效评定分值80～100分，疗效指数>80%。②二级疗效：治疗后症状和体征大部分消失，疗效评定分值60～80分，疗效指数>60%。③三级疗效：治疗后症状和体征明显改善，疗效评定分值40～60分，疗效指数>40%。④四级疗效：治疗后症状和体征有所改善，疗效评定分值10～40分，疗效指数≥10%。⑤五级疗效：治疗后症状和体征略有改善，疗效评定分值1～10分，疗效指数<10%。

（二）影像检查

除症状体征改善外，影像检查是结核治愈的重要评价指标。

【**典型病例1**】王某，女，54岁。因颈肩部剧烈疼痛伴四肢麻木1个月入院。患者于入院前1个月出现发热，体温37～38℃。夜间有盗汗，自觉颈肩部酸痛不适，就诊于家居附近的医院，诊断为上呼吸道感染，静脉滴注氧氟沙星1周后体温正常。遂出现四肢麻木，就诊于另一医院，颈椎X线片示颈2～6钩椎关节增生，双侧椎间孔变窄；诊断为颈椎病。经手法按摩、口服镇痛药及静脉滴注复方丹参注射液2周，治疗无效，颈肩痛加重，不能忍受，到第三家医院求治。颈椎CT扫描示C_3椎体破坏。行MRI检查示C_3椎体破坏，C_3～C_6椎间隙变窄，后凸成角压迫脊髓，C_3椎前见T1加权像低信号，T2加权像高信号之寒性脓肿。临床诊断C_3椎体结核，活动期伴不完全截瘫。随后转传染病专科医院系统治疗后病情好转。

【**典型病例2**】范某，女，90岁。因胸闷伴颈部疼痛4天入院。患者于4天前出现发作性胸闷伴颈部疼痛，发作时间不等，可自行缓解，伴全身乏力。颈部MRI检查示颈椎椎体骨质破坏，累及椎前及椎管，并有椎旁脓肿形成，相应脊髓段颈髓受压。红细

胞沉降率94 mm/h，C反应蛋白178 mg/L，结核菌素试验阳性。临床诊断为颈椎结核。予以利福平、异烟肼、吡嗪酰胺联合抗结核治疗，颈托固定，颈部疼痛明显缓解，胸闷消失，病情缓解出院。

（赵　泽　王　霞）

第八节　颈椎间盘病变伴颈交感神经损害疼痛综合征

颈椎间盘病变伴颈交感神经损害疼痛综合征是颈椎间盘疾病临床诊疗工作中的常见病症之一，患者除了有颈椎间盘病变相应的临床表现外，还有颈交感神经损害的症状和体征。专科医生在治疗这类患者时，除了针对颈椎间盘疾病进行治疗外，还应针对伴发疾病进行治疗，才能达到预期的临床疗效。本节重点对颈交感神经损害疼痛综合征的致病因素、致病机制、临床表现、病理特征、特殊检查、诊断标准、鉴别诊断、中医辨证、治疗方法、疗效判定等方面进行系统阐述。

一、颈椎间盘病变伴颈交感神经损害疼痛综合征的致病因素

（一）现代医学相关致病因素分析

颈交感神经损害是由于颈椎及椎间盘病变等直接压迫或者间接刺激到颈椎旁的交感神经，使其受累而表现出范围广泛（包括患侧头部、上肢及上半部躯干）的一系列临床复杂症状。颈上神经根支配头颈部的皮肤、血管、汗腺、腮腺、舌下腺、眼睑，还发出心上神经加入心丛支配心肌；颈中神经节支配心脏，颈下神经节分支加入颈7～颈8神经，参与形成椎动脉丛发出心下神经加入心丛。当这些器官受到来自颈椎交感神经刺激就会出现一系列交感神经损害的症状。

（二）中医学相关致病因素分析

由于每例交感型颈椎病患者的主要症状和体征都不尽相同，这就需要根据患者证候表现辨证并从整体论治。对交感型颈椎病的命名各医家持不同观点，有以症状命名，有根据病机命名，因此交感型颈椎病在祖国医学的经典作品中鲜有提及。即便如此，对交感型颈椎病的病因病机认识却大同小异，可在古籍中见到"颈筋急、颈肩痛、痹证、项强、眩晕"等名词，而这些疾病与交感型颈椎病的症状表现高度重合。关于其发病机制在中国古代有不同的论述。

二、颈椎间盘病变伴颈交感神经损害疼痛综合征的致病机制

（一）现代医学相关致病机制

颈交感神经损害的发病机制主要是颈部的疾病直接或间接地激惹或损害了位于颈部的交感神经系统，导致交感神经功能紊乱，出现一系列的症状和体征。由颈交感干发出的交感神经纤维会抵达各个器官和组织，其中包括椎动脉、心脏、胃肠道及颜面部血管汗腺等。如果颈交感神经病变则会引起相应的交感神经异常活动，并通过交感神经传输到相应的靶器官和组织，从而产生一系列的颈交感神经症状。

（二）中医学相关致病机制

其病机多因气血不足、长期劳损，或素体寒湿、湿热者，再加上风寒湿邪侵袭筋脉、痹阻经络，导致经络气血运行不畅，内外合邪，出现头痛、眩晕等不适。也有学者认为，该病是由风寒湿邪侵袭、经络不通、气滞血瘀所造成，是因为髓海不足或气血亏虚，清窍失养所致。颈部是诸阳汇集之处，如果颈部劳累过度，肌肉筋骨受损，遇风寒湿邪侵袭，易导致颈部气血运行不畅，经络不通，出现疼痛不适等症状；邪气停留于关节处，固结根深，难以祛除；气血不通，心脉失养则容易出现失眠、健忘、头痛、头晕；手少阴心经受阻，则会出现胸闷不安；足阳明胃经受阻，则会出现恶心、呃逆；足厥阴肝经受阻，则会使血压上升。

三、颈椎间盘病变伴颈交感神经损害疼痛综合征的临床表现

（一）病史概况

颈交感神经损害患者的病程较长，多有颈椎相关疾病病史。

颈椎病变刺激或（和）压迫颈神经节、节后灰交通支以及窦椎神经，使得交感神经有时兴奋，有时抑制，功能不稳定，兴奋与抑制又互相转化，表现为自主神经紊乱。其病情与思想情绪、劳累、天气变化、月经周期等因素有关。

（二）典型症状

颈交感神经损害的患者症状繁杂多变，可以出现在各组织系统和器官中，患者的主观症状也较多，主要表现在以下方面。

1. 头部症状　头晕、头痛以及后颈部的疼痛感，晕痛多与位置和头部活动无明显关系。

2. 眼部症状　眼睑无力，视物模糊，出现眩晕和控制不住流泪等症状。

3. **心脏症状** 心跳加速或心动徐缓,心前区疼痛。

4. **周围血管症状** 周围血管痉挛收缩可能出现皮温降低、异常感受以及局部青紫、敏感性增强甚至疼痛感等异常不适;肢体、头、颈、面部麻木。

5. **出汗障碍** 局部肢体或半侧身体多汗或少汗。

6. **其他症状** 可有恶心、嗳气、胃脘不适、疼痛、大便溏泄或便秘,尿频、尿急、淋漓不尽,闭经等,部分患者还有失眠多梦、心情烦躁、易于冲动等情志症状。

(三)主要体征

颈部活动障碍,颈椎棘突或横突偏移、棘突旁压痛及肌肉痉挛;四肢冰凉,局部皮肤温度下降,肢体遇冷时有针刺感等多样复杂的感觉;四肢、头颈部可有麻木感,半侧或局部肢体多汗或少汗等。

四、颈椎间盘病变伴颈交感神经损害疼痛综合征的病理特征

研究发现,关节囊、颈椎关节突关节、颈椎后纵韧带、颈椎间盘纤维环后部以及椎动脉均有交感神经的分布,部分颈神经通过节后纤维交通支与颈上神经节相连。从病理生理角度看,当上述部位的交感神经受到刺激时,可因交感神经反射而出现一系列临床现象,其反射途径有脊髓反射和脑-脊髓反射。

1. **脊髓反射** 传入纤维将信息传递给脊髓的第1胸节和第2胸节侧角细胞后,反射信号由侧角细胞的节前纤维到达颈下、颈中、颈上交感神经节,在此进行交替后发出多组节后纤维,第1组通过颈外动脉到面部的汗腺和血管,第2组通过颈内动脉支配大脑、眼部血管及瞳孔、眼睑平滑肌及眉弓部的汗腺,第3组通过椎动脉支配脑干、小脑、大脑颞叶及枕叶底部和内耳的血管,第4组为心脏支控制心律。

2. **脑-脊髓反射** 病理性刺激经过交感神经传入纤维及躯体神经的感觉纤维到达大脑皮层,然后由皮层细胞发出信号,通过视丘、中脑、红核及下方的网状结构而到达第1、第2胸脊髓节段的侧角细胞,再发出节前纤维到颈交感神经节进行交替后,发出节后纤维而到达效应器官。

五、颈椎间盘病变伴颈交感神经损害疼痛综合征的特殊检查

1. **颈椎X线检查** 对颈交感神经损害的诊断无特异性,仅可见颈椎的相关骨性改变,可为颈部颈交感神经损害的原发病因分析提供参考。

2. **颈椎CT检查** 对颈交感神经损害的诊断无特异性,但可对颈部的相关疾病进行检查鉴别,为分析颈交感神经损害的原发病因提供参考。

3. **颈椎MRI检查** 对颈交感神经损害的诊断无特异性,但可对颈椎间盘脊髓等

的病变进行检查鉴别，为分析颈交感神经损害的原发病因提供参考。

4. 颈椎红外热成像检查 对颈交感神经损害的诊断方面具有重要意义，交感神经受刺激后可引起周围血管痉挛，影响颈肩部的血液供应，在热像图可出现颈椎两侧皮肤温度的差异。

5. 颈部及上肢电生理检查 能为分析颈交感神经损害的原发病因作参考。

6. 其他检查方式 血常规、C反应蛋白、红细胞沉降率、免疫学等检查具有鉴别诊断作用。交感神经功能的实验室检查包括交感缩血管反射（SVR）、交感皮肤反应（SSR）、肌肉交感神经电活动（MSNA）对颈交感神经损害的诊断具有辅助意义。

六、颈椎间盘病变伴颈交感神经损害疼痛综合征的诊断标准

1. 病史 一般病史较长，好发于中年人，多有颈椎的其他相关病史。

2. 症状 颈部不适及颈交感神经功能紊乱等症状，如头晕、头痛，心悸、多梦、睡眠障碍、心情烦躁、易于冲动等症状。

3. 体征 患者主观症状和体征较多，客观体征较少，有时按压交感神经节可能诱发症状。

4. 影像检查 红外热成像检查对颈交感神经损害的诊断有较大价值，而CT、MRI等检查对颈交感神经损害的诊断无直接价值，但对颈椎其他疾病的鉴别诊断有一定的价值。

5. 交感神经功能的实验室检查 包括交感缩血管反射（SVR）、交感皮肤反应（SSR）、肌肉交感神经电活动（MSNA）等，可作为观察交感神经功能的指标。

七、颈椎间盘病变伴颈交感神经损害疼痛综合征的鉴别诊断

1. 梅尼埃病 其是发源于中耳的原因不明的耳科疾患，症状有头疼、眩晕、恶心呕吐、耳鸣、耳聋、眼震、脉搏缓慢、血压偏低。其发作与过度疲劳、睡眠不足、情绪波动有关，而不是因为颈部的活动而诱发，行耳科检查可鉴别。

2. 耳内听动脉栓塞 患者突然发生耳鸣、耳聋及眩晕，症状严重且持续不减。

3. 冠状动脉供血不全 这类患者发作时常有心前区疼，伴有胸闷气短，且只有一侧上肢或两侧上肢尺侧的反射性疼痛，而没有上肢其他节段性疼痛和知觉改变；心电图、平板运动实验等检查多有异常，服用硝酸甘油酯类药可缓解症状。

4. 神经官能症 患者症状多，但体检无神经根性或脊髓受害体征，神经内科用药有一定疗效，减轻精神压力症状可明显缓解。

5. 青光眼 可有同侧偏头疼，眼眶部酸疼和恶心、呕吐，眼科检查可以发现视力减退，还可出现红视。

八、颈椎间盘病变伴颈交感神经损害疼痛综合征的中医辨证

（一）中医辨证概要

筋脉通利，气血运行流畅是人体常态，劳累过度等会导致筋肉损伤，在此基础上若感受寒湿邪气，就会使邪气留恋而难以清除；寒湿之邪停滞日久则可能凝聚为痰湿，进而使邪气变得更为顽固，加剧气血运行不畅，变生瘀血痰浊；寒湿和痰瘀等邪实的形成可能停滞在关节、经筋和肌肉等不同位置，从而发展为难以去除的钙化和结节。这些病理产物均会压迫到局部经脉，局部邪实的淤积还会影响到气血的上行通行，使得气血运行不畅而局部失去气血荣养，清窍失养则会出现头晕、头痛、失眠等症状；手少阴心经经脉不通会导致心脉失养，出现胸闷、胸痛、心率改变等症状表现；足阳明胃经气血运行不畅则会出现消化道症状，表现为纳差、腹胀以及恶心呕吐、嗳气连连等；足厥阴肝经经脉运行不畅则会出现胁痛、血压升高、眼睑无力、面赤升火。除交感神经疾病"痹症"外，在"眩晕"病中也有相关论述，其病机与风寒湿邪侵袭导致的局部劳损、结构错乱和经脉运行不畅、气滞血瘀等有直接联系，认为"颈肩痛""痹证"与交感型颈椎病关系密切，其病机为气血经脉运行不畅，气血停滞不通则痛。

（二）中医辨证分型

1. 气阴两虚夹瘀型　眩晕反复发作，甚者一日数十次，即使卧床亦视物旋转，伴恶心，呕吐，身软乏力，行走失稳，或心悸，气短，烦躁易怒，咽干口苦，眠差多梦等；舌红、苔薄白或微黄而干，或舌面光剥无苔，舌下静脉胀大；脉沉细而数，或弦数等。

2. 痰湿阻络型　上肢疼痛、麻木不仁，纳呆，身体困重，大便溏；舌暗，苔厚腻，脉滑等。

3. 痰瘀痹阻型　颈部僵硬、刺痛，四肢麻木、沉重感，头晕，胸闷，面色黎黑，舌质紫暗，有瘀斑，苔白腻，脉涩或滑等。

4. 肝肾不足型　四肢乏力，肌肉萎缩，头晕目眩，耳鸣耳聋，失眠多梦，五心烦热，口干，舌红少津，脉弦细等。

5. 气血亏虚型　头晕目眩，面色㿠白，神疲体倦，舌淡苔少，脉细弱等。

九、颈椎间盘病变伴颈交感神经损害疼痛综合征的治疗方法

（一）神经调节药物疗法

常用药物主要有甲钴胺、盐酸氟桂利嗪、普萘洛尔及双氯芬酸钠等。

（二）颈交感神经阻滞疗法

此技术是向星状神经节部位注射局部麻醉药物（临床上常用利多卡因），药物通过筋膜间隙扩散，阻滞全颈部以及上胸部的交感神经，受到阻滞的交感神经不能传递兴奋，从而达到治疗的目的。

（三）神经生物电调节疗法

各种理疗仪器产生的能量施加到相应部位，通过与组织间的相互作用，改善相应组织和神经的功能，调节人体自身免疫系统，从而达到改善症状、减轻痛苦、治疗疾病的目的。较为常用的物理治疗是激光治疗、神经肌肉电刺激治疗。

（四）中医特色疗法系列

1. **针灸辨证治疗**　针灸能够加快局部血液流速，减轻施术部位组织水肿及对交感神经的挤压，从而缓解相应的症状。

2. **耳针疗法**　耳针疗法是通过刺激相应的耳穴，激活副交感神经从而达到治疗疾病的效果。

3. **牵引疗法**　牵引能够拉开椎间隙，解除椎体对椎间盘的挤压，产生负压使突出椎间盘回纳，减轻对交感神经的刺激，缓解相关症状。

4. **推拿疗法**　推拿能够有效地缓解施术部位的肌肉痉挛，松解软组织粘连，加快血液流速，改善局部的新陈代谢状况，减轻对交感神经的刺激，改善症状。

（五）中医辨证汤剂疗法系列

1. **气阴两虚夹瘀型**　治则：益气养阴。推荐方剂：益气养阴汤加减。使用中药：北沙参、潞党参、浮小麦、山萸肉、煅牡蛎、北五味、怀山药、锻龙骨、人参须、大麦冬、炙甘草、生地黄等。

2. **痰湿阻络型**　治则：祛湿化痰。推荐方剂：二陈汤加减。使用中药：半夏、橘红、白茯苓、甘草、当归、丹参、乳香、没药等。

3. **痰瘀痹阻型**　治则：祛瘀化痰，通络止痛。推荐方剂：活血止痛汤加减。使用中药：桃仁、红花、杜仲、牛膝、地龙、当归、白芍、海桐皮、姜黄、茯苓、续断、葛根、枳壳、酸枣仁等。

4. **肝肾不足型**　治则：滋补肝肾，添精益髓。推荐方剂：虎潜丸、一贯煎、六味地黄丸加减。使用中药：熟地、龟板、白芍、枸杞子、当归、鸡血藤、苁蓉、菟丝子、麦冬、五味子、牛膝、桂枝、桑寄生等。

5. **气血亏虚型**　治则：扶正固本。推荐方剂：十全大补汤加减。使用中药：人参、肉桂、川芎、地黄、茯苓、白术、甘草、黄芪、当归、白芍药等。

十、颈椎间盘病变伴颈交感神经损害疼痛综合征的疗效判定

（一）临床疗效（症状和体征的改善程度）评定的参考标准

1. 评分标准　总分100分，其中症状分值60分，体征分值40分。①症状改善程度：分值60分。患者颈部及全身的疼痛等综合症状在治疗前与治疗后进行对比，按照改善程度以100%计算。如患者治疗后症状每改善10%计6分，症状全部消失计60分，治疗后症状无改善计0分，其他症状改善的分值计算以此类推。②体征改善程度：分值40分。患者颈部及全身各部位的压痛、叩击痛、病理反射、神经牵拉反应和脊柱、关节活动等综合阳性体征在治疗前与治疗后进行对比，按照改善程度以100%计算。如患者治疗后综合阳性体征每改善10%计4分，体征全部消失计40分，治疗后体征无改善计0分，其他体征改善的分值计算以此类推。

2. 疗效分级　患者治疗后与治疗前的症状和体征对比，共分5个级别，每个级别分值如下。①一级疗效：治疗后症状和体征绝大部分消失，疗效评定分值80～100分，疗效指数>80%。②二级疗效：治疗后症状和体征大部分消失，疗效评定分值60～80分，疗效指数>60%。③三级疗效：治疗后症状和体征明显改善，疗效评定分值40～60分，疗效指数>40%。④四级疗效：治疗后症状和体征有所改善，疗效评定分值10～40分，疗效指数≥10%。⑤五级疗效：治疗后症状和体征略有改善，疗效评定分值1～10分，疗效指数<10%。

（二）影像检查

除症状体征改善外，影像检查也是本病治愈的重要评价指标。

【典型病例1】李某，男，40岁。颈项部不适加重半年，以右侧为重；自觉头部偏左侧发凉，易出汗，较对侧明显；右侧头部较对侧轻，异常感觉亦较对侧轻。完善头颅核磁提示颅脑MRI脑质未见确切异常。颈椎核磁提示C_{2-3}到C_{6-7}椎间盘突出，颈椎退行性病变，C_{2-3}到T_{3-4}椎间盘变性。查体：双侧胸锁乳突肌轻压痛，右侧斜方肌压痛，右侧枕大神经轻压痛，双侧霍夫曼征阴性，双上肢肱二头肌腱反射、肱三头肌腱反射、桡骨膜反射正常引出，屈颈旋转试验阴性，右侧肩胛骨内缘轻压痛。初步诊断为交感神经型颈椎病。行理疗、针灸，推拿等中医治疗，配合颈交感神经阻滞治疗后疼痛较前缓解。

【典型病例2】吴某，男，65岁。间断颈项部疼痛僵硬1年余，加重伴头晕2个月余，完善颈动脉血管彩超未见异常，完善颈椎X线提示颈椎退行性病变，完善颈椎核磁提示C_{2-3}、C_{3-4}轻度膨出。查体：双侧胸锁乳突肌轻压痛，双侧斜方肌压痛，双侧霍夫曼征阴性，双上肢肱二头肌腱反射、肱三头肌腱反射、桡骨膜反射正常引出，屈颈旋转

试验阴性，双侧肩胛骨内缘轻压痛。初步诊断为交感型颈椎病。予以穴位注射、星状神经阻滞治疗配合中药口服及推拿治疗后症状明显改善。

【典型病例3】刘某，女，29岁。因反复视物模糊伴头痛8年加重1天就诊。8年前无明显诱因突然出现视物模糊，头昏头痛，恶心欲吐的症状，休息后缓解。后症状间断发作，偶有胸闷和单侧上肢麻木，大约半小时后自然缓解。每次发作的症状比较规律。查体示精神欠佳，头发花白，以两侧颞部为甚。颈肩部两侧肌肉不对称，触及颈椎生理弧度异常，颈椎两侧局部肌肉肥厚板结，压痛明显，肩胛骨内上角有结节状的压痛点，后枕部头皮局部多处压痛筋结明显。X线片示颈椎生理曲度反弓畸形，血管彩超示椎基底动脉供血不足，其余检查未见异常。予以穴位注射、星状神经阻滞治疗配合中药口服及推拿治疗后症状明显改善。

（尕丽娅　王　霞）

第九节　颈椎间盘病变伴颈椎椎动脉病变疼痛综合征

颈椎间盘病变伴颈椎椎动脉病变疼痛综合征是颈椎间盘疾病临床诊疗工作中的常见病症之一，患者除了有颈椎间盘病变相应的临床表现外，还有颈椎椎动脉病变的症状和体征。专科医生在治疗这类患者时，除了针对颈椎间盘疾病进行治疗外，还应针对伴发疾病进行治疗，才能达到预期的临床疗效。因此，本节重点对颈椎椎动脉病变疼痛综合征的致病因素、致病机制、临床表现、病理特征、特殊检查、诊断标准、鉴别诊断、中医辨证、治疗方法、疗效判定等方面进行系统阐述。

一、颈椎间盘病变伴颈椎椎动脉病变疼痛综合征的致病因素

（一）现代医学相关致病因素分析

颈椎椎动脉病变临床大多数表现为眩晕症状，与椎-基地动脉供血不足有关。这是因为内外等多种因素使椎动脉血流速度减慢，导致椎-基底动脉供血减少的综合征，可伴随肩颈部的酸痛以及头痛、耳鸣、视物不清等脑缺血症状。

（二）中医学相关致病因素分析

中医将颈椎椎动脉损害的临床表现归为"眩晕""痹症""项强""颈痛"等领域。"眩晕"一词首次是在《内经》中出现的"诸风掉眩……属于肝"。《内经》曰："上气不足……头为之苦倾……目为之眩。"《灵枢·海论》记载髓海不充足则出现眩晕耳鸣，

目无所见等虚证。东汉张仲景在《伤寒论》《金匮要略》认为，眩晕主要与痰饮水湿有关，并根据眩晕的病因病机、病程长短将其进一步细化为"头晕""眩冒""喘冒""眩悸""巅眩""冒证""郁冒""苦冒""自冒"等名称。到了金元时期，对眩晕的病因病机又有了新的认识刘河间认为风火两阳主动，风火相博则为旋转；朱彦修认为"无痰不足以生眩"；李杲提出"脾虚致眩"。

"眩晕"一词首先出现在宋代医家陈言"夫寒者……在人藏为肾……寒喜中肾……肾中之……挟风则眩晕"。

二、颈椎间盘病变伴颈椎椎动脉病变疼痛综合征的致病机制

（一）现代医学相关致病机制

本病是由各种机械性与动力性因素致使椎动脉遭受刺激或压迫，以致血管狭窄、折曲而造成以椎-基底动脉供血不全为主要症状的症候群。其发病的机制有3个因素。

1. **动力性因素**　主要由于椎节失稳后钩椎关节松动、变位而波及两侧上下横突孔，以致出现轴向或侧向移位刺激或压迫椎动脉，并引起痉挛、狭窄或折曲改变。此种因素最为多见，大多属于早期轻型。此外，椎间隙间距改变对椎动脉亦产生影响，因为在椎间隙退变的同时，由于上下椎体之间的间距变短，致使同节段的椎动脉相对增长。其不仅直接破坏了椎动脉本身与颈椎骨骼之间原有的平衡，且易出现折曲、狭窄及弯曲等改变。只要恢复椎节间高度（例如通过牵引）后，此现象即可迅速消失。

2. **机械性因素**　主要由于持续性致压物所致，包括以下几个方面。①钩椎关节囊创伤性反应：椎节后方关节囊处的创伤反应主要影响脊神经根，而钩椎关节囊壁滑膜的肿胀、充血及渗出则由于直接减少了横突孔的横径（对椎动脉的影响较矢状径更为重要），因而易波及椎动脉，可因局部的刺激或压迫而引起该动脉的痉挛、折曲或狭窄。②钩突骨质增生：在颈椎诸关节中钩椎关节是退变最早的部位之一，因此骨质增生亦较多见。增生的骨刺除直接压迫侧后方的脊神经外，椎动脉亦易受压；加之横突孔这一骨性管道使椎动脉失去退缩与回避的余地，从而构成其发病的病理解剖主要特点之一。其部位以颈椎退变的好发部位为多见，即颈5-6；颈6-7和颈4-5；但近年来发现其他颈椎节亦非少见。③髓核脱出：由于椎体侧后方钩突的阻挡，椎间隙内的髓核不易从此处突出压迫脊神经或椎动脉。但当其一旦穿破椎体后缘侧方之后纵韧带进入椎管内时，则有可能达到椎间孔处，在压迫脊神经根的同时波及椎动脉。

3. **血管因素**　不仅较为复杂，且易变性大。主要表现为以下几个方面。①血管动力学异常：本病多见于中年以后，除因颈椎本身的退变因素外，血管亦出现老化，尤其是50岁以上的病例，主要表现为血管本身之弹性回缩力减弱。当然，此种现象亦与

颈椎的活动量大有关，尤其是旋转、前屈等均使椎动脉处于被牵拉状态，从而加速了血管的退变及老化。②动脉硬化性改变：是前种病理改变的结果，即便是正常人，50岁以后，其全身动脉均可出现程度不同的硬化性改变，椎动脉亦不例外，其程度与年龄成正比。如果于血管壁上再出现粥状斑（椎动脉为好发部位之一），则加速这一病变过程。③血管变异：解剖材料表明椎动脉及椎静脉（丛）易出现变异，包括横突孔的分隔（少数可分成2～3个）、矢径及横径改变、血管数量的差异、两侧血管的不对称及口径大小不一等，其均与本病的发生及发展有一定的关系。以上数种因素可同时出现，或以某一种为主。其中由于椎节不稳及局部创伤性反应所致者，易通过局部制动等有效措施而使症状消除；而因增生的骨刺等机械因素引起者则多为持续性。如在同一病例数种发病因素并存，当通过治疗后其中属于可逆性因素已经消除，而症状随之消失或明显减轻，则说明其他因素并非占主导地位，其预后多较佳。但如果采取各种疗法后症状并无明显缓解时，则表明机械性致压物为本病例发病与发展的主要原因，在除外其他疾病基础上多需手术疗法。因此，对其病因、病理与发病机制如能全面了解，则有助于本病的诊断、治疗方法的选择及预后判定。

（二）中医学相关致病机制

眩晕的病位主要在肝，肝风内动是眩晕产生的起源，由此可夹杂火、痰、虚，眩晕离不开"风、痰、火、虚"，本病的病位在头颈项，其病变脏腑与肝、脾、肾三脏最为密切，病机特点概况为虚实夹杂，虚在气血肝肾，实在痰瘀风湿。主要病位在筋脉肌肉，根在五脏虚损，基本病机以虚为主，中医治疗当以清肝补肝、健脾强肾，调和气血，化瘀通络，扶正固本兼以驱邪为治疗法则。

三、颈椎间盘病变伴颈椎椎动脉病变疼痛综合征的临床表现

1. **病史概况** 一般病史较长，好发于中老年人。部分患者有颈椎间盘突出症、颈椎椎体失稳、高血压等既往病史。

2. **典型症状** 主要为椎-基底动脉供血不全症状，疼痛、头晕、耳鸣及耳聋等。若椎动脉血栓形成后可出现延髓外侧综合征，表现为共济失调、吞咽困难、病侧面部感觉异常、软腭瘫痪及霍纳综合征以及对侧肢体痛、温觉紊乱等，还可出现视物不清，部分病例有后颅窝神经症状，出现声音嘶哑、呐吃、吞咽困难，部分可有动眼神经症状，出现复视；同时还可以有记忆力减退、健忘、寐差且多梦、易惊等伴随症状。

3. **主要体征** 椎动脉转颈试验是诊断本病的重要手段之一，实践证明其简便易行，阳性率高。伯克（Burke）认为头颈转向对侧会加重椎动脉于C_1、C_2间的狭窄或梗阻而引起症状。若颈部活动可诱发或加重一般症状，或伴有颈肩、枕部病与神经根

症状，或有脑干受损的其他表现，查体有典型的椎动脉扭曲试验阳性，即为初步诊断。也有学者认为触诊上颈椎或其他颈椎有移位，相应关节囊部肿胀、压痛亦可为诊断标准之一。

四、颈椎间盘病变伴颈椎椎动脉病变疼痛综合征的病理特征

椎动脉血管出现增殖，血管增厚，血管内皮皱折不均匀，血管α平滑肌肌动蛋白及基质金属蛋白酶2呈强阳性表达。椎动脉血管白细胞介素6和肿瘤坏死因子α表达呈阳性。超氧化物歧化酶表达水平降低、氧化与抗氧化之间的稳态失衡、氧自由基紊乱是颈椎椎动脉病变发生的关键因素。椎动脉在缺血缺氧状态下，血管微环境紊乱，铁离子启动脂质过氧化反应，产生大量氧自由基，过量活性氧介导的铁死亡，对颈椎椎动脉病变的病理进程起着重要调控作用。

五、颈椎间盘病变伴颈椎椎动脉病变疼痛综合征的特殊检查

1. 颈椎X线检查 对诊断颈椎椎动脉病变的诊断意义较小，但可以对颈椎的形态及功能状态进行观察，提供辅助诊断参考。

2. 颈椎CT检查 CT椎动脉血管造影（CTA）对颈椎椎动脉病变的诊断意义重大，血管的三维重建对颈椎椎动脉病变的确诊非常直观。

3. 颈椎MRI检查 其优点可直接显示出椎动脉受累情况，包括椎动脉受压、移位、迂曲、梗阻、畸形或粥样硬化，不用造影剂，属于非侵入无创性检查，并免受辐射，安全可靠，操作简单，可以在任意方位行录像动态观察椎动脉情况，避免重叠和伪影干扰，成像清晰，时间短。MRI轴位能显示椎动脉管径变细、双侧不对称，判断压迫源于横突孔或钩突。冠状位可显示出椎动脉受累是骨性还是肿瘤等的压迫，直接显示出椎动脉本身的受压情况，容易为受累段行术前定位。MRA可清晰显示椎动脉全程，能显示患者椎动脉受压、狭窄、扭曲和走行异常等改变，对于因软组织增生、退变引起的椎动脉病变诊断价值较高。但其清晰度较DSA差。从临床角度看，90%以上的患者愿意接受MRA，而不愿意行DSA检查。

4. 颈椎动脉超声检查 是早期诊断的主要手段。彩色多普勒血流显像是一种无创的诊断技术，其不仅能像TCD一样显示血流频谱，还能在二维动态显示椎动脉血管形态、走行和管腔内部情况，并测量椎动脉内径，彩色多普勒可显示椎动脉彩色血流充盈情况和血流束宽度，并根据彩色多普勒的引导，对椎动脉各显示段脉冲定点取样，采集多普勒频谱，测量血管搏动指数（PI）、阻力指数（RI）、收缩期峰值流速（PSV）、平均流速（Vm）和舒张末期流速（EDV）。彩色多普勒不仅可检测单侧椎动脉痉挛或狭窄程度，还可明确对侧椎动脉是否代偿及其代偿程度，确定椎动脉受累侧及其发病

的不同病因和表现形式；能显示患者是否存在椎动脉走行变异，观察椎动脉是否伴有各种类型之粥样硬化斑块形成。但是超声多普勒对椎动脉病变有一定的检出率，特别是椎动脉痉挛已缓解者。

5. **其他检查方式**　血常规、红细胞沉降率、C反应蛋白、血液流变学、风湿免疫等检查无特异性。

六、颈椎间盘病变伴颈椎椎动脉病变疼痛综合征的诊断标准

1. **病史**　有高血压、糖尿病或颈椎及椎间盘疾病的相关疾病史。
2. **症状**　有头痛、头晕等椎动脉供血不足的相关症状，若椎动脉血栓形成后可出现共济失调、吞咽困难等延髓外侧综合征。
3. **体征**　椎动脉转颈试验阳性。
4. **影像检查**　超声、CT、MRI的椎动脉血管检查对颈椎椎动脉病变确诊具有重要价值。

七、颈椎间盘病变伴颈椎椎动脉病变疼痛综合征的鉴别诊断

1. **颅内疾病**　包括脑梗死、脑出血等。一般情况为突然发生剧烈旋转性眩晕，可伴有恶心呕吐，10～20天后逐渐减轻，多伴有耳鸣、耳聋，神志清晰。一般通过影像学检查包括头颅CT或MRI能够鉴别。
2. **脊髓疾病**　包括脊髓空洞症、颈脊髓变性等。脊髓空洞症主要的发病症状为一侧的颈肩部和上肢的麻木、疼痛、肌力减弱及头疼；手部肌肉萎缩多年；常因痛觉、温度觉丧失以致手部烫伤、烧伤而不知疼痛者；部分患者有下肢僵硬无力、麻木、行走困难或有眩晕、复视及跌到的发作现象。MRI检查可以进行鉴别。
3. **颈椎骨折**　对于颈椎骨折（外伤、骨质疏松症压缩性骨折等）患者，出现头晕恶心的症状在临床中也是非常常见。因为患者需要严格卧床休息，如果起床就会引起体位性低血压，引起头晕恶心的症状，这是第一种原因。第二种原因还是由于骨折以后会压迫椎动脉，从而引起椎动脉供血不足，导致脑组织缺血缺氧，所以出现头晕恶心的症状。一般通过颈椎MRI、颈椎X线检查可以鉴别诊断。
4. **颈椎肿瘤**　随着肿瘤增大压迫周围血管以及神经时会出现相应的临床症状；当引起颅内供血不足时，患者会出现头晕、视物模糊等症状。此时MRI或CT检查有助于鉴别。
5. **颈交感神经损害**　与椎动脉病变临床表现较相似，均有眩晕、头痛、恶心、呕吐等症状。经MRI、CT、超声检查可以进行鉴别。

八、颈椎间盘病变伴颈椎椎动脉病变疼痛综合征的中医辨证

（一）中医辨证概要

1. **辨脏腑**　眩晕虽病在清窍，但与肝、脾、肾三脏功能失调关系密切。肝阴不足，肝郁化火，均可导致肝阳上亢，现眩晕兼有头胀痛、面红等症状；脾虚气血生化之源不足，可见眩晕兼有纳呆、乏力、面色无华等；脾失健运，痰湿中阻，可见眩晕兼有纳呆、呕恶、头重、耳鸣等；肾精不足之眩晕多兼有腰酸腿软、耳鸣如蝉等。

2. **辨虚实**　眩晕以虚证居多，挟痰挟火兼有之。一般新病多实，久病多虚；体壮者多实，体弱者多虚；呕恶、面赤、头胀痛者多实；体倦乏力、耳鸣如蝉者多虚；发作期多实，缓解期多虚；面白形肥为气虚多痰；面黑而瘦为血虚有火。病久常虚中挟实，虚实夹杂。

（二）中医辨证分型

1. **肝阳上亢型**　眩晕，耳鸣，头目胀痛，急躁易怒，口苦，失眠多梦，遇烦劳郁怒而加重，甚则仆倒，颜面潮红，肢麻震颤；舌红苔黄，脉弦或数。

2. **痰湿中阻型**　眩晕，头重如蒙，或伴视物旋转，胸闷恶心，呕吐痰涎，食少多寐；舌苔白腻，脉濡滑。

3. **瘀血阻窍型**　眩晕，头痛，且痛有定处，兼见健忘，失眠，心悸，精神不振，耳鸣耳聋，面唇紫暗；舌暗有瘀斑，多伴见舌下脉络迂曲增粗，脉涩或细涩。

4. **气血亏虚型**　眩晕动则加剧，劳累即发，面色白，神疲自汗，倦怠懒言，唇甲不华，发色不泽，心悸少寐，纳少腹胀；舌淡苔薄白，脉细弱。

5. **肾精不足**　眩晕日久不愈，精神萎靡，腰酸膝软，少寐多梦，健忘，两目干涩，视力减退；或遗精滑泄，耳鸣齿摇；或颧红咽干，五心烦热；舌红少苔，脉细数。或面色白，形寒肢冷；舌淡嫩，苔白，脉沉细无力，尺脉尤甚。

九、颈椎间盘病变伴颈椎椎动脉病变疼痛综合征的治疗方法

（一）常规保守疗法系列

以改善椎-基底动脉的血流为目的，非手术药物治疗主要为脑细胞活化剂、血管扩张剂，抗炎镇痛剂等对症治疗。

（二）血管介入疗法系列

后循环缺血的介入治疗分为球囊扩张成形治疗和内支架置入治疗。后循环缺血的危害巨大，发现一定程度的狭窄应积极介入治疗。

（三）中医辨证汤剂疗法系列

1. **肝阳上亢**　治则：平肝潜阳，清火熄风。推荐方剂：天麻钩藤饮加减。
2. **痰湿中阻**　治则：化痰祛湿，健脾和胃。推荐方剂：半夏白术天麻汤加减。
3. **瘀血阻窍**　治则：祛瘀生新，活血通窍。推荐方剂：通窍活血汤加减。
4. **气血亏虚**　治则：补益气血，调养心脾。推荐方剂：归脾汤加减。
5. **肾精不足**　治则：滋养肝肾，益精填髓。推荐方剂：左归丸加减。

十、颈椎间盘病变伴颈椎椎动脉病变疼痛综合征的疗效判定

（一）临床疗效（症状和体征的改善程度）评定的参考标准

1. **评分标准**　总分100分，其中症状分值60分，体征分值40分。①症状改善程度：分值60分。患者颈部及全身的疼痛等综合症状在治疗前与治疗后进行对比，按照改善程度以100%计算。如患者治疗后症状每改善10%计6分，症状全部消失计60分，治疗后症状无改善计0分，其他症状改善的分值计算以此类推。②体征改善程度：分值40分。患者颈部及全身各部位的压痛、叩击痛、病理反射、神经牵拉反应和脊柱、关节活动等综合阳性体征在治疗前与治疗后进行对比，按照改善程度以100%计算。如患者治疗后综合阳性体征每改善10%计4分，体征全部消失计40分，治疗后体征无改善计0分，其他体征改善的分值计算以此类推。

2. **疗效分级**　患者治疗后与治疗前的症状和体征对比，共分5个级别，每个级别分值如下。①一级疗效：治疗后症状和体征绝大部分消失，疗效评定分值80～100分，疗效指数＞80%。②二级疗效：治疗后症状和体征大部分消失，疗效评定分值60～80分，疗效指数＞60%。③三级疗效：治疗后症状和体征明显改善，疗效评定分值40～60分，疗效指数＞40%。④四级疗效：治疗后症状和体征有所改善，疗效评定分值10～40分，疗效指数≥10%。⑤五级疗效：治疗后症状和体征略有改善，疗效评定分值1～10分，疗效指数＜10%。

（二）影像检查

除症状体征改善外，影像检查是本病治愈的重要评价指标。

【**典型病例1**】王某，女，47岁。患者因椎动脉受压刺激其周围的交感神经而出现胃肠道症状，甚至进食稀饭后有喷射性呕吐，各种检查包括纤维胃镜检查的结果均为阴性，诊断为胃病而治疗无效。后经超声等检查，诊断为颈椎动脉病变。行颈前路侧前方颈交感神经治疗后，胃肠道症状消失，次日即可进食稀饭，未再发生呕吐现象。

【**典型病例2**】李某，男，51岁，主因"眩晕伴颈肩不适，加重1个月"就诊。刻

下症见：眩晕时作，下午为甚。颈右侧屈或右旋时眩晕明显，视物旋转、如坐舟车，下肢无力，站立不稳，伴头痛和轻度恶心、呕吐，肩颈酸痛，耳鸣，视物模糊。既往高血压病史5年。专科检查：颈椎僵直，活动受限。第2～6颈椎多发压痛点，枢椎棘突右偏、压痛明显，右侧肩胛骨内上角压痛明显。旋颈试验阳性。经超声等影像检查：颈椎动脉病变。予针灸、推拿及口服中药对症治疗后症状好转。

【典型病例3】文某，女，58岁。主因"颈项强痛伴眩晕、头痛复发加重6天"前来就诊。患者中年女性，长期久坐伏案工作，久坐劳累而出现颈项强痛不适，并伴眩晕等症状。入院6天前又因受凉而致颈项强痛及眩晕症状复发加重，并伴见头顶痛，经服感冒药物及拔罐等治疗后症状未见减轻。就诊时见颈项强痛、眩晕、头痛、肢体酸痛、口干微渴。查体：颈3到颈7椎棘突及其棘间隙两侧旁开1.0 cm处不同程度压痛，双侧肩胛骨内侧缘及肩胛冈下窝压痛，旋颈试验（＋）。超声等影像检查示颈椎动脉病变病。经中医药治疗后症状好转。

（尕丽娅　王　霞）

第十节　颈椎间盘病变伴强直性脊柱炎疼痛综合征

颈椎间盘病变伴强直性脊柱炎疼痛综合征是颈椎间盘疾病临床诊疗工作中的常见病症之一，患者除了有颈椎间盘病变相应的临床表现外，还有强直性脊柱炎的症状和体征。专科医生在治疗这类患者时，除了针对颈椎间盘疾病进行治疗外，还应针对伴发疾病进行治疗，才能达到预期的临床疗效。因此，本节重点对强直性脊柱炎疼痛综合征的致病因素、致病机制、临床表现、病理特征、特殊检查、诊断标准、鉴别诊断、中医辨证、治疗方法、疗效判定等方面进行系统阐述。

一、颈椎间盘病变伴强直性脊柱炎疼痛综合征的致病因素

（一）现代医学相关致病因素分析

强直性脊柱炎的病因目前尚未完全阐明，近年来的分子模拟学说从不同的角度全面地解释了发病的各个环节。流行病学调查结合免疫遗传研究发现，HLA-B27在强直性脊柱炎患者中的阳性率高达90%以上，证明该病与遗传有关。大多数研究认为，其与遗传、感染、免疫、环境因素等有关。

（二）中医学相关致病因素分析

《黄帝内经》中《素问·生气通天论》曰："阳气者，精则养神，柔则养筋。开阖

不得，寒气从之，乃生大偻。"王冰对其注解为"然阳气者，内化精微养于神气，外为柔软以固筋骨。"阳气可以通过气化作用内化为精微充养神气，通过柔软四布的阳气温养坚固筋腱。这一理论成为当今中医研究强直性脊柱炎的经典追溯，概括了发病的内外因素，内因为阳气气机功能低下，外因责之于寒邪侵犯，导致了疾病的发生。现代医家焦树德教授将强直性脊柱炎归于中医的"大偻"，大偻源自《内经》，发病是由于阳气充养不足，寒气由生，因而发为大偻。偻是指病情重，脊柱弯曲、背俯的疾病。纵观历代医家对腰痛和脊痛的认识发现，根本原因责之于肾中元阳虚损，涉及到足厥阴肝经、足少阴肾经、足太阳膀胱经。

二、颈椎间盘病变伴强直性脊柱炎疼痛综合征的致病机制

（一）现代医学相关致病机制分析

1. 遗传　遗传因素在强直性脊柱炎的发病中具有重要作用。流行病学调查显示，强直性脊柱炎患者的HLA-B27阳性率高达90%以上，而普通人群HLA-B27阳性率仅为4%～9%；HLA-B27阳性者的强直性脊柱炎发病率为10%～20%，而普通人群发病率为1%～2%，相差约100倍。有报道显示，强直性脊柱炎一级亲属患强直性脊柱炎的危险性较一般人高出20～40倍。

2. 感染　近年来的研究提示，强直性脊柱炎发病率可能与感染有关，强直性脊柱炎患者在强直性脊柱炎活动期的肠道肺炎克雷白菌的携带率及血清中针对该菌的IgA型抗体滴度均较对照组高，且与病情活动呈正相关。有学者提出，克雷白菌属与HLA-B27可能有抗原残基间交叉反应或有共同结构，如HLA-B27宿主抗原（残基72至77）与肺炎克雷白菌（残基188至193）共有同源性氨基酸序列等。

3. 肿瘤坏死因子（tumor necrosis factor，TNF）　其是由机体中的T淋巴细胞、单核细胞和巨噬细胞产生包括TNF-α和TNF-β两种，是具有重要生物活性的细胞因子。因后者具有更好的生物学活性和抗肿瘤效应，故临床中TNF常指TNF-α。TNF-α具有杀死或抑制某些肿瘤细胞增殖的作用，与关节炎、皮肌炎等免疫性疾病的发生具有密切的关系。

4. 免疫因素　白细胞介素（IL）是由多种细胞产生的一种细胞因子，在机体炎性反应中发挥重要作用。白细胞介素-12B（IL-12B）和miR-34b的DNA甲基化可影响IL-12B和miR-34b的表达，与强直性脊柱炎的发病机制有关。

5. 微小RNA（miR）　近年来的研究发现，微小RNA（miR）作为机体中一类非编码的内源性RNA分子，在机体遗传基因的表达、转录、调控中起着重要作用。Türkyilmaz等发现，miR-142-5p和miR-143的表达对于类似AS疾病的发生和发展中起一定作用。

（二）中医学相关致病机制分析

现代中医学家经过不断的研究对本病有了更深的认识。焦树德提出本病乃为肾与督脉阳气虚衰，开阖不利，寒邪乘虚深侵，内外合邪，造成筋骨损伤，脊柱佝偻变形，腰脊僵痛而形成大偻。胡荫奇认为，本病的发生主要责之虚、邪、痰瘀三方面，肝肾亏虚为病之本，邪气潜伏为发病之源，外邪为致病因素，外邪侵袭机体引动伏邪而发病，久病不愈，痰瘀滞阻经脉骨骱，致使腰脊、骨节僵痛，甚至畸形。路志正强调内外合邪致病，认为肝肾气血亏虚为强直性脊柱炎发病的内因，风、寒、湿等为外因，素体气血不足，肾督虚弱，筋骨失濡，加之外邪壅塞督脉，气血行滞不通，进而脊背僵硬作痛。

三、颈椎间盘病变伴强直性脊柱炎疼痛综合征的临床表现

（一）病史概况

常见于16～30岁青年人，男性多见，40岁以后首次发病者少见，约占3.3%。起病隐袭，进展缓慢，全身症状较轻；早期常有腰骶部痛和晨起僵硬，活动后减轻，并可伴低热、乏力、食欲减退、消瘦等症状；开始时疼痛为间歇性，数月数年后发展为持续性，以后炎性疼痛消失，脊柱由下而上部分或全部强直，出现驼背畸形。女性患者周围关节受侵犯较常见，进展较缓慢，脊柱畸形较轻。

（二）典型症状

1. **骶髂关节疼痛** 约90%的强直性脊柱炎患者最先表现为骶髂关节炎，出现骶髂关节处持续性疼痛，逐渐加重。

2. **胸腰椎部疼痛** 强直性脊柱炎侵犯腰椎、胸椎及其小关节，表现为反复发作的腰部疼痛、僵硬感，疼痛逐渐从腰椎部向胸椎扩展，呈进行性加重。

3. **颈椎部疼痛** 大部分强直性脊柱炎患者的疼痛从骶髂关节开始，逐渐向上侵犯腰椎、胸椎，直到颈椎受侵犯，患者颈部疼痛、僵硬。部分强直性脊柱炎患者先从颈椎开始发病，逐渐向下侵犯胸椎、腰椎、骶椎等。约30%的强直性脊柱炎患者表现为颈椎炎，出现颈椎部疼痛，沿颈部向头部臂部放射等。

4. **其他部位疼痛** 强直性脊柱炎还可能侵犯周围关节、眼部、耳部、肺部及心血管系统等，出现相应部位的疼痛等症状。

（三）主要体征

强直性脊柱炎的脊柱检查体检可发现脊柱驼背畸形、胸廓扩张度降低、局部有压

痛、肌肉痉挛，受累的颈椎、胸椎、腰椎的脊柱关节活动功能受限等。

四、颈椎间盘病变伴强直性脊柱炎疼痛综合征的病理特征

强直性脊柱炎原发部位的韧带、关节及关节囊组织细胞被破坏，巨噬细胞、淋巴细胞和浆细胞发生浸润，附着脊柱椎体周围的韧带组织、肉芽组织纤维化或骨化造成关节骨性强直。椎体与椎体之间的连接韧带形成骨赘，不断向纵向延伸，成为两个直接相邻椎体的骨桥。椎旁韧带连同椎前韧带钙化，使脊椎呈"竹节状"病理改变。

五、颈椎间盘病变伴强直性脊柱炎疼痛综合征的特殊检查

1. **颈椎X线检查**　X线片显示软骨下骨缘模糊，骨质糜烂，关节间隙模糊，骨密度增高及关节融合。关节突关节、骶髂关节炎改变具有确诊意义。

2. **颈椎CT检查**　颈椎间盘CT可显示突出或突出不大，骶髂关节CT可提示侵蚀、硬化，严重者可出现明显的软骨下骨质侵蚀，破坏和增生呈现明显的硬化。

3. **颈椎MRI检查**　早期在骶髂关节行MRI检查时的意义重大，可表现为骨髓腔内局限性的脂肪堆积；严重者可发生关节间隙假性扩大，强直发生。

4. **造影检查**　意义较小，可用做鉴别诊断。

5. **颈椎红外热成像检查**　脊柱及骶髂关节炎的红外热图影像，辅助诊断价值大。

6.颈部及上肢电生理检查（肌电图、神经功能等）了解脊髓、神经根和周围神经的功能和受损状态。

7. **实验室检查**　红细胞沉降率（ESR）增快，C反应蛋白（CRP）增高，轻度贫血和免疫球蛋白轻度升高。HLA-B27阳性患者或HLA-B27阴性患者只要临床表现和影像检查符合诊断标准，也不能排除AS的可能。

8. **其他检查方式**　包括1L-6、钙卫蛋白、免疫球蛋白、抗链球菌溶血素"O"等实验室检查。

六、颈椎间盘病变伴强直性脊柱炎疼痛综合征的诊断标准

1. **病史**　起病缓慢，病程较长，甚至数年至数十年病史。

2. **症状**　大多数强直性脊柱炎患者早期以腰骶部疼痛为主诉，疼痛部位从骶部向腰部、胸部和颈部逐渐蔓延，少数患者以颈部疼痛、僵直为首发症状。强直性脊柱炎侵犯周围关节、眼部、耳部、肺部及心血管系统等，出现相应部位的疼痛等症状。

3. **体征**　骶髂关节和椎旁肌肉压痛为本病早期的阳性体征。随着强直性脊柱炎对脊柱关节的损害，颈椎、腰椎和胸椎的活动受限，甚至处于完全强直状态。

4. 影像检查 骶髂关节的CT检查是早期发现强直性脊柱炎疾病的重要途径。强直性脊柱炎严重侵犯脊柱关节后，在脊柱X线片及CT检查中，可见典型的"竹节样"改变。MRI检查在强直性脊柱炎早期的骶髂关节病变时有一定的诊断价值，可以早期发现强直性脊柱炎引起的软组织损害。CT在检查强直性脊柱炎引起的脊柱及关节突关节等骨质损害方面具有重要的诊断意义。

5. 实验室检查 90%的强直性脊柱炎患者HLA-B27阳性，多数强直性脊柱炎患者的红细胞沉降率（ESR）增快，C反应蛋白（CRP）增高和免疫球蛋白异常，这对确诊强直性脊柱炎都有重要的参考价值。

七、颈椎间盘病变伴强直性脊柱炎疼痛综合征的鉴别诊断

1. 颅内疾病 病毒性脑炎患者前驱期一般有发热、头痛、肌痛、呕吐、腹泻等表现。脑炎病症轻重不一，主要表现为神经精神方面的异常，神经异常的表现多有发热、头痛、呕吐、嗜睡、昏迷、惊厥等，精神异常表现为兴奋多语、烦躁、哭笑无常、失眠、行为异常、幻觉、梦想，或表情冷淡、沉默不语、活动减少、不吃、定向力差、记忆力减退、大小便失禁等。当病变累及脑膜（脑膜脑炎），出现脑膜刺激征，如颈项强直，克尼格征及布鲁津斯基征阳性。一般通过脑脊液检查、脑电图检查可以鉴别诊断。

2. 脊髓疾病 主要表现为一侧的颈肩部和上肢的麻木、疼痛、肌力减弱及头疼，部分患者手部肌肉萎缩，常因痛觉、温度觉分离，以致手部烫伤、烧伤而不知疼痛；部分患者有下肢僵硬无力、麻木、行走困难或有眩晕、复视及跌倒现象。强直性脊柱炎后期也可出现行走困难或活动明显受限。通过颈椎MRI、骶髂X线片、免疫相关实验室检查以鉴别诊断。

3. 颈椎结核 患者常有全身不适、倦怠乏力、食欲减退、身体消瘦、午后低热、夜间盗汗、脉率加快、心悸和月经不调及自主神经功能紊乱的症状；颈部轻微持续性钝痛，后伸则加剧，劳累后加重，卧床休息可减轻；夜间痛不明显；也可以出现颈部僵硬，各方向的运动都受限制，低头视物连同躯干一同转动，多由于疼痛后病椎周围肌群的保护性痉挛所致。通过颈椎MRI及实验室检查结果可进行鉴别诊断。

4. 颈椎肿瘤 颈椎恶性肿瘤的疼痛持续剧烈，进行性加重。受肿瘤侵犯的部位可出现相应的节段性的感觉、运动功能的障碍等，可行颈部CT、MRI检查等进行鉴别。

5. 感染 椎管内化脓性感染、颈椎化脓性感染、为化脓性细菌感染侵及脊椎所致，常见的细菌为金黄色葡萄球菌，可引起椎骨炎性病变及骨质破坏。行颈部CT、MRI、血液系统检查等可进行鉴别。

6. 脊柱外伤 可出现颈部疼痛，活动障碍，颈肌痉挛，颈部广泛压痛，并且发麻发胀，局部症状严重。通过颈部MRI、CT和X线片鉴别诊断。

7. 周围神经系统疾病 周围神经炎等主要表现为肢体远端对称性感觉、运动和自主神经功能障碍。运动障碍时可出现肌力减退、肌张力低下、腱反射减弱或消失，晚期有以肢体远端为主的肌肉萎缩。可通过肌电图等鉴别。

八、颈椎间盘病变伴强直性脊柱炎疼痛综合征的中医辨证

（一）中医辨证概要

1. 辨病邪 项痹的证候特征多因感受邪气的性质不同而表现各异。肢体关节疼痛呈游走不定者，属风胜；疼痛较剧，遇寒则甚，得热则缓者，属寒胜；重着而痛，手足沉重，肌肤麻木者，属湿胜；红肿热痛，筋脉拘急者，属热胜。

2. 辨虚实 一般而言，新病多实，久病多虚。实者，发病较急，正气尚胜抗邪，故痛势剧，脉实有力；虚者，病程较长，多有气血不足，故疼痛绵绵，痛势较缓，脉虚无力。本病后期多见虚实错杂，应辨明虚实，分清主次。

3. 辨痰瘀 项痹迁延不愈，证见关节漫肿，甚则强直畸形，痛如针刺，痛有定处，时轻时重，昼轻夜重，屈伸不利，舌体胖边有齿痕，舌质紫暗甚或可见瘀斑，脉沉弦涩。多属正虚邪恋，瘀血阻络，痰留关节，痰瘀交结，经络不通，关节不利，而成顽疾。

（二）中医辨证分型

1. 肾虚督热 颈部剧烈疼痛，脊背僵硬，强直畸形，舌红，苔黄腻，脉滑数。

2. 风寒阻络 症见颈部僵硬疼痛，受风受寒加重，肢体游走性疼痛或困痛，畏寒喜暖，四肢发冷，舌质淡，苔白，脉沉细。

3. 痰瘀互结 颈部僵硬、刺痛，四肢麻木、沉重感，头晕，胸闷，面色黎黑，舌质紫暗，有瘀斑，苔白腻，脉涩或滑。

4. 肝肾亏虚 颈部疼痛，四肢乏力，肌肉萎缩，头晕目眩，耳鸣耳聋，失眠多梦，烦热，口干，舌红少津，脉弦细。

九、颈椎间盘病变伴强直性脊柱炎疼痛综合征的治疗方法

（一）常规保守疗法系列

1. 适当休息 避免过度劳累。

2. 脊柱保护 在疾病控制状态下尽量多运动，特别要增加关节活动度。建议患者做脊柱各个节段体操，帮助关节始终保持功能。如果长期不动，脊柱可能会形成板状改变；在睡觉时，建议患者睡硬板床，保证脊柱能够在相对自然位置。

3. 物理疗法 包括偏振光照射、微波治疗、干扰电治疗等物理治疗方案。

4. 功能锻炼 脊柱畸形和强直导致的功能障碍对患者弯腰、扩胸及屈颈等运动都会造成极大痛苦和困难。为减轻或防止这些不良后果，需长期进行体位锻炼（最初应得到体疗医师的指导），目的是取得和维持脊柱的最好位置，增强椎旁肌肉力量，增加肺活量。在休息时首要的是保持适当的体位，应睡硬板床，取仰卧位，避免促进屈曲畸形的体位。一旦病变侵犯到上段胸椎及颈椎时，应该停止使用枕头。

5. 对症药物 如非甾体抗炎药，此类药物的主要作用是抗炎止痛和减轻晨僵。

（二）中医特色疗法系列

1. 颈椎正脊疗法 在中医筋骨理论指导下行正脊疗法。

2. 颈肩推拿疗法 以中医经络理论行推拿治疗。

3. 经络针灸疗法 选择颈部阿是穴，辨证取穴，进行针刺治疗。

4. 经络艾灸疗法 选择部位进行艾条灸，温经通络止痛。

5. 经络刮痧疗法 选择颈肩部经络进行刮痧疗法，通络止痛。

6. 经络拔罐疗法 选择颈肩部经络进行拔罐疗法，通络止痛。

7. 穴位埋线疗法 可选取相应穴位，辨证论治，埋线治疗。

8. 穴位灌注疗法 选择颈部阿是穴，辨证取穴，进行中药灌注治疗。

9. 中药外敷疗法 颈部行中药外敷、塌渍治疗。

10. 中药熏蒸疗法 颈部行熏蒸药物疗法，散寒止痛

11. 中药浸泡疗法 选取中药验方，提取有效成分，行局部浸泡疗法。

12. 中药经皮透入疗法 颈部行中药经皮透入疗法，通络止痛。

13. 中药离子导入疗法 应用药物离子透入仪这一仪器所输出的直流电，将之施加于中草药液的电极板上，从而使药物离子透入人体穴位或患处，获得药物与穴位的双重治疗效应的一种方法。

14. 其他中医特色疗法 包括烫熨疗法、水灸、火灸、芒针、锋针、铍针、钩针等疗法。

（三）微创特色疗法系列

1. 硬膜外灌注疗法 颈部硬膜外腔注药治疗能够消除椎管内外的充血、水肿、粘连，解除椎旁肌肉的痉挛、改善局部的微循环，恢复病变组织的生理状态。该疗法可以将治疗药物注射到颈部硬膜外腔中直接发挥作用或通过散布途径弥散到病变组织后发挥作用。

2. 软组织松解疗法 通过银质针松解术治痛，一是针刺的机械性刺激作用，主要是松解粘连，阻断神经末梢的传递，从而达到以松治痛的目的；二是热能效应，通过针柄将艾条或导热仪产生的热量传导至体内，使体内针尖温度达到40℃以上，从而达

到消除无菌性炎症的目的。

3. 脊柱关节突关节松解疗法　包括银质针、针刀松解等。

（四）抗免疫疗法系列

生物制剂：包括益赛普、强克、恩利、类克、修美乐和雅美罗等及静脉使用丙种球蛋白等免疫平衡的调节治疗。

（五）三氧疗法系列

将100～150 ml的自体血与适量抗凝剂和等量治疗浓度的三氧混合再回输入体内，从而产生治疗作用，起到免疫刺激及平衡作用。

（六）其他治疗方法

可选用蜂针疗法、关节内糖皮质激素注射，药物及保守治疗效不佳、关节功能严重受限者可行外科手术治疗，脊柱过度屈曲、功能严重障碍者可行脊柱矫形术治疗等。

（七）中医辨证汤剂疗法系列

1. 肾虚督热　治则：清热利湿、活血化瘀通络。推荐方剂：四妙丸加减。
2. 风寒阻络　治则：祛风散寒、活血通络。推荐方剂：防风汤加减。
3. 痰瘀互结　治则：祛痰化瘀、活血通络。推荐方剂：双合汤加减。
4. 肝肾亏虚　治则：滋补肝肾、壮骨荣筋。推荐方剂：六味地黄汤加减。

十、颈椎间盘病变伴强直性脊柱炎疼痛综合征的疗效判定

（一）临床疗效（症状和体征的改善程度）评定的参考标准

1. 评分标准　总分100分，其中症状分值60分，体征分值40分。①症状改善程度：分值60分。患者颈部及全身的疼痛等综合症状在治疗前与治疗后进行对比，按照改善程度以100%计算。如患者治疗后症状每改善10%计分6分，症状全部消失计60分，治疗后症状无改善计0分，其他症状改善的分值计算以此类推。②体征改善程度：分值40分。患者颈部及全身各部位的压痛、叩击痛、病理反射、神经牵拉反应和脊柱、关节活动等综合阳性体征在治疗前与治疗后进行对比，按照改善程度以100%计算。如患者治疗后综合阳性体征每改善10%计4分，体征全部消失计40分，治疗后体征无改善计0分，其他体征改善的分值计算以此类推。

2. 疗效分级　患者治疗后与治疗前的症状和体征对比，共分5个级别，每个级别分值如下。①一级疗效：治疗后症状和体征绝大部分消失，疗效评定分值80～100分，

疗效指数＞80%。②二级疗效：治疗后症状和体征大部分消失，疗效评定分值60～80分，疗效指数＞60%。③三级疗效：治疗后症状和体征明显改善，疗效评定分值40～60分，疗效指数＞40%。④四级疗效：治疗后症状和体征有所改善，疗效评定分值10～40分，疗效指数≥10%。⑤五级疗效：治疗后症状和体征略有改善，疗效评定分值1～10分，疗效指数＜10%。

（二）影像检查

病理影像改善是本病治愈的重要参考。

（三）实验室检查

如HLA-B27从阳性转化为阴性，红细胞沉降率（ESR）下降，C反应蛋白（CRP）和免疫球蛋白异常指标改善等对强直性脊柱炎治愈都有重要的参考价值。

【典型病例1】晏某，女，42岁，因"颈部僵硬疼痛1年，加重半月入院"。入院时颈部疼痛僵硬，活动明显受限，颈活动受限（＋＋），X线片示骨质疏松，增生；HLA-B27（＋）。诊断为强直性脊柱炎。自行口服塞来昔布、爱拉莫德片，效果欠佳。入院后予以穴位注射治疗、免疫三氧大自血治疗，配合中药汤药口服治疗，行微创介入治疗后症状较前好转出院。

【典型病例2】张某，女，22岁，因"颈部酸困僵硬伴活动受限1年余"入院。患者于2年前无名显诱因出现颈部僵硬酸困，未予重视，后症状进行性加重。前往上级医院，完善HLA-B27（＋），明确诊断为强直性脊柱炎。间断口服塞来昔布对症治疗，症状间断发作。入院后完善相关检查，红细胞沉降率、C反应蛋白明显升高，予穴位注射治疗、免疫三氧大自血治疗，配合中药汤药口服治疗，行微创介入治疗后症状较前好转出院。

【典型病例3】魏某，女，55岁，因"颈部僵硬疼痛伴活动受限10年余，加重10天"入院。患者于10年前无明显诱因出现颈部疼痛，予以针灸、理疗、推拿等治疗，症状间断发作，未予明确诊断。2019年因颈部疼痛加重就诊于当地医院，完善颈椎片提示竹节样改变，完善HLA-B27（＋），骶髂关节CT提示关节融合，遂诊断为强直性脊柱炎。入院后予穴位注射治疗、免疫三氧大自血治疗，配合中药汤药口服治疗，行微创介入治疗后症状较前好转出院。

（尕丽娅　王　霞）

第十一节　颈椎间盘病变伴类风湿关节炎疼痛综合征

颈椎间盘病变伴类风湿关节炎疼痛综合征是颈椎间盘疾病临床诊疗工作中的常见

病症之一，患者除了有颈椎间盘病变相应的临床表现外，还有类风湿关节炎的症状和体征。专科医生在治疗这类患者时，除了针对颈椎间盘疾病进行治疗外，还应针对伴发疾病进行治疗，才能达到预期的临床疗效。因此，本节重点对类风湿关节炎疼痛综合征的致病因素、致病机制、临床表现、病理特征、特殊检查、诊断标准、鉴别诊断、中医辨证、治疗方法、疗效判定等方面进行系统阐述。

一、颈椎间盘病变伴类风湿关节炎疼痛综合征的致病因素

（一）现代医学相关致病因素分析

大量研究显示，类风湿关节炎的发病是多种因素共同作用的结果，感染和自身免疫反应是类风湿关节炎发病和病情迁延的中心环节，而内分泌、遗传和环境因素等则增加了类风湿关节炎的易感性。致病因素主要包含以下几个方面。

1. 遗传因素 基因在很多疾病中起着非常重要的作用，决定着人体对于疾病的易感程度和疾病发生的严重程度。虽然类风湿并不是遗传性疾病，但不同人群等位基因的差异可能导致个体对于疾病的易感程度或免疫应答能力的强弱有别，在微生物等诱发因素作用下患病的概率便有所不同。抗原呈递细胞的 II 类 MHC 分子结构与类风湿易感性和疾病严重程度的增加相关，其影响占遗传因素的 40%，且具有种族差异。

2. 微生物 研究发现，类风湿关节炎的发病和分布不具有典型的传染性疾病的流行病学特征，但这并不能排除感染是类风湿关节炎诱因的可能性，因为感染因子可以通过介导自身免疫反应引起携带某种基因的易感个体患病。许多研究从滑膜组织中分离到了病原体或其基因，并已证实滑膜或软骨中有某些病原及其基因序列。另外，许多感染因子诱发的动物关节炎，如反应性关节炎、莱姆病关节炎的事实提示类风湿关节炎的发病可能与感染有关。

3. 细菌感染 在 RA 患者中常能发现气道异常和肺组织瓜氨酸化，这表明肺部可能是类风湿自身免疫产生的场所，也可能是肺部对微生物变化的响应。Jose 等采用基因高通量测序方法对早期类风湿患者和健康人肺泡灌洗液进行研究，发现与健康对照组相比，类风湿患者肺泡灌洗液中的放线菌属、螺旋体和卟啉单胞菌属数量明显减少，菌群多样性和丰富性明显降低，类风湿患者总体肺细菌群落较正常人少 40%。菌群紊乱可能扰动肺部自身免疫变化，驱动类风湿的发生。

4. 病毒 EB 病毒是一种多克隆 B 细胞的激活剂，与对照组个体相比，类风湿患者咽喉冲洗液中能洗脱更高水平的 EB 病毒，外周循环中有更多病毒感染的 B 细胞、更高水平的抗正常及瓜氨酸化 EB 病毒抗原的抗体，且有异常的 EB 病毒特异性细胞毒 T 细胞应答。RA 患者的 CD25[+]B 细胞较健康对照组能更快地对 EB 病毒进行反应，并合成更多的多克隆 IgG 和 IgM。此外，EB 病毒糖蛋白 g110 也包含 QKRAA 序列，携带

SE 的类风湿患者感染 EB 病毒可能导致其体内的 T 细胞通过"分子模拟"引起抗自身细胞的免疫反应。

5. 吸烟 吸烟是目前最明确的环境危险因素。吸烟如何影响滑膜炎的机制尚未完全确定，但可能与呼吸道内固有免疫和肽基精氨酸脱亚胺酶激活有关。吸烟会诱导气道内 PADI 的表达并增加蛋白的瓜氨酸化，刺激易感个体 ACPA 的合成。

6. 粉尘接触 在瑞典的一项队列研究发现，职业性接触矿物油（例如机油、液压油）是男性类风湿的危险因素。在马来西亚和瑞典进行的研究提示，接触二氧化硅粉尘人群发生类风湿的风险增加。

7. 个体因素 肥胖可能通过产生脂肪因子增加疾病易感性。维生素 D 和抗氧化微量元素的摄入减少以及糖、钠、红肉、蛋白质和铁的摄入增加也与类风湿疾病风险增加相关。

（二）中医学相关致病因素分析

对于类风湿病因病机，历代医家皆有论述，多有雷同之处，大抵外感六淫之邪、饮食情志调摄失宜及先天禀赋不足等导致气血痹阻于血脉、筋骨、关节，不通则痛，或不荣则痛，具体如下。

1. 外感风寒湿之邪 《素问·痹论》最早提出"风寒湿三气杂至，合而为痹也，其风气胜者为行痹，寒气胜者为痛痹，湿气胜者为浊痹也"，即认为外界风寒湿邪气合而致病，强调外感的因素，并从病因方面进行了分类，又根据病位浅深的不同分为五体痹、五脏痹和六腑痹等。后世医家所论或有所发挥，但大抵以此为基础。如在内经基础上，《急备千金要方》又提出"周痹""偏痹"等名，"其风最多者，不仁则肿，为行痹，走无常处；其寒多者，则为痛痹；其湿多者，则为着痹；冷汗濡，但随血脉上下不能左右去者，则为周痹也；在肌中更发更止，左以应左，右以应右者，为偏痹也"。华佗《中藏经》又首次提出"热痹"病名，进一步补充了热邪致痹的病因病机，这是对痹病"风、寒、湿"三气杂合致病学说的突破。《金匮要略·中风历节病脉证并治》曰："诸肢节疼痛，身体尪羸，脚肿如脱，头眩短气，温温欲吐，桂枝芍药知母汤主之。"由于患者素体亏虚，正气不足，特别是营卫气虚以致腠理疏松，卫外不固，易被外邪侵袭，外邪侵袭后因正虚无力祛邪外出，以致风、寒、湿、热之邪由表入里，留滞于肌肉、筋骨、关节，使气血痹阻而成痹病。

2. 饮食情志调摄失宜 饮食不节或情志不调日久则脾失健运，肝失疏泄，痰湿内生，则气滞血瘀；或正气不足则易于感受风寒湿等外邪，气血痹阻不通而致类风湿疾病的产生。《素问·痹论篇》曰："食饮居处，为其病本也，""卧出而风吹之，血凝于肤者为痹"。《诸病源候论》也言"历节风之状，由饮酒腠理开，汗出当风所致也""劳伤肾气，经络既虚，或因卧湿当风，而风湿乘虚搏于肾经"。饮食不节，脾胃损伤，运化失司，水湿困脾，痰浊内生，阻滞经脉，气机不畅，筋骨血脉失养发为痹证。正如华佗《中藏经·五痹》所曰"肉痹者饮食不节，膏粱肥美之所为也，""血痹者，饮酒过多"。张子和《儒门事亲》言"劳力之人，辛苦失度，触风冒雨，宿处津湿，痹从外入"。《医学正传》明确指出"因湿痰浊血流注为病"者应"治以辛凉，流散寒湿，开通郁结，使血行气和"，并提出治疗痹病的同时要"慎口节欲""须将鱼腥、面、酱、酒、醋皆断去之"。饮食禁忌之说对预防和减轻RA有着不可忽视的作用，现代亦作为类风湿疾病的重要临床防治内容之一。

3. **先天禀赋不足**　人体先天禀赋不足，脏腑功能低下是类风湿关节炎发生发展不可忽视的内在因素，先天禀赋一定程度地决定了人体的体质，这是影响人体健康、发病及预后的重要因素之一。除了外感因素外，历代医家也认识到先天禀赋等因素在疾病形成过程中的作用，如《灵枢·百病始生篇》言"风雨寒热不得虚，邪不能独伤人……此必因虚邪之风，与其身形，两虚相得，乃客其形"。《论衡·气寿》也云："强寿弱夭，谓禀气渥薄也……夫禀气渥则其体强，体强则寿命长；气薄则其体弱，体弱则命短，命短则多病寿短"，指出先天禀赋会直接影响个体的体质、健康、健康与寿命。喻昌《医门法律·中风门》也言"小儿鹤膝风……盖小儿必为风寒湿所痹，多因先天所禀，肾气衰薄，随寒凝聚于腰膝而不解"，明确指出先天禀赋是尪痹发病中的重要影响因素之一。

二、颈椎间盘病变伴类风湿关节炎疼痛综合征的致病机制

（一）现代医学相关致病机制分析

类风湿关节炎的基本病理变化从发病一开始即为滑膜炎，其显著特点是滑膜的血管增生和炎性细胞浸润，后者进一步导致滑膜、软骨乃至软骨下骨组织的破坏。滑膜细胞分为A型、B型及C型。A型在形态方面类似巨噬细胞，由骨髓迁移而来；B型细胞构成正常滑膜的绝大部分，富含粗面内质网，形似成纤维细胞；C型细胞在形态和功能方面介于A和B型之间。该病最早期的滑膜病变为滑膜水肿和纤维蛋白沉积，随之是滑膜细胞的增生和肥大。正常滑膜仅有1～2层滑膜细胞，而在类风湿关节炎可增厚达3～7层。在早期类风湿关节炎中，滑膜的另一种变化是血管内皮细胞肿胀和向柱状细胞的化生。正常滑膜组织中仅有少量细胞成分。在类风湿关节炎患者中，外周血淋巴细胞、单核细胞及中性粒细胞等在细胞黏附因子及化学趋化因子作用下穿过血管内皮细胞间隙进入滑膜间质。

类风湿关节炎另一重要病理改变是血管翳。该病早期即有血管增生，随着病变进展可形成血管翳。血管翳是一种以血管增生和炎性细胞浸润为特征的肉芽组织。血管翳和软骨交界处可见血管、单个核细胞及成纤维细胞侵入软骨内，形成"血管翳-软骨结合区"，局部基质金属蛋白酶增加、蛋白多糖减少或缺失及细胞因子分泌增加等，这

些变化均可导致软骨的破坏。随着病变的进展，血管翳可逐渐覆盖软骨，导致其变性和降解，形成"血管翳-骨结合区"，引起不同程度的骨侵蚀和破坏等。类风湿关节炎的关节外表现很多与血管炎有关。类风湿结节可能是小血管炎后的一种肉芽肿性反应。类风湿血管炎可侵及小和中等动脉，可涉及肢体、周围神经及内脏器官。

（二）中医学相关致病机制分析

总体而言，类风湿疾病的病机不外虚实两端，即外邪侵袭，气血痹阻，不通则痛；或肝脾肾气血亏虚，筋脉骨节失于濡养，不荣则痛。其中营卫失和、肝肾亏虚、脾胃虚弱、痰瘀阻络等在类风湿疾病的病机中亦占有重要地位。

1. 营卫失和 正常情况下，营卫二气并行血脉内、外，两者相互滋助，可以起到防御邪气侵袭和调节脏腑肢节功能的作用。营卫失和，则藩篱不固，腠理疏松，邪气侵袭，气血痹阻不通而引发痹证。营卫失调是类风湿关节炎发生的重要病机，诚如《灵枢·痹论篇》所言："荣者，水谷之精气也，和调于五脏，洒陈于六腑，乃能入于脉也，故循脉于上，贯五脏，络六腑；卫者，水谷之悍气也，其气不能入脉也，故循皮肤之中，分肉之间，熏于肓膜，散于胸膜，逆其气则病，从其气则愈，不与风寒湿气合，故不为痹。"张仲景也强调营卫失和在历节病中的作用，其《金匮要略·中风历节病脉证并治》言："荣卫不通，卫不独行，营卫俱微，三焦无所御，四属断绝，身体羸瘦，独足肿大，黄汗出，胫冷。假令发热，便为历节也"。

2. 肝肾亏虚 肝藏血主筋，肾藏精主骨，肝肾同源，共养筋骨。肝肾亏虚，气血痹阻导致的筋骨失养在类风湿关节炎发病过程中起着极为重要的作用。《金匮要略·中风历节病脉证并治》指出"寸口脉沉而弱，沉即主骨，弱即主筋，沉即为肾，弱即为肝……历节黄汗出，故曰历节""少阴脉浮而弱，弱则血不足，浮则为风，风血相搏，即疼痛如掣"，说明肝肾气血亏虚是尪痹的核心病机之一。

3. 脾胃虚弱 脾胃主运化，为人体后天之本，气血生化之源，五脏六腑、四肢百骸皆赖于此。临床实践表明，脾胃健运者，正气充足，脏腑功能强健，类风湿等疾病不发或少发；而脾胃虚弱，正气不足者，往往各类病症频发。脾胃虚弱，可以促使项痹的发生和发展。《脾胃论》言"内伤脾胃，百病由生……脾病，体重即痛，为痛痹，为寒痹，为诸湿痹"；华佗《中藏经·论肉痹》也指出"脾者肉之本，脾气己失则肉不荣，肉不荣则肌肤不滑泽，肌肉不滑泽则腠里疏，风寒暑湿之邪易侵入，故久不治则为肉痹也"，均强调脾胃与痹病的关系，脾胃虚弱，气血不足是痹证发生发展的重要因素，因此健脾化湿，调理脾胃是医药防治类风湿关节炎的一种重要的方法，同时临床中也将脾胃功能的强弱作为判断疾病预后转归的重要依据之一，"有胃气则生，无胃气则死，此百病之大纲也"。

4. 痰瘀阻络 痰浊、瘀血既是病理产物，同时也是重要的致病因素，在类风湿的整个病程阶段扮演着重要角色。外感风、寒、湿、热等邪气，或饮食、情志内伤因素影响下，脏腑功能失调，气血运行障碍，皆可产生痰浊、瘀血等病理产物，反过来其又痹阻筋脉、骨节而成痹证。正如董西园《医级》所言："痹非三气，患在痰瘀"，痰和瘀又可互生；《景岳全书》也云"津凝血败皆化为痰"。

三、颈椎间盘病变伴类风湿关节炎疼痛综合征的临床表现

1. **病史概况** 既往有无家族史、感染、吸烟，自身免疫缺陷、特殊饮食等。
2. **典型症状** 主要表现为对称性、慢性、进行性多关节炎，关节滑膜的慢性炎症、增生，形成血管翳，侵犯关节软骨、软骨下骨、韧带和肌腱等，造成关节软骨、骨和关节囊破坏，最终导致关节畸形和功能丧失。
3. **主要体征** 晨僵持续的时间、关节疼痛和肿胀的程度、关节压痛和肿胀的数目、关节功能受限制程度。早期关节炎是关节部位肿胀，称为梭形肿胀，另外还可以看到关节有特殊畸形，比如在手部会有天鹅颈畸形或纽扣花畸形等。

四、颈椎间盘病变伴类风湿关节炎疼痛综合征的病理特征

滑膜细胞分为A型、B型及C型。A型在形态方面类似巨噬细胞，由骨髓迁移而来；B型细胞构成正常滑膜的绝大部分，富含粗面内质网，形似成纤维细胞；C型细胞在形态和功能方面介于A和B型之间。该病最早期的滑膜病变为滑膜水肿和纤维蛋白沉积，随之是滑膜细胞的增生和肥大。正常滑膜仅有1～2层滑膜细胞，而在类风湿关节炎可增厚达3～7层。在早期类风湿关节炎，滑膜的另一种变化是血管内皮细胞肿胀和向柱状细胞的化生。

五、颈椎间盘病变伴类风湿关节炎疼痛综合征的特殊检查

1. **颈椎X线检查** 表现为颈椎生理曲度变化，脊柱前凸增大、曲度变直、反屈、侧弯及椎间隙前窄后宽等。
2. **颈椎间盘CT检查** 为局部突出于椎体后缘的弧形软组织密度影，被正常硬膜外脂肪和脑脊液所包绕，突出的椎间盘常为不规则或分叶状，其CT值较高，密度与相应的椎间盘密度一致。颈椎间盘突出以C_{4-5}、C_{5-6}和C_{6-7}水平多见，突出多位于硬膜囊前缘的前方正中或偏一侧。硬膜外脂肪受压、移位或消失。中央型突出压迫硬膜囊前缘使其向后移位，由于突出节段的CT与管内软组织（脊神经根）CT值相差较小，有时难以分清两者的界限，采用骨窗和软组织窗观察有助于诊断。突出的椎间盘组织可发生钙化呈骨性密度影，其椎间盘内有时可见低密度气体影形成的所谓"真空现象"。

3. 颈椎间盘MRI检查   MRI直接显示脊髓、椎间盘、韧带和肌肉等组织的损伤类型及程度，在MRI图像可清楚显示椎间盘突出，可进行分型，查看神经根水肿情况，判断影像与症状是否相符。

4. 颈椎间盘造影检查   可以观察颈椎间盘内部形态改变，能够诱发疼痛反应，可作为定位、症状性病变等。椎间盘造影阳性者，纤维环内外层有撕裂。CT扫描造影像主要表现有造影剂在髓核内呈白色均匀团块状，纤维环内层有撕裂影像，造影剂通过纤维环后方的裂隙溢出。

5. 颈椎红外热成像检查   颈部代谢热片状升高，向患侧延伸，提示颈椎病变。双上肢代谢热不对称。

6. 颈椎间盘超声检查   目前有关超声波诊断颈椎间盘病变的工作尚未普遍开展，只能通过测量椎管管径推断椎间盘病变，其可查看神经、血管、周围软组织水肿情况。

7. 颈部及上肢电生理检查（肌电图、神经功能等）   颈椎间盘突出神经功能检查以针极肌电图为主，由于神经传导主要检测外周神经，F波通常用于鉴定根性疾病，椎间盘突出出现根性症状，故可以用于检查神经根是否受损。

8. 颈部其他检查   血常规、C反应蛋白、红细胞沉降率、免疫学、肿瘤标志物等检查在椎间盘突出病变的诊断与鉴别诊断方面具体一定的参考意义。

六、类风湿关节炎颈椎间盘炎疼痛综合征的诊断标准

1. 病史   多起病缓慢，进行性加重，患者或有自身免疫缺陷的病史。

2. 症状   有颈部疼痛、僵直、上肢及肩背部胀痛，持续性加重等症状；全身关节对称性、慢性、进行性多关节疼痛等症状。

3. 体征   颈部病变节段处压痛、叩击痛、颈部活动受限等，全身其他部位受累的小关节晨僵、关节肿胀、关节活动功能受限等；病变波及脊髓和脊神经时，出现相应的脊髓及脊神经支配区域感觉和运动功能障碍。

4. 影像检查   CT检查对类风湿关节炎的诊断价值较大，特别是对骨关节损害的程度、范围等具有重要诊断价值。MRI检查对类风湿关节炎引起的软组织损害诊断意义较大，X线片在早期意义较小，病情发展到骨质明显改变时，可以在X线片上看见典型的类风湿关节炎损害影像。

5. 实验室检查   血清学检查是本病的重要诊断依据，如类免疫学阳性，IgG、IgM及IgA、抗链球菌溶血素"O"异常等。

七、颈椎间盘病变伴类风湿关节炎疼痛综合征的鉴别诊断

1. 颅内疾病   颈椎间盘病变伴类风湿脊柱炎可与脑血管疾病相鉴别，脑血管疾

病严重时可伴有半身不遂症状，查体伴有病理征，通过头颅MRI或头颅CT检查可鉴别诊断。

2. 脊髓疾病 脊髓空洞症是一种慢性的脊髓病变，病因尚不明确，可能会引起肢体运动障碍，多见于青壮年，病程缓慢，早期影响上肢，呈节段性分布，有感觉分离现象，颈椎MRI可鉴别。

3. 颈椎结核 结合患者是否有低热、消瘦，既往有无结核病史，有无接触史，行颈椎增强MRI、血培养，通过体液或血液查找结核菌、检测血常规、C反应蛋白、红细胞沉降率、降钙素源等鉴别。

4. 颈椎肿瘤 颈椎椎管内肿瘤包括发生于脊髓、脊神经根、脊膜和椎管壁组织的原发性和继发性肿瘤，一般考虑转移瘤，需询问患者有无恶性肿瘤病史。颈部恶性肿瘤疼痛剧烈，可行颈椎增强MRI检查，积极查找原发灶。

5. 感染 炎症可直接刺激邻近的肌肉和韧带，致使韧带松弛，张力减低，椎节内外平衡失调，破坏了其稳定性，加速和促进退变的发生和发展，结合血常规、C反应蛋白、红细胞沉降率、降钙素原、颈椎MRI等检查可鉴别诊断。

八、颈椎间盘病变伴类风湿关节炎疼痛综合征的中医辨证

类风湿关节炎的中医辨证论治是重要诊治方法。1994年国家中医药管理局制定的《中医病证诊断疗效标准·尪痹的诊断依据证候分类、疗效评定》将类风湿疾病临床分为风湿寒阻、风湿热郁、痰瘀互结、肝肾阴虚、肾虚寒凝和气血亏虚6种基本证型，为中医临床辨治类风湿疾病提供了重要示范和参考。尪痹包括慢性风湿性关节炎、类风湿关节炎等疾病，其病因病机悉与风、寒、湿、热之邪外袭有关；气血痰瘀内阻，以致脉凝涩闭，气血难通，痰瘀胶结，深入筋髓骨节有关，病情顽固缠绵，绝非一般祛风散寒、燥湿清热、通络止痛之品所能奏效，治疗多种剂型并用，以益气补肾、化瘀通络，攻补兼施，标本并治。类风湿疾病活动期分为以下三型，寒热错杂型治宜清热通络，辛通开闭；湿热蕴结型治宜清热化湿，蠲痹通络；阴虚郁热型治宜养阴清热，化瘀通络；缓解期多为久治不愈，既有正虚的一面，又有邪实的一面，且其病变在骨质。

九、颈椎间盘病变伴类风湿关节炎疼痛综合征的治疗方法

（一）常规疗法系列

目前类风湿关节炎的常规治疗主要包括药物治疗、外科治疗、心理康复治疗。

1. 药物治疗 治疗类风湿关节炎的常用药物分为4大类，即非甾体抗炎药（NSAIDs）、改善病情的抗风湿药（DMARDs）、糖皮质激素、植物药、生物制剂。

①非甾体抗炎药。通过抑制环氧化合酶活性，减少前列腺素合成而具有抗炎、止痛退热、消肿作用。由于NSAIDs使前列腺素的合成减少，故可出现相应的不良反应，如胃肠道不良反应（恶心、呕吐、腹痛、腹泻、腹胀、食欲不佳，严重者有消化道溃疡、出血、穿孔等）、肾脏不良反应（肾灌注量减少，出现水钠潴留、高血钾、血尿、蛋白尿、间质性肾炎，严重者发生肾坏死致肾功能不全）。NSAIDs还可引起外周血细胞减少、凝血障碍、再生障碍性贫血、肝功损害等，少数患者发生变态反应（皮疹、哮喘），以及耳鸣、听力下降，无菌性脑膜炎等。治疗类风湿关节炎的常见NSAIDs包括布洛芬、双氯芬酸、吲哚美辛。选择性COX-2抑制剂（如昔布类）与非选择性的传统NSAIDs相比，能明显减少严重胃肠道不良反应。必须指出的是，无论选择何种NSAIDs，剂量都应个体化；只有在一种NSAIDs足量使用1～2周后无效才更改为另一种；避免两种或两种以上NSAIDs同时服用，因其疗效不叠加，且不良反应增多；老年人宜选用半衰期短的NSAIDs药物。对于有溃疡病史的老年人，宜服用选择性COX-2抑制剂以减少胃肠道的不良反应。应强调NSAIDs虽能减轻类风湿关节炎的症状，但不能改变病程和预防关节破坏，故必须与DMARDs联合应用。②改善病情的抗风湿药。该类药物较NSAIDs发挥作用慢，临床症状的明显改善需1～6个月，故又称慢作用药，虽不具备即刻止痛和抗炎作用，但有改善和延缓病情进展的作用。目前尚不清楚类风湿关节炎的治疗首选何种DMARDs，从疗效和费用等考虑，一般首选甲氨蝶呤（MTX），并将其作为联合治疗的基本药物。③糖皮质激素。能迅速减轻关节疼痛、肿胀，在关节炎急性发作，或伴有心、肺、眼和神经系统等器官受累的重症患者可给予短效激素，其剂量依病情严重程度调整。小剂量糖皮质激素（每日泼尼松10 mg或等效其他激素）可缓解多数患者的症状，并作为DMARDs起效前的"桥梁"作用，或NSAIDs疗效不满意时的短期措施，必须纠正单用激素治疗类风湿关节炎的倾向，采用激素时应同时服用DMARDs。④植物药制剂。青藤碱、白芍总苷等可单用或联合其他二线药物应用。青藤碱可导致皮疹、皮肤瘙痒、血细胞减少等不良反应，有哮喘病史、再生停滞性血虚者慎用。⑤生物制剂。（A）抗炎性细胞因子生物制剂：肿瘤坏死因子（TNF）拮抗剂包括英夫利昔单抗（每次3 mg/kg，第0、2、6周以及当前每8周1次静脉应用）、依那西普（25 mg，皮下注射，每周2次）、阿达木抗体，有研讨证明TNF拮抗剂与MTX合用较单独用MTX疗效更好，现在推荐在2种非生物DMARDs（其中之一为MTX）充分医治有效或不耐受的RA中应用。TNF拮抗剂最次要的不良反应为感染，因而该类药物不可用于现时感染者。伴随充血性心力衰竭者或有神经脱髓鞘病史者不宜应用。IL-1受体拮抗剂（IL-1Ra），建议用于TNF拮抗剂医治失败后的患者，本药可以单独应用或与MTX联合应用。用法为100 mg/d，皮下注射。抗IL-6受体单克隆抗体 4～10 mg/kg，每4周1次。（B）采用利妥昔单抗抗CD20单克隆抗体，不良反应包含血小板减少、发热、皮疹、轻度低血压、无病症室性期前紧缩。B淋巴细胞刺激物包含BAFF、TALL-1、THANK、TNFSF13B等。（C）抑制T细胞活化生物制剂：

CTLA4 建议用于DMARDs充分医治后有效或TNF拮抗剂医治失败后的患者。用法为10 mg/kg静脉输注，每周1次。（D）干细胞移植：自体干细胞移植可以改善关节病症，降低类风湿因子滴度，疗效通常可持续24个月，但有较高复发率。

2. **心理和康复治疗**　在积极合理的药物治疗的同时，还应注重类风湿关节炎的心理治疗。在病情允许的情况下，进行被动和主动的关节活动度训练，防止肌萎缩。对缓解期患者，适量进行运动锻炼，恢复体力，并在物理康复科医师指导下进行治疗。

（二）中医特色疗法系列

1. **颈椎正脊疗法**　通过推拿舒筋通经手法能疏通经络止痛，缓解颈肩背软组织的高张力状态；正脊调曲手法使错位的脊椎复位，加宽椎间隙，扩大椎间孔，调整颈椎生理曲度，松解神经根及软组织粘连，消除炎症、水肿等；调和气血手法能激发经气，行气活血，改善血液循环，缓解症状。

2. **经络针刺疗法**　通过针刺、温针、电针等治疗方法疏通经络脉道，对于经络痹阻的项痹可以取得良好的临床效果。

3. **经络艾灸疗法**　通过隔物灸、按压灸、悬灸等治疗方法温经散寒止痛。

4. **经络刮痧疗法**　通过经络刮痧、虎符铜砭刮痧等方法疏经活络止痛。

5. **经络拔罐疗法**　通过留罐、走罐、闪罐、刺络拔罐等方法通络活络止痛。

6. **穴位埋线疗法**　通过辨证取穴进行埋线疗法，持续性刺激穴位通络止痛。

7. **穴位注射疗法**　采用中成药注射制剂或维生素类注射制剂配比进行穴位注射，通络止痛。

8. **中药外敷疗法**　通过应用辨证中药进行蒸煮后外敷，温经通络止痛。

9. **中药离子导入疗法**　颈部行中药经皮透入疗法，通络止痛。

（三）微创特色疗法系列

1. **神经根阻滞疗法**　如颈椎椎旁神经阻滞等。

2. **硬膜外灌注疗法**　如颈椎硬膜外灌注治疗。

3. **软组织松解疗法**　如银质针、针刀松解、体外冲击波松解等。

4. **脊柱小关节松解疗法**　如银质针、针刀松解等。

5. **抗风湿治疗**　如口服药物治疗。

6. **三氧疗法**　如三氧大自血疗法。

（四）中医辨证汤剂疗法系列

中医药是治愈类风湿关节炎的重要方法，值得深入探讨。以下介绍国内部分中医专家在这方面的研究情况。

徐玲等应用脾胃学说指导类风湿关节炎分期论治，早期以健脾利湿消肿、祛风通络止痛，方用调中益气汤加减；中期治以补脾生血、逐瘀止痛，以"黄芪30～40 g，当归、生地黄各12 g，白术、青风藤各15 g，茯苓、桂枝各10 g，甘草6 g，白芍9 g，鸡血藤30 g"为基本方；晚期治以健脾生津、益肾壮骨，采用四君子汤和八味丸加减。

史济柱根据类风湿患者的年龄不同、病程久暂之异、人体气血阴阳偏盛衰之别，临床可分三期。早期病在经络，宜因势利导，阻止病邪深入；中期病在筋，宜养血柔肝，勿忘化湿，重点阻止关节畸形的出现；晚期病在骨，宜补肾壮骨，化湿祛痰，防止病变发展。

宋安尼分类风湿为三期，即早期邪袭肌表型，治用黄芪90 g，羌活、熟附子、桂枝、苍术、秦艽、川芎、牛膝、威灵仙各10 g，乳香、没药、甘草各6 g；中期邪瘀化热型，治用炙黄芪60 g，白术、桂枝、防风、熟地、赤芍、知母各10 g，白芍、忍冬藤、络石藤、威灵仙各20 g，元胡15 g，麻黄、甘草各6 g；晚期久病虚损型，治用蜜炙黄芪90 g，生地、熟地、丹参、当归、淫羊藿、续断、寄生、杜仲、透骨草、全蝎各10 g，鸡血藤、乌梢蛇各20 g，细辛6 g，蜈蚣5条；临床共治疗15例，近期控制7例，显效、有效各6例，无效2例。

吕兰凯将类风湿治疗分为三期，分别为急性期、缓解期、巩固期，急性期治疗应重视外因，以祛邪为主，兼顾其本，其基本方为桑枝、鸡血藤、白术、杜仲、地龙、丹参、土鳖虫、川牛膝、女贞子等；缓解期治疗应侧重内因，以扶正为主，兼顾其标，基本方为熟地黄、鹿角胶、龟板胶、穿山甲、鸡血藤、杜仲、怀牛膝、皂刺、当归、赤芍、桑枝等；巩固期应注意补肾填精、健脾养血、活血通络，进一步调整机体内的阴阳气血、清泄余邪、防止病邪再次侵入，可选择蠲痹丸、尪痹冲剂、独活寄生丸等进行治疗。

十、颈椎间盘病变伴类风湿关节炎疼痛综合征的疗效判定

（一）临床疗效（症状和体征的改善程度）评定的参考标准

1. 评分标准 总分100分，其中症状分值60分，体征分值40分。①症状改善程度：分值60分。患者颈部及全身的疼痛等综合症状在治疗前与治疗后进行对比，按照改善程度以100%计算。如患者治疗后症状每改善10%计6分，症状全部消失计60分，治疗后症状无改善计0分，其他症状改善的分值计算以此类推。②体征改善程度：分值40分。患者颈部及全身各部位的压痛、叩击痛、病理反射、神经牵拉反应和脊柱、关节活动等综合阳性体征在治疗前与治疗后进行对比，按照改善程度以100%计算。如患者治疗后综合阳性体征每改善10%的程度计分4分，体征全部消失计40分，治疗后体征无改善计0分，其他体征改善的分值计算以此类推。

2. 疗效分级 患者治疗后与治疗前的症状和体征对比，共分五个级别，每个级别分值如下。①一级疗效：治疗后症状和体征绝大部分消失，疗效评定分值80～100

分，疗效指数＞80%。②二级疗效：治疗后症状和体征大部分消失，疗效评定分值60～80分，疗效指数＞60%。③三级疗效：治疗后症状和体征明显改善，疗效评定分值40～60分，疗效指数＞40%。④四级疗效：治疗后症状和体征有所改善，疗效评定分值10～40分，疗效指数≥10%。⑤五级疗效：治疗后症状和体征略有改善，疗效评定分值1～10分，疗效指数＜10%。

（二）影像检查

病理影像改善是本病治愈的重要参考。

（三）实验室检查

血清血检查是本病治愈的重要评价指标，如类免疫学阴性，IgG、IgM及IgA、抗链球菌溶血素"O"等改善或恢复正常等。

【典型病例1】刘某，女，60岁。主诉颈部疼痛伴右上肢麻木1年，加重2天。患者1年前无明显诱因，出现颈部疼痛不适，未予重视，后疼痛反复发作，并伴有右上肢麻木，未行系统治疗，2天前感上述症状较前加重。现为求系统治疗，来我科就诊，由门诊以"颈椎病"收住入院。刻下症见患者神志清，精神欠佳，颈部疼痛不适，活动受限，伴右上肢麻木，以右上肢后侧为甚，腰膝酸软、五心烦热，纳可，夜寐欠安，二便调；既往患有类风湿关节炎3年。体格检查：VAS评分为6分，颈椎生理弯曲变浅，弹性稍差，颈5-7棘间、棘旁叩压痛阳性，压颈试验阴性，左侧椎间孔挤压试验阴性，右侧阳性，引颈试验阳性，右侧臂丛牵拉试验阳性，左侧臂丛牵拉试验阴性，杜加斯（搭肩试验）证阴性，雅格逊（肱二头肌长头紧张试验）证阴性，双侧肩部喙突、大小结节压痛点阴性，双侧冈下肌压痛点阴性，双侧肩胛内缘压痛阴性，双侧肩关节活动可，双侧肱二头肌、肱三头肌肌腱反射正常，双上肢肌力及皮肤浅感觉正常，霍夫曼征阴性。颈椎MRI示颈椎生理曲度存在，颈3-4、颈4-5、颈5-6、颈6-7椎间盘向后突出，硬膜囊受压（图8-11-1）。

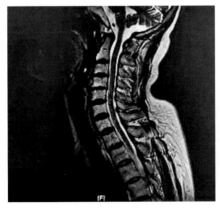
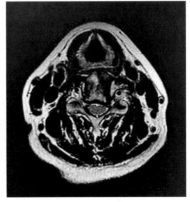

图8-11-1　颈3-4、颈4-5、颈5-6、颈6-7椎间盘向后突出，硬膜囊受压

中医诊断：项痹，中医证型为肝肾亏虚。西医诊断：颈椎间盘病变伴类风湿关节炎疼痛综合征。治疗方法：颈部经络艾灸疗法、经络刮痧疗法、经络拔罐疗法、穴位灌注疗法、中药外敷疗法、中药制剂口服疗法。颈椎间盘突出疼痛综合征的微创特色疗法包括神经阻滞疗法、射频热凝疗法。1周后疼痛症状缓解。

【典型病例2】杨某，男，72岁。主诉颈部疼痛10年，加重伴右上肢疼痛1个月。患者10年前无明显诱因出现颈部疼痛不适，未予重视。1个月前无明显诱因患者上述症状加重伴右上肢疼痛，遂至我科门诊就诊，颈椎MRI示：颈椎退行性改变；颈4-5、颈5-6椎间盘突出，颈3-4、颈6-7椎间盘膨出，继发性颈5-6节段椎管狭窄。为系统治疗，由门诊以"混合型颈椎病"收住入院。患者神志清，精神欠佳，颈部疼痛不适，右上肢疼痛，右肩、右肘为甚至，活动受限，怕热，恶风，纳可，夜寐欠安，大便不成形，小便正常。既往患有类风湿关节炎。体格检查：VAS评分为8分，颈椎生理弯曲变浅，弹性稍差，颈5-6，6-7棘间、棘旁叩压痛阳性，右肩、右肘局部压痛阳性，压颈试验阴性，双侧椎间孔挤压试验阴性，引颈试验阴性，双侧臂丛牵拉试验阴性，杜加（搭肩试验）斯征阴性，雅格逊（肱二头肌长头紧张试验）征阴性，双侧肩部喙突、大小结节压痛点阴性，双侧冈下肌压痛点阴性，双侧肩胛内缘压痛阴性，双侧肩关节活动可，双侧肱二头肌、肱三头肌肌腱反射正常，双上肢肌力及皮肤浅感觉正常，霍夫曼征阴性。颈椎MRI示颈椎退行性改变；颈4-5、颈5-6椎间盘突出，颈3-4、颈6-7椎间盘膨出，继发性颈5-6节段椎管狭窄（图8-11-2）。

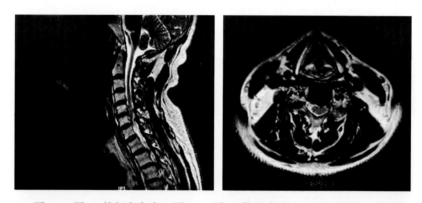

图8-11-2　颈4-5、颈5-6椎间盘突出，颈3-4、颈6-7椎间盘膨出，继发性颈5-6节段椎管狭窄

中医诊断：项痹，中医证型为风热阻络。西医诊断：颈椎间盘病变伴类风湿关节炎疼痛综合征。治疗方法：颈部经络艾灸疗法、经络刮痧疗法、经络拔罐疗法、穴位灌注疗法、中药外敷疗法、中药制剂口服疗法及神经阻滞疗法等。1周后疼痛症状缓解。

（阿依古丽·若曼　王　霞）

第十二节　颈椎间盘病变伴急性脊髓炎疼痛综合征

颈椎间盘病变伴急性脊髓炎疼痛综合征是颈椎间盘疾病临床诊疗工作中的常见病症之一，患者除了有颈椎间盘病变相应的临床表现外，还有急性脊髓炎的症状和体征。专科医生在治疗这类患者时，除了针对颈椎间盘疾病进行治疗外，还应针对伴发疾病进行治疗，才能达到最佳的临床疗效。因此，本节重点对急性脊髓炎疼痛综合征的致病因素、致病机制、临床表现、病理特征、特殊检查、诊断标准、鉴别诊断、中医辨证、治疗方法、疗效判定等方面进行系统阐述。

一、颈椎间盘病变伴急性脊髓炎疼痛综合征的致病因素

（一）现代医学相关致病因素分析

本病直接病因尚不明确，多数患者在出现脊髓症状前1~4周有发热、上呼吸道感染、腹泻等病毒感染症状或疫苗接种史，包括流感、麻疹、水痘、风疹、流行性腮腺炎及EB病毒、巨细胞病毒、支原体等许多感染因子都可能与本病有关，但其脑脊液未检出病毒抗体，脊髓和脑脊液中未分离出病毒，推测可能与病毒感染后自身免疫反应有关，并非直接感染所致，为非感染性炎症性脊髓炎。

（二）中医学相关致病因素分析

祖国医学中无本病之专用病名，根据其临床表现，在瘫痪早期呈弛缓性瘫痪，可归属于"痿躄"范畴；久之转为痉挛性瘫痪，可归属于"拘挛"病证；有排尿障碍者，可诊为"癃闭"；有排便困难者则归于"便秘"。在中医第一部经典著作《黄帝内经》中，虽然已有"痿证""不仁""麻木"之病名，至金元时期始提出"癃闭""便秘"等证名，但并未综合形成急性脊髓炎之概念。基于脊髓炎以痿证为临床主要表现，故直至今日，尚有以"痿躄"作为急性脊髓炎病名予以报道。对本病病因病机的认识，在《素问·痿论》中则泛指痿之病变，"皆由于内伤七情，或外伤元气，致使五脏之精液枯竭，不能荣养筋脉骨肉或皮毛，遂成痿病。"其显然是指广义的痿证，对急性脊髓炎之病因，《素问·生气通天论》指出，"湿热不攘，大筋软短，小筋弛长，软短为拘，弛长为痿"，则与本病所导致的痿证病因颇相近似。至金元时期，张子和在《儒门事亲》中强调，"夫抵痿之为病，皆因客热而成……"总因肺受火热叶焦之故。这与本病源于上呼吸道感染之病机更为合拍。然而随着本病之病情演变，李东垣、张景岳等又都有进一步的阐发，李东垣对湿热致痿之病机，分别提出了湿热成痿、肺金受邪、

暑伤胃气以及湿热乘其肝肾等因素。张景岳则提出了"痿证非尽为火证"之说，指出痿证乃"元气败伤，则精虚不能灌溉，血虚不能营养者，亦不少矣。"这可能与本病除病毒感染引发外，由过敏、免疫反应所导致者日渐增多，认识有所深化有关。近年来，金氏、杨氏分别报道了由麻疹或带状疱疹并发之脊髓炎，进一步明确了病毒与急性脊髓炎发病之间的关系，杨氏则明确提出了"湿热搏结而成疾"的观点。

二、颈椎间盘病变伴急性脊髓炎疼痛综合征的致病机制

（一）现代医学相关致病因素分析

其病因暂不明确，大部分患者在发病前的1～4周有疫苗接种或病毒感染史，但多数前驱感染在急性脊髓炎发病和症状出现之前已经完全消退，且在中枢神经系统中无法检测出感染因子，仅表现为脑脊液内炎性细胞数的增高，这表明急性脊髓炎是由异常的自身免疫的激活引起。分子模拟所引起的病原微生物针对自身抗原的交叉反应性的免疫应答可能是该疾病发生的重要机制，同时B细胞的多克隆激活或自身反应性T细胞的异常激活，可导致针对中枢神经系统的体液或细胞介导的紊乱，引起脊髓的炎性损害。在一些特定疾病中，脊髓炎可能是这类疾病的首要表现或继发性引起。具体如下。①中枢神经系统脱髓鞘疾病：多发性硬化起初仅以脊髓损害为特征性表现；②病原体的直接感染：如梅毒螺旋体、HIV病毒、伯氏疏螺旋体等对神经系统的直接损害，其脑脊液可检测出特异性病原体；③结缔组织病相关性脊髓损害：如系统性红狼疮、干燥综合征及抗磷脂综合征等，因自身免疫系统的异常引起的脊髓的炎性损害；④继发特殊感染性脊髓炎：常见于水痘-带状疱疹病毒及柯萨奇肠道病毒感染等引起的异常免疫机制对脊髓的间接损伤，该类患者的脑脊液中检测出特异性病毒抗体；⑤副肿瘤性脊髓炎：在一些恶性肿瘤患者的脑脊液中可检测到抗-Hu抗体，该抗体可引起脊髓的炎性损害。

（二）中医学相关致病因素分析

从中医病理而论，本病涉及肺、脾、肝、肾四脏，相关文献除1篇报道提及肺热外，其他资料对外邪之侵仅言明系湿热抑或风热，而未涉及肺脏，盖急性脊髓炎发病之期，已是上呼吸道感染1周或半月之后，故虽始由"肺热叶焦"之因，病发之期则肺热之症已相对消蚀，以脾、肾、肝之病症多见，脾主身之肌肉，脾气热则胃干而渴，肌肉不仁；肝主筋，肝伤则四肢不为人用，筋骨拘挛，肾藏精，精血相生，精虚不能灌溉诸末，血虚不能营养筋骨，由此宗筋纵而不能束筋骨、利关节，痿弱筋挛之症作矣。临床中尤以脾肾虚损最为多见；至于肝脏之病，主见于呈痉挛性瘫疾后之肝肾阴虚及肢体拘挛抽搐之肝风内动。

三、颈椎间盘病变伴急性脊髓炎疼痛综合征的临床表现

1. 病史　本病可发生于任何年龄，但其发病高峰多在10～19岁及30～39岁这两个年龄段，其发病率在性别、家族及种族间无明显差异。急性脊髓炎在发病前多有发热、流感、消化道感染症状，或疫苗接种史，可伴有外伤、劳累、受凉等诱因。病情多于4小时～3天内发展至脊髓受累节段平面以下的感觉、运动、自主神经功能障碍，可在数天至3周内达到高峰。

2. 典型症状　急性脊髓炎的临床表现为急性起病，起病时可有低热、病变部位神经根痛，肢体麻木乏力和病变节段束带感；亦可无其他任何症状而直接发生瘫痪。多在数小时或数日内出现受累平面以下运动障碍、感觉缺失及膀胱、直肠括约肌功能障碍，运动障碍早期为脊髓休克表现，一般持续2～4周后，肌张力逐渐增高，腱反射活跃，出现病理反射。脊髓休克期的长短取决于脊髓损害严重程度和有无发生肺部感染、尿路感染、压疮等并发症。脊髓损伤严重时，常导致屈肌张力增高，下肢任何部位的刺激或膀胱充盈均可引起下肢屈曲反射和痉挛，伴出汗、竖毛、尿便自动排出等症状，称为总体反射，常提示预后不良。随着病情的恢复，感觉平面逐渐下降，但较运动功能的恢复慢且差。自主神经功能障碍早期表现为二便潴留，随着脊髓功能的恢复可形成反射性神经源性膀胱。

急性脊髓炎病程一般为单向，但是在部分患者中，急性脊髓炎为其首发症状，病灶继而可以累及到视神经，大脑白质或再次累及脊髓，从而演变为视神经脊髓炎、多发性硬化或者复发性脊髓炎。

3. 主要体征　早期因脊髓横断性炎性损害使受累平面以下处于脊髓休克期，表现为受累平面以下的迟缓性截瘫、肌张力减低、腱反射消失。随后进入病情恢复期，肌力由肢体的远端向近端渐渐改善，同时伴有肌张力、腱反射的增强，出现病理反射，而在病情严重的患者中，由于脊髓兴奋性的增高，刺激下肢可引起患肢的屈曲性痉挛。急性期大部分患者有明确的感觉平面，平面上缘可出现感觉过敏、束带感，平面以下的所有深、浅感觉均消失。

急性脊髓炎的病理特征方面，急性脊髓炎以人体胸髓节段最常受累，受累脊髓肿胀、软化，显微镜下可见软脊膜和脊髓血管扩张、充血，血管周围细胞和浆细胞为主的炎性细胞浸润和水肿；切面可见灰白质界限不清，出现点状出血，严重时细胞溶解消失；白质内纤维髓鞘脱失和轴索变性，大量吞噬细胞和胶质细胞增生；灰质内神经细胞肿胀、破碎、消失，尼氏小体溶解，严重时可软化形成空腔。

五、颈椎间盘病变伴急性脊髓炎疼痛综合征的特殊检查

1. 颈椎 X 线检查　检查的诊断意义较小，只是做鉴别诊断。

2. 颈椎间盘CT检查 诊断意义较小，只是做鉴别诊断。

3. 颈椎间盘MRI检查 脊髓MRI检查可见脊髓肿胀、增粗，受累节段的髓内可见多发片状或弥散的T1WI低信号及T2WI高信号影，增强可强化；多发生在$T_3 \sim T_5$脊髓段，极少数患者脊髓MRI可无异常病灶；同时行头颅MRI的影像学检查有助于中枢系统脱髓鞘性疾病的早期诊断及鉴别。

4. 造影检查 MRI增强扫描可见强化。

5. 颈椎红外热成像检查 可见附属的软组织损害影像。

6. 电生理检查 视觉诱发电位多正常，当检测出正常波形消失及P100波的潜伏期延长时，有助于与脱髓性脊髓炎相鉴别；体感诱发电位可见两侧下肢的波幅降低及P40波潜伏期延长；肌电图检查多为失神经电位，少数患者可无异常。

7. 实验室检查 急性期血常规可见白细胞数增多，淋巴细胞百分比增高；风湿指标、抗磷脂抗体及抗双链DNA抗体等免疫指标的检测对结缔组织病继发性脊髓炎的诊断有重要价值；肿瘤指标尤以小细胞肺癌标志物筛查阳性者可进一步行特异性抗体检测；血清中NMO-IgG特异性抗体（AQP-4Ab）的检测对早期仅以脊髓损害表现的视神经脊髓炎患者有重要价值。大多数患者压颈实验通畅，极少数患者因脊髓肿胀严重可出现不完全梗阻，脑脊液压力多正常，外观透明清亮。实验室分析主要表现为以淋巴细胞为主的细胞数增高，伴或不伴IgG指数升高，糖及氯化物正常；当脑脊液细胞数$>30 /mm^3$，考虑非多发性硬化的可能性较大；同时需对该类患者进行脑脊液AQP-4Ab和寡克隆带（OBC）的检测，可与脱髓鞘类疾病相鉴别，条件允许时可完善病毒DNA或RNA的PCR检测或病原体培养；而IL-6含量的检测对判断急性脊髓炎病情与预后有重要作用。

8. 其他检查方式 包括腰椎穿刺、脊髓血管造影等。

六、颈椎间盘病变伴急性脊髓炎疼痛综合征的诊断标准

1. 病史 急性脊髓炎在发病前多有发热、流感、消化道感染症状，或疫苗接种史，可伴有外伤、劳累、受凉等诱因。

2. 症状 受损节段出现进行性感觉、运动功能障碍的症状。①进展性的脊髓型感觉、运动、自主神经功能障碍。②双侧的症状或体征（不一定对称）。③脊髓的受累多有明确的感觉平面，受累脊髓节段平面以下4小时至数天快速进展为对称性或非对称性的运动、感觉及自主神经功能障碍，但进展时间不应超过21天。

3. 体征 早期表现为受累平面以下的迟缓性截瘫、肌张力减低、腱反射消失。急性期大部分患者有明确的感觉平面，平面上缘可出现感觉过敏、束带感，平面以下的所有深、浅感觉均消失；病情严重的患者，刺激下肢可引起患肢的屈曲性痉挛。

4. 影像检查 脊髓MRI检查是本病确诊的重要参考依据。受损节段的脊髓肿胀、

增粗等。CT检查的脊髓影像，可以提供参考。

5. 其他辅助检查　脑脊液细胞数升高伴或不伴IgG 指数升高是脊髓炎的典型的髓内炎症证据，脑脊液淋巴细胞增高、IgG合成率升高；如果初期无上述表现，可在第2～7天复查MRI及腰穿。

七、颈椎间盘病变伴急性脊髓炎疼痛综合征的鉴别诊断

1. **脑炎**　脑炎可见全身毒血症状，如发热、头痛、身痛、恶心、呕吐、乏力，少数有出血疹及心肌炎表现；神经系统症状有意识障碍、脑膜刺激征等，可以通过头部及脊髓的MRI、CT及脑脊液检查等进行鉴别。

2. **脊髓空洞症**　有节段性分离性感觉障碍，上肢发生下运动神经元性运动障碍，下肢发生上运动神经元性运动障碍等，MRI空洞显示为低信号，矢状位出现于脊髓纵轴，横切面可清楚显示所在平面空洞的大小及形态。MRI易于鉴别本病。

3. **脊髓亚急性联合变性**　中年以后缓慢隐匿起病，亚急性或慢性病程，脊髓后索、锥体束及周围神经合并受损表现，血清维生素B_{12}减少，维生素B_{12}治疗后神经症状改善可确诊。

4. **放射性脊髓病**　多见于患有上半身恶性肿瘤的患者，因长期行放射性核素治疗而引起脊髓横贯性损害，多发生接触放射性核素10年内，病史有助于鉴别。

5. **脊髓血管病**　该类疾病发展较急性脊髓炎更为迅速，病情于4小时内快速进展。①脊髓前动脉闭塞综合征：表现为闭塞动脉平面下运动、痛温觉及自主神经障碍，而深感觉保留，脊髓血管造影检查可见脊髓动脉的闭塞。②主动脉夹层：表现为胸背部疼痛伴脊髓缺血样损害，临床表现与急性脊髓炎相似，容易误诊并延误病情。③脊髓动脉畸形出血：脊髓的出血可引起局部剧烈的疼痛伴脊髓横贯性损害，腰椎穿刺可呈血性脑脊液，脊髓MRI可见留空的血管影，脊髓血管造影可明确诊断。

6. **急性炎症性脱髓鞘性多发性神经病**　发病前1～4周有前驱感染史，可出现双下肢由远端向近端进展的双侧对称性感觉障碍及迟缓性瘫痪，可伴有双侧颅神经受累，但自主神经功能多无受累，脑脊液分析于发病2～3周可见蛋白细胞分离现象。

7. **周围神经炎**　周围神经炎主要是手或足肢端的麻木、刺痛或疼痛，可向上扩散。与肌萎缩侧索硬化对神经损害引起感觉、运动功能障碍有所不同，其可以通过肌电图和神经传导检查等加以鉴别。

8. **颈椎结核**　患者常有全身不适、倦怠乏力、食欲减退、身体消瘦、午后低热、夜间盗汗、脉率加快、心悸和月经不调等自主神经功能紊乱症状。可以行CT、MRI等影像学检查进行鉴别。

9. **颈椎肿瘤**　发生于颈椎以及脊柱其他部位的肿瘤在颈椎处会有比较强烈的疼痛感，夜间会加重，颈椎肿瘤还会导致颈椎局部出现肿块，可能对周围的组织形成压迫，

从而导致局部出现疼痛感。但颈椎肿瘤侵犯脊髓可出现相应的感觉、运动功能障碍，可以行CT、MRI等影像学检查进行鉴别。

10. 椎管内脓肿　是指发生在硬脊膜外间隙、硬脊膜下间隙或脊髓内的急性化脓性感染，常继发于周身部位的感染灶，其原发感染可以是邻近或远隔部位的皮肤和皮下组织感染，如疖肿、痈和伤口化脓感染等；也可由各脏器感染如肺脓肿、卵巢脓肿和腹膜炎等或由全身败血症引起。多呈急性发病过程，全身感染及中毒症状多较为突出，如高热、寒战，血液检查白细胞明显增高，之后出现脊髓损害症状。可以行CT、MRI等影像学检查进行鉴别。

八、颈椎间盘病变伴急性脊髓炎疼痛综合征的中医辨证

（一）中医辨证概要

《内经》曰："阳明者，五脏六腑之海，主润宗筋，宗筋主束骨而利机关也"，指出本病的发病机制有虚实两个方面，并提出"治痿独取阳明"的治疗原则。《景岳全书·痿论》认为，"……若概从火论，则恐真阳衰败，及土衰水涸者有不能堪，故当酌寒热之浅深，审虚实之缓急，以施治疗，庶得治痿之全。"提出兼顾虚实，不得概从火论。朱丹溪力纠"风痿混同"之弊，在治法方面主张"泻南方则肺金清而东方不实……补北方则心火降而西方不虚"，提出了"泻南方，补北方"的治疗原则，在具体辨证方面又有湿热、湿痰、气虚、瘀血之别，对后世影响颇深。明清以后对痿证的辨证论治日趋完善。对本病的中医治疗，文献报道始见于1932年，杨氏等对15例急性脊髓炎进行辨证论治，主分三型，即肺热脾虚型、脾肾虚损型、阴虚肝旺型。现代医家陆家龙等在急性期主要从风温和湿温论治，陈心智等主要分为脾肾阳虚、湿热阻络、瘀血阻滞三种证型治疗。

（二）中医辨证分型

1. 邪郁肺卫型　发热，头痛，咽喉肿痛，热后突然出现肢体无力，肌肤麻木不仁，热后突然出现肢体无力，肌肤不仁，或见病变由下向上扩展，四肢瘫痪，甚则舌肌痿弱，呛咳，吞咽困难，小便短涩，大便秘结，舌质红，苔薄黄。

2. 湿热内盛型　嗜卧懒言，胸脘痞满，肢体痿弱无力，肌肤麻木不仁，或刺痛、瘙痒，小便不利，甚则癃闭不通，大便秘结，舌质红，苔黄，脉滑数。

3. 气虚血瘀型　痿软不用，面色萎黄，神疲乏力，遗尿或小便不通，舌质淡，苔薄白，脉细涩。

4. 肝肾阴虚型　肌肉萎缩，屈曲拘挛，肌肤干燥，麻木不仁，或见遗尿，伴头晕耳鸣，潮热盗汗，舌质红，少苔，脉细数。

九、颈椎间盘病变伴急性脊髓炎疼痛综合征的治疗方法

（一）常规疗法系列

1. 糖皮质激素 文献报道，以糖皮质激素为主的综合治疗是目前最有效的方法，急性期主要治疗目的是保护神经细胞、促进神经功能的恢复和预防急性期并发症。大剂量静脉注射皮质类固醇是改善病情、预防病情进展、促进神经功能恢复的首选药物，多以具有强大抗炎、抗水肿作用的甲泼尼龙冲击治疗，即每天用甲泼尼龙500~1 000 mg静脉滴注，连用3~5天，随后改为1 mg/（kg·d）的泼尼松口服治疗，于2~4周缓慢减停，用药期间需注预防消化道溃疡、感染、低钾、骨质疏松及血糖异常等药物副作用。甲泼尼龙使用5天后仍无效或初始病情较严重的患者，尤其是在高位颈髓受累引起呼吸肌受累的患者中，可给予血浆置换，此治疗措施可减少体内可溶性免疫复合物及致病抗体，从而控制异常的免疫损害。另可选择静脉给予免疫球蛋白治疗，免疫球蛋白能阻止炎性因子、抗体及补体复合物对自身组织的损伤，同时免疫球蛋白与甲泼尼龙具有协同作用，可显著降低患者的脊髓损害，且此药物的安全性较高。

2. B族维生素 多以维生素B_1及维生素B_{12}、甲钴胺等促进轴突髓鞘的修复，改善神经损伤及传导功能。

3. 抗病毒及抗炎治疗 急性期伴有肺部、泌尿系及皮肤压疮感染的患者可给予抗病毒及适当的抗炎治疗。

4. 其他 血管扩张药物如烟酸、低分子右旋糖酐等可增加脊髓血供，神经营养剂辅酶Q10、辅酶A及ATP等对神经功能的修复可能存在一定帮助。

（二）神经康复疗法系列

早期积极的康复治疗对脊髓神经功能恢复起到重要作用，适当的肢体功能锻炼及特殊的理疗方案如中频电疗法及分米波治疗可改善肢体的血液回流，减少并发症，促进恢复。肌张力增高时需维持肢体关节的活动范围以预防肢体关节的挛缩，必要时给予巴氯芬、乙哌立松药物治疗。

（三）中医特色疗法系列

恢复期主要以肝肾不足为主，兼以瘀血内阻，可辨证论治，予以中成药、中药口服，还可选择针灸、电针等治疗舒筋通络。

十、颈椎间盘病变伴急性脊髓炎疼痛综合征的疗效判定

（一）临床疗效（症状和体征的改善程度）评定的参考标准

1. 评分标准　总分100分，其中症状分值60分，体征分值40分。①症状改善程度：分值60分。患者颈部及全身的疼痛等综合症状在治疗前与治疗后进行对比，按照改善程度以100%计算。如患者治疗后症状每改善10%计6分，症状全部消失计60分，治疗后症状无改善计0分，其他症状改善的分值计算以此类推。②体征改善程度：分值40分。患者颈部及全身各部位的压痛、叩击痛、病理反射、神经牵拉反应和脊柱、关节活动等综合阳性体征在治疗前与治疗后进行对比，按照改善程度以100%计算。如患者治疗后综合阳性体征每改善10%计4分，体征全部消失计40分；治疗后体征无改善计0分，其他体征改善的分值计算以此类推。

2. 疗效分级　患者治疗后与治疗前的症状和体征对比，共分5个级别，每个级别分值如下。①一级疗效：治疗后症状和体征绝大部分消失，疗效评定分值80~100分，疗效指数＞80%。②二级疗效：治疗后症状和体征大部分消失，疗效评定分值60~80分，疗效指数＞60%。③三级疗效：治疗后症状和体征明显改善，疗效评定分值40~60分，疗效指数＞40%。④四级疗效：治疗后症状和体征有所改善，疗效评定分值10~40分，疗效指数≥10%。⑤五级疗效：治疗后症状和体征略有改善，疗效评定分值1~10分，疗效指数＜10%。

（二）影像检查

病理影像改善是本病治愈的重要参考。

【**典型病例**】王某，女，15岁，初诊2017年10月15日。主诉四肢无力3周。现病史：患者3周前无明显诱因出现背痛及双手无力，约2小时后出现双下肢无力，站立不稳，病情快速进展，完全不能下床活动。入院查体：双侧胸6平面以下痛觉减低。双上肢近端肌力2$^+$级，双上肢远端肌力1级，右上肢及双下肢肌张力减低，左下肢肌力2级，右下肢肌力1级。颈椎MRI示颈3椎体下缘至颈6椎体下缘水平内脊髓肿胀，病变最大平面T2高信号几乎贯穿脊髓前后部，增强扫描病灶轻度强化，多考虑炎性病变。诊断为"急性脊髓炎"。给予激素冲击治疗，减轻炎症水肿，抗感染、营养神经、康复对症治疗后症状控制。

（编撰　刘亚坤　王　霞）

第十三节　颈椎间盘病变伴肌萎缩侧索硬化疼痛综合征

颈椎间盘病变伴肌萎缩侧索硬化疼痛综合征是颈椎间盘疾病临床诊疗工作的常见病症之一，患者除了有颈椎间盘病变相应的临床表现外，还有肌萎缩侧索硬化的症状和体征。专科医生在治疗这类患者时，除了针对颈椎间盘疾病进行治疗外，还应针对伴发疾病进行治疗，才能达到预期的临床疗效。因此，本节重点对肌萎缩侧索硬化疼痛综合征的致病因素、致病机制、临床表现、病理特征、特殊检查、诊断标准、鉴别诊断、中医辨证、治疗方法、疗效判定等方面进行系统阐述。

一、颈椎间盘病变伴肌萎缩侧索硬化疼痛综合征的致病因素

（一）现代医学相关致病因素分析

肌萎缩侧索硬化（amyotrophic lateral sclerosis，ALS）是一种累及脑与脊髓上下运动神经元，导致肌肉无力、萎缩，言语、吞咽、呼吸功能障碍的迟发性神经变性疾病。其显著特征表现为选择性运动神经元死亡，临床表现为进行性全身肌肉无力、萎缩，最终导致瘫痪甚至死亡。根据发病特征，ALS分为家族性ALS（FALS）和散发性ALS（SALS）两种，普遍认为SALS的发病还与神经炎性反应、自由基诱导的氧化应激、兴奋性氨基酸毒性、神经营养因子缺乏、异常蛋白聚集、细胞凋亡、钙超载、线粒体功能障碍、轴突运输受损、中毒、病毒、环境、创伤等相关，并提出了多种病因学说。2018年国内外研究的热点仍为遗传学病因，自然环境、生活行为习惯等流行性病学分析也是较为集中的研究方向，研究多聚焦于分子和细胞致病机制。

（二）中医学相关致病因素分析

根据ALS患者临床症状，多数医家认为本病以五脏虚损为本，同时兼有邪实，如痰瘀、湿热等。其病因不外湿热之邪，房劳过度，饮食厚味，劳力过度，情志不舒，常兼夹湿痰、瘀血等病理产物。

二、颈椎间盘病变伴脊髓侧索硬化症疼痛综合征的致病机制

（一）现代医学相关致病机制分析

针对ALS的发病机制，目前仍处于探索阶段，大致有以下几种学说。

1. **基因遗传学**　FALS占ALS的5%～10%，与FALS相关的基因超过30种。1993

年，发现了首个ALS致病基因SOD1，此后ALS相关致病基因的报道越来越多。目前研究较多的几个基因为ALS1（SOD1）、ALS10（TARDBP）、ALS6（FUS）、FDTALS1（C9orf72）等，其与ALS发病年龄、起病部位及生存期等特定临床特征有关。SALS占LS的90%～95%，致病基因研究较FALS少，3%～7%的SALS患者存在C9orf72突变。SALS患者中，约1%存在SOD1、TARDBP和FUS突变。

2. 氧化应激　当活性氧自由基和活性氮自由基的产生和消除失去平衡时，就会产生氧化应激，脑组织是机体氧化代谢最活跃的器官，由于其生理特点，较其他组织更易受活性氧簇（reactive oxygen species，ROS）介导的损伤。有研究报道，ALS患者脊髓运动神经元中3-硝基酪氨酸水平升高，提示神经元中由过氧亚硝酸盐介导的酪氨酸硝化反应发生异常。

3. 谷氨酸介导的兴奋性毒性　谷氨酸是哺乳动物中枢神经系统最主要的兴奋性递质，当其浓度过高或谷氨酸受体敏感性增加时，则会对神经细胞产生毒性作用，被称为"兴奋毒性"。鲁明等发现，ALS患者脑脊液中谷氨酸水平高于健康人，证实了谷氨酸介导的兴奋性毒性参与了ALS发病。德利贝罗谢（Debelleroche）等均报道ALS患者血浆及脑脊液中的谷氨酸浓度明显升高，发现脑脊液谷氨酸浓度与疾病轻重相关，疾病越重，谷氨酸浓度越高。姚晓黎等也通过临床试验发现，ALS患者血浆、脑脊液谷氨酸浓度较对照组明显升高，且病情越重，脑脊液谷氨酸浓度越高。

4. 线粒体异常　线粒体是真核生物进行氧化代谢的部位，是糖类、脂肪和氨基酸最终氧化释放能量的场所。Sasaki和Iwata通过对ALS患者脊髓前角细胞内线粒体超微结构的观察，发现线粒体除肿胀、嵴增多外，半数ALS患者的线粒体存在大量多层嵴，且含有线样结构。殷飞等通过对33例ALS患者进行病理分析，发现RRF、肌纤维膜下线粒体聚集、酶学染色病理特点支持线粒体功能障碍，同时骨骼肌的超微结构显示线粒体减少，肌膜下方可以见到少量固缩状线粒体，证实了ALS存在线粒体功能障碍。

5. 免疫炎性反应　有研究报道，ALS患者的病理组织学、血液及脑脊液存在免疫异常的证据。Charcot在ALS死者的脊髓侧索中发现了神经胶质瘢痕，神经胶质瘢痕主要由星形胶质细胞增生形成，是中枢神经系统中炎症反应的结局。文献报道，ALS患者大脑运动皮层中有大量被激活的小胶质细胞。最近有研究发现，ALS患者脑脊液中促炎因子含量较相同年龄段的正常健康人升高。Dahlke等在ALS小鼠模型的运动皮层中发现了大量被激活的星形胶质细胞和分泌肿瘤坏死因子等促炎因子的小胶质细胞，并在相同部位检测到了Caspase（cysteinyl aspartate specific proteinase，含半胱氨酸的天冬氨酸蛋白水解酶）-3，认为除炎性反应外，免疫反应也可能参与ALS发病。ALS患者血清或脑脊液中抗运动神经元抗体可与运动神经元细胞膜的电压门控Ca^{2+}通道结合，引起胞质及轴突末梢Ca^{2+}水平升高，进而导致运动神经元的损伤及凋亡。

（二）中医学相关病机分析

中医关于本病的病机大致有肝脾肾亏虚、气血乏源，肝肾精亏、脑髓失养，肺脾两虚、经脉痹阻，虚实夹杂、阴阳俱虚，奇经亏虚等。①肝脾肾亏虚，气血乏源：中焦脾胃亏虚，肾精乏源，气血生化不足，肝藏血，肝血不足，虚风内动，最终导致脾、肾、肝三脏同病，发为肌肉萎缩、震颤、痉挛等症；或先天禀赋不足，加之后天失养，伤及肝脾肾三脏真阴真阳，故出现肌肉萎缩、震颤，发为ALS。②肝肾精亏，脑脊髓失养：肝肾精亏，脑脊髓失养为导致ALS发病的根本原因。肾藏精主骨生髓，为先天之本，脑又为髓海，肾脏亏虚，脑髓必然空虚，肾精亏虚，五脏精血无以化生，经脉筋骨失于濡养，发为该病。③肺脾两虚，经脉痹阻：有医家认为，ALS早期已出现脾阳亏虚。土为金之母，母病及子，继而出现肺脾两虚。咽为肺门，脾虚致气血乏源，肺脾俱虚，宗气渐亏，出现呼吸、行血功能减退，进而瘀血痹阻经脉，加重病情。最终肺失主气、司呼吸功能，导致死亡。④虚实夹杂：郑绍周认为，脾肾两虚为ALS的基本病机，肾为先天之本，主骨生髓，肾脏亏虚，骨枯髓空；脾为后天之本，脾脏虚弱，气血生化乏源，脾肾亏虚日久，脏腑衰惫，肢体筋脉失于濡养，最终导致痿证发生。脾胃亏虚，运化水湿能力下降，日久湿热痰瘀凝聚，而湿热痰瘀之类毒邪则是ALS发病的直接原因。邓铁涛认为，脾肾亏虚为ALS发病的基本病机，是其本，虚风内动、痰瘀阻络为其标。⑤阴阳俱虚：谢文正认为，本元内伤，精血不足为该病病机。阳气虚衰，阳损及阴，阴阳俱虚，气化不足、六淫侵袭、劳役过度为其诱发因素。阳化气，阴成形，阳不化气，阴难成形，故以退行性病变为其临床表现。⑥奇经亏损：吴以岭等认为奇阳亏虚是影响该病发生与发展的重要因素。奇阳亏虚，导致筋脉不得温煦濡养；奇经阴精不足，八脉亏虚，不能濡养脏腑经脉，筋骨肌肉亦失养而痿；督脉虚损，全身之阳失其充养，脊髓与脑均为督脉循行所经之处，脑、脊髓失其温养。在病位及机制方面，与现代医学所认为的MND选择性损害脊髓前角、脑干神经元亦相吻合。⑦毒邪致病：王永炎教授提出ALS发生与毒邪浸渍关系密切。由于外部毒邪侵袭人体，初期症状不显，伏藏于督脉与络脉中，日久不除，气血瘀滞，络脉不通，形体败坏，使肝风内动，发为本病。从毒邪内生而言，由于内生湿浊与痰热等邪气日久不去，积酿生毒，阻滞脉络，导致此病发生。

三、颈椎间盘病变伴肌萎缩侧索硬化疼痛综合征的临床表现

1. 病史概况 病程发展缓慢，呈进行性加重。症状体征的发展、加重可以由一个区域向另一个区域扩展。

2. 典型症状 早期症状轻微，易与其他疾病混淆。患者可能只是感到有一些无

力、肉跳、容易疲劳等症状，渐渐进展为全身肌肉萎缩和吞咽困难，最后产生呼吸衰竭。依临床症状大致可分为两型。①肢体起病型：首先是四肢肌肉进行性萎缩、无力，最后才产生呼吸衰竭。②延髓起病型：先期出现吞咽、讲话困难，很快进展为呼吸衰竭。

3. 主要体征　在同一区域，同时存在上、下运动神经元受累的体征。①下运动神经元受累体征：主要包括肌肉无力、萎缩和肌束颤动，通常检查舌肌、面肌、咽喉肌、颈肌、四肢不同肌群、背肌和胸腹肌。②上运动神经元受累体征：主要包括肌张力增高、腱反射亢进、阵挛、病理征阳性等，通常检查吸吮反射、咽反射、下颌反射、掌颏反射、四肢腱反射、肌张力、霍夫曼征、下肢病理征、腹壁反射以及有无强哭强笑等假性延髓麻痹表现。③临床体检：其是发现上运动神经元受累的主要方法。在出现明显肌肉萎缩无力的区域，如果腱反射较高或活跃，即使没有病理征，也可以提示锥体束受损。

四、颈椎间盘病变伴肌萎缩侧索硬化疼痛综合征的病理特征

显微镜下可观察到脊髓前角细胞减少，伴胶质细胞增生及残存的前角细胞萎缩。大脑皮层的分层结构完整，锥体细胞减少伴胶质细胞增生，脊髓锥体束有脱髓鞘现象，而运动皮层神经元细胞完好，表明最初的改变产生于神经轴突的远端，逐渐向上逆行累及大脑中央前回的锥体细胞，此种改变又称逆行性死亡。部分生前仅有下运动神经元体征的ALS患者死后尸检可见显著的皮质脊髓束脱髓鞘改变，表明前角细胞功能受累严重，掩盖了上运动神经元损害的体征。

采用免疫组织化学染色方法可以在中枢神经系统的不同部位的神经细胞发现异常的泛素阳性包涵体。这些包涵体包括以下几种类型。

1. 线团样包涵体　电镜下包涵体为条索或管状，通常带有中央亮区，为嗜酸或两染性，被一淡染晕区包绕，在HE染色中不易找到。

2. 透明包涵体　为一种颗粒细丝包涵体。细丝直径为15～20 nm，颗粒物质混于细丝间形成间形成小绒球样致密结构，外周常有溶酶体样小体及脂褐素等膜性结构包绕。

3. 路易体样包涵体　为一圆形包涵体，由不规则线样结构与核糖体样颗粒组成，中心为无定形物质或颗粒样电子致密物，这些物质包埋于18 nm细丝中，排列紧密或松散，外周有浓染的环类似路易体。

4. Bunina小体　是ALS较具特异性的病理改变。

这些包涵体主要分布于脊髓的前角细胞和脑干运动神经细胞，也可以出现在部分运动神经元病患者的海马颗粒细胞和锥体细胞、齿状回、嗅皮质、杏仁核、Onuf核、额颞叶表层小神经元和大锥体细胞质中。

五、颈椎间盘病变伴肌萎缩侧索硬化疼痛综合征的特殊检查

1. 颈椎X线检查　检查的诊断意义较小，只是做鉴别诊断。

2. 颈椎CT检查　诊断意义较小，只是做鉴别诊断。

3. 颈椎MRI检查　MRI检查对肌萎缩侧索硬化（ALS）的脊髓病理改变的诊断具有重要的参考价值，也有助于对脊髓其他疾病的鉴别诊断。

4. 颈椎红外热成像检查　可见附属的软组织损害影像。

5. 肌电图（EMG）　在诊断ALS方面具有重要参考意义，根据所需时间测定传导速度以判断是否有神经损伤，同时测试肌肉的电活动，了解肌肉的电活动模式。

六、颈椎间盘病变伴肌萎缩侧索硬化疼痛综合征的诊断标准

1. 病史　病程发展缓慢，从首发无力的部位开始，受损部位范围和程度进行性加重。

2. 症状　受损节段支配区域患者有无力感、麻木等症状，进行性加重；严重时全身肌肉萎缩和吞咽困难等，最后产生呼吸衰竭。

3. 体征　下运动神经元受累体征主要包括肌肉无力、萎缩和肌束颤动，上运动神经元受累体征主要包括肌张力增高、腱反射亢进、阵挛、病理征阳性等。随着病情的发展，患者的感觉、运动功能障碍进行性加重。

4. 影像检查　MRI脊髓检查可为ALS的诊断提供重要的参考依据，CT检查等可以为鉴别诊断提供支持。

5. 肌电图检查　肌电图可以检测下运动神经元受累的情况，为诊断ALS提供重要参考依据。

6. 基因检测　目前研究较多的几个基因为ALS1（SOD1）、ALS10（TARDBP）、ALS6（FUS）、FDTALS1（C9orf72）等与ALS发病年龄、起病部位及生存期等特定临床特征有关。

七、颈椎间盘病变伴肌萎缩侧索硬化疼痛综合征的鉴别诊断

1. 脑腔隙性梗死　可以表现为肢体肌肉无力，肌张力增高，腱反射亢进，球麻痹。头颅CT或MRI扫描可发现脑部具有腔隙梗死病灶。

2. 脑炎　典型症状为发热、头痛、身痛、恶心、呕吐等症状。脑炎患者可在MRI显示强化、水肿，脑电图也可在相应的位置出现尖波或慢波等特征表现，脑脊液中可以看到炎症相关的蛋白质、白细胞和生化物质的改变，同时还可检测自身免疫抗体和

病毒抗体等，可与本病鉴别。

3. 脊髓空洞症　是一种受损部位脊髓灰质内空洞形成和胶质增生缓慢进展的脊髓退行性变性为病理特征，有些症状体征与ALS相似。可以通过脊髓MRI检查给予鉴别诊断。

4. 脊髓或延髓肿瘤　可表现为类似ALS的症状和体征，但随着病情的进展，出现大小便障碍、感觉障碍，脑脊液蛋白升高，部分可找到肿瘤细胞。脊髓MRI扫描为一项有效的鉴别手段。

5. 周围神经炎　周围神经病炎主要是手或足肢端的麻木、刺痛或疼痛，可向上扩散。与ALS对神经损害引起的感觉、运动功能障碍有所不同，可以通过肌电图和神经传导检查等加以鉴别。

6. 其他疾病　ALS还需要与脊髓灰质炎后综合征、获得性免疫缺陷综合征（AIDS）、中毒性神经病、多聚糖苷体病、多灶性运动神经病（MMN）、Kennedy病（脊髓延髓肌萎缩症）、平山病、脊肌萎缩症（SMA）、脊髓蛛网膜炎、运动性轴索性周围神经病、远端性遗传性运动神经病、多发性肌炎等进行鉴别诊断。

八、颈椎间盘病变伴肌萎缩侧索硬化疼痛综合征的中医辨证

（一）中医辨证概要

（1）辨虚实：凡起病急，发展较快，肢体力弱，或拘急麻木，肌肉萎缩尚不明显，属实证；而起病缓慢，渐进加重，病程长，肢体弛缓，肌肉萎缩明显者，多属虚证。

（2）辨脏腑：发生于热病过程中，或热病之后，伴咽干咳嗽者，病变在肺；若面色萎黄不华，食少便溏者，病变在脾胃；起病缓慢，腰脊酸软，遗精耳鸣，月经不调，病变在肝肾。

（二）中医辨证分型

（1）肺热津伤型：病起发热之时，或热退后突然肢体软弱无力，皮肤枯燥，心烦口渴，咽干咳呛少痰，小便短少，大便秘结；舌红苔黄，脉细数。

（2）湿热浸淫型：四肢痿软，肢体困重，或微肿麻木，尤多见于下肢，或足胫热蒸，或发热，胸脘痞闷，小便赤涩；舌红苔黄腻，脉细数而濡。

（3）脾胃亏虚型：肢体痿软无力日重，食少纳呆，腹胀便溏，面浮不华，神疲乏力；舌淡，舌体胖大，苔薄白，脉沉细或沉弱。

（4）肝肾亏损型：起病缓慢，四肢痿弱无力，腰脊酸软，不能久立，或伴眩晕、耳鸣、遗精早泄，或月经不调，甚至步履全废，腿胫大肉渐脱；舌红少苔，脉沉细数。

（5）脉络瘀阻型：久病体虚，四肢痿软，肌肉瘦削，手足麻木不仁，四肢青筋显

露，可伴有肌肉活动时隐痛不适；舌萎不能伸缩，舌质暗淡或有瘀点及瘀斑，脉细涩。

九、颈椎间盘病变伴肌萎缩侧索硬化疼痛综合征的治疗方法

（一）常规疗法系列治疗

1. 糖质激素治疗　泼尼松 30 mg qd，口服，持续 1 个月，逐渐减量至维持量 5 mg，qd，口服 3 个月；或地塞米松 15 mg 静脉滴注 10 天，减量 10 mg×7 天，再减量 5 mg×7 天，改口服地塞米松 0.75 mg，bid，逐渐减量 0.75 mg，qd，口服 3 个月。

2. 免疫抑制剂治疗　采用环磷酰胺 50～100 mg 静脉滴注 1 个月，或 60 mg，*bid*，口服 1 个月，3 个月后再重复 1 个疗程。

3. 改善血液循环　采用多种维生素、神经复能剂营养神经，也可同时加用扩血管、活血化瘀药物川芎嗪、脉络宁等改善血液循环，减轻症状。

4. 延缓病情发展的药物　①利鲁唑（riluzole）：化学名为 2- 氨基 -6(三氟甲氧基)- 苯并噻唑，其作用机制包括稳定电压门控钠通道的非激活状态、抑制突触前谷氨酸释放、激活突触后谷氨酸受体以促进谷氨酸的摄取等。②其他药物：如肌酸、大剂量维生素 E、辅酶 Q10、碳酸锂、睫状神经营养因子、胰岛素样生长因子、拉莫三嗪等。

5. 营养管理　应采用均衡饮食，以保证营养摄入。

6. 呼吸支持　当 ALS 病情进展，无创通气不能维持血氧饱和度＞90%，二氧化碳分压＜50 mmHg（1 mmHg＝0.133 kPa）时，可以选择有创呼吸机辅助呼吸。

（二）中医特色疗法

可选择针灸、电针等治疗舒筋通络。

（三）中医辨证汤剂疗法

恢复期的中医辨证汤剂治疗可选用圣愈汤合补阳还五汤等，圣愈汤益气养血，用于气血亏虚，血行滞涩，经脉失养证；补阳还五汤补气活血通络，用于气虚无力推动血行，经脉瘀阻证。可使用中药人参、黄芪益气，当归、川芎、熟地、白芍养血和血，川牛膝、地龙、桃仁、桃仁、红花、鸡血藤活血化瘀通脉等。

十、颈椎间盘病变伴肌萎缩侧索硬化疼痛综合征的疗效判定

（一）肌萎缩侧索硬化疼痛综合征的临床疗效（症状和体征的改善程度）评定的参考标准

1. 评分标准　总分 100 分，其中症状分值 60 分，体征分值 40 分。①症状改善程

度：分值60分。患者颈部及全身的疼痛等综合症状在治疗前与治疗后进行对比，按照改善程度以100%计算。如患者治疗后症状每改善10%计6分，症状全部消失计60分，治疗后症状无改善计0分，其他症状改善的分值计算以此类推。②体征改善程度：分值40分。患者颈部及全身各部位的压痛、叩击痛、病理反射、神经牵拉反应和脊柱、关节活动等综合阳性体征在治疗前与治疗后进行对比，按照改善程度以100%计算。如患者治疗后综合阳性体征每改善10%的程度计分4分，体征全部消失计40分；治疗后体征无改善计0分；其它体征改善的分值计算，以此类推。

2. 疗效分级　患者治疗后与治疗前的症状和体征对比，共分5个级别，每个级别分值如下。①一级疗效：治疗后症状和体征绝大部分消失，疗效评定分值80～100分，疗效指数＞80%。②二级疗效：治疗后症状和体征大部分消失，疗效评定分值60～80分，疗效指数＞60%。③三级疗效：治疗后症状和体征明显改善，疗效评定分值40～60分，疗效指数＞40%。④四级疗效：治疗后症状和体征有所改善，疗效评定分值10～40分，疗效指数≥10%。⑤五级疗效：治疗后症状和体征略有改善，疗效评定分值1～10分，疗效指数＜10%。

（二）影像检查

病理影像改善是本病治愈的重要参考。

（三）神经电生理功能检查

其也是本病疗效的重要参考指标。

【典型病例1】高某，男，50岁，因双下肢无力伴肌肉萎缩1个月来诊。患者1个月前因感冒后出现四肢酸困，发热，经对症治疗感冒好转。但随后双下肢软弱无力，行动不灵活。查体：双下肢肌肉萎缩，手大鱼际肌肉塌陷。肌电图示运动神经源性疾病，诊断为肌萎缩侧索硬化。中医辨证：痿症（脾肾阳虚，经脉失养）；按照健脾补肾，活血通络治疗2个月后，病情好转，肌肉萎缩好转。维持治疗1年后，肌力基本恢复正常，能参加轻微体力劳动。

【典型病例2】刘某，女，46岁，教师。以吞咽困难，进食发呛，声音嘶哑3年入院。3年前无明显诱因出现四肢乏力，行动困难，大小鱼际及四肢肌肉进行性萎缩，目眩耳鸣，健忘，渐至吞咽不利，进食呛，声音嘶哑。入院后行MRI和神经电生理检查等诊断为肌萎缩侧索硬化——延髓麻痹。经中西医结合治疗，萎缩肌肉部分恢复，随访4年余维持疗效，病情未再发展。

（吴娟丽　王　霞）

第十四节 颈椎间盘病变伴颈椎体血管瘤疼痛综合征

颈椎间盘病变伴颈椎椎体血管瘤疼痛综合征是颈椎间盘疾病临床诊疗工作中的常见病症之一，患者除了颈椎间盘病变相应的临床表现外，还有颈椎椎体血管瘤的症状和体征。专科医生在治疗这类患者时，除了针对颈椎间盘疾病进行治疗外，还应针对伴发疾病进行治疗，才能达到预期的临床疗效。因此，本节重点对颈椎椎体血管瘤疼痛综合征的致病因素、致病机制、临床表现、病理特征、特殊检查、诊断标准、鉴别诊断、中医辨证、治疗方法、疗效判定等方面进行系统阐述。

一、颈椎间盘病变伴颈椎血管瘤疼痛综合征的致病因素

（一）现代医学相关致病因素分析

颈椎血管瘤大多是无症状的良性病变，偶尔因原因不明的颈部疼痛或体检拍片时"无意中"发现，仅少数呈侵袭性生长并引起神经压迫症状。一般将其分为3类：无症状，仅有颈部疼痛、活动受限局部症状，侵袭性生长等。无症状者一般随访观察即可，仅有局部症状者及侵袭性生长者需治疗。椎体血管瘤是一种常见的良性肿瘤，占所有原发性骨肿瘤的1%左右，发病部位以下胸椎和上腰椎椎体为主，其次为颈椎椎体和骶椎。

（二）中医学相关致病因素分析

中医古籍中对血管肿瘤名称的记载有"石痈""血瘤"等。《灵枢·刺节真邪》中云："已有所结，气归之，津液留之，邪气中之，凝结日以易甚，连以聚居，为昔瘤，以手按之坚。有所结，深中骨，气因于骨，骨与气并，日以益大，则为骨疽。"唐代孙思邈《备急千金要方》中将肿瘤分成瘿瘤、骨瘤、脂瘤、石瘤、肉瘤、脓瘤、血瘤和息瘤八类。明代李梴《医学入门》云："肾主骨，劳伤骨水，不能荣骨而为肿曰骨瘤。"清代许克昌《外科证治全书·卷四》云："又有贴骨瘤，贴骨而生，极疼痛。用枸杞根连皮骨、野菊花根连皮骨切片晒干，以多为妙，再加地丁根同煎，一服即愈。"

二、颈椎间盘病变伴颈椎血管瘤疼痛综合征的致病机制

（一）现代医学相关致病机制

至今血管瘤的病因仍无准确定论，有学者认为其与先天或后天因素（外伤等）有关，神经症状产生的原因如下。①椎体后方皮质膨胀致椎管变形、狭窄；②椎板、关

节突等后方结构受累；③软组织肿块侵及椎管或神经根管；④受累椎体压缩后凸致脊髓腹侧受压；⑤硬膜外血肿形成血管瘤。为方便治疗，国外学者将血管瘤分为4型，分别为：无症状性椎体血管瘤，局灶性症状而无脊髓压迫，有脊髓压迫而无横断性损伤，有脊髓压迫引发横断性损伤。

（二）中医学相关致病机制

古代将血管瘤的病因病机总结为4个方面。①外受寒湿之邪，加上素体阳虚，深入于骨，气滞血瘀，伤骨耗髓；②外感六淫及山岚水气，内伤七情，血瘀气滞，致痰瘀互结所致；③先天肾气不足，恣意伤肾，致肾火郁遏，骨髓空虚，骨失所养；④素体痰湿气滞，日久化热，热毒侵蚀肌骨所致。

三、颈椎间盘病变伴颈椎血管瘤疼痛综合征的临床表现

1. 病史概况   颈椎良性血管瘤的病程较长，多数患者因颈部其他疾病检查时被偶然发现。颈椎恶性血管瘤的病程较短，进展快，可在短期内侵犯脊髓和脊神经，甚至截瘫等。

2. 典型症状   良性颈椎血管瘤早期多无明显症状，侵犯颈椎、颈椎间盘及其相邻组织后，可出现明显颈肩部顽固性疼痛，疼痛程度较单纯颈椎间盘突出症系列患者严重。恶性颈椎血管瘤可侵犯脊髓和脊神经等，出现剧烈疼痛、四肢无力、步态不稳、肢体麻木、截瘫等症状。

3. 主要体征   良性颈椎血管瘤早期体征很少，侵犯颈椎、颈椎间盘及其相邻组织后可出现相应的感觉和运动功能障碍的体征表现。恶性颈椎血管瘤侵犯脊髓和脊神经后可出现相应的感觉、运动功能障碍等体征。

四、颈椎间盘病变伴颈椎血管瘤疼痛综合征的病理特征

血管瘤是血管发育异常导致的错构性血管畸形，由来自中胚叶异常增生的毛细血管型或海绵型新生血管组成。病灶内一般为无包膜的紫红或暗红色异常血管组织及增粗的骨小梁结构。

五、颈椎间盘病变伴颈椎血管瘤疼痛综合征的特殊检查

1. 颈椎X线检查   检查的诊断意义小，适用于鉴别诊断。

2. 颈椎CT检查   对颈椎血管瘤确诊具有重要的参考价值，特别是血管瘤对颈椎骨质侵犯的程度、范围等影像确定较为直观。

3. 颈椎MRI检查　对颈椎血管瘤确诊具有重要的参考价值，在颈椎血管瘤早期检查中可以较其他影像检查更易发现，对血管瘤侵犯脊髓、脊神经及周边组织的程度、范围等确定较为重要。

4. 椎间盘造影检查　检查的诊断意义较小，只是做鉴别诊断。

5. 颈椎红外热成像检查　可见附属的软组织损害影像。

6. 血管显影检查　通过X线片、CT、MRI等对血管影像进行检查，是较大的颈椎血管瘤确诊的重要依据。颈椎椎体内较小的血管瘤显影不太明显。

7. 其他检查方式　实验室检查等主要用于疾病的鉴别诊断。

六、颈椎间盘病变伴颈椎血管瘤疼痛综合征的诊断标准

1. 病史　良性血管瘤病史较长，恶性血管瘤病程进展快。

2. 症状　颈部疼痛，肩背部及上肢不适、疼痛、麻木等，严重者可出现持续性剧烈疼痛；血管瘤侵犯脊髓时，可出现双肢无力、截瘫等症状。

3. 体征　受累颈椎处压痛，血管瘤侵犯脊髓和脊神经时可出现受损节段的感觉、运动功能障碍等相应体征。

4. 影像检查　CT、MRI检查是颈椎血管瘤确诊的重要依据。

5. 颈椎血管瘤的诊断分型

（1）临床与影像学分型：主要根据临床表现与颈椎体血管瘤的影像特征分型。Ⅰ型为无症状的椎体血管瘤，无影像学恶性表现。Ⅱ型为有严重的背痛，但无影像学恶性表现。Ⅲ型为无明显症状，但有影像学恶性表现。Ⅳ型为有明显症状，而且有影像学恶性表现。Ⅳ型又可以分为两个临床亚型，其一是有急性脊髓、神经压迫症状（Ⅳa），其二是有渐进性的脊髓或神经压迫症状（Ⅳb）。

（2）血管瘤病变程度分型：主要根据血管瘤的对周边组织的破坏程度划分。Ⅰ型为静止型（Enneking S1），有轻微的骨质破坏但无症状。Ⅱ型为活跃型（Enneking S2），骨质破坏伴疼痛。Ⅲ型为侵袭性（Enneking S3），硬膜外和（或）软组织侵犯但无症状。Ⅳ型为侵袭性（Enneking S4），硬膜外和（或）软组织侵犯合并神经功能损害。

七、颈椎间盘病变伴颈椎血管瘤疼痛综合征的鉴别诊断

1. 颅内疾病　颈部引起的后枕部疼痛可与脑血管疾病相鉴别，脑血管疾病严重时可伴有半身不遂症状，查体伴有病理征，通过头颅MRI或头颅CT检查可鉴别诊断。

2. 脊髓空洞症　是一种慢性的脊髓病变，病因不明确，可能会引起肢体运动障碍、霍纳综合征等，长期可能会引起局部感觉丧失。颈椎MRI可鉴别。

3. 颈椎结核　结合患者是否有低热、消瘦，既往有无结核病史，有无接触史，行

颈椎增强 MRI、血培养，通过体液或血液查找结核菌，检测血常规、C 反应蛋白、红细胞沉降率、降钙素原等进行鉴别。

4. 颈椎化脓性感染 可出现发热、全身酸痛、局部皮肤红肿等症状，结合血常规、C 反应蛋白、红细胞沉降率、降钙素原、颈椎 MRI 等检查可鉴别诊断。

5. 颈椎恶性肿瘤 颈椎椎管内肿瘤包括发生于脊髓、脊神经根、脊膜和椎管壁组织的原发性和继发性肿瘤，一般考虑转移瘤，需询问患者有无恶性肿瘤病史。颈部恶性肿瘤疼痛剧烈，可行颈椎增强 MRI 检查，积极查找原发灶。

6. 颈椎良性肿瘤 原发颈椎的良性肿瘤较常见的是脊索瘤、软骨瘤、巨细胞瘤等，颈椎增强 MRI 可初步诊断，必要时进行活检病理诊断。

7. 颈部血管疾病 包括颈部血管动脉粥样硬化而造成的颈动脉狭窄或者闭塞，可通过超声检查、血管造影鉴别。

8. 颈部软组织损害 颈部急性软组织损伤主要由于机械因素引起，颈部受到钝器的外力刺激之后，主要特征是颈部疼痛，颈部肿胀，颈部僵硬甚至活动受限。颈部慢性软组织损伤主要是由于长期低头、超时限活动、急性损伤未治愈引起，主要特征是颈部疼痛、颈部肿胀甚至颈部疲劳。颈部 MRI 可鉴别诊断。

八、颈椎间盘病变伴颈椎血管瘤疼痛综合征的中医辨证

（一）中医辨证概要

1. 辨病邪 项痹的证候特征多因感受邪气的性质不同而表现各异。颈部疼痛呈游走不定者，属风胜；疼痛较剧，遇寒则甚，得热则缓者，属寒胜；重着而痛，手足沉重，肌肤麻木者，属湿胜；红肿热痛，筋脉拘急者，属热胜。

2. 辨虚实 一般而言，新病多实，久病多虚。实者，发病较急，正气尚胜抗邪，故痛势剧，脉实有力；虚者，病程较长，多有气血不足，故疼痛绵绵，痛势较缓，脉虚无力。本病后期多见虚实错杂，应辨明虚实，分清主次。

3. 辨痰瘀 项痹迁延不愈，证见局部漫肿，甚则强直畸形，痛如针刺，痛有定处，时轻时重，昼轻夜重，屈伸不利，舌体胖边有齿痕，舌质紫暗甚或可见瘀斑，脉沉弦涩。多属正虚邪恋，瘀血阻络，痰留关节，痰瘀交结，经络不通，而成顽疾。

（二）中医辨证分型

1. 风寒湿型 颈、肩、上肢窜痛麻木，以痛为主，头有沉重感，颈部僵硬，活动不利，恶寒畏风；舌淡红，苔薄白，脉弦紧。

2. 气滞血瘀 颈肩部、上肢刺痛，痛处固定，伴有肢体麻木；舌质暗，脉弦。

3. 痰湿阻络 头晕目眩，头重如裹，四肢麻木不仁，纳呆；舌暗红，苔厚腻，脉弦滑。

4. 肝肾不足　眩晕头痛，耳鸣耳聋，失眠多梦，肢体麻木，面红目赤；舌红少津，脉弦。

5. 气血亏虚　头晕目眩，面色苍白，心悸气短，四肢麻木，倦怠乏力；舌淡苔少，脉细弱。

九、颈椎间盘病变伴颈椎血管瘤疼痛综合征的治疗方法

（一）常规疗法系列

1. **适当休息**　避免过度劳累，调节饮食和睡眠等。
2. **保护颈椎**　需要手术治疗的患者，在术前、术后用颈托保护好颈椎，避免颈椎剧烈活动。
3. **物理疗法**　颈部及肩背部不适、疼痛处可做物理疗法，如偏振光照射、微波治疗、干扰电治疗等对症治疗。

（二）微创介入疗法系列

根据颈椎血管瘤的病情发展情况，可用颈椎椎体血管瘤组织损毁填充的方式进行治疗，也可用血管介入栓塞或注入硬化剂等方式抑制和损毁颈椎血管瘤。

（三）手术疗法系列

根据颈椎血管瘤的病情发展情况和血管瘤的恶性程度，可以直接对颈椎血管瘤进行手术切除。颈椎血管瘤的手术是治疗椎间盘恶性血管瘤的最好方式，同时可结合相应的放化疗。

（四）中医辨证汤剂疗法系列

1. **风寒湿型**　治则：祛风散寒。推荐方剂：羌活胜湿汤加减。
2. **气滞血瘀**　治则：行气活血。推荐方剂：合营止痛汤加减。
3. **痰湿阻络**　治则：化痰通络。推荐方剂：二陈汤加减。
4. **肝肾不足**　治则：补肝益肾。推荐方剂：六味地黄丸加减。
5. **气血亏虚**　治则：气血双补。推荐方剂：八珍汤加减。

十、颈椎间盘病变伴颈椎血管瘤疼痛综合征的疗效判定

（一）临床疗效（症状和体征的改善程度）评定的参考标准

1. **评分标准**　总分100分，其中症状分值60分，体征分值40分。①症状改善程

度：分值60分。患者颈部及全身的疼痛等综合症状在治疗前与治疗后对比，按照改善程度以100%计算。如患者治疗后症状每改善10%计6分，症状全部消失计60分，治疗后症状无改善计0分，其他症状改善的分值计算以此类推。②体征改善程度：分值40分。患者颈部及全身各部位的压痛、叩击痛、病理反射、神经牵拉反应和脊柱、关节活动等综合阳性体征在治疗前与治疗后进行对比，按照改善程度以100%计算。如患者治疗后综合阳性体征每改善10%计4分，体征全部消失计40分，治疗后体征无改善计0分，其他体征改善的分值计算以此类推。

2. **疗效分级** 患者治疗后与治疗前的症状和体征对比，共分5个级别，每个级别分值如下。①一级疗效：治疗后症状和体征绝大部分消失，疗效评定分值80～100分，疗效指数＞80%。②二级疗效：治疗后症状和体征大部分消失，疗效评定分值60～80分，疗效指数＞60%。③三级疗效：治疗后症状和体征明显改善，疗效评定分值40～60分，疗效指数＞40%。④四级疗效：治疗后症状和体征有所改善，疗效评定分值10～40分，疗效指数≥10%。⑤五级疗效：治疗后症状和体征略有改善，疗效评定分值1～10分，疗效指数＜10%。

（二）影像检查

病理影像改善是本病治愈的重要参考。

【典型病例1】王某，女，34岁。因右上肢麻木无力伴颈部疼痛进行性加重6个月入院。CT示C_6椎体内血窦扩张，呈蜂窝状改变，MRI示T1W、T2W高信号影像。诊断为C_6椎体血管瘤。行右侧颈前外侧入路C_6椎体成型术，将骨水泥均匀注入整个椎体。术后病理确诊为椎体血管瘤，半年后复查CT，示骨水泥完全栓塞、椎体内的血管瘤病灶，患者症状完全消失。

【典型病例2】张某，男性，58岁。因颈部持续性疼痛伴左上肢麻木、乏力5个月入院。CT示C_5椎体内血窦扩张，呈典型的蜂窝状改变。诊断为C_5椎体血管瘤。行右侧颈前外侧入路C_5椎体成型术，注入骨水泥5 ml。5个月后复查CT，示骨水泥近全栓塞病灶。

（赵 泽 王 霞）

第十五节 颈椎间盘术后疼痛综合征

颈椎间盘术后疼痛综合征是由于颈椎间盘病变手术后，部分患者残留或新出现的疼痛相关症状和体征。本节从颈椎间盘术后疼痛综合征的致病因素、致病机制、临床表现、病理特征、特殊检查、诊断标准、鉴别诊断、中医辨证、治疗方法、疗效判定等方面进行阐述。

一、颈椎间盘术后疼痛综合征的致病因素

（一）现代医学相关致病因素分析

大量的临床研究表明，其发生与患者的年龄、性别、术前颈肩部的不适、术中操作等因素相关。颈后路手术在术中操作时，为了保证有足够的视野及脊髓减压，会剥离一侧或两侧的椎旁肌，必要时还需要切除部分棘突及棘上韧带，进而破坏颈椎后方韧带复合体。许多临床研究表明，复合体是维持颈椎稳定的重要因素，复合体的破坏使得颈椎失稳、生理曲度的改变，从而导致疾病的发生。

（二）中医学相关致病因素分析

中医学通常将颈椎椎间盘病变引发的系列症状其归属于"痹证""痿证"范畴。《医林改错》云："凡肩痛、臂痛、腰疼、腿疼，总名曰痹证。……如论虚弱，是因病而致虚。"认为颈肩、腰腿疼痛及周身疼痛皆为痹证，总属本实标虚之证。《血证论》云："血随气而运行""气得血而静谧"。在颈椎手术中，术后血溢脉外，气失固摄，气血不通，导致经输不利；气血瘀滞，则气血运营输布不畅，凝滞于颈肩部，不通则痛，最后引起轴性症状。因此，轴性症状的治法以"通"为要，治以活血化瘀，通络止痛，辅以散寒祛风、补虚固本。《医林改错》云："治痹证何难？……用身痛逐瘀汤"。古书典籍以及现代医家亦认为，血虚、血瘀是该病重要的病因。巢元方认为，痹症主要是因为本体虚弱，全身的毛孔张开，感受风邪时伤及筋脉，导致经脉虚弱；风邪侵袭局部肌肉而引发筋脉痉挛，风邪侵袭太阳经脉时机体则进一步表现为肩背部的紧束感。

二、颈椎间盘术后疼痛综合征的致病机制

（一）现代医学相关致病机制

1. 年龄及病程对颈椎间盘术后疼痛综合征发病的影响　老年患者尤其是高龄患者（年龄＞65岁）的身体功能下降，对手术耐受程度远低于年轻患者，术后神经肌肉功能恢复较慢，因此年龄可能是轴性症状发生的危险因素。颈椎单开门手术时损伤支配颈部肌肉的神经组织，肌肉失神经支配而导致肌肉萎缩，而神经的恢复需要的时间周期较长，病程久者术后症状的程度及持续时间相对较长。

2. 手术本身因素对颈椎解剖结构影响　脊髓性颈椎病患者行后路单开门手术时，颈后椎旁肌肉、项韧带结构及关节囊等解剖结构将受到不同程度破坏，手术改变了颈椎的稳定性及生理曲度，使颈椎容易产生劳损，造成颈椎生物力学的改变，甚至颈椎

序列发生变化，进一步加速了椎间盘退变及纤维环撕裂，导致颈椎稳定性相对降低，相继出现颈部综合症状，从而发生轴性症状。颈椎后路单开门管扩大椎板成形术后轴性症状的产生与开门角度的大小也有一定的联系，开门角度越大，对后柱结构破坏也就越大；颈椎力学结构发生改变，门轴稳定性降低，维持颈椎稳定的生物力三角稳定关系被打破，前柱压力增大，造成椎体间损伤，导致颈椎出现节段性不稳，同时加剧了颈神经后支的损伤，也增加了创伤性炎症的概率，术后轴性症状的发生率随之增加。当然单开门术中棘突及颈后方韧带复合体的完整与否也是轴性症状发生的另一原因，颈后伸肌群、项韧带及棘突破坏，颈椎稳定性受到影响，则颈椎生理曲度受到影响，颈后肌群发生萎缩及瘢痕增生，轴性症状发生率明显增加。

3. **围术期护理和术后康复管理对轴性症状的影响**　围术期需对患者进行有效的指导，如体位训练及护理、增加肺通气、保持引流流畅及术后康复锻炼；为减少术后引起的各种不适和颈部肌肉的损伤，术后应及早指导患者颈部肌肉的锻炼，改善术后患者的颈部功能。长时间颈托固定限制了颈椎的正常生理活动，使颈部肌肉血液循环状况受到影响，容易发生废用性肌萎缩，导致颈椎活动度下降，颈椎长期处于静止状态下可激发颈部肌肉及关节囊的炎性反应，加重颈部组织粘连，最终导致轴性症状发生。因此，单开门脊髓型颈椎病患者进行合理的围术期综合护理和适当的术后康复锻炼，可以促进患者的颈椎功能恢复，有效降低单开门术后轴性症状的发生率。

（二）中医学相关致病机制

早在《素问》就已经认识到湿邪是项痹发病之一，其描述颈项强直跟颈部感受湿邪有关；《太平圣惠方》认为项强跟风邪关系，并详细描述风邪致痹的特点；《经历杂论》提出六淫邪气循太阳经而致项痹。除风寒湿邪气导致项痹外，有形实邪瘀血、气滞、痰湿等阻滞颈项经络而致项痹；何梦瑶《医碥》认识到项痹除了跟风寒湿邪致病邪气外，还跟痰湿、气滞等致病因素有关；《医林改错》认识到痹症致病因素为血瘀，详细描述治法和用药辨证论治。此外感邪日久，病邪入里，涉及五脏六腑，而致肝肾亏虚，颈项部筋脉失养而至项痹。《证治要诀》提出，肝肾亏虚导致颈筋失养，而至颈项强直，肝藏血；主筋，肾藏精，主髓；精血互相滋生，肾虚精不化血，而至肝血虚，血不养筋而致项痹。

三、颈椎间盘术后疼痛综合征的临床表现

1. **病史概况**　患者有颈椎间盘疾病手术病史，手术后仍然有颈肩及上肢等的残留症状和体征，持续时间长，未能改善。

2. **典型症状**　患者行颈椎间盘手术后，仍然残存有颈肩部及上肢等的疼痛、酸胀、僵硬等，甚至脊髓或脊神经的损害症状等。

3. **主要体征**　包括颈部压痛、叩击痛，头颈活动受限等，发生颈部脊髓和脊神经损害时有相应节段的感觉、运动功能障碍等体征。

四、颈椎间盘术后疼痛综合征的病理特征

正常的前凸颈椎生理曲度具备缓冲功能，能够在头部受到震动时起到吸收、保护作用；而维系颈椎术后的正常轻度生理前凸的曲度，大部分依靠由棘上、棘间韧带、黄韧带及关节囊组成的颈椎后方韧带复合体连同相伴邻的肌群。手术后患者颈椎前凸一定程度地依靠肌肉或韧带等动态要素得以保留。颈椎后方韧带复合体除了能过维持颈椎的良好生理曲度外，还是构成其生物力学稳定的重要构成部分，是维系颈椎静态稳定的关键。

五、颈椎间盘术后疼痛综合征的特殊检查

1. **颈椎X线检查**　可见颈椎间盘手术后的骨质缺损征象。
2. **颈椎CT检查**　可见颈椎间盘手术后的骨质缺损征象和残留的颈椎间盘病变。
3. **颈椎MRI检查**　可见颈椎间盘手术后的椎间盘、软组织及骨质等缺损征象和残留的颈椎间盘病变，对下一步治疗有重要的参考价值。
4. **颈椎红外热成像检查**　了解颈椎间盘疾病手术后颈肩部及上肢等的软组织受损及恢复情况，为下一步拟定治疗方案提供参考。
5. **颈部及上肢电生理检查**　了解脊髓、神经根和周围神经的功能和受损状态。
6. **其他检查方式**　血常规、C反应蛋白蛋白、红细胞沉降率、免疫学等检查主要是用于与其他疾病的鉴别诊断。

六、颈椎间盘术后疼痛综合征的诊断标准

1. **病史**　患者有颈椎间盘疾病的手术史。
2. **症状**　患者行颈椎间盘手术后，仍然残留有颈部及上肢等疼痛症状，或者疼痛症状有加重趋势。
3. **体征**　颈椎间盘手术后仍然有颈部及上肢等压痛、叩击痛等，或相应的脊髓及脊神经损害的感觉、运动功能障碍的体征。
4. **影像检查**　颈椎X线、CT、MRI等检查可显示手术后的颈椎或椎间盘部分缺失征象，仍然残存有椎间盘病变。

七、颈椎间盘术后疼痛综合征的鉴别诊断

1. 颅内疾病 脑梗死、脑出血等的一般情况为突然发生剧烈旋转性眩晕,可伴有恶心呕吐,10~20天后逐渐减轻,多伴有耳鸣、耳聋,神志清晰。一般通过影像学检查包括头颅CT或MRI能够鉴别。

2. 脊髓疾病 包括脊髓空洞症、颈脊髓变性等。脊髓空洞症的主要发病症状为一侧的颈肩部和上肢的麻木、疼痛、肌力减弱及头疼;也有手部肌肉萎缩多年;常因痛觉、温度觉丧失以致手部烧伤而不知疼痛;部分有患者有下肢僵硬无力、麻木、行走困难或有眩晕、复视及跌倒现象。MRI检查是最有临床价值的检查在矢状面图像可以看到脊髓内的空洞、小脑扁桃体疝的程度;T1加权像空洞表现为脊髓中央低信号,并呈管状扩张;T2加权像的空洞内液体呈高信号;横断面可观察空洞的形态、脊髓的扩张程度。对鉴别诊断十分有益。

3. 颈椎骨折 外伤、骨质疏松症压缩性骨折患者出现头晕恶心的症状在临床中也非常常见,因为患者需要严格卧床休息,长时间卧床后,如果刚刚起床就会引起体位性低血压的情况,引起头晕、恶心的症状,颈椎骨折压迫相应神经也可能出现轴性症状,一般通过颈椎MRI、颈椎X线、寰枢关节片以鉴别诊断。

4. 颈椎化脓性感染 颈椎化脓性感染为化脓性细菌感染侵及脊椎所致,常见的细菌为金黄色葡萄球菌,引起椎骨炎性病变及骨质破坏。由于受累部位不同,化脓性脊柱炎患者出现的症状及体征各异,临床表现不尽相同,常见表现为畏寒、发热、脊椎僵直,颈相僵硬等,X线表现有无椎体骨质疏松,边缘是否模糊不清,椎间隙有无变窄,以及椎体硬化、椎间骨桥形成及椎体融合情况。颈椎MRI可明显发现感染灶,也可通过血常规、红细胞沉降率及血、脓液细菌培养以鉴别诊断。

5. 颈椎恶性肿瘤 对于颈椎肿瘤的患者(原发性与继发性肿瘤),随着肿瘤增大,压迫周围血管以及神经时,会出现相对于的临床症状。当引起颅内供血不足时,患者会出现头晕、视物模糊等症状。此时MRI或CT检查有助于鉴别。

6. 颈椎良性肿瘤 随着肿瘤增大压迫周围血管以及神经时会出现相对于的临床症状,通过增强MRI排除恶性肿瘤后,完善颈椎手术后症状可明显改善,需通过MRI或CT三维重建进行鉴别。

7. 颈部血管疾病 常见疾病有颈部血管动脉夹层,血液通过颈动脉内膜撕裂口进入内膜与中膜之间或中外膜交界处,使颈动脉壁裂开分为两层,从而引起的颈动脉狭窄或瘤样扩张。病因为颈部外伤、各种颈部运动、感染或某些动脉血管病变(如结缔组织病、高血压、纤维肌发育不良等)。主要临床表现为头痛、颈痛、霍纳综合征、脑缺血或视网膜缺血症状、脑神经麻痹等。脑血管数字减影造影(DSA)被公认为诊断动脉夹层的金标准,其他常用的技术包括颈部血管彩超、经颅多普勒超声(TCD)、CT

及MRI可鉴别。

8. 颈部软组织损害　由于长时间在电脑前写作，低头工作，使得颈部经常处于前屈的姿势，肌肉长久绷紧，就会发生疲劳、充血、水肿，纤维退化就会较早发生，局部容易发生无菌性炎症，疼痛难受。颈部好发的部位常在提肩胛肌附着点的两端，肩胛骨的内上角，引起肩周炎（落枕）和枕大神经痛。由于长期卡压必然导致该区域神经体液供应障碍，平衡失调，发生慢性无菌性炎症，进而组织增殖硬化粘连，特别在疲劳、天气变化、湿冷等因素刺激作用下，都能加剧对血管神经的卡压和粘连程度，产生各种各样的临床症状和体征。一般查体可见局部软组织有明显的压痛，完善颈椎MRI或CT可鉴别诊断。

八、颈椎间盘术后疼痛综合征的中医辨证

（一）中医辨证概要

1. 辨病邪　项痹的证候特征多因感受邪气的性质不同而表现各异。肢体关节疼痛呈游走不定者，属风胜；疼痛较剧，遇寒则甚，得热则缓者，属寒胜；重着而痛，手足沉重，肌肤麻木者，属湿胜；红肿热痛，筋脉拘急者，属热胜。

2. 辨虚实　一般而言，新病多实，久病多虚。实者，发病较急，正气尚胜抗邪，故痛势剧，脉实有力；虚者，病程较长，多有气血不足，故疼痛绵绵，痛势较缓，脉虚无力。本病后期多见虚实错杂，应辨明虚实，分清主次。

3. 辨痰瘀　项痹迁延不愈，证见关节慢肿，甚则强直畸形，痛如针刺，痛有定处，时轻时重，昼轻夜重，屈伸不利，舌体胖边有齿痕，舌质紫暗或可见瘀斑，脉沉弦涩。多属正虚邪恋，瘀血阻络，痰留关节，痰瘀交结，经络不通，关节不利，而成顽疾。

（二）中医辨证分型

1. 风寒湿袭络证　颈部、肩胛、上肢窜痛、重着，颈部活动不利，恶寒畏风，舌质淡红，苔白，脉浮紧或浮濡等。

2. 痰湿阻络证　上肢疼痛、麻木不仁，纳呆，身体困重，大便溏，舌暗，苔厚腻，脉滑。

3. 痰瘀痹阻证　颈部僵硬、刺痛，四肢麻木、沉重感，头晕，胸闷，面色黎黑，舌质紫暗，有瘀斑，苔白腻，脉涩或滑等。

4. 肝肾不足证　四肢乏力，肌肉萎缩，头晕目眩，耳鸣耳聋，失眠多梦，五心烦热，口干，舌红少津，脉弦细等。

5. 气血亏虚证　头晕目眩，面色恍白，神疲体倦，舌淡苔少，脉细弱等。

九、颈椎间盘术后疼痛综合征的治疗方法

（一）常规疗法系列

1. **适当休息**　避免长时间低头伏案，避免颈部受凉，选择合适的枕具。
2. **保护颈椎**　佩戴颈托，避免剧烈运动。
3. **物理疗法**　TDP、冲击波、蜡疗等。
4. **功能锻炼**　适当进行功能锻炼，保护颈部肌肉功能。
5. **对症药物**　对症口服消炎止痛药物或营养神经药物。

（二）中医特色疗法系列

1. **颈椎正脊疗法**　在中医筋骨理论指导下行正脊疗法。
2. **颈肩推拿疗法**　以中医经络理论行推拿治疗。
3. **经络针灸疗法**　选择颈部阿是穴，辨证取穴，进行针刺治疗。
4. **经络艾灸疗法**　选择部位进行艾条灸，温经通络止痛。
5. **经络刮痧疗法**　选择颈肩部经络进行刮痧疗法通络止痛。
6. **经络拔罐疗法**　选择颈肩部经络进行拔罐疗法通络止痛。
7. **穴位埋线疗法**　可选取相应穴位，辨证论治，埋线治疗。
8. **穴位灌注疗法**　选择颈部阿是穴，辨证取穴，进行中药灌注治疗。
9. **中药外敷疗法**　颈部行中药外敷、塌渍治疗。
10. **中药熏蒸疗法**　颈部行熏蒸药物疗法，散寒止痛。
11. **中药浸泡疗法**　选取中药验方，提取有效成分，行局部浸泡疗法。
12. **中药经皮透入疗法**　颈部行中药经皮透入疗法，通络止痛。
13. **中药离子导入疗法**　应用药物离子透入仪这一仪器所输出的直流电，将之施加于中草药液的电极板上，从而使药物离子透入人体穴位或患处，从而获得药物与穴位的双重治疗效应的一种方法。
14. **其他中医特色疗法**　包括烫熨疗法、水灸、火灸、芒针、锋针、镵针、钩针等疗法

（三）微创特色疗法系列

1. **颈部神经根阻滞疗法**　颈部疼痛区域的感觉神经阻滞治疗可以缓解疼痛症状等。
2. **颈部神经节阻滞疗法**　对于伴颈交感神经损害的患者，可实施星状神经节阻滞治疗等。
3. **颈段硬膜外灌注疗法**　颈段硬膜外腔连续灌注药液产生流体剪应力，从而改善

颈部症状。

4. **颈部软组织松解疗法** 伴颈部软组织损害的患者可实施银质针、针刀松解等治疗。

5. **颈部软组织灌注疗法** 伴颈部软组织损害的患者亦可实施软组织药物注入灌注等治疗。

6. **颈椎间盘微创介入疗法** 一般不需要施行椎间盘微创介入治疗，经其他方式治疗效果欠佳时可以根据具体病情选择不同的介入方法，如椎间盘中药灌注治疗、椎间盘三氧灌注治疗、椎间盘射频消融治疗等。

（四）中医辨证汤剂疗法系列

1. **风寒湿袭络证** 治则：温经活血，祛寒除湿。推荐方剂：颈舒汤加减。使用中药：葛根、当归、桂枝、黄芪、炒白术、白芍、茯苓、狗脊、全蝎、炙甘草、羌活、独活、防己等。

2. **痰湿阻络证** 治则：祛湿化痰。推荐方剂：二陈汤加减。使用中药：半夏、橘红、白茯苓、甘草、当归、丹参、乳香、没药等。

3. **痰瘀痹阻证** 治则：祛瘀化痰，通络止痛。推荐方剂：活血止痛汤加减。使用中药：桃仁、红花、杜仲、牛膝、地龙、当归、白芍、海桐皮、姜黄、茯苓、续断、葛根、枳壳、酸枣仁等。

4. **肝肾不足证** 治则：滋补肝肾，添精益髓。推荐方剂：虎潜丸、一贯煎、六味地黄丸加减。使用中药：熟地、龟板、白芍、枸杞子、当归、鸡血藤、苁蓉、菟丝子、麦冬、五味子、牛膝、桂枝、桑寄生

5. **气血亏虚证** 治则：扶正固本。推荐方剂：十全大补汤加减。使用中药：人参、肉桂、川芎、地黄、茯苓、白术、甘草、黄芪、当归、白芍药等。

十、颈椎间盘术后疼痛综合征的疗效判定

（一）临床疗效（症状和体征的改善程度）评定的参考标准

1. **评分标准** 总分100分，其中症状分值60分，体征分值40分。①症状改善程度：分值60分。患者颈部及全身的疼痛等综合症状在治疗前与治疗后进行对比，按照改善程度以100%计算。如患者治疗后症状每改善10%计6分，症状全部消失计60分，治疗后症状无改善计0分，其他症状改善的分值计算以此类推。②体征改善程度：分值40分。患者颈部及全身各部位的压痛、叩击痛、病理反射、神经牵拉反应和脊柱、关节活动等综合阳性体征在治疗前与治疗后进行对比，按照改善程度以100%计算。如患者治疗后综合阳性体征每改善10%计4分，体征全部消失计40分，治疗后体征无改善

计0分，其他体征改善的分值计算以此类推。

2. 疗效分级　患者治疗后与治疗前的症状和体征对比，共分5个级别，每个级别分值如下。①一级疗效：治疗后症状和体征绝大部分消失，疗效评定分值80~100分，疗效指数>80%。②二级疗效：治疗后症状和体征大部分消失，疗效评定分值60~80分，疗效指数>60%。③三级疗效：治疗后症状和体征明显改善，疗效评定分值40~60分，疗效指数>40%。④四级疗效：治疗后症状和体征有所改善，疗效评定分值10~40分，疗效指数≥10%。⑤五级疗效：治疗后症状和体征略有改善，疗效评定分值1~10分，疗效指数<10%。

（二）影像检查

除症状体征改善外，影像学检查是颈椎间盘病变术后病情观察的重要评价指标。

【典型病例1】王某，男，55岁。因"颈肩部疼痛伴四肢麻木10个月余"入院，诊断为颈椎间盘突出症，行"颈前路C_4~C_6减压植骨融合内固定术"。术后患者颈项部疼痛、酸胀，伴颈项部肌肉僵硬感、痉挛感。考虑为颈椎术后疼痛综合征。按照颈椎术后疼痛综合征的中医药特色技术系列治疗后，患者症状缓解。

【典型病例2】张某，男，80岁。因"颈痛伴双上肢麻木疼痛3个月"入院。颈椎CT检查提示巨大椎间盘突出并钙化，行"颈椎间盘髓核摘除术"。术后双上肢麻木及踩棉感症状减轻，但颈部疼痛改善不明显，并出现双上肢疼痛，疼痛呈间断性发作，无规律性，发作时疼痛剧烈。考虑为颈椎术后疼痛综合征，予以中药辨证论治，配合推拿、中药渍溃、艾条灸治疗，局部予以穴位注射治疗，颈椎椎管内药物持续输注后症状较前好转。

【典型病例3】李某，女，60岁。因"颈部疼痛伴双肩部酸胀半年"入院。颈椎MRI检查提示颈5-6椎间盘巨大突出，遂行颈椎手术治疗，治疗后颈部疼痛较前好转。2周后颈部疼痛加重，伴双肩部酸胀，考虑为颈椎手术后疼痛综合征。给予CT引导下的射频调控治疗，配合穴位注射和中药辨证施治后，症状明显改善。

（尕丽娅　王　霞）

第十六节　颈椎间盘病变与颈部软组织损害疼痛综合征

颈部软组织损害是颈椎间盘病变的病理基础之一，颈部软组织损害疼痛综合征是颈椎间盘疾病临床诊疗工作中的常见疾病。因此，本节重点对颈部软组织损害疼痛综合征的致病因素、致病机制、临床表现、病理特征、特殊检查、诊断标准、鉴别诊断、中医辨证、治疗方法、疗效判定等方面进行系统阐述。

一、颈部软组织损害疼痛综合征的致病因素

（一）现代医学相关致病因素分析

颈部软组织损害多由于急性外伤、慢性劳损和气候环境变化所致，急性外伤是由于各种急性机械外力因素所引起的颈部肌肉、筋膜、韧带等不同程度损伤。软组织损伤患者在肌肉无准备情况下强烈收缩、牵拉所致颈部肌肉或韧带等组织发生撕裂所致。慢性劳损则是由于长时间低头工作，颈部经常处于前屈状态，肌肉和韧带紧张痉挛，发生疲劳、充血水肿、纤维退变，导致局部软组织发生慢性无菌性炎症，少量纤维慢性撕裂造成软组织损伤的疼痛。气候环境变化则是寒冷潮湿环境刺激使肌肉痉挛收缩，诱发或加重疼痛。颈部软组织的损伤初期以充血水肿为主，长时间得不到修复会导致粘连、瘢痕，甚至形成钙化。

（二）中医学相关致病因素分析

正气虚弱，腠理疏松，卫外不固，易感风寒湿邪，直入肌肉关节，使经脉痹阻而发病。《素问.痹论》云"风寒湿三气杂至，合而为痹……痹在骨则重，在脉则血凝而不流，在筋则屈不伸，在肉则不仁，在皮则寒"，强调了本病与气候和环境等因素有关。邪气注于经络，留于关节，使气血痹阻而致颈项僵硬、肢体关节疼痛酸麻，屈伸不利，形成痹证。祖国医学所谓的"筋"，其外涵较为广泛，包括皮肤、皮下组织、肌肉、肌腱、筋膜、韧带、关节囊、滑液囊以及神经血管等，也即现代医学的软组织。筋出槽，就是指上述这些软组织在损伤后离开原来的正常位置，故祖国医学有筋转、筋歪、筋走、筋翻等具体名称。软组织损伤后的各种疾病，祖国医学统称为"伤筋"。

二、颈部软组织损害疼痛综合征的致病机制

（一）现代医学相关致病机制

引起颈部软组织损害疼痛综合征的病因中以损伤在临床中较为多见，即颈部软组织受到急性机械外力损害或慢性损害所致。颈部急性软组织损害是由于各种急性机械性外力所致，如颈部遭受暴力撞击、乘车时遭遇急刹车、生活中跌倒撞击等引起的颈部肌肉、肌腱、韧带、滑膜、骨膜等肌肉骨骼附着处或筋膜骨骼附着处发生创伤性无菌性炎症，软组织损害部位的神经末梢受炎性反应的化学刺激而引发疼痛。慢性损害无明显外伤史，颈部软组织由于长期牵拉刺激，导致颈肩背部肌肉、筋膜长时间处于疲劳状态。慢性软组织损害加重了原有的肌肉、筋膜等软组织骨骼附着处的病理改变，出现炎性渗出、组织粘连或纤维组织增生，长期炎症刺激可导致肌肉挛缩，进而导致

颈椎移位，颈椎移位可加速黄韧带、前纵韧带和后纵韧带及项韧带的退行性变，进一步刺激末梢神经。

（二）中医学相关致病机制

中医理论中的痹症学说认为颈部软组织损害疼痛无外乎外感风寒湿邪、慢性劳损、肝肾亏虚、气血不足、外伤、畸形等几方面，在内外致病因素作用下，机体气血瘀滞，经络痹阻不通，不通则痛。肝肾亏虚、气血不足为本，风寒湿邪客居经脉、气血瘀滞为标。筋出槽学说是指软组织在损伤后离开原来的正常位置，导致肌肉软组织失衡所致。

三、颈部软组织损害疼痛综合征的临床表现

1. 病史概况　本病发生分为急性损害和慢性劳损。急性者，起病急，多有明确外伤史，疼痛往往不是在受伤后立即出现，而是在24～48小时后出现并加重；初期几乎全部病例表现为头颈肩背部疼痛，沉重感，颈部活动受限。慢性者，往往起病缓慢，病史较长，常因长时间伏案或不良生活习惯导致，临床症状表现复杂。

2. 典型症状　急性损害主要表现为颈枕肩背部软组织肿胀，疼痛明显，皮下瘀斑，血肿，颈肌痉挛强直，颈部活动功能受限。合并气管食管损伤者可有咳嗽、胸痛、呼吸困难、颈部皮下气肿等表现，合并颈部血管损伤可出现局部血肿、出血、休克，合并颈交感神经损伤可有恶心、耳鸣耳聋、视物模糊等表现。慢性劳损局部多无明显肿胀，压痛不及急性损害，可为酸痛、胀痛、肢体麻木，发生时间长短不一，可为非持续性疼痛，也可突然加重，疼痛部位固定，可向远处放射。

3. 主要体征　局部软组织肿胀，皮下瘀斑、出血或血肿，皮温可增高，压痛明显，颈部活动受限，颈项部肌肉痉挛、僵硬，局部可触及皮下结节或条索状肿块，压迫此处可导致疼痛发生；疼痛可向一侧或两侧上肢放射，颈部活动长时间受限，肌肉痉挛，晚期可导致肌挛缩，四肢可有感觉、运动、肌力、腱反射等异常改变，也可出现病理征阳性。

四、颈部软组织损害疼痛综合征的病理特征

颈部软组织损害病理变化为以下几方面。

1. 软组织充血和水肿损伤　由于肌肉神经兴奋性提高，使得血管扩张，局部充血；血管壁通透性增加，组织液渗出，导致组织水肿。损伤后由于血管和血流动力学改变使组织细胞缺氧，这就使血管通透性增强，血液中的水分、红细胞，血浆中的白蛋白、球蛋白、纤维蛋白渗出，加之回流障碍，从而形成组织渗出水肿。

2. 出血和瘀血　血管破裂，引发软组织出血血肿；血小板凝集，释放组织胺、5-羟色胺、前列腺素、激肽、补体等致痛物质，刺激神经末梢，导致疼痛发生。

3. 组织细胞变性和增生　组织细胞和间质受致伤因素作用，发生蛋白变性、水样变性、玻璃变性、淀粉变性以及脂肪变性等。损伤后组织发生再生、修复。增生是人体对损伤的一种修复现象，过度增生可造成局部骨骼肌、韧带等增厚。

4. 局部缺血　受伤软组织肿胀，组织受损，血管痉挛栓塞。由于出血、充血和瘀血等因素的刺激，血管发生痉挛，局部的血流量减少而贫血；同时造成局部血流量、血流速度、血液成分、全血黏度、血浆黏度等变化而使血流动力学异常。以上是引起颈部软组织损害疼痛综合征的主要病理特征。

五、颈部软组织损害疼痛综合征的特殊检查

1. **X线检查**　单纯X线平片不能显示局部软组织肿胀及慢性劳损，仅可见颈椎生理性曲度改变、椎体骨质增生、关节间隙变窄等。

2. **CT检查**　软组织损害患者CT检查可见局部皮下脂肪层浑浊，密度增高；肌肉、筋膜层显示软组织肿胀；部分慢性损伤患者可见项韧带、棘上韧带、后纵韧带、棘间韧带钙化等退行性改变。

3. **MRI检查**　MRI对于软组织的分辨率较高，在提示软组织损害方面有重要临床意义，颈肩背部肌肉、筋膜、脂肪、韧带等组织损伤在T2WI压脂序列呈片状高信号影，而软组织钙化在各个序列呈低信号影。

4. **红外热成像检查**　红外热成像检查对软组织损伤诊断具有重要价值，红外热像图显示病变部位温度增高或降低等改变。

5. **其他检查**　肌电图检查是通过电刺激检查神经、肌肉兴奋及传导功能的方法，可以确定周围神经、神经元、神经肌肉接头及肌肉软组织本身的功能状态，临床中可根据病情需要酌情选择。

六、颈部软组织损害疼痛综合征的诊断标准

1. **病史**　急性者，起病急，多有明确外伤史；慢性者，往往起病缓慢，病史较长，常因长时间伏案或不良生活习惯等导致。

2. **症状**　急性损害主要表现为颈枕肩背部疼痛，颈肌痉挛强直，颈部活动功能受限。合并气管食管损伤者可有咳嗽、胸痛、呼吸困难、颈部皮下气肿等表现，合并颈部血管损伤可出现局部血肿、出血、休克，合并颈交感神经损伤可有恶心、耳鸣耳聋、视物模糊等表现。慢性劳损局部多无明显肿胀，压痛不及急性损害，表现为酸痛、胀痛、肢体麻木，发生时间长短不一，可为非持续性疼痛，也可突然加重，疼痛部位固

定，可向远处放射。

3. **体征** 急性颈部软组织损害可见局部软组织肿胀，皮下瘀斑、出血或血肿，皮温可增高，压痛明显，颈部活动受限，颈项部肌肉痉挛、僵硬，疼痛可向一侧或两侧上肢放射，四肢可有感觉、运动、肌力、腱反射等异常改变，也可出现病理征阳性。慢性软组织损害可见颈部肌肉、筋膜等软组织僵硬，压痛明显等。

4. **影像检查** MRI检查是本病的重要诊断依据，急性损伤可表现为肌肉、筋膜、脂肪、韧带等软组织水肿、出血，T2WI压脂序列呈片状高信号影。红外热像检查可根据人体热分布不同，显示出疼痛的确切部位，大小及程度。通过皮肤温度的变化能敏感地反映颈肩背疼痛血供状态与症状改善的变化，对软组织疼痛诊断及治疗前后有重要诊断依据。

七、颈部软组织损害疼痛综合征的鉴别诊断

1. **颅内疾病** 脑梗死、脑出血等脑血管疾病引起的后枕部疼痛可与本病相鉴别，脑血管疾病严重时可伴有半身不遂症状，查体伴有病理征，通过头颅MRI或CT检查可鉴别诊断。

2. **脊髓疾病** 脊髓空洞症、颈脊髓变性等是一种慢性的脊髓病变，多见于青壮年，病程缓慢，早期影响上肢，呈节段性分节；病因不是很明确，可能会引起肢体运动障碍、霍纳综合征等，其感觉障碍以温、痛觉丧失为主，而触觉及深感觉则基本正常，此现象被称为感觉分离，长期下去可能会引起局部感觉丧失。由于温、痛觉丧失，可发现皮肤增厚、溃疡及关节因神经保护机制的丧失而损害，即夏科关节。通过CT及MRI成像，可以发现两者的差异。

3. **颈椎外伤骨折** 患者一般有外伤史、外力所致颈椎骨折，可通过X线或CT三维重建鉴别诊断，严重时可出现截瘫。

4. **颈椎结核** 表现为明显的疼痛症状，有慢性中毒症状。影像学可见椎体压缩成楔形，或椎间隙狭窄，可形成椎旁或流注脓肿。

5. **颈椎化脓性感染** 有高热，红肿热痛等急性感染性症状，明显疼痛，血常规可见异常，血培养可见致病菌。影像学检查可见椎体和椎间盘破坏及椎旁脓肿。

6. **颈椎恶性肿瘤** 转移瘤以疼痛为主要表现，可见病理性骨折，可出现脊髓压迫症状，MRI检查可见椎骨溶骨或膨胀性骨破坏，可侵犯附件、椎管、椎旁。颈椎椎管内肿瘤包括发生于脊髓、脊神经根、脊膜和椎管壁组织的原发性和继发性肿瘤，一般考虑转移瘤，需询问患者有无恶性肿瘤病史。颈部恶性肿瘤疼痛剧烈，可行颈椎增强MRI检查，积极查找原发灶。

7. **颈椎良性肿瘤** 较常见的是血管瘤、脊索瘤、软骨瘤、巨细胞瘤等，颈椎增强MRI可初步诊断，必要时行病理活检诊断。

8. **颈部血管疾病**　包括颈部血管动脉粥样硬化而造成的颈动脉狭窄或者闭塞，可通过超声检查、血管造影鉴别。

9. **其他颈椎疾病**　如颈部关节突关节错位等，通过颈椎CT、MRI、X线片可鉴别。

八、颈部软组织损害疼痛综合征的中医辨证

1. **风寒痹阻证**　颈、肩、上肢窜痛麻木，以痛为主，头有沉重感，颈部僵硬，活动不利，恶寒畏风；舌淡红，苔薄白，脉弦紧。

2. **血瘀气滞证**　颈肩部、上肢刺痛，痛处固定，伴有肢体麻木；舌质暗，脉弦。

3. **痰湿阻络证**　头晕目眩，头重如裹，四肢麻木，纳呆；舌暗红，苔厚腻，脉弦滑。

4. **肝肾不足证**　眩晕头痛，耳鸣耳聋，失眠多梦，肢体麻木，面红目赤；舌红少苔，脉弦。

5. **气血亏虚证**　头晕目眩，面色苍白，心悸气短，四肢麻木，倦怠乏力；舌淡苔少，脉细弱。

九、颈部软组织损害疼痛综合征的治疗方法

（一）常规疗法系列

1. **适当休息**　避免头颈负重物，避免过度疲劳。

2. **保护颈椎**　急性期应给予颈部制动，卧床休息，防止颈椎剧烈活动诱发脊髓及神经损伤等；不主张颈部牵引，疼痛缓解后可佩戴颈托适当下地活动。

3. **物理疗法**　TDP、红外线治疗、冲击波、蜡疗等。

4. **对症药物**　可选择应用非甾体类抗炎止痛药物、肌松药、消除组织水肿药物、活血药物、激素、镇静剂、维生素（如B_1、B_{12}）及甲钴胺等营养神经药物对症治疗。

（二）中医特色疗法系列

1. **颈肩推拿疗法**　慢性损害可采取颈肩背部推拿疏通经络，缓解颈肩肌群的紧张及痉挛，恢复颈椎活动，缓解症状。

2. **经络针灸疗法**　根据疼痛部位，选择相应腧穴，并予以相应的配穴，疏通经络，调和阴阳，缓解疼痛。

3. **经络艾灸疗法**　艾灸疗法主要是行颈椎部位的穴位艾灸刺激，温经散寒，行气通络，从而引发颈椎部位的血液循环增加，并且能够解除颈部肌肉筋膜韧带的痉挛状态，从而缓解颈肩背部疼痛。

4. 经络刮痧疗法 以中医经络腧穴理论为理论指导，采用相应的手法和特定工具在人的体表反复刮动和摩擦，从而起到活血化瘀、疏通经络的效果，以治疗颈部疾病的一种方法。

5. 经络拔罐疗法 以罐体作为工具，利用燃烧排除罐内空气，造成负压，使之吸附于颈部腧穴或应拔疼痛部位的体表，产生刺激，使被拔部位的皮肤充血、瘀血，起到通经活络的功效，罐体牵拉血管刺激局部血液，使血液循环加快，增强新陈代谢，以达到防治疾病的目的。

6. 穴位灌注疗法 是选用中西药物注入有关穴位，达到强而持久刺激的目的，以治疗疾病的一种方法，对于急性疼痛患者有缓解症状的功效。

7. 中药外敷疗法 此种治疗可改善血循环，缓解肌肉痉挛，消除肿胀以减轻症状，有助于手法治疗后使患椎稳定。本法可用热毛巾和热水袋局部外敷，最好是用中药熏洗方热敷。急性期患者疼痛症状较重时不宜作温热敷治疗。

8. 中药熏蒸疗法 又叫蒸气治疗疗法、汽浴治疗疗法、中药雾化透皮治疗疗法，是以中医理论为指导，利用药物煎煮后所产生的蒸气，通过熏蒸机体达到治疗目的的一种中医外治治疗疗法。

9. 中药经皮透入疗法 使药物通过皮肤直接作用于颈部病变位置，从而起到治疗作用。

10. 其他中医特色疗法 磁疗具有镇痛、消炎、降压、安眠、止泄、止痒等作用。

（三）微创特色疗法系列

1. 颈部神经根阻滞疗法 针对颈部及上肢疼痛部位，选择性进行神经根阻滞治疗，缓解症状。

2. 颈段硬膜外灌注疗法 从颈段硬膜外注入活血化瘀中药和神经营养药物，营养和保护脊神经，缓解患者的疼痛症状。

3. 颈部软组织松解疗法 伴发颈肩部肌肉、筋膜等软组织伤害时，可用银质针、小针刀等松解，以缓解肌肉紧张痉挛导致的颈部疼痛及活动受限。

（四）中医辨证汤剂疗法系列

1. 风寒痹阻证 治法：祛风散寒，祛湿通络。推荐方药：羌活胜湿汤加减。使用中药：羌活、独活、藁本、防风、炙甘草、川芎、蔓荆子等。

2. 血瘀气滞证 治法：行气活血，通络止痛。推荐方药：桃红四物汤加减。使用中药：熟地、当归、白芍、川芎、桃仁、红花等。

3. 痰湿阻络证 治法：祛湿化痰，通络止痛。推荐方药：半夏白术天麻汤加减。使用中药：白术、天麻、茯苓、橘红、白术、甘草等。

4. 肝肾亏虚证 治法：补益肝肾，通络止痛。推荐方药：肾气丸加减。使用中药熟地黄、怀山药、山茱萸、丹皮、茯苓、泽泻、桂枝、附子（先煎）等。

5. **气血亏虚证**　治法：益气温经，和血通痹。推荐方药：黄芪桂枝五物汤加减。使用中药：黄芪、芍药、桂枝、生姜、大枣等。

十、颈部软组织损害疼痛综合征的疗效判定

（一）临床疗效（症状和体征的改善程度）评定的参考标准

1. **评分标准**　总分100分，其中症状分值60分，体征分值40分。①症状改善程度：分值60分。患者颈部及全身的疼痛等综合症状在治疗前与治疗后进行对比，按照改善程度以100%计算。如患者治疗后症状每改善10%计6分，症状全部消失计60分，治疗后症状无改善计0分，其他症状改善的分值计算以此类推。②体征改善程度：分值40分。患者颈部及全身各部位的压痛、叩击痛、病理反射、神经牵拉反应和脊柱、关节活动等综合阳性体征在治疗前与治疗后进行对比，按照改善程度以100%计算。如患者治疗后综合阳性体征每改善10%的程度计分4分，体征全部消失计40分，治疗后体征无改善计0分，其他体征改善的分值计算以此类推。

2. **疗效分级**　患者治疗后与治疗前的症状和体征对比，共分5个级别，每个级别分值如下。①一级疗效：治疗后症状和体征绝大部分消失，疗效评定分值80～100分，疗效指数＞80%。②二级疗效：治疗后症状和体征大部分消失，疗效评定分值60～80分，疗效指数＞60%。③三级疗效：治疗后症状和体征明显改善，疗效评定分值40～60分，疗效指数＞40%。④四级疗效：治疗后症状和体征有所改善，疗效评定分值10～40分，疗效指数≥10%。⑤五级疗效：治疗后症状和体征略有改善，疗效评定分值1～10分，疗效指数＜10%。

（二）影像检查

除症状体征改善外，影像检查是本病治愈的重要评价指标。

【典型病例1】王某，男性，56岁，患者骑电动车行驶途中，被小轿车追尾，当时整个人后仰倒地，颈肩背部疼痛明显，局部软组织高度肿胀，伴颈肩部憋胀僵硬，活动受限，伤后无头晕、头痛、恶心，无呕吐。急诊行颈椎MRI示颈部筋膜下脂肪层T2WI压脂序列呈片状高信号影，颈部X线片排除骨折脱位。查体：颈肩部软组织高度肿胀，局部压痛明显，颈部屈伸活动功能受限，肱二头肌腱反射及肱三头肌腱反射存在，双上肢肌力Ⅴ级，肌张力正常，桡动脉搏动有力，患肢末梢血运良好。治疗给予颈托制动，甘露醇减轻脊髓及神经根水肿，神经妥乐平营养神经、抗炎、补液、降颅压及糖皮质激素类药物等静脉滴注，结合物理治疗、康复训练，2周后临床症状逐渐消失。

【典型病例2】李某，男性，72岁，受凉后出现颈肩部僵硬胀痛，后背发沉，无双上肢放射性疼痛及麻木，无头晕、头痛，偶有耳鸣，心慌气短。查体：颈项部肌肉紧张，C_7 位置有拳头大小包块。颈椎曲度变直，颈项部肌肉紧张痉挛，$C_4 \sim C_5$、$C_6 \sim C_7$ 椎体棘间区压痛、叩击痛，压颈试验阳性，旋颈试验阳性，双手握力正常，双上肢肌力 V 级，双上肢感觉及运动功能正常存在，双侧肱二头肌、肱三头肌反射正常存在，双侧霍夫曼征阳性。双下肢肌力正常，双侧膝腱反射、跟腱反射正常引出，双侧踝阵挛阴性，髌阵挛阴性。颈椎正侧位双斜位X线片示颈椎生理曲度变直，$C_4 \sim C_6$ 椎体增生、变尖，各椎间隙适中，余椎体及骨质未见异常。颈椎MRI示颈椎生理曲度变直，颈项部脂肪层增厚，T2WI压脂序列呈片状高信号影。头颅MRI示除外脑血管病变外，实验室检查排除甲状腺疾病。诊断为颈部软组织损害。治疗给予颈椎牵引、活血化瘀中药外敷、刮痧拔罐、口服营养神经，2个月后临床症状大部分消失，症状缓解。

【典型病例3】赵某，男性，14岁，摔伤后颈肩部疼痛1周，头晕、头胀痛，恶心呕吐，精神不佳，双眼模糊，自诉眼睑发沉，不愿睁眼，嗜睡。查体：颈肩部软组织高度肿胀，局部压痛，颈部前屈后伸活动轻度受限，旋颈试验阳性，压颈试验阳性，双上肢牵拉试验阳性，双手握力正常，双上肢肌 V 级，双上肢感觉及运动功能正常存在，双侧肱二头肌、肱三头肌反射正常存在，双侧霍夫曼征弱阳性，双侧踝阵挛阴性，髌阵挛阴性，膝腱反射存在，双侧跟腱反射正常。颈椎正侧位双斜位X线片示颈椎骨质未见明显异常。颈椎MRI示颈椎生理曲度存在，椎体信号均匀。项韧带、棘上韧带T2WI压脂序列呈条索状高信号影，颈髓未见明显异常。诊断为颈部软组织损害。给予颈托制动，活血化瘀中药外敷，口服甲钴胺片0.5 mg，每日3次，静脉滴注减轻组织水肿药及非甾体抗炎药，3周后精神状态明显改善，临床症状缓解。

（马翠兰　王　霞）

参 考 文 献

［1］　张永, 代垠, 侯小红, 等. Chiari I 畸形并脊髓空洞症的诊疗进展 [J]. 贵州医药, 2020, 44 (2): 202-204.

［2］　包军, 王佳宝, 代二庆. 真武汤加味治疗脊髓空洞症的病案体会 [J]. 天津中医药, 2017, 34 (9): 613-614.

［3］　李丽君, 杨保林, 李杰. 杨保林治疗 Chiari 畸形合并脊髓空洞症术后验案 [J]. 中国中医基础医学杂志, 2019, 25 (12): 1746-1748.

［4］　黄彬洋, 王岗, 李凯, 等. 中西医治疗脊髓空洞症概况 [J]. 实用中医内科杂志, 2015, 29 (1): 181-182.

［5］　中华医学会. 临床诊疗指南骨科分册 [M]. 北京: 人民卫生出版社, 2009.

［6］　赵定麟. 现代脊柱外科学 [M]. 北京: 世界图书出版公司, 2006.

［7］　罗彬, 彭志才, 徐荣华. 身痛逐瘀汤治疗颈椎间盘突出伴颈椎椎管狭窄术后脊髓神经损伤残余症状的临床疗效 [J]. 现代医药卫生, 2019, 35 (8): 1204-1206.

［8］　陈德玉, 陈宇, 王新伟, 等. 颈椎后纵韧带骨化症的手术治疗及疗效分析 [J]. 中国矫形外科杂志, 2006, 14 (1): 9-11.

［9］　Suzuki K, Ishida Y, Inoue H, et al. Radiological study of cervical ossification of the posterior longitudinal ligament. [J]. J Spinal Disord, 1999, 12 (3): 271-273.

[10] 李辉, 马五艳. 颈椎后纵韧带骨化症临床分型与患者预后的相关性分析 [J]. 中国药物与临床, 2021, 21 (20): 3442-3444.

[11] 陈德玉. 颈椎后纵韧带骨化症的治疗现状 [J]. 中国脊柱脊髓杂志, 2010, 20 (3): 181-183.

[12] 黄润之, 张海龙. 颈椎后纵韧带骨化症手术治疗研究进展 [J]. 脊柱外科杂志, 2018, 16 (5): 316-321.

[13] 黄秀颖, 杜良杰, 李建军, 等. 交感神经型颈椎病患者的临床症状表现规律 [J]. 中国康复理论与实践, 2019, 25 (12): 1474-1479.

[14] 张兆剑, 刘建航, 韦贵康, 等. 交感神经型颈椎病的发病机制及中医治疗研究进展 [J]. 广西医学, 2020, 42 (14): 1891-1893.

[15] 姜红月, 王小琼. 某三甲医院2012年-2014年颈椎病住院患者临床流行病学特征分析 [J]. 中国病案, 2016, 17 (3): 68-70.

[16] 张为, 李鹏飞, 申勇, 等. 颈后路三种手术方法对颈椎曲度及轴性症状的长期影响 [J]. 中国矫形外科杂志, 2011, 19 (9): 709-712.

[17] 左红卫, 张宗华, 马志成. 经颅多普勒在颈椎病鉴别诊断中的应用价值 [J]. 陕西医学杂志, 2007, 36 (7): 929.

[18] 中华耳鼻咽喉头颈外科杂志编辑委员会. 良性阵发性位置性眩晕的诊断依据和疗效评估 (2006年) [J]. 中华耳鼻咽喉头颈外科杂志, 2007, 42 (3): 163-164.

[19] 王凯, 宋敏, 宋志靖, 等. 血管内皮细胞铁死亡在椎动脉型颈椎病中的作用机制 [J]. 中国临床药理学与治疗学, 2022, 27 (5): 588-594.

[20] 任伟凡, 辛大伟, 岳振双, 等. 强直性脊柱炎中医药治疗进展 [J]. 中国中医药科技, 2022, 29 (4): 727-729.

[21] 赵金蕾, 徐昂, 李文秋. 中医治疗寒湿痹阻型强直性脊柱炎的研究进展 [J]. 风湿病与关节炎, 2022, 11 (1): 77-80.

[22] 夏恒磊, 周志明. 急性脊髓炎的诊断与治疗 [J]. 中华全科医学, 2019, 17 (11): 1800-1801.

[23] 潘文奎. 中医对急性脊髓炎的认识及证治概况 [J]. 山西中医, 1993, 9 (2): 50-51.

[24] Corcia P, Couratier P, Blasco H, et al. Genetics of amyotrophic lateral sclerosis [J]. Rev Neurol (Paris), 2017, 173 (5): 254-262.

[25] Renton AE, Chio A, Traynor BJ. State of play in amyotrophic lateral sclerosis genetics [J]. Nat Neurosci, 2014, 17 (1): 17-23.

[26] Su B, Wang X, Nunomura A, et al. Oxidative stress signaling in Alzheimer's disease [J]. Curr Alzheimer Res, 2008, 5 (6): 525-532.

[27] 龚梦妮, 李小兵, 徐仁僧. 氧化应激与肌萎缩侧索硬化的关系 [J]. 中国老年学杂志, 2012. 32 (20): 4580-4583.

[28] D' Amico E, Factor-Litvak P, Santella RM, et al. Clinical perspective onoxidative stress in sporadic amyotrophic lateral sclerosis [J]. Free Radical Bio Med, 2013, 65 (4): 509-527.

[29] DeCoteau W, Heckman KL, Estevez AY, et al. Cerium oxide nanoparticles wi antioxidant properties ameliorate strength and prolong life in mouse mod of amyotrophic lateral sclerosis [J]. Nanomedicine, 2016, 12 (8): 231-2320.

[30] 鲁明, 康德瑄, 樊东升等. 肌萎缩侧索硬化患者脑脊液中谷氨酸水平增高 [J]. 中华内科杂志, 2003, (3): 11.

[31] 展文国. 裴正学教授治疗肌萎缩性脊髓侧索硬化症1例报告 [J]. 中国现代药物应用, 2013, 7 (9): 144.

[32] Kawaguchi, Yoshiharu, Matsui, et al. Axial Symptoms After En Bloc Cervical Laminoplasty [J]. J Spinal Disord, 1999, 12 (5): 392-395.

[33] 李东风, 刘法敬, 胡成栋, 等. 单开门椎管扩大成形术中保留棘突及颈后韧带复合体的意义及疗效分析 [J]. 河北医科大学学报, 2017, 38 (5): 535-538.

[34] 曾岩, 党耕町, 马庆军, 等. 颈椎前路术后融合节段曲度变化与轴性症状和神经功能的相关性研究 [J]. 中国脊柱脊髓杂志, 2004, 14 (9): 520-523.

[35] 行勇刚, 田伟, 刘波, 等. 颈椎融合术对邻近节段矢状位活动度影响研究 [J]. 中华医学杂志, 2010, 90 (35): 2458-2460.

[36] 曹俊明, 申勇, 杨大龙, 等. Bryan 人工颈椎间盘置换与颈前路椎间融合术后轴性症状的对比分析 [J]. 中国修复重建外科杂志, 2008, 22 (10): 1200-1204.

[37] 田黎明. 颈椎术后轴性症状发生原因的研究进展 [J]. 武警后勤学院学报 (医学版), 2016, 25 (9): 778-780.

[38] 王业辉, 池雷霆. $C_3 \sim C_6$后路单开门椎管扩大椎板成形术后轴性症状与椎板开门角度相关性分析 [J]. 中国中医骨伤科杂志, 2014, 22 (12): 20-21, 25.

[39] 李东风, 刘法敬, 胡成栋, 等. 单开门椎管扩大成形术中保留棘突及颈后韧带复合体的意义及疗效分析 [J]. 河北医科大学学报, 2017, 38 (5): 535-538, 621.

[40] 李晓静. 围手术期综合护理对颈椎后路手术患者术后轴性症状及颈椎功能的影响 [J]. 医疗装备, 2017, 30 (12): 159-160.